金匮要略病证与方剂研究

张再良　叶　进　主编

科学出版社

北京

内 容 简 介

　　本书提供关于《金匮要略》病证与方剂研究的概况，内容分为"病证篇"和"方剂篇"两部分。病证涉及 40 种，概括了原文论述的主要精神，并联系后世的相关内容，适当结合现代的认识，从整体上对原文进行理解和把握。方剂列举 90 首，在原文叙述的基础上，偏重于反映当今临床的实际应用，同时也适当提示现代研究的结果，尽量为读者的学习和临证提供思路。本书适合于临床医生、中医院校的师生以及广大的中医爱好者阅读。

图书在版编目(CIP)数据

金匮要略病证与方剂研究/ 张再良，叶进主编. —
北京：科学出版社，2014.6
　　ISBN 978-7-03-040591-3

　　Ⅰ. ①金… Ⅱ. ①张… ②叶… Ⅲ. ①《金匮要略病证
与方剂研究》-研究 Ⅳ. ①R222.3

中国版本图书馆 CIP 数据核字(2014)第 095174 号

责任编辑：潘志坚　黄金花
责任印制：刘　学 / 封面设计：殷　靓

科学出版社 出版
北京东黄城根北街 16 号
邮政编码：100717
http://www.sciencep.com

南京展望文化发展有限公司排版
广东虎彩云印刷有限公司印刷
科学出版社发行　各地新华书店经销

＊

2014 年 6 月第 一 版　开本：B5(720×1000)
2025 年 3 月第十次印刷　印张：27
字数：516 000
定价：**98.00 元**
(如有印装质量问题，我社负责调换)

《金匮要略病证与方剂研究》
编 委 名 单

主编 张再良 叶 进

编委 曲丽芳 汪泳涛 刘 俊

宋红普 杨文喆 姚佳音

编写说明

《金匮要略》和《伤寒论》同是中医临床的经典之作，是古代医家对疾病临床辨治的经验和智慧的结晶，千百年来对中医的传承发展起着举足轻重的作用。《金匮要略》偏重于杂病的证治，所以在《伤寒论》的基础上又有其独到之处，即更加注重对病证的认识和对方药独特疗效的追求。本书取名《金匮要略病证与方剂研究》，正是从这一点出发的。

《金匮要略》的教学与研究，在中华人民共和国成立之后已经走过了半个多世纪，如果追溯得更远一点，则古代医家中也不乏其人。古今各家对《金匮要略》所倾注的心血，促进了中医人才的培养，促进了临床疗效的提高。目前，在中医传承的过程中，大家倍感临床经典学习的重要，《金匮要略》的学习和研究再次受到重视。

近年，各种形式的《金匮要略》教材已经编写很多，一般的通俗读物编写也较多，而比较深入的学术专著相对较少。我们在长期的教学和研究的过程中，积累了一定的资料和心得。希望通过本书的编写，在提供我们的认识和研究成果的同时，可以促进《金匮要略》的学习与研究，使《金匮要略》的学习更上一层楼，使《金匮要略》的研究能够更加深入一步，从而为传统中医的继承和发扬贡献一份应有的力量。

本书在编写过程中尤其重视：① 以病证和方剂作为主线，融合古今的资料，归纳、分析和提炼出相应的观点；② 言必有据，注意文献的引用，但要避免资料的罗列和堆砌,尽量以自己的叙述展开;③ 既要注意到学术性,又要注意到临床的实用性,尽量避免脱离实际的空论;④ 在叙述中无论是病证还是方剂,都充分注意把握中医的辨证思维,从历史的角度表达临床具体证治的进展。

本书的主要内容分为"病证篇"和"方剂篇"两部分。

"病证篇"选《金匮要略》各篇中出现的病名 40 个为主,以【经典概论】、【发展源流】和【研究探讨】三个栏目展开。【经典概论】以原文所述为依据,简要勾勒每一病证证治的主要内容;【发展源流】以古代文献为主,首先叙述病名沿革,然后阐述后世该病证在主症、病因病机、治法方药等方面的变化和补充;【研究探讨】以现代文献为主,主要围绕今人对该病证的具体研究展开,如目前临床的证治经验与现代医学知识的关联等。

"方剂篇"选常用的《金匮要略》方剂 90 首(《伤寒论》中的有些方剂省略),以【经典概述】、【临床应用】和【现代研究】三个栏目展开。【经典概述】讲述该方在《金匮要略》中的应用,包括药物配伍、方证辨析以及该方在后世的加减变化等;【临床应用】归纳该方在目前临床上具体运用的情况及适应范围;【现代研究】主要归纳药理研究等方面的新进展。

尽管我们作了一定的努力,但作为本书的编写,仍然会有很多未尽之处,如资料的收集,难免挂一漏万,或者观点的把握,未必十分恰当等,欢迎各位同仁批评指正。

《金匮要略病证与方剂研究》编委会
2013 年 6 月 26 日

目录

方剂篇 / 145

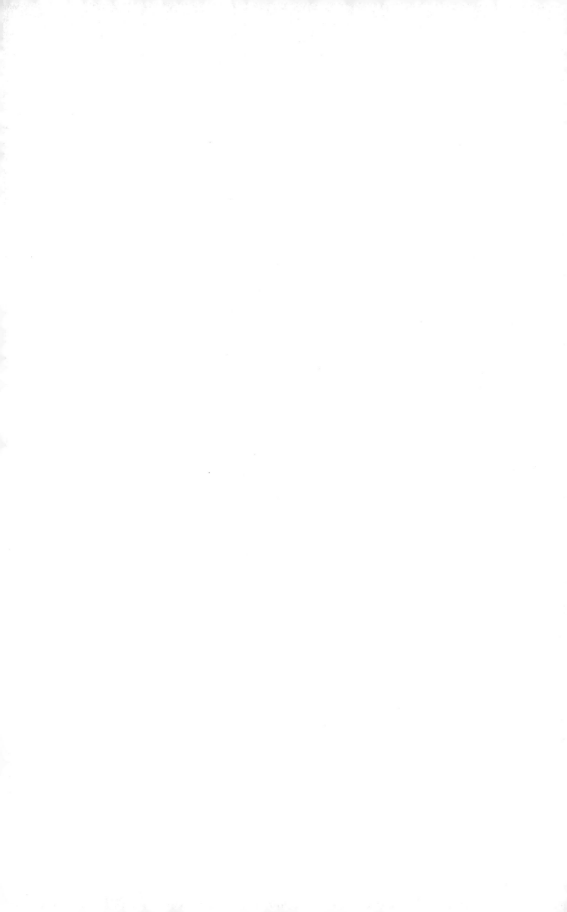

病

证

篇

1. 痉病

【经典概论】

《金匮要略》将痉作为一个病证,与湿病、喝病合篇论述,相关原文共13条,出方3首,对痉病的发病原因、临床表现、治疗原则以及遣方用药等均有涉及,是有关痉病最早的专篇论述。《金匮要略》所指痉病,其主证为颈项强急,口噤不开,甚者角弓反张。其病机主要为素体津亏,复感风寒,津亏则筋脉失养,感邪则经脉受阻,于是筋脉拘挛紧急而为病。治疗主要为汗下二法,祛邪之际亦注意顾护津液。

最能体现《金匮要略》对痉病病因认识的是所谓误治成痉的3条原文,即"太阳病,发汗太多,因致痉";"风病下之则痉,复发汗,必拘急";"疮家虽身疼痛,不可发汗,汗出则痉"。其主要意思为:外感病初期发汗太过,或感邪后已有汗出,再用汗下之法;或阴血已有亏损之疮疡患者,复感外邪而过用汗法。皆足以导致阴津的耗伤而成痉病。此处虽主要强调误治伤津,筋脉失养而成痉,其实,太阳病、风病、疮家等也反映了有外在因素或外邪的存在,这清楚地显示了仲景对痉病成因的认识。

《金匮要略》的治痉3方,也间接地反映了痉病的病因病机。葛根汤用于刚痉,栝蒌桂枝汤用于柔痉,大承气汤用于里热成痉。刚痉为"太阳病,发热无汗,反恶寒";柔痉为"太阳病,发汗汗出,而不恶寒"。虽一为太阳伤寒兼痉,一为太阳中风兼痉,然风寒外袭,邪阻经脉则同。大承气汤所治为"胸满口噤,卧不着席,脚挛急,必龂齿"。此由表邪失于开泄,化热内传阳明,里热亢盛而劫烁津液,筋脉失养而致。葛根汤与栝蒌桂枝汤,皆用汗法祛邪,同时顾及津液,大承气汤攻下阳明实热里结,寓急下存阴之意。

误治的三条原文,明言汗下可以致痉,不可不慎。然治痉的三方,又恰用汗下之法。如此,岂不前后抵牾,互相矛盾?其实,汗下致痉强调了津伤,汗下治痉着重于祛邪。津伤的原因之一为过用汗下,故汗下治痉亦当注意不可太过,于是发汗中有护津之品,攻下亦只为一时而设。邪阻与津亏,此为事物的两个方面,合而观之,则较全面地体现了《金匮要略》论痉的要旨。

【发展源流】

关于痉病，《内经》中已有论述。张仲景以后，历代医家亦有心得，特别是明清之际，湿病学家更有深入阐发，于具体证治有诸多裨益。因此，无论是从历史的沿革过程，或是从临床的具体证治来看，《金匮要略》所述之痉病，皆有其局限之处，尤其体现在具体方用上。对此，后世不少医家有所议论，如唐容川认为：《金匮要略》治痉3方中，栝蒌桂枝汤与葛根汤"是治太阳伤寒之主方，非正治痉也"，大承气汤所治"亦是阳明里热之证，非痉之专证也"。陆渊雷指出："本篇治痉者三方，惟大承气汤施于脑脊髓膜炎之里实者，或能一下而效。余二方则非此二病之适剂，自来注家，循文敷饰，莫肯质言，误人多矣。"

1.《内经》对痉病病因病机的论述及其理解　《内经》对痉病成因的论述，似不限于一说，主要有：① 由热而燥致痉，如《素问·气厥论》有"肺移热于肾，传为柔痉"之说，姚止庵注："痉者，筋脉抽掣，木之病也，木养于水，今肾受肺热，水枯不能养筋，故令搐搦不已，但比刚痉少缓，故曰柔也。"很明显，此由热而燥致痉，《灵枢·热病》中也有"热而痉者死"之说。② 与感受风寒湿诸邪有关，《灵枢·经筋》谓："经筋之病，寒则反折筋急。"《灵枢·热病》谓："风痉，身反折。"身反折，即角弓反张之谓。《素问·至真要大论》又指出："诸痉项强，皆属于湿"，"诸暴强直，皆属于风。"③ 强调外邪所犯的经脉，如《素问·缪刺论》所说："邪客于足太阳之络，令人拘挛，背急。"外邪入主太阳之脉络，项背又为督脉所过，故《素问·骨空论》又有"督脉为病，脊强反折"之说。《内经》从病因方面强调了风、寒、湿、热均可影响经脉而致痉，临床见证为项强、强直、反折、背急等。其中病机十九条有关痉与湿的论述，似对后人影响较大，然仅凭此句，实难概括痉病病机的全貌。故尽管后世医家中不乏为之说者，但还是有对其大胆质疑者。如柯韵伯说："一若诸痉项强，皆属于湿，愚尝疑其为属燥。今本论有痉湿之分"，又曰："太阳病，发汗太多因致痉，则痉之属燥无疑也。"柯氏联系《金匮要略》，以示痉当属燥。吴鞠通也说："痉病之因，《素问》曰：诸痉项强，皆属于湿，此湿字大有可疑，盖风字误传为湿字也。""单一湿字，似难包得诸痉。"笔者认为暂不说柯氏与吴氏的推断合理与否，仅就《内经》所论而言，充其量湿亦仅为痉病病因之一。从《金匮要略》与《内经》的联系来看，《内经》中邪客经脉的观点，在《金匮要略》中有充分的体现，如痉病之初，以风寒入中太阳经脉，继以化热入里内结，但因湿致痉在《金匮要略》中似无体现。可见《金匮要略》对《内经》有继承，有发展，也有扬弃。

2. 唐宋时期对痉病的认识及其治疗　① 唐宋时期，对痉病基本上一仍前说，治疗也以散邪为主。如《诸病源候论》有风痉候、角弓反张候、金疮中风痉候、腕折中风痉候等，并指出："风邪伤于太阳经，复遇寒湿则发痉也"，"邪入诸阳经故也"《备急千金要方》、《外台秘要》所持之论亦大体类同。② 陈无择似对痉之内因有所注意,他在《三因极一病证方论》中说:"夫人之筋,各随经络结束于身,血气内虚,外为风寒湿热之所中则痉……原其所因,多由亡血,筋无所营,故邪得以袭之。" ③《类证活人书》将小续命汤用于刚柔二痉,又如附术散、桂心散、白术汤、附子防风散、八物白术汤、桂枝煮散等也在选用之列。

3. 明清医家对痉病的新见解　① 明代汪机在《医学原理》中说:"方书皆谓感受风湿而致,多用风药,予细详之,恐仍未备,当作气血内虚,外物干之所致。"汪氏对病因的强调有所偏重,同时略举数端:"有以气血不能引导,津液无以养筋脉而致者;有因痰火塞窒经隧,以致津液不荣者;有因真元本虚,六淫之乘袭,致血不能荣养者。"最后重申:"虽有数因不同,其于津血有亏,无以滋荣经脉则一"。② 方有执有《痉书》之作,阐发张仲景原旨。③ 张景岳(张介宾)更加明确地指出痉病之因"在血液。血液枯燥,所以筋挛"。"凡此之类,总属阴虚之证,盖精血不亏,则虽有邪干亦断无筋脉拘急之病,而病至坚强,其枯可知,故治此者,当先以气血为主。"具体方药如三阴煎、五福饮、大营煎、大补元煎、十全大补汤之类。

4. 清代温病学家完备了对痉病的证治　通过叶天士(叶桂)、薛生白(薛雪)与吴鞠通(吴瑭)较为集中地体现出来。① 叶天士从肝风角度阐发,认为痉病因肝风内动而发,肝过则诸气皆逆,风火挟痰上旋则为痉。湿病热盛之期,热极而生风,肝风"挟少阳之威而乘巅摇络"。温病后期,阴虚而风动,由精血内损,肝肾阴虚,水不涵木,所谓"母脏而扰及子脏位者。"两者病机不同,治疗亦迥然有别。② 薛生白《湿热病篇》中有湿热致痉的证治,他强调"伤寒之痉自外来,证属太阳,治以外散为主,湿热之痉自内出,波及太阳,治以熄内风为主。"归纳所述致痉之由,大致有:湿热化火,火动风生,外窜经脉;湿热化燥,邪热闭结胃腑,引动肝风;营热炽盛,气血两燔,心包被灼;湿热伤营,肝风上逆,血不荣筋等。薛氏分别立有息风通络、急下存阴、清营凉血、滋阴息风等法,极大地丰富了痉病的临床治法。③ 吴鞠通在《温病条辨》中对痉有专门论述,主张以寒热虚实来纲领痉病之因:"六淫致痉,实痉也;产后亡血,病久致痉,风家误下、温病误汗、疮家发汗者,虚痉也;风寒、风湿致痉者,寒痉也;风温、风热、风暑、燥火致痉者,热痉也。"其次又细分出寒痉、风温痉、温热痉、暑痉、湿痉、燥痉、内伤饮食痉、客忤痉等项目,其意重在审因论治:"只治致痉之因,而痉自止,不必沾沾但于痉中求之。若执痉以求痉,吾不知痉为何物。"除了寒痉参考《金匮要略》刚痉柔痉之外,其他方面进行了大量的补充,如辛凉之剂、开窍醒神之剂、化湿泄浊之剂、辛凉甘润之剂、育阴柔肝之剂等的具体运用,使痉病的临床治疗有章法可依。

【研究探讨】

《实用中医内科学》认为痉病包括范围较广,如流行性脑脊髓膜炎、流行性乙型脑炎,各种不同病因引起的脑膜炎、脑血管意外、脑肿瘤、脑寄生虫病等引起的抽搐,以及各种原因引起的高热惊厥等。项背强急与西医所说的"脑膜刺激征"相似,四肢抽搐、角弓反张,都是中枢神经系统受损的临床表现。显然,《金匮要略》所说的痉病所涉范围似乎没有这么广,后世多有与流行性脑膜炎相联系者。

1. 痉病治法在流行性脑膜炎上的应用 《金匮要略》所立的解表通下兼顾津液的治疗原则对流行性脑膜炎的治疗有一定的指导意义。① 有以葛根汤为主治疗流行性脑膜炎,认为最有效的是针对初起的证候,用于冬令发病的脑膜炎,若病发于春夏或秋,则不能单纯地用辛温之剂了。② 也有类似报道,开始欲以平肝息风、清热开窍法取效,但临床诊断时发现病属风寒袭表,卫阳被遏,兼之季节虽在三春,但阴雨连绵、寒湿似冬,辨证与刚痉相符,结果以葛根汤加减,所治 13 例患者全部痊愈。③ 有以下法为主治疗流行性乙型脑炎 83 例[1],适当配合西医疗法,并有单用西药者 64 例对照。治疗组治愈率 83.1%,死亡率 3.6%,而对照组分别为68.9%和 9%。两者有明显差别。进而提出清热解毒药能阻截病势,不致邪热进一步内陷,下法中生大黄除通腑泄毒外,另有解热、改善周围循环、降低颅内压、预防脑水肿等多方面的作用。

2. 痉病与破伤风的关系 《金匮要略》痉病的主证与破伤风也有类似之处,但用痉病的方药治疗破伤风显然不贴切。临床上有用下法配合西药治疗破伤风的报道[2],如有治疗 351 例破伤风患者(其中轻中型 249 例,重型 102 例),用大承气汤加蝉蜕、灭滴灵灌肠,使大便通畅,保持每日排便 1~2 次;西医用抗感染、中和外毒素、止痉,积极治疗各种并发症、支持疗法等。结果轻中型全部治愈,重型死亡 33例(占重型患者的 32.35%)。从而体会到通腑法与抗生素合用是治疗厌氧菌感染的重要措施(厌氧菌感染多内源性),大黄可清除肠内积滞的细菌、毒素、代谢产物及其他有害物质,另外还有解热降温、增强防御、抗内毒素、改善微循环、抑制血小板聚集等功能。

3. 刚痉、柔痉与流行性肌张力障碍综合征的关系 对《金匮要略》痉病从现代医学方面的探讨,近年有刚痉、柔痉即流行性肌张力障碍综合征之说[3]。该病又称感染性多发性肌痉挛综合征,是以颈、面、口、舌等肌张力障碍为主要表现的一种病证。国内有学者认为,可能系病毒感染后,其代谢产物引起变态反应,导致基底神经节中多巴胺和胆碱能神经的平衡失调而发病。从大量病例观察,此病多发于流感之后,病前多有恶寒、发热、头痛、流涕等上呼吸道感染症状,此与刚痉柔痉的外感风寒,郁滞筋脉相似。肌痉挛发作时出现颈项歪斜,角弓反张,构音障碍等与原文所述独头动摇、背反张、卒口噤等亦基本吻合。此病虽不若流行性脑脊髓膜炎、流行性乙型脑炎等病情凶险、预后严重,但亦应引起足够重视。

以上对《金匮要略》痉病作一推源溯流的粗略回顾,不难看出,《金匮要略》晰论的邪阻津亏为通贯于痉病证治中的大纲,尽管历代医家认识各有所偏,但大体不出此范围。然就临床具体证治而言,《金匮要略》所出方药则力有不逮,似难对应临证

之全,而后世特别是温病学家对痉病治疗的发展,尤其是凉血养阴,平肝息风方药的施用,可补《金匮要略》之未备。 （张再良）

【参考文献】

[1] 朱恒兴.1994.下法为主治疗流行性乙型脑炎83例.江苏中医,(7)：11
[2] 徐凤飘.1995.大承气汤配合西药治疗破伤风351例.中国中医急症,(3)：110
[3] 王光辉.1993.试论金匮刚痉柔痉即流行性肌张力障碍综合征.四川中医,(8)：13

2. 湿病

【经典概论】

《金匮要略·痉湿暍病脉证治第二》中所述的湿病以发热身重,骨节疼烦为主症,多因感受外湿(或兼风、寒)所致。湿痹以小便不利,大便反快为主症者,乃由运化失常,水湿内停而成。前者湿邪在表宜从汗解,后者湿邪在里则利小便,此两法为治湿之正法。原文对治法的论述为："风湿相搏,一身尽疼痛,法当汗出而解。值天阴雨不止,医云：此可发汗,汗之病不愈者,何也？ 盖发其汗,汗大出者,但风气去,湿气在,是故不愈也。若治风湿者,发其汗,但微微似欲出汗者,风湿俱去也。"湿邪在表宜从汗解,原文特别指出应是微微发其汗。风湿俱为六淫之邪,但风邪四时常在终岁皆有,故为百病之长,每与它邪相伏为患。风湿相互搏结,侵入肌表,而采用发汗之法治疗。但这种发汗只能用微汗法,而不能用大发汗。否则非但湿邪不去,反徒伤正气。究其原因,正如徐忠可指出的"盖风性急,可骤除,湿性滞,当渐解"。尤在泾(尤怡)亦指出"风无形而湿有形,风气迅而湿气滞……自有风易却而湿难治"。又指出"故欲湿之去者,但使阳气内蒸,而不骤泄,肌肉关节之间,充满流行而湿邪自无地可容矣"。章虚谷亦认为："治风湿者,必通其阳气,调其营卫,和其经络,使阴阳表里之气周流……表湿随营卫流行,化微汗而解。"诸家从病邪性质、特点及机体的病理生理方面,具体论述了治疗风湿采用微汗法的道理。

《金匮要略》提出了汗散为治湿原则,但须进一步辨虚实,辨兼夹,重温经散寒,祛风除湿止痛。根据湿病具体的证候表现,临证论治各有不同。治方以麻黄加术汤和三附子汤等为代表。如寒湿犯表以麻黄加术汤辛温发散,并行表里之湿,原文曰："湿家身烦疼,可与麻黄加术汤发其汗为宜,慎不可以火攻之。"风湿袭表予麻杏薏甘汤轻清宣化,解表祛湿,原文曰:"病者一身尽疼,发热,日晡所剧者,名风湿。此病伤于汗出当风,或久伤取冷所致也,可与麻黄杏仁薏苡甘草汤。"风湿兼表气虚用防己黄芪汤益气除湿,原文曰:"风湿,脉浮,身重,汗出恶风者,防己黄芪汤主之。"风湿兼表阳虚投以桂枝附子汤或白术附子汤温经散寒,祛风除湿,如原文所述:"伤寒八九日,风湿相搏,身体疼烦,不能自转侧,不呕不渴,脉浮虚而涩者,桂枝附子汤主之;若大便坚,小便自利者,去桂加白术汤主之。"风湿兼表里阳气俱虚施甘草附子汤温助阳气而祛散风湿,如原文曰:"风湿相搏,骨节疼烦掣痛,不得屈伸,近之则痛剧,汗出短气,小便不利,恶风不欲去衣,或身微肿者,甘草附子汤主之。"至于头中寒湿,病情轻浅,则不需服药,但纳药鼻中,宣泄寒湿即愈。其他清热、补虚、寒温并用等诸法可联系中风病中的附方如防己地黄汤、疟病的白虎加桂枝汤、血痹病的黄芪桂枝五物汤、寒疝的乌头桂枝汤以及痰饮病的木防己汤相关内容。

【发展源流】

1. 《内经》对湿邪致病的具体表现的描述　① 湿邪致痹,如"地之湿气,感则害人皮肉筋脉",湿邪从皮肤侵袭人体,其部位多在皮肉筋脉,可出现以肢体酸重疼痛麻木为主的着痹证,《素问·痹论》云:"湿气胜者为着痹";② 湿邪侵犯皮肤,还可致皮肤病证,如《素问·生气通天论》所云:"汗出见湿乃生痤痱";③ 湿邪侵犯人体,上蒙清阳,会表现出头重如裹的症状,《素问·生气通天论》"因于湿,首如裹";④ 还会表现出颈项肩背沉重不舒,甚则酸痛而转侧不利的症状,"诸痉项强,皆属于湿";⑤ 湿邪客于下焦,可出现濡泻及阴部肿等症状,"湿客下焦,发而濡泻,及为肿隐曲之疾";⑥ 湿邪积久还可损及内脏,《内经》认为:湿伤内脏,影响最大的是脾。《素问·阴阳应象大论》曰:"在天为湿,在地为土,在脏为脾",而《素问·六元正纪大论》所云:"湿胜则濡泻,甚则水闭胕肿",则是湿伤脾的具体病证。湿伤内脏,还可以伤肺与肾。《素问·生气通天论》云:"秋伤于湿,冬生咳嗽",即为秋伤于湿,伏而不去,至冬同气相求,湿聚不散,上逆于肺而咳。《素问·至真要大论》云:"太阴司天,湿淫所胜……胕肿骨痛阴痹,阴痹者按之不得,腰脊头项痛,时眩,大便难,阴气不用,饥不欲食,咳唾则有血,心如悬,病本于肾"、"湿气大来,土之胜也,寒水受邪,肾病生焉……"均属湿邪伤肾的例证。

2. 《内经》对于湿邪所致的病证提出了较完整的治疗原则　概括起来有苦温燥湿、淡渗利湿、疏风胜湿、清热祛湿等。如《素问·至真要大论》云:"湿淫于内,治以苦热,佐以酸淡,以苦燥之、以淡泄之";"湿上甚而热,治以苦温,佐以甘辛,以汗为故而止";"湿司于地,热反胜之,治以苦冷,佐以咸甘,以苦平之";"湿化于天,热反胜之,治以苦寒,佐以苦酸"等大法,对于指导临床辨证治疗,起到了重要的作用。所创制的 13 首方剂中,其中泽泻饮、兰草汤等与湿邪的治疗有关。

3. 隋唐时期对湿病证治进行补充　《诸病源候论》、《备急千金要方》、《外台秘要》等都补充了大量方治。至宋代另立热痹一门,补充了清热法在病证中的应用。

4. **明清医家的证治大体趋于全面** ① 明代张景岳在《景岳全书》中提出治湿当辨其湿热与寒湿,"湿证虽多,而辨治之法,其要惟二,则一曰湿热,一曰寒湿而尽之矣……故病热者谓之湿热,病寒者谓之寒湿。湿热之病,宜清宜利,热去湿亦去也。寒湿之病,宜燥宜温,非温不能燥也。知斯二者,而湿无余义矣。"并且提出了湿证的治疗原则,"治湿之法,凡湿从外入者汗散之,湿在上者亦微汗之,湿在中下二焦宜疏利二便,或单用淡渗以利小便。"并论述了湿热证治,"湿热证,必其证多烦渴,小便赤涩,大便秘结,脉见洪滑实数者,方是热证,治宜清利。如热甚者,宜以清火为主,而佐以分利。热微者,宜以分利为主,而佐以清火,如四苓散、小分清饮或大分清饮、茵陈饮之类,皆可择而用之"。② 薛生白《湿热病篇》说:"湿热证,恶寒发热,身重关节疼痛,湿在肌肉,不为汗解,宜滑石、大豆黄卷、茯苓皮、苍术皮、藿香叶、鲜荷叶、白通草、桔梗等味。不恶寒者,去苍术皮。"此为湿热在表的证治。

5. **历代医家对湿病治疗方药的总结** 《备急千金要方》中独活寄生汤、《温病条辨》中宣痹汤、《医学正传》中三妙散、《医学心悟》中蠲痹汤、《医林改错》中身痛逐瘀汤等对目前临床均有重要的指导价值。不少医家又积累了大量关于活血化瘀药、虫类搜剔药治疗湿病的丰富经验。

【研究探讨】

目前临床上对于湿病的治疗根据内湿外湿何者为主,所伤之处何者为重来考虑治法方药,既要治病求本,又要随证治之,攻其所得[1]。外湿多用麻桂,内湿多用术附,发汗必须微汗,尿畅当予巩固。无论解表救里,都要先安未受邪之地。

1. **复方在湿病各症的应用** ① 甲硝唑致中焦湿阻:代氏[2]以燥湿运脾汤(苍术 15 g,半夏、厚朴各 12 g,陈皮、藿香、白豆蔻各 10 g,佛手、神曲各 12 g,生姜 5 g,甘草 3 g)治疗 76 例静滴甲硝唑致中焦湿阻证,3～5 剂后 52 例症状基本消失,24 例症状明显减轻。李氏[3]以半夏泻心汤加减治疗甲硝唑致中焦湿阻 24 例,总有效率 96%。崔氏[4]自拟苍佩汤(苍术 15～20 g,佩兰 15 g,茯苓 30 g,白豆蔻、厚朴各 10 g,佛手 15 g,槟榔 10～15 g,焦三仙各 15 g)加减治疗湿阻中焦证 300 例,总有效率达 95.67%。② 妇人带下的证治:杨氏[5]治疗妇人带下 101 例,总有效率 95.05%,其中湿热下注型以三妙散加味治之,阴虚夹湿治以知柏八味丸加减,均配合蛇床子散外洗。③ 水湿病的证治:李氏[6]通过临床与理论研究发现,藿香正气散对多种水湿病证均有较好疗效,其组方针对湿阻气机的基本病机,立足于祛邪,同时调理三焦气机与脏腑功能,贯穿了解表散湿、芳香化湿、行气祛湿、宣肺利湿、健脾运湿、泄肾导湿等多种治湿法则,体现了内外同治、升降并调、补泻兼施的治疗原则。

2. **单味药在湿病各症的应用** ① 刘氏[7]认为苍术是健脾祛湿要药,外湿内湿均可应用。《本草正义》说:"苍术,气味雄厚,较白术愈猛,能彻上彻下,燥湿而宣化痰饮,芳香辟秽,胜四时不正之气,故时疫之病多用之。最能驱除秽恶气……风湿困脾,倦怠思卧,肢体酸软,胸膈满闷,甚则瞋胀而苔浊厚腻者非苍术芳香猛烈,不能开泄,而痰饮弥漫,亦非此不能化。"② 顾氏[8]提出如遇顽固性寒湿证、实热证及风寒湿证,应用苍术常规剂量组方治疗难以祛除湿邪时,将其重用至 50 g,疗效显著。但重用苍术安全有效必须注意以下 5 个指征:舌苔必须是白厚腻、黄厚腻或灰黑厚腻;平素无汗出或少汗;无阴虚、血燥、津枯表现;消化道无活动性溃疡及其他出血表现者;经常规剂量苍术治疗后湿邪不除。③ 甄氏[9]对于湿邪久羁不去者,加麻黄屡收桴鼓之功,但麻黄毕竟为发汗之峻品,只宜小量。④ 王氏[10]经过临床实践认识到,湿邪为病选药以苍术、麻黄最为理想,两药用量配伍不同而作用有异,若两药等量,临床常见发大汗;苍术倍于麻黄发小汗;苍术三倍于麻黄则有利尿作用;苍术四倍于麻黄,虽无明显汗出,而湿邪自化。⑤ 在湿邪所致皮肤病用药方面,李氏[11]建议首选薏苡仁,该药既可渗内湿,又可利外湿,兼有健脾通络排脓的作用,其次为滑石、竹叶,因湿邪为病常挟热,二药配伍既清热又利湿。

3. 从现代科学角度对湿邪进行阐述　中医学所说的湿邪,从现代科学的角度看切不可单纯理解为周围环境湿度过高而已。现代医学的感染、炎症渗出、内分泌失调、水钠潴留、功能衰竭等疾病多有病理产物的存在,与中医学的湿邪相类似[12]。实际上,湿邪包括能导致湿病的微生物(细菌、病毒、真菌等)、物理、化学、营养等多种致病因素[13]。因为潮湿环境等条件影响病原微生物的繁殖、传播和流行,许多微生物在干燥的环境中无法繁殖,甚至脱水死亡,而较高的湿度和温度是引起湿病的生物病原体迅速繁殖的条件[14]。① 有学者认为湿可能是免疫异常与病毒相互作用的复合产物,湿邪的盛衰与免疫异常与否及病毒复制程度有及密切关系[15]。② 湿病的病理基础为机体全身或局部水液代谢失调,组织细胞含水量过剩,造成细胞或组织间隙的水肿、渗出增加,而水液的潴留又与机体的功能低下有关,水液潴留又会导致机体功能的障碍[16]。③ 脾阳不足的患者都不同程度地存在着水液代谢障碍和免疫功能低下,两者可能即为易感湿邪的内在依据。湿病的治疗原理,主要通过增强机体的代谢功能,解除水液代谢失调引起的病理现象。

综上所述,中医历代医家对湿病发生、发展的原因和机制有着比较全面、深入的认识和体会,为中医药防治湿病奠定了深厚的理论基础,并且至今仍然有效地指导着临床实践。前人在湿病诊治方面的经验和认识,有的已经在临床实践中得到了验证和进一步研究,但也有一些还没有能够得到应有的重视。　　　　　(张再良)

【参考文献】

　　[1] 夏斌.1991.《金匮要略》湿病证治探赜.四川中医,(3):2—3

　　[2] 代加莉.2000.燥湿运脾汤治疗 76 例静滴甲硝唑致中焦湿阻证体会.甘肃中医,

13(1);32—33

[3] 李宁鸿等.1996.半夏泻心汤加减治疗甲硝唑致中焦湿阻24例.长春中医学院学报,58(12);41—42

[4] 崔笑梅,陈凌,席玉珍.1998.自拟苍佩汤治疗湿阻中焦证300例.甘肃中医学院学报,15(2);14—15

[5] 杨伍凤.1998.内外治结合治疗阴道炎101例疗效观察.新中医,30(10);22—23

[6] 李福安.1998.霍香正气散与治湿六法.青海医药杂志,28(6);48—49

[7] 刘竹珍.1999.试论苍术在临床上的妙用.陕西中医函授,(5);26—27

[8] 顾文忠.2001.重用苍术治疗顽固性湿证举隅.实用中医杂志,17(9);43

[9] 甄绍先.1994.小议麻黄祛湿功能的应用.河南中医药学刊,9(4);34

[10] 王正田.2001.治湿证恒用麻黄苍术.实践医学杂志,14(1);15—16

[11] 李万泉.1994.皮肤病从"湿"辨治的体会.黑龙江中医药,(3);43—45

[12] 林桐峰.1997.林朗晖老中医妙用苍术.福建中医药,28(4);19

[13] 王彦晖.1997.中医湿病学.北京:人民卫生出版社;27

[14] 李艳,严灿.2000.湿的实质探讨.云南中医学院学报,23(3);32—35

[15] 刘建忠,叶剑飞.1997.肝病中湿、瘀本质之探讨.安徽中医学院学报,16(6);8—9

[16] 林立本,张海鸥.1995.试就内科领域探讨湿的若干问题.福建中医学院学报,5(2);33—35

3. 暍病

【经典概论】

暍,《说文》谓:"伤暑也",《玉篇》谓:"中热也"。暍病有特定的季节,由冒犯暑邪而起病。暍病主症为发热自汗、烦渴溺赤、少气脉虚,亦由暑热易耗气伤津所致。《金匮要略·痉湿暍病脉证治第二》中对暍病的证治叙述如下:"太阳中暍,发热恶寒,身重而疼痛,其脉弦细芤迟,小便已洒洒然毛耸,手足逆冷,小有劳,身即热,口开前板齿燥。若发其汗,则其恶寒甚;加温针,则发热甚;数下之,则淋甚。""太阳中热者,暍是也。汗出、恶寒,身热而渴,白虎加人参汤主之。""太阳中暍,身热,疼重,而脉微弱,此以夏月伤冷水,水行皮中所致也,一物瓜蒂汤主之。"

中受暑邪,病从太阳始,有发热恶寒,身重而疼痛,但毕竟不是风寒之邪中表,故其脉弦细芤迟,小便已洒洒然毛耸,指排尿后,阳气一时有所散失,形寒而毛耸,亦阳气亏虚之谓。手足逆冷,小有劳,身即热。太阳病的麻桂剂辛温、辛散耗阳,温燥伤阴,显然对中受暑邪者不合适。口开前板齿燥,此为气阴不足之象,在治法上强调不可用汗、下、温针,即提醒暍病不可作为太阳伤寒来处理。

暍病偏于热盛用白虎加人参汤证治。夏暑之热中于太阳,为暍病,当见身热而渴,且汗多。恶寒仅为汗后腠理空疏所致的一时性感觉,并非太阳寒邪束表所致。故治疗径用白虎加人参汤清热益气生津。后世王孟英的清暑益气汤(西洋参、石斛、麦冬、黄连、竹叶、荷梗、知母、甘草、粳米、西瓜翠衣)也可以参考。

暍病偏于湿重投一物瓜蒂汤证治。身热疼重而脉微弱,为阳运不及而寒湿偏盛。夏月伤冷,或饮冷伤于内,或贪凉伤于外。水行皮中,则见身重困滞。原文所出的方剂临床上已少用,现在一般当用温燥之品,如李东垣的清暑益气汤(黄芪、苍术、升麻、人参、炒神曲、橘皮、白术、麦门冬、当归身、炙甘草、青皮、黄柏),《医宗金鉴》提出的大顺散(干姜、肉桂、杏仁、甘草)或香薷饮(香薷、白扁豆、厚朴)等都可以参考。

【发展源流】

关于暍病,《金匮要略》原文中"中暍"、"中热",并非现今所谓的"中暑",仅指中受暑邪而已。暑邪致病,《素问·生气通天论》中有"因于暑,汗,烦则喘喝,静则多言,体若燔炭,汗出而散"的描述。尤在泾《金匮要略心典》所注:"中暍即中暑,暑亦六淫之一。"

1. 宋代对病因的认识及症状的描述 ① 宋代严用和《济生方·暑》中指出:"夫中暑所以脉虚者,盖热伤气而不伤形也。且暑者,在天为热,在地为火,在人脏为心。是以暑伤心,令人身热头痛,状类伤寒,但背寒面垢,此为异耳。甚则昏不知人,手足微冷,烦渴口燥,或吐或泻,或喘或满,此皆暑气之所为也。"这不仅对中暑脉虚的病机,作了简要的分析,且对中暑的临床证候,进行了详细的观察。② 宋代陈无择《三因极一病证方论·叙中暑论》所述略同,说:"中暑,其脉阳弱而阴虚,微迟似芤……使人噎闷,昏不知人"。指出突然昏倒,神志不清,是中暑的临床特点之一。

2. 明代医家的见解 ① 明代秦景明将中热中暑并列而论《症因脉治·中热中暑总论》:"夫中热中暑,均是热症,但得之有动静之分……盖动而得之者,行缓气扰,外引时令之热……静而得之者,里有热伏于身中……以动而得,明其无表邪,故曰中热;以静而得,明其有表邪,故曰中暑"。秦氏承前人以动静之别为中热中暑之说,提出了不同的治则,有一定参考意义。② 明代张景岳分阳暑、阴暑,并指出阳暑即张仲景之中暍,是动而得之;阴暑是暑月的外感,属于伤寒,是静而得之。

3. 清代医家丰富了暍病的证治 ① 清代喻嘉言《医门法律·热湿暑三气门》:"夏月人身之阳,以汗而外泄;人身之阴,以热而内耗,阴阳俱不足。张仲景于中暍病禁用汗下温针,汗则伤其阳,下则伤其阴,温针则引火热内攻,故禁之也。而其用药,但取甘寒,生津保肺,固阳益阴为治,此等关系最巨,今特掣出。""日中劳役而触冒其暑者,此宜清凉解其暑毒……深居广厦,袭风凉,餐生冷,遏抑其阳而病暑者,一切治暑清凉之方,即不得经情直拖,如无汗仍须透表以宣其阳,如吐利急须和解以安其中,甚则少用温药以从治之。"② 清代雷少逸《时病论·夏伤于暑大意》,进一步将暑证分为伤暑、冒暑、中暑和暑风、暑温、暑咳、暑瘵等类。暑证其范围更见广泛,在暑天热病中,《金匮要略》的暍病当属最轻者。

《金匮要略》把暍病另立出来,很明显,即难以用六经病证归纳,虽有发热但与一般的太阳伤寒、中风证治大不同。对于发热性的疾病从季节的角度加以认识和把握,这无疑是临床的重要方法之一,结合后世温病病名的表述,如春温、冬温、暑温、伏暑、秋燥等,更加可以体会。临床主要治法有清热、益气、养阴、除湿、开窍等。

【研究探讨】

对于中受暑邪之病,目前开展了一系列的研究。

1. 中药有效方剂对于暍病的防治　① 唐氏等[1]对用人参白虎场加减制成的消暑口服液进行了预防中暑的临床研究。选择军事训练的士兵作为研究对象,其中 200 人作观察组,给服消暑口服液,200 人作对照组,给服 5％ 葡萄糖生理盐水。结果在抗晕船、呕吐以及体温、血钠、血钾、白细胞总数及分类方面观察组与对照组比较均有非常显著性差异($P<0.01$)。说明该药具有很好的防暑止汗、抗晕船、呕吐。调节电解质平衡,防止体液丢失,调节人体体温等作用。② 孟氏等[2]根据清热解暑,醒脾化湿的原则。自拟祛暑合剂,方药组成:金银花、连翘、生石膏、香薷、白扁豆、藿香、佩兰。随证加味治疗 12 例产褥中暑患者,全部治愈。本组病例脉象均呈滑散,舌质全部红或绛,舌苔以黄腻为主。孟氏认为舌诊和脉诊在本病的诊断中占有重要地位,而尤以舌诊为主。③ 卜氏等[3]治疗 44 例重症中暑患者,中医辨证为单纯暑伤阳明证 5 例,肝风内动证 10 例,暑热内陷心营 25 例,吐血便血 4 例,将其随机分为两组,西药组(25 例),常规解热镇静、抗感染、纠酸、维持水电解质平衡等综合处理,中西医结合组(19 例),加健脾益胃方药:西洋参、黄芪、茯苓、白术、石斛、麦冬、知母、山药、陈皮,高热加生石膏、大黄,痰蒙心窍加石菖蒲、远志,配合安宫牛黄丸鼻饲,肝风内动加羚羊角、鳖甲、牡蛎,配合紫雪丹鼻饲。每日 2 剂,浓煎 300 mL,分 4 次口服。结果在死亡率、自觉症状改善率、并发症及后遗症方面均优于对照组。故卜氏认为健运脾胃是扭转中暑发生发展的有效环节。④ 彭氏[4]用醒脑静注射液治疗重症中暑 34 例,结果治愈 25 例,好转 7 例,2 例无效,总有效率 94.10％。彭氏认为该药对经传统治疗效果不好,高热、神志不清,甚或抽搐、痉厥者,其退热、止惊、促醒作用显著,安全有效,起作用快。⑤ 林氏等[5]选用生脉散对预防老龄大鼠中暑作用进行研究表明,在中暑组、生理盐水组和生脉散组中,生

脉散组和生理盐水组大鼠死亡率均低于中暑组,生脉散组最低,说明生脉散和生理盐水均有抗中暑作用,但前者效果更好。研究还表明生脉散抗中暑的机制不是通过纠正血清钠、钾浓度,降低体温,而是对心肌 CP(磷酸肌酸)及 cAMP(环磷酸腺苷)含量的影响。根据生脉散组大鼠心肌 CP 和 cAMP 含量均显著高于中暑组和生理盐水组($P<0.01$)的结果,揭示出生脉散抗中暑的机制并非是清解暑热,而是生肺气、生脉、生心。

2. 中医外治法的运用 沈氏[6]以刮痧疗法治疗中暑高热 37 例,并与王氏清暑益气汤治疗 45 例中暑高热作对比观察。中医辨证分为两型,气分热盛型:刮痧组 21 例,对照组 26 例;热盛伤阴型,刮痧组 16 例,对照组 19 例。刮痧组以刮背腧、刺大椎穴为主,结果刮痧组痊愈 20 例,显效 11 例,有效 3 例,无效 3 例,总有效率 91.9%,与对照组相似。但刮痧组对气分热盛型疗效较好,而且退热起效时间较对照组快。对照组以热盛伤阴型效果明显。

(张再良)

【参考文献】

[1] 唐春杰.1995.消暑口服液的研究.中成药,17(6):33
[2] 孟庆英等.1984.祛暑合剂的研究.浙江中医杂志,(6):269
[3] 卜平.1990.关于中暑病机的临床研究.中国医药学报,5(6):24
[4] 彭德华.1997.醒脑静注射液治疗重症中暑 34 例.中国中医急症,6(3):121
[5] 林凤如.1989.生脉散对老龄大鼠的预防作用.中西医结合杂志,9(8):485
[6] 沈万生.1992.刮痧法治疗中暑.中医杂志,33(7):21

4. 百合病

【经典概论】

百合病以精神恍惚不定,伴有口苦、小便赤、脉微数为临床表现特点。其病因病机多认为热病以后余热未清,或情志不遂,郁而化火,导致阴虚内热。治疗以养阴清热,润养心肺为大法,百合地黄汤为代表方。另外日久变渴、发热者,可分别选用百合洗方、栝蒌牡蛎散、百合滑石散,误治以后又可分别选用百合知母汤、百合滑石代赭汤、百合鸡子黄汤。

《金匮要略》中对百合病的证治主要论述如下:"百合病者,百脉一宗,悉致其病也。意欲食复不能食,常默默,欲卧不能卧,欲行不能行,欲饮食,或有美时,或有不用闻食臭时,如寒无寒,如热无热,口苦,小便赤,诸药不能治,得药则剧吐利,如有神灵者,身形如和,其脉微数……每溺时头痛者,六十日乃愈,若溺时头不痛,淅然者,四十日愈,若溺快然,但头眩者,二十日愈。其证或未病而预见,或病四五日而出,或病二十日或一月微见者,各随证治之。""百合病见于阴者,以阳法救之,见于阳者,以阴法救之。见阳攻阴,复发其汗,此为逆,见阴攻阳,乃复下之,此亦为逆","百合病,不经吐下发汗,病形如初者,百合地黄汤主之。"原文对百合病的主要表现、治疗原则、具体方药以及发病和预后均有涉及,是认识本病的重要依据。

【发展源流】

1. **百合病病名之争** 百合病之名首见于《金匮要略》。关于其命名的由来却始终未有定论。历代医家各有不同看法:① 以主药命名:魏荔彤《金匮要略方论本义》云:"百合病用百合,盖古有百合病之名,即因百合一味而瘳此疾,因得名也。"认为百合之功能愈百合病,故病以药命名。并且指出,病以药名有旁证可据:"如《伤寒论》条内云,太阳病桂枝证,亦病因药而得名之义也。"日本丹波元简很赞同魏氏之说:"本草苏颂云:'仲景治百合病,凡四方,病名百合,而用百合治之,不识其义。'今得魏注,而义自明。"② 以病机命名:徐忠可《金匮要略论注》曰:"伤寒虚劳之人,都有正气不能御邪,致浸淫经脉,现证杂乱,不能复分经络,曰百合病,谓周身百脉皆病。"吴谦等赞同此观点,并以百合之形来作比喻,曰:"百合,百瓣一蒂,如人百脉一宗,命名取治,皆此义也……周身之脉,分而言之曰百,合而言之曰一,故曰百脉一宗。若曰百合之病,总脉病也。"日本浅田惟常的《杂病辨要》与上述观点类似:"伤寒虚劳大病后,余邪浸淫百骸,其气游走无常,荏苒不解者,名曰百合,百合者,百骸合一致病之义也。"认为周身经脉、百骸皆病,称之为百合病。③ 以病因命名:日本饭田鼎《金匮要略方论考证》认为百合病乃房室过度所致:"《肘后方》以生地黄疗男女虚损,《神农本草经》地黄条曰:治伤中。今配百合以生地黄,其因可知。按百合,乃房室过度之谓,取其因以名其病,与其药名相合者,偶然耳。"主张百合病之"百合"二字,非药物百合之名,"百"为虚数词,"合"乃交接之意,"百合"是房室过度之称。

从历代文献中,大致可归纳出这三种说法。第一种说法确有旁证可查。张仲景在《伤寒论》中有以药命证的提法。如桂枝证、柴胡证等便是例子。从中医的发展过程来看,疾病的治疗多是从单方的基础上发展起来的,单方的发现和疗效的肯定,是前人和疾病长期斗争的实践积累。此外张仲景所列治百合病之方,除栝蒌牡蛎散外,余方皆以百合为主药,可见病以药命名亦并非偶然。

2. **百合病的临床表现** ①《金匮要略》曰:"意欲食复不能食,常默默,欲卧不能卧,欲行不能行,欲饮食,或有美时,或有不用闻食臭时,如寒无寒,如热无热,口苦,小便赤,诸药不能治,得药则剧吐利,如有神灵者,身形如和,其脉微数。"可见本病以精神恍惚不定,伴有口苦、小便赤、脉微数为主要临床表现。②《诸病源候论》将百合病归入"伤寒候"中,具体描述与《金匮要略》原文大体相仿,但亦有独到处,如认为本病"多因伤寒虚劳,大病之后不平复,变成斯疾也。"其表现除了《金匮要略》所述之外,还有"如强健人,而卧不能行"等。③ 以后在较长的一段时期中,有关百合病的阐发研讨较少,直至清代,在《金匮要略》注家中对本病的论述才渐有增多。如清代孙德润在《医学汇海》中说,"凡伤寒愈后过劳心神或过劳筋力,以致病症复发,身热口渴,烦闷少神,错语昏沉,尿赤色,故名劳复,又名百合。"

3. 百合病的病因病机　历代医家有不同看法,归纳如下:① 病后体虚:《诸病源候论》曰:"百合病者,谓无经络,百脉一宗,悉致病也。皆因伤寒虚劳,大病之后不平复,变成斯疾。"孙思邈、王焘、徐忠可、程林等亦持同样观点,认为伤寒虚劳大病之后,人体正气虚弱,营卫气血失调,余邪留恋,百脉不和,变成此病。王孟英还指出,时疫新愈及温暑湿热诸病后,皆可形成百合病。综上所述,无论伤寒、虚劳、还是温病,其后都可产生百合病。徐大椿曾颇为感慨地说:"此等症(百合病),病后得之者甚多,医者不知,多方误治,以致病气日深,不可救疗,始终无一人能识之者,遍地皆然也。"② 情志所伤:赵以德指出,该病与情志因素密切相关,多因"情欲不遂,或因离绝菀结,或忧惶煎迫"所致,吴谦等人也认为,百合病可由"平素多思不断,情志不遂,或偶触惊疑,卒临景遇,因而形神俱病"。《张氏医通》中即载有与情志相关的百合病病案。从临床实际看,由情志因素而引起百合病见证的病例确是有的。③ 误治所成:有些医家提出该病是由治疗不当所致。如元代吴绶云:"大抵伤寒汗、吐、下之后,元气虚劳,多变此证。"朱光被也说:"此病多由误治所致也,误汗则伤上焦,误下则伤下焦,误吐则伤中焦。"以致变生百合病。《名医类案》就载有因治疗失当而导致百合病的医案。④ 房劳所致:日本饭田鼎认为该病是房劳之病,他认为百合病之"百合"是房室过度之意。他指出:"盖百合病者,本是血液亡脱所作,大率此篇所论,属失血者居多,可以征也。失血之暗脱者,房室过度之所致,其实与诸失血同义。"此论试图说明房劳过度,精血耗损,导致该病的病因之一。因长期遗精而产生百合病的例子也曾有过报道,依理而推,房劳过度也可能是引起该病的原因之一。⑤ 遗毒所变:日本宇津木昆台提出这样一个观点:"除外邪外,百合病乃万病之因。"所谓"百脉一宗",即数百种病症其根本只有一个,所记载的症状全都源于同一病因,这就是患者体内存在着先天性的"遗毒",正是由于这种"毒块的融合转变"才呈现出各种各样的病症[1]。这个观点比较独特,不过从遗传因素的角度考虑,也有一定参考意义。⑥ 伤寒继发:汉以后的许多重要医著,如《小品方》、《备急千金要方》、《外台秘要》、《太平圣惠方》、《类证活人书》、《圣济总录》、《普济方》、《证治准绳》等,都将百合病归入伤寒门类,称之为伤寒百合,或百合伤寒。认为其病与伤寒密切有关,许多文献更指出百合病系伤寒病后之继发病。如《太平圣惠方》云："其病亦有始中伤寒，便成斯疾，或患经多日，方始变为此证。"《东医宝鉴》说："大病后，未平复，失于调理，余证在阳，医反下之，余证在阴，医反汗之。以此百脉一宗，悉致其病，无复经络，故谓之百合伤寒。"目前临床上大多数百合病例发生在一些外感热病后，如赵氏报道的百合病53例的临床分析中，有37例就是发生在重感冒、大叶性肺炎等疾病后。这一观察结果表明，外感热病是导致百合病的主要原因，并验证了"伤寒百合"与"百合伤寒"之说的正确性。

4. **百合病病位** ① 有注重于肺者，如魏荔彤曰："百合病者，肺病也。"② 有注重于肺心者，如沈目南云："然虽脏腑百脉皆病，终不离乎肺主气，心主血，心营肺卫受邪也。"③ 还有注重于肺肾者，如尤在泾谓"盖肺主行身之阳，肾主行身之阴，百合色白入肺，而清气中之热，地黄色黑入肾，而除血中之热。气血既治，百脉俱清，虽有邪气，亦必自下"，归纳起来，不外心、肺、肾。

5. **百合病的治疗** ① 张仲景在《金匮要略》中提出"百合病见于阴者，以阳法救之，见于阳者，以阴法救之"的原则。同时也告诫，须仔细辨证，以免误治："见阳攻阴，复发其汗，此为逆，见阴攻阳，乃复下之，此亦为逆"，根据百合病热病以后余热未清，或情志不遂，郁而化火，导致阴虚内热的病机。治疗以养阴清热、润养心肺为主要治法，百合地黄汤为代表方。另外，日久变渴、发热者，可分别选用百合洗方、栝蒌牡蛎散、百合滑石散，误治以后又可分别选用百合知母汤、百合滑石代赭汤、百合鸡子黄汤。仲景对百合病的论述和治疗经验，成为后世诊治本病的重要依据。②《太平圣惠方》《圣济总录》还载有百合散、柴胡散、百合前胡汤、百合紫菀花汤等方十余首，分别治疗有不同见证的伤寒百合病。这些方剂都是后世医家在《金匮要略》百合类方的基础上，进行加减化裁而成，用以治疗因伤寒等疾患引起的百合病。③ 后世医家在《金匮要略》的基础上，对百合病的治疗又有各自的见解，如尤在泾认为以清气、血之热为主；吴谦等人则主张"通其百脉，凉其百脉"；张璐谓治当安心补神凉血；莫枚士云："百合病者……其治法，专以滋润为主"等。

由上可见，治疗百合病总以养阴滋润为多，但也不可忽视阴阳之间的相互联系，陆渊雷先生论百合病治法时曾说，"诸治法以百合为主，至病见于阳，加一二味以和其阴，病见于阴，加一二味以和其阳"。

【研究探讨】

对百合病从现代临床的实践加以探讨，有如下看法可供参考。

1. **百合病病因病机的研究** ① 从中医理论来看，现代学者也有不同认识，由于百合病的临床表现，以神志不定、精神恍惚为主，故不少学者注重强调百合病的病位主要在心。如有人力倡"是病多心生"之说，认为临床表现无内脏之特异病理表现，而将神志病变归属于心，也颇合医理。② 有医家认为，因百合病多为阴虚内热之证，其内热者系心火亢盛，《本草衍义》谓百合病属阴血不足"阴者，肾水之所主……阴虚则肾虚"。从而提示百合病之阴虚与肾密切相关。因为，心火亢盛，心阴必伤，日久必累及于肾，而百合病无论是见于热病之后者，或情志所伤者，都非短程之病，均易损伤肾阴[7]。③ 也有人一反常论，认为本病当定位在肝，其从肝与情志疾患的关系作了深入思考，但从百合病用药上看，似难免牵强之处[8]。④ 有人提出，大多数百合病患者的机体处于一种津亏血燥，元气困乏的状况，这是百合病发病的关键因素。机体的这种状况，或是先天就存在，或是后天所形成。津亏血燥，则阴液滋润、濡养功能不足；元气困乏，则气的正常功能受阻。在这情形下，气血运行不畅，阴虚而内热萌生，故见口苦、小便赤、脉微数；脏腑经脉失养，而导致多种功能失调。其中尤以心所受的影响为最，心失所养，心之阴阳失调，以致心神失守。心神能影响整个人体各方面生理功能的协调平衡，心神失守可造成其他脏腑与经脉的不正常，因而产生种种如有神灵所作的情志异常表现。百合病是机体津亏血燥，元气困乏的情况下所产生的一种功能失调病证，从现代医学角度考虑，可能与多种因素引起的神经系统紊乱而导致诸多组织器官功能失常有关[9]。

2. 百合病的治疗研究　对于百合病的治疗，百合地黄汤虽为代表方剂，但亦不应忽视其他方剂的作用。临床上不必拘泥原文，而应把诸方看作一个整体，斟酌病情，随证加减。也有百合地黄汤，甘麦大枣汤与生脉散等合于一炉而取效者。有人强调本病虚不受补，实不任攻，应以平淡之剂调治，在专方专药的基础上随证加减，且百合生地的量宜用到 30～60 g。也有运用滋阴活血法治疗百合病，用新百合汤（自拟方）：百合30 g、生地黄、北沙参各 15 g，炒枣仁 20 g，胆南星 12 g，川芎 20 g。治疗16 例，结果：痊愈 11 例，好转 5 例。认为阴虚血瘀是发生百合病的基本病机，也是滋阴活血化瘀治疗百合病的理论依据[10]。其他还有用补肾法[11]，兼用下法治疗本病的个案报道[12]。

3. 百合病与现代相关疾病的研究

(1) 神经官能症：陆渊雷在《金匮要略今释》中提到："惟伤寒热病后神经衰弱者为百合病。"陆氏限定了神经衰弱为伤寒热病后所见者。以后从神经官能症对本病认识者不少，有认为百合病类似神经官能症之一的焦虑症和神衰症，在治疗上当着重滋补强壮。近年对百合病的治验报告，也以神经官能症为多。《金匮教参》认为"本病与现代医学的神经官能症的某些表现颇为相似，故凡神经官能症，经辨证属于心肺阴虚内热者，即可按本病进行治疗。"《金匮要略》六版教材也认为"本病与现代医学的癔症，神经官能症的某些表现颇为相似。"《金匮要略》原文对症状的描述以及后世医家对精神因素的强调，为此说的根据。

临床上有些神经官能症按百合病辨证治疗，虽获得满意疗效。但是，需要认识到神经官能症与百合病不能等同。因为许多躯体疾病，特别是一些慢性疾病或急性疾病的恢复期，都可产生神经官能症症状，但这种情况一般只作症状群来对待，而不诊断为神经官能症，而且精神因素对神经官能症影响很大。所以，出现神经官能症的症状,并不一定可诊断为神经官能症;另精神因素并不对所有百合病患者的发病及病情变化有很大的影响。此外,神经官能症单用精神治疗也能痊愈,而百合病则不然。

(2)更年期忧郁症:有认为本病与更年期忧郁症颇为相似。更年期忧郁症以焦虑、忧郁、紧张、猜疑为临床表现特点。症状往往多变,患者坐立不安,或沉默寡言,或猜疑食物中毒,此为更年期植物神经功能紊乱、内分泌及代谢功能失调的缘故,可参考百合病进行证治[2]。

(3)感染性精神病之一:有学者认为本病可出现于温热病之后,皆是余热逗留心肺所致。张氏曾报道在某地防治本病数十例,证如原文所述,病程约1~3周,而未见有延及2个月以上者[3]。

(4)病后机体失调综合征(与病后体虚不同):有学者据《诸病源候论》、《备急千金要方》中均有"因伤寒虚劳大病后不平复,变成斯疾"的记载,以及王孟英"百合病者,皆缘时疫新愈,其三焦膜理营卫之交,余热未清,正气困乏,不能流畅,如人在云雾之中……故有种种不可名言之状"的论述,并临床观察了53例重感冒、过度疲劳、肺炎、伤寒、细菌性痢疾等病以后的患者,提出本病类似病后机体失调综合征。所见证候为:乏力懒言、欲食不能食、头重脚轻,动则心悸,精神恍惚,眩晕,头内空虚,似有寒热感等[4]。

(5)立克次体病毒引起的Q热:有认为百合病与Q热有相似之处,如二者均有潜伏期,痊愈期长短不一,预后良好;均有寒热、消化道和神经系统等的特有症状。因而疑及病名可能有错讹,是否因病程可延及3个月而应正名为百日病,并提出本病死亡的主要原因是病毒性肺炎,而百合能用于治疗肺部感染,能清补,能补充营养,对发热后体力消耗也相适宜。当然,对此也有持不同意见者,如有人撰文从潜伏期、热型、神经系统症候、消化系统症状、呼吸系统病变和病程等方面进行了商榷[5]。

(6)非化脓性脑膜炎:有人认为百合病类似于非化脓性脑膜炎,并提示原文所谓"每溺时头痛"等,可视为脑膜刺激征的检查方法,即坐位低头试验或贴膝试验阳性。此说前贤也有涉及,如唐容川认为"阳有余,髓受病,设西医剖而视之,其必脑衣发炎矣。"近年有人认为流行性感冒引起的精神障碍和散发性脑炎与百合病相近似,尤其是与散发性脑炎更接近[6]。

以上种种看法,均可作参考。有不少学者认为百合病难以用某种病证论断,提出本病病因较多且复杂,既可以是原发病,又可以是继发病。六淫、七情、疫疠均可发病。因此治疗时应注意审证求因,辨证论治。如七情因素引起的应对患者作耐心说服工作,以消除疑虑和紧张。另外要彻底治疗原发病,因临床上有不少是原发病延治、误治或治疗不彻底引起的,如痹证、感冒、下利等。

值得注意的是,关于百合病的现代研究,不能断然将其与某种疾病等同起来,否则就会使该项研究陷入狭小的圈子而"只见树木,不见森林"。千余年前的疾病与现代的疾病不可能完全一样,某些病证外在表现虽有相似之处,但不一定就有同样的机制、相同的本质。即使是同一种疾病,从古至今也会有演变,况且古今认识疾病的角度和途径是不同的,这应该引起研究者的重视。 （叶进）

【参考文献】

［1］ 张国珍.1979.百合病之我见.上海中医药杂志,(6)：42

［2］ 李如心.1988.试论百合病定位在肝.黑龙江中医药,(2)：13

［3］ 陈大权.1990.《金匮要略》百合病病理之探讨.天津中医,(5)：27—28,35

［4］ 叶进.1992.关于百合病的讨论.上海中医药杂志,(8)：40

［5］ 胡文军.1995.对金匮百合病的理论初探.河南中医药学刊,(1)：11

［6］ 白良生.1995.百合地黄汤加味治疗更年期忧郁症20例.江苏中医,(8)：13

［7］ 高亚菲,张金涛,马玲俐.1997.滋阴活血治疗百合病16例体会.陕西中医学院学报,(1)：30

［8］ 陶汉华,王中琳.2003.百合病与散发性脑炎.山东中医药大学学报,(3)：165—166,169

［9］ 唐锐.1994.番泻叶治疗百合病.云南中医杂志,(5)：29—30

［10］ 穆绪超.1993.滋肾补肾法治疗百合病.四川中医,(12)：43

5. 狐惑病

【经典概论】

《金匮要略》所论狐惑病以咽喉及前后二阴反复出现浅表性溃烂和目赤如鸠眼为临床表现特点,主要由湿热内蕴,虫毒内扰所致,治疗以清利湿热,解毒杀虫为原则,内服甘草泻心汤,外可配合苦参汤和雄黄熏洗患处。另有赤小豆当归散的清热化湿,活血排脓之治。

《金匮要略》论述本病的主要临床表现:"狐惑之为病,状如伤寒,默默欲眠,目不得闭,卧起不安。蚀于喉为惑,蚀于阴为狐,不欲饮食,恶闻食臭,其面目乍赤乍黑乍白。蚀于上部则声喝,甘草泻心汤主之。""病者脉数,无热,微烦,默默但欲卧,汗出。初得之三四日,目赤如鸠眼,七八日,目四眦黑。若能食者,脓已成也,赤豆当归散主之。"

从以上的描述可以看出,除了虫毒蚀于喉、阴之外,还能见到类似于伤寒的发热恶寒,或有卧起不安、心烦失眠的情志症状,或有饮食减退的中焦症状,或有面目乍赤、乍黑、乍白等面部表现,此皆由湿热郁蒸、虫毒侵蚀,瘀热内扰所致。

【发展源流】

1. 对狐惑病病名的论述　①狐蟨病首见于《金匮要略·百合狐惑阴阳毒病证治第三》,原文写作狐惑病。清代有医家提出质疑:"狐惑二字对举,狐字着实,惑字托空……虫蚀咽喉,何惑之有?盖是蟨字之误也。"(《金匮要略浅注补正》)尤在泾、魏念庭、李中梓等都视狐惑为虫病。《金匮要略》五版教材因此将"惑"改为"蟨"。故狐惑病也写作"狐蜮病",或"狐蟨病"(蟨为蜮的异体字)。从文字探析,狐即狐狸;"蜮……此因其以气射害人,故谓之短狐。"《说文》释狐:"妖兽也,鬼所乘之。"《辞海》释蜮:a. 古代相传为一种能含沙射人的动物。b. 一种食禾苗的害虫。惑,有困惑、迷乱之意。②另晋代葛洪《肘后方》云:"江南有射工毒虫,一名短狐,一名蜮,常在山间水中,人形及水浴。此口中横骨角弩,即以射人形影则病";该书又载:"山水间多有沙虱,甚细略不可见,人入水浴,此虫在水中,著人身,及阴雨天行草中,亦著入皮里。"此处葛洪虽论及狐、蜮、沙虱,然并未明确该病即是"狐惑"病。但今仍有人认为古有"羔虫之病,古初名狐惑,而继名溪毒,而继名沙虱。"将狐惑、溪毒、沙虱(羔虫)三者视为一病[1]。综合考察狐蟨(蜮)二字,一指狐及短狐;二指害虫。两种命名方法反映了两种病机认识:以狐蟨命名,一示狐蟨同性,行踪幽隐不定,表明本病发病部位幽隐,患处蚀烂不定。二示使人暗中受病,起病隐匿,且病损部位糜烂,有如虫蚀。以狐惑命名,一示患者或医家对该病病因及病损部位的迷惑不解,正如尤在泾所说:"盖虽虫病,而能使人惑乱而狐疑,故名曰狐惑"(《金匮要略心典》)。二示患者具有一定的情志症状。从蟨惑两字的不同写法也可窥出两种不同的病因认识。蟨下从虫,虫蚀糜烂,表明该病发生与虫有关,含有微生物致病的观点。惑下从心,"心犹豫而狐疑"(《离骚》),反映了医家或病家对该病的困惑与迷惑[2]。③另有医家结合症状论狐惑,如张杲的《医说》认为:"古之论病,多取象比类,使人易晓……以时气声嗄咽干,欲睡复不安眠为狐惑,以狐多疑惑也。"何氏[3]则认为狐惑病是因为患者"面色变幻和脉象的无定颇使人惑乱狐疑"。邓氏[4]明确提出"狐惑"即狐疑惑乱。

2. 对狐惑病病因病机的论述　①湿热瘀浊,腐败生虫:根据张仲景用黄芩、黄连、半夏、苦参、雄黄清热燥湿,解毒杀虫,用赤小豆、当归化瘀利湿,故不少医家认为本病源于湿热瘀浊,腐败生虫。如《诸病源候论·伤寒狐惑候》谓:"此皆由湿毒气所为也。"赵以德"狐惑病,谓虫蚀上下也……盖因湿热久停,腐蒸气血而成瘀浊……虫生于湿热败气瘀血之中,其来渐矣,遇极乃发"。本病在《诸病源候论》中归入"伤寒病诸候",被认为是"皆湿毒气所为也","初得状如伤寒,或因伤寒而变成斯病。"后世《金匮要略》注家对本病的讨论较多,如赵以德认为狐惑病的发生"非独伤寒变是证,凡热病者得生虫也"。"虫生于湿热败气瘀血之中,其来渐矣,遏极乃发,非若伤寒一日而暴病也。"以后徐彬、魏念庭、尤怡等皆宗湿热生虫说,如尤怡曰:"默默欲眠,目不得闭,卧起不安,其躁犹之象,有似伤寒少阴热证,而实为虫之乱其中也。"而魏念庭又有虚热之说:"狐惑者,阴虚血热之病也。""治虫者,治其标也;治虚热者,治其本也。"② 湿热郁蒸,血肉腐败,与虫无关:日本丹波元简则极力反对虫蚀之说,他指出:"至害虫不得安,上下求食,岂有此理。蚀是蚀烂之意,湿热郁蒸所致,非虫食喉及肛之谓也。"《医宗金鉴》认为本病即"牙疳、下疳等疮之古名也。近时惟以疳呼之。下疳即狐也,蚀烂肛阴,牙疳即惑也,蚀咽、腐龈、脱牙、穿腮、破唇。""每因伤寒病后余毒与淫匿之为害也,或生斑疹之后,或生癣疾下利之后,其为患亦同也。"③ 因于伤寒:另有医家认为此病源于伤寒外感。如《备急千金要方·伤寒不发汗变成狐惑病》的"此为湿毒气所为"。《诸病源候论·伤寒狐惑候》的"夫狐惑二病者,是喉咽之为病也,或由伤寒而变成斯病。"现也有人认为本病是患伤寒后,表邪不得外解,闭而不出所致[5]。④ 肝热脾湿,湿热胶着:另根据狐惑病口、眼、二阴易蚀烂,此处均为肝经经脉所过,故一般认为该病与虫毒游移,循肝经上下为患密切相关。临床见本病常伴有神志不安,恍惚迷乱或精神抑郁,多疑善虑等症。且不良情绪可使该病症状加重。但《金匮悬解》认为:"蚀于下部,其病在肾。肾脉上循喉咙,是以咽干……"有人从肝热脾湿辨治狐惑病,认为湿热互结,胶着难解,运化不利,湿源不断。治疗清除湿热毒邪在于清肝热,除脾湿,以杜绝肝热脾湿、湿热毒邪之源[6]。⑤ 虚火湿热相搏:也有医家基于心为君火,开窍于舌,其脉下注小肠,上系于舌。舌与口腔、小肠与下窍关系密切。肾主前后二阴,其支脉达舌,其精注目。提出虚火与湿热相搏,循经腐蚀郁蒸,也为该病形成原因之一。⑥ 众所周知,咽口、二阴为湿润之地,又为关窍所通,易感染腐化湿热虫毒。《诸病源候论·湿䘌病诸候》云:"湿䘌病,由脾胃虚弱,为水湿所乘,腹内虫动,侵食成䘌也。多因下利不止,或时病后,客热结腹内所为……若上唇生疮,是虫食五脏,则心烦懊,若下唇生疮,是虫蚀下部,则肛门烂开。"一般规律内生湿热多源于肝脾,肝郁化热,脾虚生湿,热重则湿热毒邪上蒸,口眼蚀烂;湿重则湿热毒邪下注,前后阴蚀烂。肝脉络阴器,开窍于目;心开窍于舌;肾开窍于二阴。虽然狐惑病早期的口、眼、二阴蚀烂,与晚期的口、眼、二阴糜烂在病损部位上无甚区别,但病变程度及所涉及的脏腑却有所不同。前者为肝热脾湿相合,湿毒循肝经为患。后者为湿热瘀虫毒久郁不解,病及心肾,正虚邪恋,秽浊之邪黏腻难解,是本病反复发作,经久不愈之关键所在。陶氏[7]也认为本病属心肾系统疾病。

历代医家对狐惑病的思考,也体现在病名的用字上。狐惑的"蛊"字,有用"惑"字,也有用"蜮"字。蛊,强调病因,有虫蚀为害,故上下溃烂。惑,强调症候,因病损幽隐而狐疑惑乱,精神不安。清代唐容川曾强调:"狐惑二字对举,狐字着实,惑字托空,文法先后不合矣……虫蚀咽喉,何惑之有? 盖是蜃字之误耳。"

3. 狐惑病的治法　① 清热解毒是《金匮要略》狐惑病的主要治法,根据病变的不同阶段和不同部位采用相应的治疗方法。张仲景拟内外并治之法,出湿、热、瘀、毒兼顾四方,定狐惑病早期治疗:蚀于上部则声喝,治以甘草泻心汤(甘草、黄芩、黄连、人参、半夏、干姜、大枣),清热解毒,燥湿杀虫。蚀于目者,治以赤小豆当归散(赤小豆、当归、浆水),清热利湿,活血排脓。蚀于下部则咽干,外以苦参汤(苦参一味)燥湿杀虫以洗之。蚀于肛者,以雄黄(雄黄一味)解毒杀虫以熏之。虽方少药简,却湿、热、瘀、毒、虫诸邪兼顾,尽展该病驱邪之大法。② 后世在驱邪用药方面虽有所补充,如《备急千金要方》的治狐惑汤方(黄连、薰草)、《万病回春》的温清饮(黄连解毒汤和四物汤)等均未超出清热、燥湿、解毒、化瘀、杀虫之大法。③ 狐惑病相对缓解期的治本治脏之法《金匮要略》未备,后世医家对此作了不少有益的补充:如证属阴虚内热者,一贯煎加减[8];肝肾阴虚者,知柏地黄丸合二至丸加减;脾(肝)肾阳虚,暖肝煎加减。肝经湿热者,龙胆泻肝汤化裁;肝郁脾虚者,逍遥丸化裁[9]等。④ 陈氏等[10]将狐惑病分为心脾积热证,肝脾湿热证,肝肾阴虚、湿毒内蕴证,脾肾阳虚证,分别采用甘草泻心汤加减治疗,取得了较好疗效。

特别值得强调的是,狐惑病缓解期治本,治脏首应重视健运脾气,清利中焦,中焦无湿,一者热、瘀、虫毒诸邪易去;二者无湿邪下注之虑,当属治本之大法。非本病如此,凡湿热下注之患,皆可宗此大法。

【研究探讨】

1. 狐惑病与白塞综合征的相关性　① 陈氏等[11]认为狐惑病相当于西医学的白塞综合征(Behcet's syndrome)。该病又称口-眼-生殖器三联综合征,以眼、口腔、生殖器为主要病损部位。西医认为该病以"复发性生殖器溃疡、色素膜炎、皮肤血管炎、滑膜炎、脑膜脑炎"为特点[12],"病变可累及口、眼、皮肤、心脏、关节、肺、肾、脑及全身"[13]。② 狐惑病与其他疾病的相关性:也有学者认为不应将狐惑病与白塞综合征完全等同起来,也有认为狐惑病与粒细胞缺乏症、羌虫病相似,甚至还有从性病立说者,如焦氏等[14]发现杜诺凡病(又称腹股沟肉芽肿)与狐惑病,尤其所谓的狐病也十分相似,认为两者症状学上可以统一,病因学上可以互释,在治疗学上有联系。其实中医的古病名很难与现代西医的某病完全对号入座,张仲景留下的记载也没有现代医学对白塞综合征的描述那么详细。③ 也有学者提出不应将狐惑病与白塞综合征完全等同起来,其理由为:a. 二者虽都有口腔病变,但狐惑仅是"蚀于喉",而白塞综合征口腔溃疡病变范围广泛。b. 二者虽都有眼疾,但狐惑在病初即见,而白塞综合征短者1年左右,大多数为5年左右才缓慢出现。c. 二者虽都有皮肤病变,但狐惑只是"面目乍赤乍黑乍白",而白塞综合征多在躯干、四肢、臀等处发生水疱,脓疮、脓皮病,毛囊炎、痈肿、痤疮等。④ 狐惑病的原文中亦未提及白塞综合征常见的结节性红斑、皮下血栓性静脉炎等。因此,只能说白塞综合征的某型或病程中某一阶段所出现的症状与狐惑病相似而已。

2. **狐惑病与相关疾病的遗传因素** 西医认为白塞综合征病因目前仍不清楚,有感染说、滤过性病毒说、自体免疫性疾病说、人类巨细胞病毒参与说、基因改变说等,但均未最后确定。① 台湾学者孙安迪经研究发现,白塞综合征在西方国家较少,在日本、韩国、中国及中东地区较常见。此病一千七百多年前中医就有记载,其传播途径似与古丝绸之路有关[15]。② 孙氏通过对该类患者的基因研究发现,复发性口腔溃疡患者转变为白塞综合征者有其家族性特异性的基因组合,这种特异性的基因组合使白塞综合征患者的病损部位先后相继出现[16]。③ 国内报道有出生两月即罹患此病者[17],说明该病确有一定的家族因素。

3. **狐惑病的临床分型** 关于本病的临床分型:① 有的提出早期或有结节红斑者,多表现为阴虚热毒证型。② 以眼部症状为主,长期低热起伏者,以肝肾阴虚证型多见。③ 多数患者尤其是慢性或长期使用激素后,以脾肾虚寒血瘀证型为主。有的在临床上将本病辨为肝肾阴虚、脾肾两虚、肝脾湿热和气血两虚四型;也有分为脾胃虚寒、湿热内蕴和热盛血瘀三型的。

4. **狐惑病的治法** ① 不少学者认为脾土虚弱是本病发生的根源,因脾土不健,运化失司,水湿内停,湿郁不解则化热,而致湿热蕴结。故治疗当补土伏火[18]。② 也有清热解毒治其标,温阳益气治其本的经验之谈[19]。③ 临床上还有从中西医结合进行探讨者,如蔡氏[20]观察了用清热活血法、温补法和温补配合左旋咪唑等不同方法的治疗效果,其有效率分别为 30%、70%、80%,因而认为此与温补剂所具有的免疫增强作用有关。④ 曲氏等[21]认为白塞综合征病本在"疡",乃虚瘀毒为患所致,治疗上不应一味取法狐惑,而应局部重疡,内外合治,分期论治,活血化瘀贯穿始终。

5. **狐惑病的方药** ① 关于甘草泻心汤的应用,有认为临床确有疗效,但方中甘草剂量宜重,从 18～50 g 不等,或生炙并用,生以解毒,熟以和中,量大方能使中气运,湿毒化。② 也有人指出本方或赤小豆当归散的疗效不太理想。③ 此外临床上常用方如龙胆泻肝汤、当归龙荟丸、三妙丸、导赤散、补中益气汤、归脾汤、普济消毒饮、黄连阿胶汤、青蒿鳖甲汤等。④ 还有用蝮蛇抗栓酶[22]法治疗此病者,不胜枚举。

(曲丽芳)

【参考文献】

[1] 张纲.1997.中医百病名源考.北京:人民卫生出版社:92

[2] 曲丽芳,张再良.2001.《金匮要略》狐惑病证治源流探讨.上海中医药大学学报,1(15):13

[3] 何任.1981.金匮要略新解.杭州:浙江科技出版社:12

　[4]　邓家刚.2000.《金匮要略》"狐惑"病名探疑.湖北中医杂志,6(22)：7

　[5]　冯亦斌.1991.解表驱邪治狐惑.成都中医学院学报,14(1)：19

　[6]　刘薇.1995.从"肝热脾湿"辨治白塞氏综合征50例探讨.北京中医,(6)：28

　[7]　陶晓萍.2004.狐惑病探微.河南中医,10(24)：3

　[8]　罗尊宇,刘俐.1997.一贯煎临床运用举隅.陕西中医,18(8)：367

　[9]　王郁茹.1996.辨证治疗白塞氏病26例疗效观察.新中医,(9)：21

　[10]　陈明岭,艾儒棣.2003.狐惑病辨治体会.四川中医,9(21)：14

　[11]　陈萌等.2002.为狐惑病、小便利正名.中国医药学报,3(17)：185

　[12]　北京中医医院.1990.中西医结合治疗狐惑病142例临床观察.北京中医杂志,(1)：50

　[13]　乔连厚.1995.加味狐惑汤治疗白塞氏病32例.北京中医药大学学报,18(4)：33

　[14]　焦晓君,杨责制.2005.试论狐惑病与杜诺凡病.陕西中医,12(26)：1399

　[15]　Andy Sun, Song-Chyr Lin et al. 1993. HLA-DR and DQ antigens in Chinese patients with Behcet's disease. J Oral Pathol Med,22(60)：3

　[16]　Sun J.-G. Chang, et al. 1996. Human cytomegalovirus as a potential etiologic in recurrent. aphthous ulcers and Behcet &. Medicine,25：212

　[17]　张兴梅.1994.小儿白塞氏综合征1例治验.吉林中医药,(6)：28

　[18]　于有山,高辉远.1994.治疗白塞氏综合征的经验.吉林中医药,(2)：8

　[19]　姜春华.1981.狐惑病——眼、口、生殖器综合征的治疗.陕西中医,(5)：18

　[20]　蔡铁勇,葛冠英.1981.白塞氏病辨证论治刍议.上海中医药杂志,(8)：14

　[21]　曲环汝,丁之江,苏励.2004.白塞病从"瘀"论治探讨.新中医,8(36)：3

　[22]　纪伟等.1995.蝮蛇抗栓酶治疗白塞氏综合征8例报道.北京中医,(1)：34

6. 阴阳毒

【经典概论】

　　阴阳毒病首见于《金匮要略·百合狐惑阴阳毒病证治第三》,原文2条,出方2首。阴毒、阳毒分论而各出其治。由主症及主方可知阴毒、阳毒病因相同,皆为时气疫毒所为,因患者年龄、性别、体质等不同,症状表现有阳毒、阴毒之分。阳毒以"面赤斑斑如锦文,咽喉痛,唾脓血"为主症,治以升麻鳖甲汤,清热解毒,滋阴散瘀,取以阳从阳,速散其邪。阴毒以"面目青,身痛如被杖,咽喉痛"主症,治以升麻鳖甲汤去雄黄、蜀椒,缓发散之功,增扶正之力。从原文看,阴毒阳毒症状相近,但轻重有别,故治出一方而药物随患者体质和病位深浅有所加减。张仲景将阴阳毒作为一个病提出,但辨证后阴毒、阳毒分别治之,说明自东汉起中医临床就有了辨病与辨证相结合的诊疗体系。

阴阳毒属时气疫毒病,历代文献如《脉经》、《小品方》、《诸病源候论》、《三因极一病证方论》及明清医家对此病均有较详细的记载,并在该病的病因病机、症状表现、治疗方法及药物选用上都有所补充和发展,但至今关于阴阳毒的病变本质及原方药物加减方面仍存有一些歧义。

【发展源流】

1. **历代医家对阴阳毒病病因的论述** 自《金匮要略》提出阴阳毒病后,历代医家对其病因的认识虽用词有异,然观点大体相似,多不离时气、异气、毒、疫疬、灾疬等。① 疫疬之邪致病:时气指致病邪气和疾病发生与季节相关。东晋葛洪《肘后备急方》中已有时气概念。隋代《诸病源候论》列阴阳毒病于"伤寒阴阳毒"和"时气阴阳毒"两候,说明当时已对阴阳毒病的季节性发病特点有了相当深刻地认识。异气指天地间非正常的、能致人于病的邪气,但又不同于六气变化过度之六淫邪气。因此,《医宗金鉴》特别指出阴阳毒病邪是"异气着非常灾疬之气也,"强调此邪气致病性强,危害深重。② 历代医家对阴阳毒病之"毒"的理解:关于毒,《说文解字》释曰:害人之草。引申为厚也,恶也,害也。王冰注《素问·五常政大论》云:"毒者,皆五行极盛暴烈之气所为也。"尤在泾《金匮要略心典》曰:"毒,邪气蕴结不解之谓。"可见中医之毒既有病邪的概念,又有病机的含义。随着医学的进步与发展,明清以后医家对阴阳毒的致病邪气认识逐渐趋于统一,如李中梓认为:"仲景所谓阴阳毒者,感天地恶毒之异气。"陈修园云:"阴阳毒是感非常灾疬之气……灾疬之气便为毒。"明确了阴阳毒病是时疫、恶毒异气、灾疬之气为患,为病具有季节性、流行性和传染性的特点。综观历史,中医关于阴阳毒病之病因及其对毒的概念及理解大体经历了一个由泛指到细化,由模糊到精准的认识过程。

2. **阴阳毒病的症状** 《金匮要略》原文述阴阳毒病症状较为简略,后世医家在症状方面作了一些有益的补充① 王叔和《脉经·平阳毒阴毒百合狐惑脉证第三》载:"阳毒为病,身重腰背痛,烦闷不安,狂言,或走,或见鬼,或吐血下痢,其脉浮大数,面赤斑斑如锦文,喉咽痛,唾脓血……或服药,吐、下后变成阳毒,升麻汤主之。""阴毒为病,身重背强,腹中绞痛,咽喉不利,毒气攻心,心下坚强,短气不得息,呕逆,唇青面黑,四肢厥冷,其脉沉细紧数,身如被打……甘草汤主之。"② 巢元方《诸病源候论·时气阴阳毒候》:"此为阴阳二气偏虚,则受气于毒,若病身重腰脊痛,烦闷,面赤斑出,咽喉痛,或下利狂走,次为阳毒。若身重背强,短气呕逆,唇青面黑,四肢逆冷,为阴毒。或得病数日,变成毒者;或初得病,便有毒者,皆宜依证急治,失候则杀人。"《诸病源候论·伤寒阴阳毒候》:"夫欲辨阴阳毒者,始得病者,可看手足指,冷者是阴,不冷者是阳……其候身重背强,咽喉痛,糜粥不下,毒气攻心,心腹烦痛,短气,四肢厥逆,呕吐;体如被打,发斑,此皆其候。重过三则难治。阳毒者,面目赤,或便脓血;阴毒者,面目青而体冷。若发赤斑。十生一死;若发黑斑,十死一生。"上述医家对阴阳毒病临床症状的补充,为后人辨证施治提供了更多参考,并开阔了治疗思路。

3. 对阴阳毒病的治疗 《金匮要略》阴毒阳毒治出一方,但药有加减,说明阴毒阳毒在病因病机上有共同之处,然体质不同,症状有轻重,药物有加减。随着后世医家对阴毒阳毒病因病机认识的不断深入,治疗方药上也有了一些补充和发展。①《肘后备急方》治该病用药与《金匮要略》有所不同,其在《脉经》的基础上制方:"初得伤寒……脉浮,面赤斑斑如锦文,喉咽痛或下痢,或狂言欲走,此名中阳毒……雄黄,甘草,升麻,当归,椒,桂各一分……若身重背强,蛰蛰如被打,腹中痛,心下强,短气呕逆,唇青面黑,四肢冷,脉沉细而紧数,此名中阴毒……甘草,升麻各二分,当归,椒各一分,鳖甲一两……温覆取汗,汗不出,汤煮更作也。"《肘后备急方》治阳毒未用鳖甲,有桂枝,以增强发散,从表驱邪之力。治阴毒时,去雄黄、桂枝,保留蜀椒,加鳖甲,药物剂量也有所变化,以养阴活血扶正为主,兼以发散解毒。方后注明:"温覆取汗",结合《金匮要略》原文方后注:"老小再服取汗。"说明阴阳毒病疫毒之邪从外入,故仍从汗从表驱邪解毒。②《备急千金要方》、《医心方》治阳毒方同《肘后备急方》。③《小品方》、《备急千金要方》、《外台秘要》、《医心方》等治阴毒方皆同《肘后备急方》的甘草汤,比《金匮要略》方多蜀椒一味,而《小品方》治阳毒的升麻汤,《外台秘要》收《古今录验》的阳毒汤比《金匮要略》升麻鳖甲汤多了栀子和桂心,说明该时期对阳毒的治疗理念出现了清热解毒的倾向。

4. 唐代医家对阴阳毒病和狐惑病病证的认识出现分化 唐代医家对阴阳毒病的认识与《金匮要略》不完全相同,概念上似乎有些混淆,如《太平圣惠方》对阴阳毒虽然首列条文同《脉经》,但总体并不以发斑为主,其后续补充条文达数十条,症状有烦躁、狂言等。治阳毒多是以清热解毒药为主的方剂,如白虎汤等,常用犀角、黄芩、柴胡、大黄、芒硝、牛黄、羚羊角、石膏等药,而《金匮要略》中的升麻鳖甲汤反而未见。治阴毒则用四逆汤,附子、乌头、桂心、干姜类,似与《诸病源候论》的伤寒阴阳毒相近似。另外值得注意的是《太平圣惠方》中伤寒阴阳毒和狐惑的症状有互见,不少阴阳毒的症状在伤寒狐惑中出现,治疗阴阳毒的药物也用于狐惑的治疗。其"治伤寒毒气未散,欲变入狐惑证,目赤,面色斑斑如锦纹"的黄连散方由黄连、木通、犀角屑、川升麻、黄芩、大青叶、茯神、甘草、百合组成,而"治伤寒不解,变成狐惑,默默欲睡,卧则不安,咽喉干痛,内生疮,恶闻食气"的方由鳖甲、川升麻、葳蕤、黄连、当归组成,反映当时医家在这两种病证的认识上出现了分化,概念上反有模糊不清之感。

5. 历代医家对阴阳毒病病名的理解 张仲景以阴毒、阳毒命名阴阳毒病,历代医家将阴阳作为病名的含义与发病体质、病位、症状、病变趋势和预后等联系起来① 宋代朱肱《类证活人书》阳盛阴盛说:"伤寒阳气独盛,阴气暴绝,则为阳毒;若阴气独盛,而阳气暴绝,则为阴毒。"② 庞安常体质寒热阴阳说:"凡人禀气各有盛衰,宿病各有寒热,因伤寒蒸起宿疾,更不在感异气而变者,假令素有寒者,多变阳损阴盛之疾,或变阴毒也;素有热者,多变阳盛阴虚之疾,或变阳毒也。"又曰:"若阴独盛而阳气暴绝,必四肢逆冷,脐筑凑痛,身疼如被杖,面青或吐或利,脉细欲绝,名曰阴毒也,须急灸脐下,服以辛热之药,令阳气复生,溅然汗出而解。"③《医宗金鉴》则将阴阳与病位联系起来:"异气着非常灾疠之气也……此气适中人之阳,则为阳毒,适中人之阴,则为阴毒。"④ 王履也认为:"仲景所论阴毒者,非阴寒致病,乃感天地恶毒异气,入于阴经,故曰阴毒。"⑤ 陈修园的邪中阴气阳气说:"仲师所论阴阳毒,言天地之疠气中人之阴气阳气,非阴寒极、阳寒极之谓也。"⑥ 沈明宗的阴血部位说:"阴毒者,非阴寒之阴,即阴血受寒为阴,而血凝不散,故阴毒。"⑦ 尤在泾的邪在阴阳部位说:"毒者,邪气蕴蓄不解之谓,阳毒非必极热,阴毒非必极寒,邪在阳者,为阳毒,邪在阴者,为阴毒。"⑧ 蒋世吉的"感天地恶毒之异气,入于阳经为阳毒,入于阴经为阴毒"等。

综合各家之言,笔者认为本病以阴阳二字命名似有以下含义:a. 体质阴阳:体质强壮者发为阳毒;体质柔弱者发为阴毒。b. 病位阴阳:邪中阳经,病位表浅者发为阳毒;邪中阴经,病位较深者发为阴毒。c. 病势阴阳:正气能抗邪外出,病势趋向于表者,发为阳毒;正气无力抗邪,病势趋向于里者,发为阴毒。d. 预后阴阳:按一般规律,阳证比阴证治疗较易,预后较好。因此,阳毒的治疗及预后应比阴毒好。

6. 历代医家对阴阳毒病方药的不同认识 关于"阳毒……升麻鳖甲汤主之。阴毒……升麻鳖甲汤去雄黄、蜀椒主之。"古今医家颇有歧义。①《医宗金鉴》谓:"阴毒反去雄黄、蜀椒必传写之伪"。徐大椿认为:"蜀椒辛热之品,阳毒用而阴毒反去之,疑误。"② 王孟英也认为:"余谓雄黄尚属解毒之品,用之治毒,理或有之,至蜀椒岂面赤发斑、咽痛、唾血所可试乎? 必有错简,未可曲为之说也。"笔者认为,仅从病证考虑,阳毒邪浅病较轻,阴毒邪深病较重;仅从方药考虑,升麻鳖甲汤解毒杀虫,辛温发散,驱邪之力大于升麻鳖甲汤去雄黄、蜀椒,其滋阴养血扶正之力弱于后者。如果仅从病证、方药两方面考虑,根据病重药重,病轻药轻的一般原则,更易两方无可非议。但中医治病以人为本,遣方用药不仅要考虑邪气的多少,更要考虑正气的盛衰。驱邪既要考虑有利于疾病向愈,还要考虑机体是否能够耐受。原文用药是疫毒、正气、方药全面考虑,深思熟虑的结果,是因人制宜,因势利导诸原则的综合体现。阳毒病势偏在表,用雄黄、蜀椒,增加辛温发散之力,乘机体抗邪外出之势,以阳从阳,速散其毒。阴毒病势偏在里,正气无力与邪抗争。若此时用雄黄、蜀椒,其辛温发散之力不但无助于疫毒外出,反更增其扩散,因为任何药物都必须通过机体方能发挥其治病效用,这正是张仲景用升麻鳖甲汤去雄黄、蜀椒,治阴毒的关键所在。雄黄、蜀椒一去，全方功效由辛温发散、清热解毒变为滋阴养血、扶正托毒。一加一减，看似平淡普通，然实则寓含了深刻的治毒思路和独到的解毒方法。致病毒邪有多种，治毒之法必多端。

【研究探讨】

1. 对阴阳毒病病变实质的论述及其理解　关于阴阳毒病的病变实质，古有《诸病源候论》的伤寒阴阳毒和时气阴阳毒两说。《医宗金鉴》将痧证视为阴阳毒。日本丹波元坚将阳斑、阴斑类同于阳毒、阴毒。近现代医家结合临床实践，对阴毒、阳毒的病变实质及涉及范围有了不少新的扩充。① 陆渊雷认为斑疹伤寒即阴阳毒。② 丁仲佑认为麻疹即阳毒。③ 张氏等[1]认为阴阳毒与现代医学的急性白血病的病机和临床特点相类似，急性白血病发作期温热毒邪入血伤髓，热毒煎熬血液，攻注骨髓，内陷心包，出现面赤斑斑、咯血、便血、骨关节剧痛、神昏谵语等症，与阳毒的特点相吻合。急性白血病缓解期余毒深伏，血脉瘀滞，阴精亏虚，出现面色苍白、身体疼痛、出血等症，与阴毒的特点有类似之处，并提出从阴阳毒论治，采用透热解毒，养阴活血是治疗急性白血病的主要法则，升麻鳖甲汤则是治疗该病的有效方药，并举典型病例加以佐证。④ 赵氏等[2]引日本学者观点提出艾滋病（AIDS）在人类已潜伏了几千年，在很早的时期已有与艾滋病类似的性病了，认为《金匮要略》所论的"百合、狐惑、阴阳毒、虚劳病"在症状、病机、论治诸方面恰与现今之艾滋病有惊人的相似。⑤ 付氏等[3]根据文献考证提出"阴阳毒"当属于"伤寒"的一部分。从发病形式、病程、临床表现、预后角度来看，极似现代克罗米亚-刚果出血热（CCHF）。⑥ 范氏[4]认为系统性红斑性狼疮、过敏性紫癜、银屑病等在其病程某一阶段所表现的证型都与阴阳毒具有类似之处。⑦ 贾氏[5]等认为现代疾病如系统性红斑狼疮、血小板减少性紫癜以及艾滋病等，某一特定阶段会或多或少见到阴阳毒的症状，但不能等同于阴阳毒，并提出天行疫毒所致的阴阳毒症状尚有多变性和不典型性，如病机多属郁毒，就更难找到对应性了。⑧ 王氏[6]也提出系统性红斑狼疮（SLE）是一种全身性自身免疫性疾病，与《金匮要略》"阴阳毒"相似。并列举有人用升麻鳖甲汤去蜀椒、雄黄治疗急性红斑狼疮，用升麻鳖甲汤治疗慢性红斑狼疮获良效为佐证。⑨ 宋氏[7]认为系统性红斑狼疮、硬皮病、混合性结缔组织病等在发病某一阶段表现与阴阳毒极其相似。以上疾病只要表现出阴阳毒的症状均可按阴阳毒病论治，并认为升麻鳖甲汤有一定的免疫调节作用，通过辨证加减用于结缔组织病患者，可减少其激素的用量，有些甚至可以完全撤除激素，而无反复。⑩ 其余还有费氏[8]的流行性出血热说，陈氏[9]的阴阳毒可能与鼠疫、肺结核或登革热相关疾病，以及与猩红热、急性坏死性咽炎、咽喉化脓性感染继发败血症等有一定的关联。

上述诸说各有其理，但诸病证只是某些症状表现，或在其病程的某一阶段与阴阳毒病的某些症状表现相类似，或病机上有雷同之处而已，用升麻鳖甲汤辨证加减治上述病证有效,那是对本方解毒化斑法的发展运用,尚不足为凭把他们等同起来。

2. 阴阳毒病应是疫毒直入血分,直中少阴所致的一种时气疫毒病 ① 曲氏[10]认为,阴阳毒病的"面赤斑斑如锦文,唾脓血;面目青,身痛如被杖"和巢元方补充的"面赤斑出,唇青面黑,四肢厥逆,呕吐;或便脓血,面目青而体冷"等症与现代医学的急性播散性血管内凝血(DIC)的部分表现,如出血、紫斑、皮肤青紫、呕血、尿血、休克等症颇相类似。西医认为 DIC 是许多疾病的中间发病环节,作为疫毒人血、邪中少阴的阴阳毒病,出现与 DIC 相似的病机及症状表现是完全有可能的。《东医宝鉴·杂病》有"伤寒三阴病深必变为阴毒……伤寒三阳病深必变为阳毒"之说,可见前人已认识到阴阳毒病可能是外感病证的一个特殊病变阶段。阳毒、阴毒均以咽喉痛为主症,示外感疫毒直中少阴。诚如《诸病源候论·时气咽喉痛候》所谓"阴阳隔绝,邪客于足少阴之络,毒气上熏,攻于咽喉,故痛或生疮也。"其中阳毒"面赤斑斑如锦文,唾脓血"示正气尚能抗邪外出,疫毒相对局限,即叶桂所谓:"斑疹皆是邪气外露之象。"阴毒"面目青,身痛如被杖"示正气无力抗邪,疫毒弥漫扩散,周身营血瘀滞。值得特别说明的是,阴毒未见发斑及唾脓血,不是说明感邪轻,疫毒未入血,或血肉未腐败,而是疫毒深重,正气无力托毒外出,故斑发不出,脓血唾不出,是邪深病进病重之征。② 关于毒,匡氏[11]认为凡六淫性质难以概括的某种或剧烈的,或深伏的,或传染的,或缠绵难已的致病因素均可名之曰毒。阴阳毒病之疫毒是所有毒邪中最凶险的一种,其唾脓血一症更是邪毒壅盛,血肉腐败之征。张仲景以升麻鳖甲作方名,向我们展示了治毒解毒的思路和遣方用药的原则,即以升麻的辛凉发散,升提走表,向外驱邪解毒,以鳖甲咸平入血,养阴清热,走里向内,护正抗毒,(另鳖甲属动物类药,现代研究表明该类药物含有各种异性蛋白,具有不同程度的免疫抑制、免疫激活、免疫增强作用)有医家提出升麻鳖甲汤具有类似于现代医药中的免疫调节剂、皮质激素和抗组胺药等作用。阳毒以雄黄、蜀椒、甘草助升麻升提发散,清解疫毒;以当归助鳖甲滋阴扶正,养血活血。阴毒去雄黄、蜀椒,减辛温发散之力防助邪扩散,增滋阴养血扶正之力以托毒外出,其与今人解毒必用大堆大剂苦寒清热药物形成鲜明对比,升麻鳖甲汤因此被认为是治毒方之祖,全方所体现的解毒思路,治毒方法及遣方用药原则颇令人深思,值得深入探究。

综合张仲景、后世医家及现代医家研究结果,笔者认为阴阳毒病应是疫毒直入血分,直中少阴所致的一种时气疫毒病。时气疫毒致病具有明显的季节性、流行性、爆发性和传染性,且病情凶险,致死率高,预后较差。疫毒虽为外来之邪,然其致病却非一般外邪可比,其传变规律既非如伤寒一日一经,也非如温病卫气营血渐次深入。根据《伤寒论》咽痛,咽中生疮为邪入少阴,以及叶桂的"斑属血者恒多"来判断,阴阳毒病的咽喉痛,发斑当是疫毒直中少阴,直入血分。按伤寒六经传变,五日邪入少阴;按温病卫气营血传变,发斑是邪入血分。阴阳毒病的时气疫毒一中即入血分,直入少阴,病至外感病极期,足见疫毒之凶险,这应是本病"五日可治,七日不可治"的预后判断关键所在。

（曲丽芳）

【参考文献】

[1] 张丽等.2006.从阴阳毒论治急性白血病的探讨.浙江中医杂志,6(41)：344

[2] 赵国努,怒国样.1989.百合、狐惑、阴阳毒、虚劳病与艾滋病.国医论坛,1(13)：44

[3] 付滨,王宝娟,高常柏.2007."阴阳毒"考略.天津中医药,2(24)：130

[4] 范永升等.1997.阴阳毒证治探讨.中国医药学报,12(4)：55

[5] 贾晓林,胡正刚.2007.浅谈阴阳毒.新中医,7(39)：95

[6] 王旭.2003.《金匮要略》阴阳毒之因机治法及系统性红斑狼疮的证治.国医论坛,6(18)：4

[7] 宋耀鸿.2001.阴阳毒病证治之浅见.四川中医,5(19)：10

[8] 费德芳.1995.论阴阳毒与流行性出血热.上海中医药杂志,(11)：36

[9] 陈立华.1989.升麻与阴阳毒的探讨.浙江中医杂志,(3)：139

[10] 曲丽芳.1999.阴阳毒病证治源流探讨.中国医药学报,6(14)：12

[11] 匡萃璋.2007.《金匮要略》阴阳毒病证探析.江西中医学院学报,2(19)：3

7. 疟病

【经典概论】

《金匮要略》将疟病作为一个独立病种列专篇加以讨论。全篇共有原文 5 条,方 6 首。第 1 条以脉象阐述疟病的病因病机,提出依据脉象辨寒热虚实,并给出相应的治疗原则及饮食调摄方法,是继《内经》论疟后,较为全面地阐述疟病的辨治专篇,补充并扩展了疟病的综合治疗方法。

张仲景在《金匮要略》中善以脉象阐述病因病机,以启发和训练后学者的中医临床辨证思维。本篇即通过不同脉象分别阐述了疟病的病位、病因及寒热辨证规律,如"疟脉自弦,弦数者多热,弦迟者多寒。"同时根据不同脉象制订了相应的治疗方法和调摄方法,如"弦小紧者,下之差;弦迟者,可温之;弦紧者,可发汗、针灸也;浮大者,可吐之;弦数者,风发也,以饮食消息止之。"对疟病患者的饮食调摄护理也给予了充分的重视。

《金匮要略》对疟病研究的突出贡献是在《内经》的基础上提出了疟母的概念。

张仲景强调疟病应尽早治疗,如疟病迁延日久,反复不愈,正气渐衰,疟邪假血依痰,结成痞块,居于胁下,形成疟母,既为患者增加了痛苦,也为治疗增加了难度。为此,他创制了专治疟母的鳖甲煎丸。该方寒热并用,攻补兼施,行气化瘀,消痰除癥,开后世治癥瘕痞块类病证组方用药之先河,特别是方中大量使用了虫类活血化瘀药,有活血不伤血,化瘀不伤正之利,为后世虫类活血药的广泛使用奠定了基础,成为《金匮要略》治癥瘕痞块的有效名方之一,其法、其方、其药仍为今日医家所推崇,并广泛应用于脂肪肝、肝硬化、肝癌等病的治疗。

《金匮要略》将疟病分为温疟、瘅疟、牝疟,并分别制订了相应的治疗方法和方药。白虎加桂枝汤主治温疟,症以"其脉如平,身无汗但热,骨节疼烦,时呕"为特点,病机为里有阳明实热,表有太阳寒邪。牝疟以"多寒"为特点,发病与患者素体阳虚,疟邪挟痰,闭阻阳气有关。原文以蜀漆散治疗。方后注中强调"未发前,以浆水服半钱。临发时,服一钱匕",说明此条所论确系真性疟,体现了治疟提前服药的科学性。瘅疟以"热而少气烦冤,手足热而欲呕,但热不寒,消烁肌肉"为主症,原文有论无方,后世医家认为可用白虎加人参汤或竹叶石膏汤化裁治疗。因上述两方药物中缺少真正有抗疟作用者,加之原文论述瘅疟病机"阴气孤绝,阳气独发……邪气内藏于心,外舍分肉之间"与《内经》所论相符,并与临床真性疟相似,作者认为可在上方中加入蜀漆祛痰截疟,增强治疟效果。原文在蜀漆散方后注有"温疟加蜀漆半分",说明治瘅疟也可加入蜀漆。后世《外台秘要》另立有劳疟之名,以柴胡去半夏加栝蒌汤治之。

应该明确的是《金匮要略》所论疟病有广义和狭义之分,广义疟病泛指凡具"寒战壮热,休作有时"之主症者皆可归入疟病范畴。狭义疟病与今日疟疾相同。现有部分医家认为《金匮要略》治疟方中,如使用了蜀漆,则可认为是真性疟或狭义疟疾;如无蜀漆,则可能是假性疟或广义疟疾。借助现代医学的实验室检查,这一问题在今日已变得相对简单和容易解决:查验疟疾患者血液,如血中查到疟原虫,则为真性疟或狭义疟病;如血中查不到疟原虫,则为假性疟或广义疟病。

【发展源流】

1. 《内经》首立诸篇详论疟疾　疟字最早出现在甲骨文中,说明疟疾是一个古老的病种。疟疾病名始于《礼记·月令》:"孟秋行夏令,则国多火灾,寒热不节,民多疟疾"和《左传·襄公七年》:"子驷使贼夜杀僖公,而以疟疾赴于诸侯"。说明华夏先民早对疟疾有所认知,但真正对疟疾进行医学研究的则首推《内经》,书中立多个专篇详加讨论,述其病因病机、列举症状表现,并给出分类和治疗。如《素问·疟论》篇根据疟病寒热发作的先后和有无将疟分为寒疟、温疟、瘅疟,并准确描述了疟发时的症状:"疟之始发也寒栗鼓颔,腰脊俱痛,寒去则内外皆热,头痛如破,渴欲冷饮"。《素问·刺疟》篇还记载了六经之疟、五脏疟、胃疟等"十二疟"的不同名称,并给出了不同疟的针刺治疗方法。

2.《金匮要略》进一步论述了疟病的治疗 东汉时期中医对疟疾的治疗有了进一步的发展,首推张仲景的《金匮要略·疟病》篇,其中关于疟病的分类与《内经》相似,也将疟病分为牝疟、温疟、瘅疟。牝疟以"疟多寒者"为主症,其病性与《内经》的寒疟有类似之处。《金匮要略》中瘅疟与《素问·疟论》篇"但热而不寒,少气烦宛,手足热而欲呕"的瘅疟相似。

3. 对疟病的证治研究 ① 疟疾与疟病并不相同,关于疟字,《说文》释曰:"疟,残也,虎足反爪人也。"孙星衍注疏:"言遇厉气,致恶疾。"可见当时的疟泛指较严重的疾病,疟疾可能包括在内,但与《内经》中的疟疾,《金匮要略》中的疟病是否完全等同,还有待进一步研究考证,这也成为《金匮要略》疟病有广义疟与狭义疟说之源。《素问·六元正纪大论》有"疟寒之疾"之论,此"疟寒疾"多发于秋季。《素问·金匮真言论》有"秋善病风疟",也指出疟多发于秋季,对疟病好发季节的认识比较一致。"疟"与"疾"连用,始见于《左传·昭公二十年》:"齐侯疥,遂痁。"杜预注:"痁,疟疾。"《素问·疟论》:"夏伤于大暑,其汗大出,腠理开发,因遇夏气凄沧之水寒,藏于腠理皮肤之中,秋伤于风,则病成矣",对疟疾感邪及发病过程记载较详。与《五十二病方》大约同时期的疾病证候学专著《病候》也描述了"疟"的症状为"身寒热,渴,四节痛……"。两书比较《内经》不仅症状描述详尽,治疗上也较全面[1]。②《内经》形成了完整的疟病理论。《周礼》始载"疟",《左传》始称"疟疾"。"痎疟"始自《内经》,泛指疟病。疟病理论至《内经》时已臻于成熟,形成了完整的因、症、脉、治理论体系。《素问·刺疟》针对不同疟还给出不同的针刺疗法,为后世疟病的发展与治疗奠定了基础。值得注意的是《内经》的疟疾,《金匮要略》的疟病与今日的疟疾在概念及内涵上不完全相等,学者当有所区别。③ 后世医家不断完善疟病的证治,在疟病的证治研究过程中,《金匮要略》对疟病的特别贡献在于补充了疟病的转归,即久治不愈,疟邪假血依痰成为疟母,创立了专治疟母的鳖甲煎丸,并一直沿用至今。在疟病治疗中首次使用了蜀漆,使疟病的临床疗效大大提高。④ 晋代葛洪《肘后备急方》中首次使用鲜青蒿绞汁抗疟疾治疗,至此中药抗疟疾又多了一味特效药物。现代医学在此基础上研究开发出了现代抗疟疾新药青蒿素,以逐步取代奎宁在世界范围内广泛用于抗疟疾治疗,这是中医对人类健康的一大突出贡献。另葛洪的《肘后备急方·治寒热诸疟方》中还首先记载了因感受山峦瘴毒之气而患的"瘴疟"。⑤ 巢元方在《诸病源候论·山瘴疟候》中指出"此病生于岭南","皆由山溪源岭瘴湿毒气故也",明确疟疾发病具有明显的地域性,巢氏在《诸病源候论·劳疟候》中还补充了"疾虽暂间,小劳便发"的"劳疟"证,至此,现代论治疟疾所涉的诸种证型俱已完备。⑥ 对于疟疾病因学认识的飞跃则在张介宾,他在《景岳全书·质疑录》说:"疟邪随人身之卫气为出入,故有迟早、一日间日之发,而非痰之可以为疟也",明确认定"疟邪"致疟,与《素问·疟论》"疟气随经络沉以内薄,故卫气应乃作"的"疟气"说一脉相承,虽未明言疟原虫,然把疟气、疟邪看作是疟疾的专门致病邪气,也非常难能可贵。⑦ 明代缪希雍在《先醒斋医学广笔记》中对广义疟疾的认识与《内经》"夏伤于暑,秋必痎疟"一致,提出疟疾病因"乃暑邪为病",病机是"中气不足,脾胃虚弱,暑邪乘虚客之而作。"强调治疗疟疾"必先清暑益气,调理脾胃为主",善用白虎汤和清暑益气汤解表去暑,并提出分经论治疟疾。

【研究探讨】

《金匮要略》所载疟病包括多种以"寒战壮热,休作有时"为主要临床表现的病证[2]。其中的狭义疟或真性疟与现代医学所论的疟疾是同一个病,其病原体、感染途径、传播途径已非常明确,治疗方面先是使用了抗疟疾特效药奎宁,1972 年我国医药工作者从菊科植物黄花蒿中提出抗疟有效成分青蒿素(Arte minin)[3],受到国内外学者的关注,被世界卫生组织认定为 21 世纪替代奎宁的最有效的抗疟药。经大量的临床研究证实,青蒿素类抗疟药是现有抗疟药中抗疟作用最快的药物,它对疟原虫具有强力杀灭作用,同时也能减少恶性疟原虫配子体的传播。国外研究表明,青蒿素比其他抗疟药更快地清除血内的疟原虫和迅速地缓解临床症状。青蒿素类抗疟药到目前为止尚未发现疟原虫对其产生抗药性。

(曲丽芳)

【参考文献】

[1] 刘光华,艾华,吴振起.2006.《内经》疟病源流.中医基础医学杂志,12(1):17

[2] 王利芬,许文忠.2008.缪希雍治疗疟疾特色.吉林中医药,3(28):162

[3] 罗忠叁.2006.青蒿素治疗恶性疟疾的临床应用现状.中国医学文摘·内科学,27(3):215—218

8. 中风

【经典概论】

中风出自《金匮要略·中风历节病脉证并治第五》,以突然出现口眼歪斜、半身不遂或突然昏仆,或死或生,醒后口眼歪斜、半身不遂为主要临床表现。风邪入中,随入中深浅的不同,症状表现不一,病情轻重不同,"邪在于络,肌肤不仁"仅见感觉障碍,"邪在于经,即重不胜"可见运动障碍,"邪入于腑,即不识人"出现意识障碍,"邪入于脏,舌即难言,口吐涎"是语言障碍。正虚风中之侧,"贼邪不泻",阻滞气血运行,肌肉失于气血滋养,痿软废用,而元真通畅之侧,肌肉强劲有力,肢体运动感觉正常,健侧肢体牵拉患侧肢体,发生口眼歪斜,半身不遂,所谓"邪气反缓,正气即急,正气引邪,喝僻不遂"。然风邪所以入中,正气不足是条件,血虚为首,所谓"浮者血虚,络脉空虚,",正虚之处便是容邪之所。《金匮要略》对中风病的病因病机的认识是正虚邪中。

【发展源流】

1. 《内经》将中风分成昏迷、半身不遂两大类 《内经》根据发病的不同阶段所表现出的不同临床症状,将中风分成昏迷、半身不遂两大证。称昏迷为仆击、大厥、薄厥等,病机是阴虚阳亢,气血逆乱,所谓"阳气者,烦劳则张,精绝,辟积于夏,使人煎厥","阳气者,大怒则形气绝,而血菀于上,使人薄厥"、"内夺而厥"、"阳气乱则不知人";称半身不遂为偏枯、偏风、身偏不用、痱风等,病因为正虚风中,所谓"风之伤人也,或为寒热,或为热中,或为寒中,或为历风,或为偏枯,或为风也","其有三虚而偏中于邪风,则为击仆偏枯矣","荣卫稍衰则真气去,邪气独留,发为偏枯"。

2. 唐代孙思邈将中风分为偏枯、风痱、风懿三类 "偏枯者,半身不遂,肌肉偏不用而痛。言不变,智不乱。病在分腠之间,温卧取汗,益其不足,损其有余,乃可复也;风痱者,身无痛,四肢不收,智乱不甚,言微可知,则可治,甚者不能言,不可治。风懿者,奄忽不知人,咽中塞窒窒然,舌僵不能言,病在脏腑,先入阴,后入阳,治之先补于阴,后泻于阳,发其汗,身转软者生,汗不出身直者死。"偏枯无意识障碍,近于《金匮要略》之中经络,风痱意识障碍轻,近于《金匮要略》之中腑,风懿意识障碍严重,出现昏迷,近于《金匮要略》之中脏。病因均归于风,所谓"夫诸急卒病,多是风"。但论风懿之治直言补泻兼施,论风痱病因病机时也毫不讳言热盛生风,明言"凡风之发也,必由热盛",中风发病的内风说开始萌芽。

3. 宋金元时期,内因正虚在中风病发病中的作用受到重视 ①《济生方·中风》中指出"或因喜怒忧思惊恐,或饮食不节,或劳役过伤,遂至真气先虚,荣卫失度,腠理空疏,邪气乘虚而入。及其感也,为半身不遂,肌肉疼痛;为痰涎壅塞,口眼歪斜,偏废不仁,神智昏乱;为舌强不语,顽痹不知,精神恍惚,惊剔恐怖;或自汗恶风,筋脉牵急",并进一步强调了审症求因,治病求本,随证施治的治疗原则,所谓"变证多端,治疗之法,当推其所自。若内因七情而得之者,法当调气,不当治风。外因六淫而得之者,亦先当调气,然后依所感六气随证治之"。② 金元时期,刘河间主心火暴亢,肾水不足,热气怫郁,气血壅滞,所谓"由乎将息失宜而心火暴甚,肾水虚衰不能制之,则阴虚阳实而热气怫郁,心神昏冒,筋骨不用而卒倒无所知也。

多因喜怒思悲恐之五志有所过极而卒中者,由五志过极皆为热甚故也。若微则但僵仆,气血流通,筋脉不挛,缓者发过如故。或热气太盛,郁结壅滞,气血不能宣通,阴气暴绝,则阳气后竭而死。或即不死而偏枯者,由经络左右双行,而热甚郁结,气血不得宣通,郁极乃发,若一侧得通,则否者痹而瘫痪也。其人已有怫热郁滞,而气血偏行,微甚不等"。③ 李东垣根据病情的轻重缓急,将中风分为中血脉、中腑、中脏三者,"中血脉则口眼㖞斜,中腑则肢节废,中脏则性命危急",治各不同,"如中血脉,外有六经之形证,则从小续命汤加减及疏风汤治之;如中腑,内有便溺之阻隔,宜三化汤或局方中麻仁丸通利之;外无六经之形证,内无便溺之阻隔,宜养血通气大秦艽汤,羌活愈风汤治之;中脏,痰涎昏冒,宜至宝丹之类镇坠"。④ 朱丹溪主血虚挟痰湿瘀血,初得之当行气,日久当活血。⑤ 王履提出真中、类中之分,"因于风者,真中风也;因于火与气与湿者,类中风而非中风也"。

4. 明代对中风的证治偏枯与昏仆并重,内伤外感相兼而成,治分标本缓急,随证施治 ① 虞抟明言"夫中风之证,盖因先伤于内而后感于外也,但有标本缓急之不同……所谓真中风者,未必不由气体虚弱,荣卫失调,然后感于外邪……所谓因火、因气、因湿者,亦未必绝无外邪侵侮而作也",治之之法,"若夫初病暴仆,昏闷不省人事,或痰涎壅盛,舌强不语,两寸脉浮大而实者,急宜以瓜蒂藜芦等药吐之,以遏其势;或人迎脉盛紧,或六脉俱浮弦者,急宜以小续命汤表之……病势稍退,精神稍复,则当改用丹溪之法,而以补气补血清痰之剂,调养其本气而安",此急则治其标,与夫标而本之之治;若手足肢体渐觉麻木不随,或口眼歪斜,言语謇涩,眩晕迷闷,未至倒仆者,先从丹溪法调治,后以羌活愈风汤、防风通圣散之类,出入加减调治而安,此缓则治其本,本而标之之法。又有但手足不遂,语言謇涩者,是邪中于经,当从乎中治,宜养血通气,人秦艽汤、羌活愈风汤之类。②《医学纲目》谓"卒然仆倒者,经称为击仆,世又称为卒中,乃初中风时如此也。其口眼㖞斜半身不遂者,经称为偏枯,世又称为左瘫右痪,及猥腿风,乃中倒后之证,邪之浅者如此也。其舌强不言唇吻不收者,经称为痱病,世又称为风懿、风气,亦中倒后之证,邪之深者如此也。"

5. 清代医家对中风防治的补充 ① 喻嘉言提出内外相感相召,内因外因并重。《医门法律》云"阳虚邪害空窍为本,而风从外入者必挟身中素有之邪,或火或气或湿而为标耶……但内风素胜之人,偏与外风相召;内湿素胜之人,偏与外湿相召",治法以"祛风之中兼填空窍为第一义","盖风邪从外入者,必驱之使从外出;然挟虚者,非补虚则风不出;挟火者,非清热风不出;挟气者,非开郁风不出;挟湿者,非导湿风不出;挟痰者,非豁痰风不出"。② 王清任强调中风病后期出现半身不遂、口眼歪斜、语言謇涩、口角流涎、大便干燥、遗尿等非风邪所中,又非风火湿痰所中,亏损元气是根本。治当大补元气,创补阳还五汤治疗半身不遂,口服歪斜,语言謇涩,口角流涎,大便干燥,小便频数,遗尿不禁,方中重用黄芪。并记载了发病征兆,"有耳内无故一阵蝉鸣者,有下眼皮常跳动者,有一只眼渐渐小者,有无故一阵眼睛发直者,有眼前常见旋风者……有心口一阵发忙者,有头项无故一阵发直者,有睡卧自觉身子沉者,皆是元气渐亏之症",不可因不痛不痒,无寒无热,无碍饮食起居,疏于早期防治。

【研究探讨】

现代医学将脑血管疾病称为脑卒中,俗称中风。① 郑氏提出了中风分期论治的思路和方法,前兆期以眩晕、肢体麻木为主要症状,病机为气血阴阳亏虚,风阳痰瘀上扰,治宜益气活血,息风化痰;急性期分阴类证、阳类证,阳类证为风火痰瘀闭阻脑脉,立清热、平肝、破瘀、涤痰、通腑、醒神法;阴类证为痰、瘀交阻脑脉清窍,元气亏虚,立温阳、益气、破瘀、涤痰、通腑、醒神法;恢复期气血不足,肝肾精亏与痰瘀并存,治当健脾益肾,活血通络;后遗症期肢体肌肉痉挛强直,运动功能障碍,病位在肝在筋,以肝阴、肾阴、血虚为本,肢体强硬拘急为标,治疗重滋阴养血,柔筋活络[1]。杨氏根据缺血性中风患者的舌象变化,认为急性期病机为风痰阻络,瘀血停滞,后遗症期以气虚血瘀为主要证候表现[2]。② 王氏认为脑出血急性期病因病机多为痰湿壅盛,瘀血阻滞,腑气不通,风火相煽,气血逆乱,治疗重在通腑涤痰开窍,祛风通络,其中通腑是重要治法之一[3]。③ 李氏采用加味星蒌承气汤治疗出血性和缺血性脑血管疾病急性期70例,认为痰热腑实是中风急性期的主要病机,通腑泻热是重要治法[4]。④ 李氏认为急性缺血性中风的病机核心是痰瘀互结,痹阻脑脉,治当健脾祛湿,化痰通络[5]。⑤ 李氏用阳明下法治疗缺血性中风急性期,疗效显著[6]。⑥ 孔氏治疗缺血性中风126例,病程在2周以内,其中气虚血瘀型23例,痰蒙清窍型12例,肝风上扰型27例,阴虚阳亢型10例[7]。⑦ 孟氏采用活血法治疗缺血性中风105例,病程在3天之内,认为缺血性中风急性期的主要病机为风痰瘀血,痹阻脑络,治宜祛风化痰,逐瘀通络,醒脑开窍[8]。⑧ 邓氏认为肾虚痰瘀是缺血性中风后遗症期的主要病机,采用补肾活血法治疗[9]。⑨ 盛氏认为缺血性中风后遗症的主要病机是气虚血瘀,脑络失荣,补气养血,活血通络为治疗大法[10]。⑩ 针灸也是治疗中风后遗症的重要方法[11],并认为阴阳经穴透刺疗效优于独取患侧阳明经穴[12]。⑪ 此外中风还应包括不伴见意识障碍,只有肢体感觉运动异常的周围神经疾病,如赵氏采用补阳还五汤内服,结合温经利湿药物熏蒸,治疗尺神经损伤21例[13],王氏倡导用小续命汤治疗急性面神经炎[14],陈氏用小续命汤合艾灸治疗面瘫56例[15],严氏用小续命汤加减治疗面神经麻痹30例[16]。

(汪泳涛)

【参考文献】

[1] 郑国庆.2008.中风病分期论治的思路和方法.中医杂志,49(1):74—76

[2] 杨牧祥等.2008.缺血性中风患者舌象变化规律的研究.中国中医基础医学杂志,

14(1)：46—48

〔3〕 王建龙.2008.自拟中风1号方治疗脑出血急性期疗效观察.现代中西医结合杂志,17(3)：381—382

〔4〕 李贤.2008.加味星蒌承气汤治疗中风急性期的临床研究.辽宁中医杂志,35(1)：87—88

〔5〕 李士瑾.2008.化痰通脑饮治疗急性缺血性中风30例.中医研究,21(2)：35—37

〔6〕 李玲,赵建军.2008.阳明下法治疗中风急性期60例.长春中医药大学学报,24(1)：60—61

〔7〕 孔建兄.2008.中西医结合治疗缺血性中风126例辨治研究.浙江中西医结合杂志,18(3)：137—138

〔8〕 孟继民等.2008.中风康复胶囊治疗缺血性中风105例临床观察.中国中医药科技,15(1)：64—65

〔9〕 邓启玉.2008.补肾活血法为主治疗缺血性中风恢复期80例.实用中医药杂志,24(1)：16—17

〔10〕 盛坤等.2008.丹芪偏瘫胶囊为主治疗中风后遗症130例.山西中医,24(2)：23—24

〔11〕 刘靖等.2008.针灸配合康复训练治疗中风偏瘫60例.中国民间疗法,(2)：24

〔12〕 闫继红.2008.阴阳经穴透刺与独取阳明治疗中风后遗症随机对照观察.时珍国医国药,19(2)：343—344

〔13〕 赵朝贵.2008.内外合治法治疗尺神经损伤21例.中国民间疗法,(2)：31

〔14〕 王巍.2006.浅论急性面神经炎的中医治疗.黑龙江医药,19(5)：417

〔15〕 陈光辉.2006.小续命汤合艾灸治疗面瘫56例.河南中医学院学报,21(5)：66

〔16〕 严湘凤,严寒.2006.小续命汤加减治疗面神经麻痹30例.湖南中医杂志,22(3)：63—64

9. 历节

【经典概论】

　　历节出自《金匮要略·中风历节病脉证并治第五》,是因肝肾不足,风、寒、湿、热流注关节,痹阻气血,以关节疼痛变形,运动障碍为主症的疾病。寒盛则关节痛甚,治以乌头汤祛风燥湿,散寒镇痛;寒湿日久,化热伤阴,关节变形红肿热痛,治以桂枝芍药知母汤养阴清热,祛风通络。

【发展源流】

历节最早见于《神农本草经》薇衔、蔓椒、天雄等药物主治中,指关节像被刑具夹缚一样疼痛的关节疾病[1]。后世将关节病变统称为痹证。

1. **《内经》强调外因** 《内经》提出"风寒湿三气杂至,合而为痹也,风气胜者为行痹,寒气胜者为痛痹,湿气胜者为著痹",强调了外因致病。

2. **《金匮要略》重视内因** ①《金匮要略》提出肝肾亏虚,气血不足是历节发病的内因,所谓"寸口脉沉而弱,沉即主骨,弱即主筋,沉即为肾,弱即为肝。汗出入水中,如水伤心,历节黄汗出,故曰历节","少阴脉浮而弱,弱则血不足,浮者为风,风血相搏,即疼痛如掣","味酸则伤筋,筋伤则缓,名曰泄。咸则伤骨,骨伤则痿,名曰枯。枯泄相搏,名曰断泄。营气不通,卫不独行,营卫俱微,三焦无所御,四属断绝,身体羸瘦,独足肿大,黄汗出,胫冷。假令发热,便为历节也"。②《金匮要略》中还特别指出历节的发生与饮食因素有关,尤其是饮酒,所谓"盛人脉涩小,短气,自汗出,历节痛,不可屈伸,此皆饮酒汗出当风所致"。

3. **宋代医家强调正虚邪中** 严用和指出"风寒湿三气杂至,合而为痹,皆因体虚,腠理空疏,受风寒湿气而成痹也",也补充了内因正虚,并特别指出有一种白虎历节"由体虚之人将理失宜,受风寒湿毒之气,使筋脉凝滞,血气不流,蕴于骨节之间,或在四肢,肉色不变,其病昼轻夜剧,其痛彻骨,如虎之啮,故名白虎也"。

4. **金元时期补充了热痹** ① 刘完素(刘河间)补充了热痹,"热痹者,阳气多,阴气少,阳热搏其阴寒,故痹,脏腑热熏然而闷也,升麻汤主之"。② 李杲(李东垣)名痛风,"彼痛风者,大率因血受热已自沸腾,其后或涉冷水,或立湿地,或扇取凉,或卧当风,寒凉外搏,热血得寒,迂浊凝涩,所以作痛。夜则痛甚,行于阴也。治法以辛热之剂,流散寒湿,开发腠理,其血得行,与气相和,其病自安"。③ 朱丹溪(朱震亨)论痛风,"四肢百节走痛,方书谓之白虎历节风证是也。大率有痰风、热风、湿、血虚。因于风者,小续命汤;因于湿者苍术白术之类,佐以竹沥;因于痰者,二陈汤加酒炒黄芩、羌活、苍术;因于血虚者,用芎归之类,佐以红花、桃仁",又有"遍身骨节疼痛,昼静夜剧,如虎啮之状,名曰白虎历节风。并宜加减地仙丹,或青龙丸、乳香丸等服之。又有痛风而痛有常处,其痛处赤肿灼热,或浑身壮热,此欲成风毒,宜败毒散"。

5. **明清时期,《类证治裁》中称箭风**[3]。

6. **历节病的现代理解** ① 余氏通过对《金匮要略》所述历节病的临床特点、病因病机的探讨,认为历节为痹证的一个特殊类型,邪重病深,虽因风寒湿为患,但肝肾亏损,筋骨失养是发病的决定性因素,《金匮要略》所出治疗方剂扶正不足,须加强补肝肾、壮筋骨之力,祛邪须加涤痰、化瘀、虫类搜剔之品[4]。② 雷氏指出历节在临床表现上强调关节肿大变形,活动障碍,在病因病机上强调气血亏虚,而痹证只强调痛,并不强调关节畸形,活动障碍,历节只是痹证的一种[5]。③ 王氏论《金匮要略》历节病,突出历节病的内在因素是肝肾气血虚弱,风寒湿邪外侵为标,正虚有邪,寒热错杂,湿瘀互结,病情缠绵,经久不愈是历节的病机要点,治疗宜祛风散寒化湿、养阴清热、补肝肾、调脾胃、温阳行痹[6]。

【研究探讨】

现代多认为,历节包括慢性骨关节疾病、类风湿关节炎、痛风性关节炎、强直性关节炎等疾病[5,7]。

1. 痛风性关节炎　① 张氏通过历代文献的考证,《普济本事方》称白虎历节,《仁斋直指方》、《圣济总录》、《丹溪手镜》称历节风,临床表现为四肢关节疼痛,诸肢节疼痛不可屈伸,疼痛如虫噬,脚肿如脱,身体羸瘦,独足肿大,昼静夜剧,发病与饮酒有关[2],认为历节与痛风性关节炎在病因、主症上有极大的相似之处[2]。② 贵氏通过病因、主症、治法方药等多方比较,也认为历节与痛风性关节炎高度相关[8]。③ 余氏用二妙散加减内服结合历节膏外敷治疗痛风性关节炎 63 例,二妙散由黄柏、苍术组成,痰湿凝聚者加半夏、瓜蒌,寒湿阻滞者加制川乌、细辛,血虚加熟地、当归,气虚加黄芪、党参;病在上肢者加桑枝、羌活;病在下肢者加牛膝、独活,以引药至病所。外敷历节膏由泽兰、赤芍、姜黄、栀子、生地、玄参等调制而成,涂抹至患处,2 天换药 1 次。用药 10 天后,根据患者关节疼痛、关节压痛和关节活动等综合评价显效率为 93.75%[9]。④ 李氏以清热祛湿通络汤为主治疗急性痛风性关节炎 60 例,清热湿通络汤组成为土茯苓、萆薢、蛇舌草、败酱草、青皮、黄柏、山慈菇、徐长卿、忍冬藤、延胡索、黄芪、白术,上肢加桑枝,下肢加川牛膝,痛风石者加广地龙、炙僵蚕,治疗 2 周后,总有效率 93.3%[10]。

2. 类风湿性关节炎　① 李氏通过对《金匮要略》历节理论的分析,认为历节与类风湿性关节炎的病因病机高度相似,正气不足均是内在因素,风寒湿邪是外在病因,气虚湿盛、胃蕴湿热等体质因素和饮食不当等因素亦不可忽视[11]。② 阎氏指出治疗类风湿关节炎应在寒热虚实辨证的基础上,以补肾为根本,以调肝、养肝为枢纽,以健脾和胃为纽带,勿忘活血通络,注意调和营卫,扶正祛邪,并应结合合理适宜的运动以保护关节功能,鼓励患者树立长期治疗的决心和信心[12]。③ 潘氏用解毒清痹方配合葛根素治疗类风湿性关节炎 60 例,解毒消痹方由金银花、玄参、当归、生甘草、白花蛇舌草、生地黄、山慈菇、鹿衔草等组成,配合葛根素注射液 0.5 g加入 5%葡萄糖注射液 500 mL 静脉滴注,15 天为 1 个疗程。一般治疗 2 个疗程。根据疼痛关节数、肿胀关节数、晨僵时间、血沉 4 项计量资料评价疗效,总有效率 80%[13]。④ 田氏用祛毒益肾法治疗类风湿性关节炎 34 例,药用木鳖子、穿山甲、制川乌、桂枝、狗脊、木瓜、川牛膝、川芎、马钱子,研末吞服,每日 2~4 g,分 2 次服,治疗 60~90 天后,临床症状消失,关节肿胀变形恢复正常或显著减轻,类风湿因子阴性者6例,临床症状消失,关节肿胀明显减轻,变形不能恢复,类风湿因子阴性者13例,临床症状明显减轻,关节肿胀有所改善,变形不能恢复者12例,仅临床症状减轻,但易反复,其他无变化者4例[14]。⑤唐氏观察了历节胶囊对佐剂型关节炎大鼠外周血淋巴细胞中Fas和FasL基因表达的影响,历节胶囊由忍冬藤、黄芪、薏苡仁、胆南星、苍术、川芎、赤芍、白芷、防风等20余味中药组成,历节胶囊治疗组可以使FasL基因表达显著提高,推测通过调节Fas/FasL介导的凋亡系统,诱导细胞毒性T细胞的凋亡发生,维持机体的免疫稳态,缓解因自身免疫所导致的关节炎症反应,可能是历节胶囊治疗类风湿性关节炎的作用机制之一[15]。

3. 其他 ①符氏指出"历节"非是关节病,"魁羸"活象腺鼠疫[16]。②付氏则认为历节是麻风服食矿物类药物后的变态反应性疾病[17]。 (汪泳涛)

【参考文献】

[1] 肖梅华.2007.历节病名初探.江西中医学院学报,19(3):25

[2] 张玉萍,肖梅华.2005.宋元以前"历节"文献考.山西中医学院学报,6(1):12—14

[3] 姜德友.2007.历节病源流考.贵阳中医学院学报,29(5):1—3

[4] 余真.2000.《金匮要略》历节病探析.中国中医基础医学杂志,6(7):13—15

[5] 雷作熹.2004.历节与痹源流考辨.中医药学刊,22(2):259—260

[6] 王雪华等.2004.论《金匮要略》历节病.中医药学报,32(4):33—35

[7] 侯洪涛,蒋明.2005.《金匮要略》历节篇对治疗关节病的意义.江西中医药,36(4):10—12

[8] 贵襄平.1998.历节病与痛风性关节炎.光明中医,13(6):12—15

[9] 余建纯.2005.二妙散内服为主治疗痛风性关节炎32例临床观察.中医正骨,17(10):51

[10] 李同朝.2006.清热祛湿通络汤为主治疗急性痛风性关节炎60例.中华临床医学研究杂志,12(14):1959

[11] 李冀,袁立霞.2006.从《金匮要略》历节理论浅析类风湿性关节炎的病因病机.四川中医,24(1):39—40

[12] 阎小萍.2007.中医药治疗类风湿关节炎应注意的问题.中国中西医结合杂志,27(7)

[13] 潘峥,周彩云,房定亚.2003.解毒清痹方配合葛根素治疗类风湿性关节炎60例临床观察.中医杂志,44(11):838,861

[14] 田金悦,徐素文.2006.祛毒益肾法治疗类风湿性关节炎34例.中国民间疗法,14(9):34—35

[15] 唐农等.2006.历节胶囊对AA大鼠淋巴细胞中Fas和FASL基因表达的影响.北京中医药大学学报,29(7):471—473

[16] 符友丰.2002."历节"非是关节病,"魁羸"活像腺鼠疫——也谈"桂枝芍药知母汤证".医古文知识,19(3):30—32

[17] 付滨.2006."历节"新探.天津中医药,23(3):222—223

10. 血痹

【经典概论】

血痹出自《金匮要略·血痹虚劳病脉证并治第六》,是指因气虚不能推动血行,或兼感外邪,导致血行不畅,肌肤失养所致的以肌肤麻木不仁,甚者疼痛为主症的疾病。轻者可针刺以振奋阳气,疏通气血,重者当益气行痹,治以黄芪桂枝五物汤。

【发展源流】

1. "血痹"一词最早见于《灵枢·九针》《灵枢·九针》曰"邪入于阴,则为血痹",未明言症状。

2.《中藏经》有两说 一说风寒暑湿之邪入于心则为血痹,一说"血痹者,饮酒过多,怀热太盛,或寒折于经络,或湿犯于营卫,因而血抟,遂成其咎。故使人血不能荣于外,气不能养于内。内外已失,渐渐消削。左先枯则右不能举,右先枯则左不能伸,上先枯则上不能制于下,下先枯则下不能克于上,中先枯则不能通疏。百证千状,皆失血也。其脉,左手寸口脉结而不流利,或如断绝者是也"。

3.《诸病源候论》载血痹候 《诸病源候论》所论血痹候沿袭了《内经》、《金匮要略》之义。

4. 清代唐容川强调了血虚血瘀 唐容川关于血痹强调治宜黄芪桂枝五物汤重加当归、丹皮、红花[1]。

【研究探讨】

1. 血痹与相关疾病的研究 ① 李氏通过文献整理和分析,指出血痹隶属痹证,血痹实为痹证中的著痹、肌痹,以麻木为主症,如骨关节病中的骨质增生、椎间盘突出或膨出所致的以远端肢体感觉障碍为主症的肌皮神经炎、末梢神经炎均为痹证中的著痹、肌痹,也就是血痹[8]。闫氏认为血痹包括现代医学脑血管病后遗症、面神经麻痹、风湿性关节炎或增殖性脊椎炎等多种疾病,用黄芪桂枝五物汤加减治疗,可取得满意疗效[1],其中风湿性关节炎或增殖性脊椎炎等属痹证范畴。② 周氏[2]将血痹从病名扩大为学说,认为血痹是气血不足,邪与血搏,形成寒凝、湿阻、气滞、痰结、血瘀等痹阻脉道而致血失濡养(供血不足)的血脉疾病,病位以血脉为主,累及心、肺、肝、脾、肾、脑等脏腑,可引发中风、肺源性心脏病、冠心病、血管性痴呆等心脑血管疾病,与现代医学之高脂血症、动脉粥样硬化等接近,将治法扩增到补肾(防衰老)、疏肝(调节血管)、健脾、宣肺、补益心肺(促进血流)、活血化瘀(改善血黏度和微血栓)、温通经脉(改善血管弹性)、以形补形(基因疗法)等多种。

2. 血痹的相关治疗研究　血痹以肌肤麻木及疼痛为主要临床表现,与周围神经病变吻合。① 聂氏[3]提出周围神经损伤应按血痹论治。② 赵氏[5]用加味黄芪桂枝五物汤治疗股外皮神经卡压综合征108例,治疗前主要临床表现为股骨外侧的麻木、酸痛、重胀,药用黄芪桂枝五物汤加当归、全蝎,10天1个疗程,治疗后症状完全消失,行走如常者为临床治愈,总有效率98.2%[4]。③ 陈氏报道血痹的经典方黄芪桂枝五物汤加减可治疗末梢神经炎、雷诺病、脑血栓后遗症等疾病。④ 廖氏用消渴血痹汤治疗糖尿病周围神经病变36例,基本用药:黄芪、当归、川芎、桃仁、红花、乳香、没药、桂枝、赤芍、桑枝、牛膝、地龙、穿山甲,气虚明显加党参,血虚明显加三七,上肢症状严重加姜黄,下肢症状明显加木瓜,治疗30天后,自觉症状基本消失或显著改善,体征明显恢复,肌电图传导速度明显加快或恢复正常者16例,症状、体征和肌电图有所好转者16例,总有效率为88.9%[6]。⑤ 张氏等对比了血痹宁胶囊和治疗血痹的经典方黄芪桂枝五物汤治疗糖尿病性周围神经病变的临床疗效,血痹宁胶囊药物组成为黄芪、生地、川乌、草乌、白芥子、木瓜、鸡血藤、牛膝、水蛭、全蝎、地龙,患者均表现为自觉肢体远端麻木、发凉、肢体疼痛或(和)感觉异常,肢体远端对称性或非对称性深浅感觉减退或消失,肌张力减低、腱反射减低或消失,肌电图提示正中、尺、胫神经的 MCV 和 SW 减低超过20%,各组患者34例,治疗16周后,血痹宁胶囊的症状改善的有效率达97.1%,神经传导速度改善的有效率为85.3%,优于黄芪桂枝五物汤的88.2%和76.5%[7]。⑥ 气血郁滞是血痹病的基本病理,温通血脉,调畅气血是血痹病的基本治法,针刺是促进气血运行的有效手段。汪氏观察了扬刺法配合中药离子导入治疗血痹的临床疗效,在肌肉麻木部位予以扬刺后,配合黄芪、牛膝、独活、防风、桑寄生、杜仲、川芎、赤芍、归尾、伸筋草、透骨草、防己、五加皮、甘草、葱茎、盐等中药离子导入治疗,治疗20天,总有效率为96.97%,优于单纯口服黄芪桂枝五物汤组[9]。

（汪泳涛）

【参考文献】

[1]　闫冬梅.2000.血痹源流与发展.国医论坛,15(4):18—19

[2]　周嘉洲,刘小红.2007.血痹学说与心脑血管疾病探讨.中西医结合心脑血管病杂志,5(7):612—613

[3]　聂小圃.1997.周围神经损伤从血痹论治.湖北中医杂志.19(6):32—33

[4]　赵淑红.2008.加味黄芪桂枝五物汤治疗股外皮神经卡压综合征108例.吉林中医药,28(2):125

[5] 陈燮梅.1994.黄芪桂枝五物汤证探究.北京中医杂志,(1):46—47

[6] 廖力勇.2008.消渴血痹汤治疗糖尿病周围神经病变36例.甘肃中医,21(6):32

[7] 张爱旗.2006.血痹宁胶囊治疗糖尿病性周围神经病变疗效观察.医学创新研究,3(8):104—105

[8] 李捷,代丽彬.2003.血痹与痹证关系的探讨.中国民族民间医药杂志,(6):82—84

[9] 汪艳,马俊华.2007.扬刺法配合中药离子导入治疗血痹临床观察.四川中医,25(9):116—117

11. 虚劳

【经典概论】

虚劳出自《金匮要略·血痹虚劳病脉并治第六》,是由多种原因引起的以气血阴阳亏损,脏腑功能虚衰为主要病机的全身性的慢性虚弱性疾病。《金匮要略》虚劳病篇以阴阳互根互用为立论依据,在病机上重视阴阳两虚,症状表现多寒热错杂,如小建中汤证之里急腹中痛与手足烦热、咽干口燥并见,治疗上强调甘温扶阳,并非简单的辛热补阳,以期阳生阴长,又因肾脾为先后天之本,在治疗上强调健脾补肾,健脾有桂枝加龙骨牡蛎汤、小建中汤、黄芪建中汤,补肾有肾气丸;正虚之处便是留邪之所,《金匮要略》虚劳证治还包括正虚兼感外邪的薯蓣丸证,以及因虚致实,气虚血瘀,瘀血不去,新血不生的大黄䗪虫丸证。

【发展源流】

1.《内经》中已有虚、劳的概念 明确定义"精气夺则虚";"脉细皮寒,气少泄利前后,饮食不入,此为五虚",指五脏之虚;又载"精脱者耳聋,气脱者目不明,津脱者腠理开,汗大泄,液脱者骨属屈伸不利,色夭,脑髓消,胫酸,耳数鸣,血脱者,色白夭然不泽,其脉空虚","五劳所伤,久视伤血,久卧伤气,久坐伤肉,久行伤筋,久立伤骨",指虚损成因;"形不足者,温之以气,精不足者,补之以味"是治虚大法。

2.《难经》有"五损"之说 "一损损于皮毛,皮聚而毛落;二损损于血脉,血脉虚少,不能荣于五脏六腑;三损损于肌肉,肌肉消瘦,饮食不能为肌肤;四损损于筋,筋缓不能自收持;五损损于骨,骨痿不能起于床",并提出治损之法,"损其肺者益其气,损其心者调其荣卫,损其脾者调其饮食,适其寒温,损其肝者缓其中,损其肾者益其精"。

3.《中藏经》分脏虚、腑虚、上虚、下虚 "肠鸣气走,足冷手寒,食不入胃,吐逆无时,皮毛憔悴,肌肉皱皱,耳目昏塞,语声破散,行步喘促,精神不收,此五脏之虚","皮肤搔痒,肌肉䐜胀,饮食不化,大便滑而不止,诊其脉,轻手按之得滑,重手按之得平,此乃腑虚也","颊赤心忪,举动颤栗,语声嘶哑,唇焦口干,喘乏无力,面少颜色,颐颔肿满,诊其左寸计脉,弱而微者,上虚也。大小便难,饮食进退,腰脚沉重,如坐水中,行步艰难,气上奔冲,梦寐危险,诊其左右尺中脉,滑而涩者,下虚也,患者脉微涩短小,俱属下虚也",并指出劳伤之由,"饥饱过度则伤脾,思虑过度则伤心,色欲过度则伤肾,起居过度则伤肝,喜怒悲忧过度则伤肺"。

4.《金匮要略》提出了虚劳病名 病机上重视阴阳两虚,治疗上重视补脾补肾,甘温扶阳,也不忘因虚致实,祛瘀生新。

5.《诸病源候论》载"虚劳诸候"扩大了虚劳病的范围 《诸病源候论》把许多慢性病的后期阶段都归属虚劳,病因与先天禀赋不足、房事不节、劳倦过度、情志内伤、饮食不节、病后、误治、外感等有关[1]。

6.《备急千金要方》有五脏伤之证 "肝伤,其人脱肉又卧口欲得张,时时手足青,目暝,瞳人痛","心伤,其人劳倦,头面赤而下重,心中痛彻背,自烦发热,当脐跳,诊其脉弦",并倡虚则补子之治,如"心劳病者,补脾气以益之","脾劳病者,补肺气以益之","肝劳病者,补心气以益之","肺劳病者,补肾气以益之","肾劳病者,补肝气以益之"。

7.《济生方》以五劳应五极 肝劳应筋极,心劳应脉极,脾劳应肉极,肺劳应气极,肾劳应骨极,"然精极者,五脏六腑之气衰,形体皆极,眼视无明,齿焦发落,体重耳聋,行履不正,邪气逆于六腑,厥于五脏,故成精极"。

8.刘河间论虚损之病 辨阴虚阳虚,重视传变,所谓损自上而下者,一损肺,二损心,三损胃,阳虚阴盛,治宜辛甘淡,过于胃则不可治;损自下而上者,一损肾,二损肝,三损脾,阴虚阳盛,治宜苦酸咸,过于脾则不可治,强调了脾胃的重要。

9.《证治要诀》论劳,重视心肾 《证治要诀》认为"五脏虽皆有劳,心肾最多。心主血,肾主精,精竭血燥则劳生。治劳之法,当以调心补肾为先,不当用峻烈之剂,唯当温养滋补,以久取效",方宜十全大补汤、双和散、养荣汤、七珍散、乐令建中汤等。

10.《医学入门》提出了五脏虚损之常方 《医学入门》提出心虚宜人参固本丸、天王补心丹、朱子读书丸,肝虚宜天麻丸、鹿茸四斤丸,脾虚宜参苓白术散、橘皮煎丸、苍术膏、白术膏、参苓造化膏、太和羹,肺虚宜单人参膏、单五味子膏,肾虚宜小菟丝子丸、元兔固本丸、三味安肾丸、太极丸,并认为"形不足者温之以气"是"温存以养,使气自充,非温药峻补","精不足者补之以味"中味是天地自然之味,非膏粱厚味。

11.《医学纲目》认为虚劳多阴虚,多热证 《医学纲目》提出:"心虚,则动悸恍惚,忧烦少色舌强,宜养荣汤琥珀定神丸之类以益其心血;脾虚,面黄肌瘦,吐利清冷,腹胀肠鸣,四肢无力,饮食不进,宜快胃汤进食丸之类调其饮食;肝虚,目昏筋脉拘挛,面青,恐惧如人将捕之状,宜牛膝益中汤、虎骨丹之类以养其筋脉;肺虚,呼吸少气喘乏,咳嗽咽干,宜枳实汤加人参黄芪阿胶苏子以调其气;肾虚,腰背脊膝厥逆而痛,神困耳鸣,小便频数精漏,宜八味丸加五味子鹿茸,去附子用山药等丸以生其精。"

12. 李中梓重脾肾 李中梓提出因"水为万物之元,土为万物之母,二脏安和,一身皆治,百疾不生",救肾宜六味丸,救脾宜补中益气汤。汪绮石则提出治虚三本二统,本于肺脾肾,统于肺肾,重视益气养阴,并重视预防[2]。

13. 何炫著《何氏虚劳心传》,专论虚劳证治 《何氏虚劳心传》指出虚劳无外邪,阴血亏虚多见,阳气不足少见,五脏虚劳各有本症,虚劳之治当根据五脏辨证,详审标本传变,治虚有补肾水、培脾土、慎调摄之三要,又有引火归元、理中温补、参芪助火、苦寒泻火、二陈消痰、辛剂发散、治疗过时之七误[3]。

14. 吴鞠通论虚劳以阳虚为本 吴鞠通提出治虚劳宜调养脾胃,甘温补中,顾护胃气以治虚劳,建中可久服,补中益气断不可久服[5]。

【研究探讨】

1. 虚劳病病因病机 徐氏[6]指出虚劳病不同于虚证,虚劳是一种由于思欲过度,导致失精而引起的以脏腑阴阳气血失调为主要病理变化的疾病,病机是思欲太过,相火内炽,肾失封藏,精液溢泻,病由心起,先是伤肾,后及各脏,先是伤阴,后也伤气。导致各脏腑阴阳气血失调,治疗并非单纯补气、补血、补阴、补阳,而是要阴阳并补,气血并调,寒温同用,治有先后,病由心而起,先应定心安神,调和营卫,桂枝龙牡汤、炙甘草汤是也;由心到肾,肾不藏精,阴阳失调,应平补阴阳,补肾固涩,八味肾气丸是也;心肾不调,脾土亦虚,应调补脾胃,小建中汤、黄芪建中汤是也;肾失藏精,肝血不养,应养血柔肝,调理气血,酸枣仁汤、大黄䗪虫丸是也;中下焦均不足,肺无根基,肺气亦虚,应培土生金,疏风散邪,薯蓣丸是也[4]。李氏指出虚劳病的成因是虚实夹杂,所谓"邪之所凑,其气必虚;留而不去,其病则实",虚劳治疗不可忽视"通"法,宜补中寓通。

2. 虚劳病与现代相关疾病 ① 邱氏[7]指出肿瘤患者放化疗后,早期常出现白细胞减少、头晕乏力、口干等肝肾不足、气阴两虚之证,进而出现恶心呕吐、四肢不温、腹泻等脾胃亏虚之证,严重者表现为消瘦、声低无力、气不得续、畏寒怕冷、手足不温等脾胃阳虚、气血亏虚之证,应按虚劳治疗。② 刘氏[8]认为慢性肾衰经长期血液透析,出现的免疫力下降,红细胞减少,气短乏力,纳差腹胀,腰膝萎软,舌淡胖等症状属虚劳,以调补脾肾为治疗要点。③ 孙氏[9]指出老年冠心病可从《金匮要略》虚劳病论治,中焦阳虚型用小建中汤建中益气,肾阳虚型用八味肾气丸温补肾阳,阴虚阳亢、心脉失养型用酸枣仁汤合百合地黄汤滋养心肝,正虚血瘀型用大黄䗪虫丸扶正化瘀,意在缓图。④ 吴氏[10]根据临床表现和病因病机,指出更年期综合征符合虚劳诊断,治宜养阴健脾调和阴阳。⑤ 黄氏[11]将腹部术后恢复期辨为外科虚劳病,采用包括腹部隔姜灸、隔蒜灸、艾灸关元、肾俞、腹针,及口服四君子汤类、肾气丸类等健脾固本治疗腹部外科术后 32 例,结果 32 例患者术后胃肠功能迅速恢复,未出现严重并发症,术后 1 周全部可以恢复进食,体质明显改善。⑥ 曹氏[12]用还少丹加减治疗虚劳证 80 例,中医辨证属肾阳虚证或脾气虚证,西医诊断为更年期综合征和神经衰弱症,药用西洋参、熟地、刺五加、酸枣仁、枸杞、茯苓、海马等,治疗 1 个月,疗效显著。⑦ 郭氏[13]用参蛤胶囊治疗虚劳 176 例,症状表现为神疲乏力、腰膝酸软、头晕目眩、纳差腹泻、视物昏花、口干舌燥,舌质淡红,苔薄白,脉沉细或细弱无力,药用人参大补元气,补脾生津,蛤蚧补肺益肾,助精扶阳,二药针对虚劳病本,故以之为主药;海马补肾壮阳,虫草菌粉益精补虚,再取鹿茸血肉有情之品壮元阳,益精髓,复以元肉补心安神,养血益脾,此四味药既可益精养血以助化生之源,又助君药益气健脾补肾,故以之为臣药;余以三七、红花、地龙活血通络以行滞气;莲子心、羚羊角以清心解毒,又可抑制温热之品生燥助火;砂仁调中行气以防诸补之品壅胃滞中,以此六味治疗虚劳兼证及调整全方不致寒热偏胜,故共为佐使,治疗 1 个月后,总有效率为 94.7%,免疫球蛋白测定 IgG 显著增高。

3. 虚劳病相关机理研究　① 郭氏通过超负荷运动训练造成大鼠虚劳模型,虚劳大鼠的血红蛋白、血浆总睾酮下降,血尿素氮升高,胸腺重量明显降低,而服用益气补肾益精为主要功用的地黄饮子(熟地、肉苁蓉、巴戟天、山茱萸、菖蒲、远志、红景天等)的治疗组各项指标均有所改善[14]。② 阮氏分析了 80 例作人体调控功能测评的机关管理人员的体检结果,辨证为虚劳者 42 例,其中胰岛素抵抗 23 例,胰岛素抵抗的发生率为 54.76%,而非虚劳者 38 例,胰岛素抵抗只有 6 例,胰岛素抵抗的发生率为 15.79%,因此认为,虚劳症是全身功能不平衡的反映,而胰岛素抵抗是人体调控功能紊乱的一种反映,说明胰岛素抵抗与中医“虚劳症”密切有关[15]。　　　　　　（汪泳涛）

【参考文献】

[1] 姜德友.2007.虚劳病源流考.四川中医,25(12):31—33

[2] 王永刚.2006.绮石虚劳证治特点.中医药学刊,24(5):872

[3] 韩向东.2005.浅析《何氏心传》之虚劳观.中国中医基础医学杂志,11(7):548—549

[4] 徐庆生.2006.虚劳病不同于虚证.江苏中医药,27(1):18—19

[5] 胡向阳,张荣华.2008.吴鞠通论治虚劳经验探析.江苏中医药,40(5):21—22

[6] 李国青.2003.浅论通法在虚劳治疗中的作用.湖北中医杂志,25(9):23—24

[7] 韩伟锋.2006.邱保国主任医师治疗放化疗所致虚劳证经验介绍.新中医,38(8):11—13

[8] 刘振新.2005.中药治疗长期血液透析所致虚劳 43 例.河南中医,25(11):33—34

[9] 孙晋营,牟宗秀.1999.老年冠心病从《金匮要略》虚劳病论治.山东中医杂志,18(8):343—344

[10] 吴炜,牟慧琴.2008.养阴健脾调和阴阳治疗更年期综合征思路初探.亚太传统医药, 4(11):16—17

[11] 黄有星,谭志健,王伟.2008.健脾固本法调治腹部术后虚劳病体会.新中医,40(7): 116—117

[12] 曹宁芳.2001.还少丹加减治疗虚劳证80例临床研究.陕西中医函授,(3):13—14

[13] 郭淑云,李永泉,赖谦凯.2004.参蛤胶囊治疗虚劳176例临床观察.中华实用中西医 杂志,4(17):2782—2783

[14] 郭瑞新,蔡承妹,王惠芳.2002.补肾中药对大鼠虚劳模型的作用.深圳中西医结合杂 志,12(4):197—198

[15] 阮奇,吴绮琴,王德凤.2000.虚劳症与胰岛素抵抗.中国疗养医学,9(2):55—56

12. 肺痿

【经典概论】

肺痿出自《金匮要略·肺痿肺痈咳嗽上气病脉证治第七》,是因肺气虚弱,反复咳吐浊唾涎沫为主症的肺部疾病。肺气虚冷,痰涎清稀量多者,治以甘草干姜汤温肺化饮;肺中气阴两虚,咳嗽,痰少黏稠,不易咯出者,治以麦门冬汤养阴生津,化痰止咳。脾为后天之本,脾又为肺之母,甘草干姜汤、麦门冬汤培土生金治肺痿,是虚者补其母治则的最好体现。

【发展源流】

《金匮要略》首立肺痿病名证治,随着不同时代的发展主症、病机、治法、方药不断丰富。

1.《脉经》 《脉经》中补充了身体冷,烦躁,小便难,便如烂瓜或豚脑等症状。

2.《肘后备急方》 《肘后备急方》记载了甘温建脾治虚寒肺痿的四首方剂。

3.《诸病源候论》 《诸病源候论》指出肺痿病因病机为外邪犯肺,或劳役汗下过度,阴津亏耗,肺气受损,壅塞而成,症见咳唾呕逆涎沫,小便数,脉浮弱,"肺萎"与"肺痿"并用。

4.《备急千金要方》 《备急千金要方》补充了寒僻、血实入络可成肺痿。

5.《外台秘要》 《外台秘要》认为肺痿为肺气衰,久嗽而成,并可见于骨蒸、传尸,症状表现为昼夜咳嗽不断,唾白如雪,细沫黏稠,喘息气短,时有寒热,唇口喉舌干焦,时唾血,消瘦,小便赤,颜色青白等。

6.《医心方》　《医心方》载肺痿有咳唾脓血腥臭之症,治有补有泻[1]。《证治准绳》、《赤水玄珠》、《证治要诀》等也记载肺痿可见咯血、咳唾脓血之症,后世医家论肺痿,多见咯血、咳唾脓血。

7.《证治汇补》　《证治汇补》认为肺痿是因津液重亡,火炎金燥,如草木亢旱而枝叶萎落。

8.《张氏医通》　《张氏医通》将肺痿的治疗归纳为缓而图之,生胃津、润肺燥、下逆气、开积痰、止浊唾、补真气以通肺之小管,复肺之清肃。

9.《杂病源流犀烛》　《杂病源流犀烛》指出肺痿总以养肺、养气、养血、清津降火为治疗大法[2]。

【研究探讨】

晁氏[3]通过文献分析,指出喘是肺痿主症之一,肺热叶焦是基本病机,病久必由气及血,由肺及肾,虚实夹杂,预后不良。

陈氏认为肺痿系因咳喘日久不愈,肺气受损,肺阴耗伤而致肺叶痿弱不用,临床表现为气短,咳吐浊唾涎沫,反复发作,现代医学中除慢性支气管炎、支气管扩张、慢性肺脓疡后期、肺纤维化、肺硬变、矽肺等慢性肺系疾病可致肺痿外,其他如运动神经元病,如肌萎缩侧索硬化、格林巴利综合征(古兰-巴雷综合征)等神经系统疾病及多发性肌炎、硬皮病等结缔组织病也可导致肺痿,出现呼吸困难、饮食呛咳等症状[2]。

1.**肺纤维化**　① 刘氏认为肺痿的病机是肺热叶焦,与特发性肺纤维化病有相似之处,早期肺气虚冷,气滞痰阻,相当于肺泡炎阶段,治当温脾化痰,行气健脾,甘草干姜汤加减;中期气虚血瘀,相当于肺泡炎向纤维化进展期,治当益气活血;晚期正气内虚,肾不纳气,相当于纤维化形成期,治当润肺生津,健脾化痰,补肾纳气,麦门冬汤加减[4]。② 瓮氏认为肺纤维化的主要临床表现,如气急气喘,干咳或咳吐痰唾,或咯血,与肺痿相吻,因此用麦门冬汤加减治疗特发性肺间质纤维化32例,临床症状、动脉血氧分压和肺功能的改善均明显优于西药治疗组[5]。③ 张氏比较了肺纤维化和肺痿的病因、病理和预后,认为反复感染、药物、吸入粉尘和气体等已知的肺纤维化的病因,历代医家对肺痿成因的论述基本一致,尤其是《金匮要略》中强调的"小便利数"、"快药下利"等所致的"重亡津液",与脱水药、利尿剂、抗心律失常药导致患者大量流涎(72 小时流唾液 638 mL)所致肺纤维化有及其相似之处,肺纤维化的病理肺脏萎缩以致横膈抬高与肺痿之"肺热叶焦"、"盖肺处藏之高,叶间布有细窍,此窍名泉眼……愈咳愈甚,愈渗愈嗽,久则泉眼乃闭,六叶遂枯遂焦,此肺痿之由也",几出一辙,因此认定肺痿与肺纤维化密切相关[6]。④ 张氏还根据肺痿治则治法开展了益气润肺化瘀解毒法治疗特发性肺纤维化的临床研究,严格按照特发性肺纤维化临床诊断标准选择病例 32 例,以气短、咳嗽、唾痰涎为主症,中医辨证属肺气虚者 7 例,气阴两虚者21例,兼见肾虚者15例,夹瘀者16例,夹痰(热)者11例,药用炙黄芪、太子参、麦冬、三七粉、苏子、牛膝、鱼腥草、虎杖、炙甘草,动则喘甚者,加五味子、山茱萸、冬虫夏草;发热者,加黄芩、生地、丹皮;咳血者,加仙鹤草、荷叶;气逆喘咳便秘者,加生大黄;阴虚著者,加沙参、玄参;瘀象重者,加水蛭、桃仁,4周为1个疗程,3个疗程后,临床总有效率达75%,特别是在改善患者临床症状方面疗效尤为突出,但对于患者体征的影响不大,如肺部啰音、杵状指(趾)几乎没有变化,并有不同程度地调整和改善患者的肺功能和血液流变学等作用[7]。⑤ 宋氏通过实验证实治疗虚热肺痿的经典方麦门冬汤能降低平阳霉素所致肺纤维化大鼠的肺系数,减轻肺泡炎和肺纤维化程度[8]。杨氏认为肺痿与放射性肺炎相类[9]。

2. 肺癌　① 王氏从病名、病因病机、临床表现、分型论治、预后判断等5方面对肺癌与中医肺痿进行了比较分析,认为肺痿基本上就是现代医学的肺癌,以咳嗽为主症,以肺热阴伤、痰浊上泛为主要病机[10]。② 傅氏用川贝母、清半夏、葶苈子、枇杷叶、海藻、北沙参、生地黄、元参、麦冬、苦杏仁、紫菀、炒紫苏子、土贝母、桑白皮、金银花、瓜蒌、茯苓、大枣、橘红、石膏、陈皮、郁金、桔梗、牛黄等制成肺痿丸,同时配合放化疗,治疗39例无手术指征或不接受手术治疗的肺癌患者,其中鳞癌19例,腺癌12例,未分化癌8例,总有效率为46%,无效率为51%,死亡率为2.6%[11]。③ 肖氏观察到由生黄芪、南北沙参、全瓜蒌、杏仁、元参、射干、川贝母等组成的,治疗气阴两虚型肺癌的院内制剂肺痿合剂对Lewis肺癌移植瘤有一定的抑制作用,且能明显降低肺癌组织中血管内皮生长因子的表达[12]。④ 郑氏通过实验研究,观察到由金银花、沙参、瓜蒌、威灵仙、枇杷叶、杏仁、玄参、芦根、百部等组成,主要治疗晚期肺癌的肺痿合剂有抑制小鼠耳肿胀和显著提高毛细血管通透性等抗炎作用[13]。

3. 其他　于氏用炙百部、玄参、葶苈子、海藻、陈皮、土贝母、沙参、威灵仙、薏米、桑皮、金银花、瓜蒌、杏仁、芦根、炙枇杷叶、红枣等16味中药自制肺痿合剂,治疗咳嗽207例,痊愈141例,好转50例,无效17例,总有效率91.9%[14]。

（汪泳涛）

【参考文献】

[1]　宋建平.2005.肺痿概念及证治源流.河南中医学院学报,20(6):71—73

[2]　陈金亮.2001.肺痿证治渊源探讨.陕西中医,22(4):220—222

[3]　晁恩祥,张好难.1997.肺痿再辨识.北京中医药大学学报,20(5):14—15

[4]　刘红栓.2006.《金匮要略》所论肺痿与特发性肺纤维化关系的探讨.辽宁中医学院学报,8(2):48—50

[5]　瓮恒.2008.麦门冬汤加减治疗特发性肺间质纤维化32例.国医论坛,23(1):6—7

[6]　张好难,陈燕,张威.2003.三论肺痿.中国全科医学,6(5):435—436

[7] 张妤难,李兰群,张洪春.1999.益气润肺化瘀解毒法治疗特发性肺纤维化的临床研究.北京中医药大学学报,22(3):57—59

[8] 宋建平.2001.栝楼薤白白酒汤、麦门冬汤及肾气丸对平阳霉素所致肺纤维化的影响.国医论坛,16(4):40—41

[9] 杨舒瑾.2004.麦门冬汤加减治疗放射性肺炎.湖北中医杂志,26(12):35

[10] 王三虎,王宗仁.2007.肺癌与中医肺痿的比较分析.中国中医急症,16(9):1092—1093

[11] 傅圣江,孙红.2000.肺痿丸的研制及临床疗效观察.肿瘤防治杂志,7(4):425

[12] 肖军,吴海良.2008.肺痿合剂对小鼠 Lewis 肺癌抑瘤作用的实验研究.山东医药,48(32):43—44

[13] 郑应馨等.2004.肺痿合剂抗炎作用实验研究.中华医学研究杂志,4(10):899—900

[14] 于福泉,刘玉国,郑应馨.2001.自制肺痿合剂治疗咳嗽 207 例疗效观察.肿瘤防治杂志,8(4):347

13. 肺痈

【经典概论】

肺痈出自《金匮要略·肺痿肺痈咳嗽上气病脉证治第七》,是因痰热壅肺,热盛血瘀,蓄结痈脓,以高热寒战,胸痛,咳唾脓血腥臭痰,脉数实为主症的肺部疾病。根据病程,可分为表证期、酿脓期、溃脓期。表证期因外感风热,症见发热恶寒,汗出,咳嗽;酿脓期因热盛血瘀,血肉腐败成脓,症见高热寒战,胸痛,咳唾大量腥臭脓血痰,治宜清肺化痰,活血消痈,千金苇茎汤;溃脓期,正虚邪怯,以吐米粥样痰为主症,治宜去腐排脓,桔梗汤。

【发展源流】

1. 肺痈首见于《金匮要略》 《金匮要略》对肺痈的病程进行了详细的分析阐述,有"风伤皮毛"的表证期、"热伤血脉"的酿脓期和"吐如米粥"的溃脓期,以咳唾脓血、脉数实为主症,但只给出了两张方,一张葶苈大枣泻肺汤,治"肺痈,喘不得卧",另一张桔梗汤,用于溃脓期去腐排脓。

2.《备急千金要方》卷十七肺脏病证列有肺痈专篇 《备急千金要方》直言脓在胸中,咳唾有脓血,载方五首,桔梗汤、小青龙汤、葶苈大枣泻肺汤、黄昏汤和苇茎汤,苇茎汤成为后世治疗肺痈的正治之方,冠名千金苇茎汤收到《金匮要略·肺痿肺痈咳嗽上气病脉证治第七》的附方中。

3.《外台秘要》卷十有"肺痈方九首"《外台秘要》中五首与《备急千金要方》同,另有《伤寒论》三物小白散和用生地、当归等凉血活血之品的方两首,以及备急疗肠痈肺痈方和古今录验疗肺痈方。

【研究探讨】

肺痈之病,古今无重大分歧,指肺中热迫痰血酿脓,以咳唾脓血痰为主症的感染性化脓性肺部疾病。① 冯氏提出肺痈初期应注意清热泻肺,成痈期莫忘凉血,溃脓期切记止血,恢复期酌用活血[1]。② 王氏自拟"排痈保肺汤",重用薏苡仁,与冬瓜仁、牡丹皮、枳实、桔梗、川贝母等合用清肺而排脓,金银花、蒲公英、黄芩、鲜芦根清肺解毒,桃仁活血化瘀,葶苈子、紫苏子等降气泄肺,治疗肺痈,获得显效[2]。③ 孙氏用鱼腥草注射液肺部灌洗治疗支气管扩张合并感染,疗效显著[3]。④ 楚氏用排脓解毒法治疗肺痈 31 例,胸片确诊为右肺单发性肺脓肿,临床表现为畏寒、高热、咳嗽、胸痛、咳吐腥臭脓痰、体温在 39～40℃,身热面赤,舌质红,苔黄腻,脉滑数,药用桔梗、薏苡仁、川贝母、橘红、金银花、甘草、白及、鱼腥草、败酱草、黄芩,结合桔梗白散峻驱其脓,治疗 15 天后,体温正常,脓痰消失,坐卧如常,X 线检查示空洞愈合,周围炎症影完全吸收者 25 例,咳嗽明显减轻,体温下降,脓痰减少,X 线检查示空洞缩小,周围炎症影有所吸收者 6 例,有效率 100％[4]。⑤ 郝氏中西医结合治疗肺化脓 46 例,诊断标准为咳嗽,有大量脓痰和痰中带血,有腥臭味,体温一般为 38℃左右,实验室检查血象升高。胸部 X 线检查肺野有浓密状阴影,或已形成空洞,内有液平,病变阴影边缘逐渐变淡,边缘不清晰,引流加抗生素外,另服自拟肺痈汤,药用金银花、苇茎、瓜蒌、鱼腥草、冬瓜子、牛蒡子、蒲公英、连翘、葶苈子、甘草,治疗 4 周,临床症状完全消失,X 线检查肺野病变阴影消失或局部遗留少许条索状阴影,随访 1 个月无复发者 45 例,症状基本消失。偶有咳嗽和少量白色黏痰,胸部 X 线检查肺野阴影明显缩小,空洞基本闭合者 1 例,总有效率 100％[5]。　　　　　　　（汪泳涛）

【参考文献】

[1] 冯延祥.2000.肺痈临证识要.河北中医,32(9):683

[2] 王海珍.2008.薏苡仁为主治疗肺痈.中医杂志,49(5):342

[3] 孙志伟.2000.鱼腥草注射液肺部灌洗治疗肺痈的临床研究.现代中西医结合杂志,9(1):106—107

[4] 楚华,李昭霞,李学良.2003.排脓解毒法治疗肺痈 31 例.实用中医内科杂志,17(3):224—225

[5] 郝美玲,王延芳,齐连德.2003.中西医结合治疗肺化脓 46 例.实用中医药杂志,19(10):535

$14.$ 肺胀

【经典概论】

　　肺胀出自《金匮要略·肺痿肺痈咳嗽上气病脉证治第七》,是指因外感诱发伏邪引起的以气急气喘,呼吸困难,甚者水肿为主要临床表现的肺部疾病。感寒而诱发寒饮内动,咳喘气急,呼吸困难,痰液清稀,恶寒,宜散寒温肺,化饮平喘,小青龙加石膏汤主之;感寒而化热,痰热闭郁肺气,咳喘气急,呼吸困难,痰液黏稠,发热,汗出,宜清热化痰,宣肺平喘,越婢加半夏汤主之。

【发展源流】

　　1. 肺胀最早见于《灵枢·胀论》　《灵枢·胀论》曰:"肺胀者,虚满而喘咳",指出了肺胀的主症是胸满喘咳,喘为肺胀的主症,后世无异议,但对肺胀病因病机的认识颇多分歧。

　　2.《金匮要略》所述肺胀　《金匮要略》指出肺胀因外邪引动痰饮,内外合邪而发,并有继发风水的可能,强调邪实,治疗重视解表化饮,清肺祛痰。

　　3.《诸病源候论》所论肺胀已有虚实之分　《诸病源候论·上气鸣息候》所云:"肺主于气,邪入于肺则肺胀,胀则肺管不利,不利则气道涩,故气上喘逆,鸣息不通"是肺胀之实证,甚者"欲作风水",伴见面浮肢肿;《诸病源候论·咳逆短气候》曰:"肺虚为微寒所伤则咳嗽,嗽则气还于肺间则肺胀,肺胀则气逆,而肺本虚,气为不足,复为邪所乘,壅痞不能宣畅,故咳逆短气也"则指出了肺虚是邪乘的前提,肺胀的病机为本虚标实。

　　4.《丹溪心法》提出肺胀病机　《丹溪心法》中指出肺胀的病机为痰夹瘀血碍气,不强调外感因素,似为肺胀后期,由气及血,气滞痰阻血瘀,病情发展,咳喘进行性加重,不必拘于外感引发。

　　5.《证治汇补》又补充了肾虚水枯,肺金不降而胀　《证治汇补》补充了肾虚水枯,肺金不降而张,症见干咳烦冤,宜六味丸加麦冬、五味子治疗的肺胀,强调了肺胀的病机为肾亏正虚,也应是肺胀后期,久病及肾。

【研究探讨】

　　现代多认为慢性阻塞性肺疾病类似中医之肺胀,包括慢性支气管炎、哮喘、肺气肿、肺源性心脏病等,病机与痰、热、瘀、水、虚相关。

1. 关于肺胀的辨证与治疗　① 陈氏[1]认为肺为娇脏,易受邪侵,易耗肺津,而脾为肺之母,虚则补其母,脾又为生化之源,所以在肺胀病的治疗中,对脾阴的滋养亦尤为重要。② 郭氏[2]将老年多见,临床表现为呼吸浅短难续,咳声低怯,胸满短气,甚则张口抬肩,倚息不能平卧,咳嗽,心悸,形寒汗出,面色晦暗,舌淡或黯紫,苔白润,脉沉细无力,或有结代,肺总量、残气量增加,弥散量明显减少,FEV-显著降低,肺顺应性静态增加,动态正常或稍低,肺弹性回缩显著降低,红细胞压积多<45%,P_{O_2}静息时轻度减低、运动时显著减低,P_{CO_2}一般正常的慢性阻塞性肺气肿患者,辨证为肺胀肺肾气虚证,并指出多层螺旋 CT 及 HRCT 技术比普通 CT 能更准确估计病变范围及程度,对肺胀的早期诊断具有重要意义。③ 白氏[3]应用《金匮要略》皂荚丸治疗肺胀 22 例,其中支气管哮喘者 6 例,喘息性支气管炎者 8 例,肺源性心脏病者 8 例,均有不同程度的肺气肿,显效 12 例,好转 10 例。④ 王氏[4]用葶黄桂枝饮(葶苈子、桂枝、大黄、桔梗、杏仁等)治疗肺胀痰喘疾病 121 例,其中急慢性支气管炎 48 例,支气管哮喘 45 例,慢性肺源性心脏病 28 例,服药 20～30 天后,总有效率为 92.9%。⑤ 王氏[5]用热喘平合剂(麻黄、杏仁、甘草、桔梗、浙贝母、苏子、莱菔子、生石膏、鱼腥草、全瓜蒌、茯苓、白术、竹茹、陈皮)治疗慢性阻塞性肺病痰热证 82 例,治疗 2 周后,咳嗽、气喘、紫绀、肺部哮鸣音、肺心功能均有明显改善,与采用抗炎、解痉、止咳、祛痰及氧疗等常规西药治疗,疗效无差异。⑥ 王氏[6]指出肺源性心脏病发作期,数脉并非皆主热,还可由气虚、阴虚、阳虚所致,治法坚持大补宗气,宣肺平喘应慎用麻黄,因麻黄发散太过,更伤正气,还可增加地高辛的毒副反应,特别是加重恶心、呕吐等胃肠道毒副反应,宜用白芷代,加地龙可增强平喘效果。⑦ 王氏[7]用茯苓甘草汤合当归贝母苦参丸治疗肺胀喘悸 83 例,药用桂枝、茯苓、川贝母、苦参、当归、杏仁、厚朴、生姜、炙甘草、紫菀,兼外感者加麻黄、防风,伴心下动悸者加茯苓、酸枣仁,唇舌黯紫者加桃仁,热咳甚者加桔梗、枇杷叶,寒咳者加干姜、五味子,痰多者加葶苈子,无痰而喘者加熟地、石膏,痰黄或发热者加金银花、连翘、黄芩,服药 30 天后,总有效率为 78%。⑧ 黄氏[8]用真武汤加减治疗肺胀 42 例临床观察,所有病例均经胸部 X 线检查或心电图检查,符合慢性支气管炎或肺气肿、肺源性心脏病等疾病的诊断,总有效率达 88.10%。⑨ 马氏[9]用苏子降气汤合参蛤散治疗肺胀 78 例,主症为胸部膨满,胀闷如塞,喘咳上气,痰多及烦躁心悸等,以喘、咳、痰、胀为特征,病程缠绵,日久可见面色晦暗,唇甲紫绀,脘腹胀满,肢体水肿,甚或喘脱。体检可见桶状胸,听诊可闻及肺部哮鸣音或痰鸣音及湿性啰音,叩诊为过清音,X 线检查示双肺透亮度增高,肺纹理增粗、紊乱,心电图有 P 波改变,治疗后总有效率 89.7%。⑩ 向氏[10]用益气化瘀法治疗肺胀 112 例,所有病例均经 X 线胸片或肺部 CT 确诊为慢性支气管炎合并感染、肺气肿、肺源性心脏病者,心电图报告 P 波改变,临床表现为咳嗽反复发作,日久不愈,胸中气憋,动则张

口抬肩,痰涎壅盛,动则汗出,面色㿠白或晦暗,肢冷,面足水肿,舌质淡或唇舌青紫等,基本方药物组成:西洋参(或生晒参)、炙款冬花、桑白皮、丹参、葶苈子、苏子、天竺黄、桂枝、橘络,兼外感风寒加麻黄(或苏叶),痰多且黏稠加芦根、冬瓜仁、川贝母,痰热蕴肺去桂枝加黄芩、鱼腥草,面足水肿加茯苓、琥珀,汗多加五味子,大便坠胀加大黄炭,服药 30 天后,总有效率为 91.8%。⑪ 丁氏[11]对比了采用宣肺化痰、止咳平喘等常规治疗和在此基础上辅助活血化瘀法治疗肺胀的疗效,认为在宣肺化痰、止咳平喘及临证加减的基础上,辅以活血化瘀法治疗肺胀,既可缓解支气管的痉挛,改变血黏度,改善血流量,保证血液畅通,增加肺的换气功能,预防肺的纤维化,又可促使炎症的吸收,即使在未出现明显的瘀血征象的患者使用活血药,也往往会收到很好的中长期效果。⑫ 辛氏[12]用血府逐瘀汤加味治疗肺胀 82 例,所有病例经胸部 X 线检查或心电图检查,均符合慢性支气管炎或肺气肿、肺源性心脏病诊断,总有效率达 93.9%。⑬ 丛氏[13]用皱肺丸加减治疗肺胀 57 例,均为慢阻肺稳定期,加减皱肺丸方药用五味子、人参、桂枝、款冬花、紫菀、杏仁、白芍、丹参等,4 周为 1 个疗程,3 个疗程后,皱肺丸治疗组疗效明显优于万托林(硫酸沙丁胺醇)及辅舒酮(丙酸氟替卡松)气雾剂吸入的对照组,表明慢性阻塞性肺气肿稳定期通过扶正固本治疗,可以调节机体免疫机制,提高呼吸道免疫力,防止感染反复发作,以阻止因反复感染造成肺动脉压增高,防止肺源性心脏病的发生及心肺功能的进一步恶化。⑭ 甄氏[14]将自发性气胸辨为肺胀,主张从脾论治,以四君子汤为主方,健脾益气,加瓜蒌、薤白宽胸理气,三七、丹参养血活血,祛瘀生新,白及生肌敛疮,促使破损之肺泡及因反复穿刺损伤之病灶得以愈合。

2. **肺胀的病理研究**　翟氏[15]通过肺阻抗血流图观测了排除高血压、冠心病的肺源性心脏病型肺胀患者,基础阻抗、肺动脉平均压、负荷后肺动脉压明显增高,并随着肺肾气虚、痰浊阻肺、痰热壅肺、阳虚水泛分型的顺序递增,肺动脉顺应性则随上述顺序递减,肺循环外周阻力、右室收缩功能受损程度以肺肾气虚组较轻,而痰热壅肺组和阳虚水泛组则较重[10]。

(汪泳涛)

【参考文献】

[1]　陈涌,刘敏.2006.浅谈滋养脾阴在肺胀中的运用.中华腹部疾病杂志,6(6):440—441

[2]　郭凌飞等.2005.多层螺旋 CT 及 HRCT 对肺胀肺肾气虚证的诊断价值.中国中医急症,14(1):50

[3]　白伯敏.2008.应用《金匮要略》皂荚丸治疗肺胀.实用中西医结合杂志,21(11):804

[4]　王少菲等.2003.葶黄桂枝饮治疗肺胀痰喘疾病的临床观察.中国中医药信息杂志,10(7):54—55

[5]　王国忠等.2002.热喘平合剂治疗慢性阻塞性肺病痰热证 82 例观察.浙江中医杂志,(7):318—332

[6]　王建康.2005.急性发作期肺胀诊治分析.浙江临床医学,7(5):470—471

[7] 王伯章.2001.茯苓甘草汤合当归贝母苦参丸治疗肺胀喘悸 83 例.湖北中医杂志，23(7)：33—34

[8] 黄志强.2007.真武汤加减肺胀 42 例临床观察.中国社区医师,23(20)：39—40

[9] 马新荣.2007.苏子降气汤合参蛤散治疗肺胀 78 例.河北中医,29(12)：1099

[10] 向一青.2006.益气化瘀法治疗肺胀 112 例.河北中医,28(11)：824

[11] 丁宇炜.2006.活血化瘀法在肺胀治疗中的作用.内蒙古中医药,(3)：11—13

[12] 辛大永.2007.血府逐瘀汤加味治疗肺胀 82 例.实用中医内科杂志,21(9)：64

[13] 丛振日.2008.皱肺丸加减治疗肺胀 57 例.实用中医内科杂志,22(5)：21—22

[14] 甄绍先.2008.肺胀从脾论治.河南中医,28(10)：92

[15] 翟华强,蔡代仲,刘青.2002.肺阻抗血流图观察肺胀患者肺动脉压力的研究.中国中医急症,11(2)：117—118

15. 奔豚气

【经典概论】

奔豚气病以气从少腹上冲胸咽，"发作欲死，复还止"为临床表现特点。其病因病机，有从惊恐得之者，似与情志过度，精神刺激有关，奔豚汤证治与之相当，所谓肝郁奔豚。有因汗后伤阳复感寒邪或水饮内动者，此与阳虚寒盛有关，桂枝加桂汤和苓桂草枣汤证治与之相当，此又似与情志因素无涉。

《金匮要略》对本病证治的描述如下："奔豚病，从少腹起，上冲咽喉，发作欲死，复还止，皆从惊恐得之。""奔豚气上冲胸，腹痛，往来寒热，奔豚汤主之。""发汗后烧针令其汗，针处被寒，核起而赤者，必发奔豚，气从少腹上至心，灸其核上各一壮，与桂枝加桂汤主之。""发汗后，脐下悸者，欲作奔豚，茯苓桂枝甘草大枣汤主之。"

从原文来看，如证属肝郁气逆，侮脾犯胃的，可用奔豚汤养血平肝，和胃降逆；如证属汗后伤阳，寒气上冲者，可用桂枝加桂汤调和阴阳，降逆平冲；如证属汗后心肾阳虚，水饮内动者，可用苓桂甘枣汤通阳降逆，培土制水。

【发展源流】

1.《内经》始载奔豚，《内经》、《难经》、《金匮要略》所论奔豚名同实异 ①《灵枢·邪气藏府病形》："肾脉急甚为骨癫疾；微急为沉厥奔豚，足不收，不得前后。"马莳注："及为奔豚，以肾邪渐积而成也，为足不收，以肾气行于足也，为不得前后，以肾通窍于二便也。"② 其后《难经》将奔豚列为五积之一,《难经·五十六难》进一步叙述了该病的病理和症状:"肾之积名曰贲豚,发于少腹,上至心下,若豚状,或上或下无时。久不已,令人喘逆,骨痿,少气。"积为有形之病,如《难经·五十五难》所云:"积者阴气也,其始发有常处,其痛不离其部,上下有所终始,左右有所穷处。"可知肾积奔豚发有定处,当有包块,发作后包块亦不会随之消失。③《金匮要略》之奔豚"皆从惊发得之"、与汗后伤阳有关,明言"气上冲胸"、"气从少腹上至心",以发作性的气逆上冲为特征,发作过后能"复还止",若无病时一般,且腹部无积块(治奔豚三方:奔豚汤、桂枝加桂汤、苓桂草枣汤均非消积之方)。从后世医籍记载与临床实践分析,《金匮要略》奔豚气病程较短,病源为气,既不同于《灵枢》"足不收,不得前后"的奔豚,也有别于《难经》五积之一的肾积奔豚,不可与前二者混淆。虽都有奔豚之名,但病实不同。《金匮要略》奔豚气病重点在气,主要突出发作性的气冲上逆特征,对其他伴随症状的描述则相对较少。

2.《金匮要略》之后对本病症状及病机的认识不断加深 ①《金匮要略》之后的医籍对其症状的描述更为丰富和细致。《诸病源候论》将奔豚气分为惊恐奔豚和忧思奔豚。前者表现为"心中踊踊,如事所惊,如人所恐,五脏不定,食饮辄呕,气满胸中,狂痴不定,妄言妄见";后者可见"气满支心,心下闷乱,不欲闻人声。休作有时,乍瘥乍极,吸吸短气,手足厥逆,内烦结痛,温温欲呕……诊其脉来触祝触祝者";《外台秘要》还载有"如坐惊梦"、"阴痿"、"面乍热赤色,喜怒无常,耳聋目视无精光"等症,其中有转引其他医书如《小品方》、《肘后备急方》等的有关资料,多大同小异。后世在医疗实践中,对本病的观察更为细致,记述更为丰富,有助后人更全面的认识此病。② 关于本病的病因病机,概括《金匮要略》的有关原文,奔豚气的发病有两种因素。一与情志相关,"奔豚病……皆从惊恐得之";一由发汗不当汗出过多,汗后阳虚(复感外寒,或素有水饮)所致,"发汗后,烧针令其汗,针处被寒,核起而赤者,必发奔豚","发汗后,脐下悸者,欲作奔豚"。

3. 医家对奔豚气病病因病机的认识,大抵有如下两种情况:

(1)循《难经》之说,参《金匮要略》之见:①《诸病源候论》云:"夫奔豚气者,肾之积气,起于惊恐、忧思所生……气积于肾,而气上下游走,如豚之奔,故曰奔豚"。将其分为惊恐奔豚与忧思奔豚。既承《难经》肾积之论,又合《金匮要略》情志致病之说;②《备急千金要方》与《外台秘要》对本病的认识,从其所述的病因及描述的症状看,也未明确仲景所言之奔豚气病与肾积奔豚的概念及区别。因《灵枢》对奔豚的描述甚简,后人对其病因病机不易理解,而《难经》、《金匮要略》对该病的描述较为具体、明确,容易掌握,故宋以前医籍多遵此二说,但未作明确区分。

(2)重《金匮要略》之说,添后世新论:① 元代开始认为仲景所言之奔豚与肾积奔豚不同,如滑寿《难经本义》即认为伤寒发汗后所发之奔豚乃"因外感误治而骤起者,非肾积,为易治也"。② 明代以后,《金匮要略》流传渐广,注释该书的医家增多,对奔豚气病的论述多取《金匮要略》之说,每以仲景所言为重心。随着理论的提高和实践经验的积累,对本病的认识在不断地加深和发展。③《诸病源候论》已明确奔豚与肾、心的关系;尤在泾《金匮要略心典》又指出了其与肝也相关,奔豚"亦有从肝病得者,以肝肾同处下焦,而其气并善上逆";张璐《张氏医通》则认为本病"实冲脉为患"。奔豚发病与心、肝、肾以及冲脉相关,这已为多数医家所认同。此外,有些医家根据自己的心得或经验,提出了一些其他的看法,如黄元御《伤寒说意》认为,不仅汗后亡阳可引发奔豚,"下后阳虚,下焦阴气上冲"亦可导致本病;吴贞《伤寒指掌》则引王晋三的观点,说"奔豚气有三,犯肺之奔豚属心火;犯心之奔豚属肾寒;脐下悸,欲作奔豚,属水邪",提出了心火犯肺的病机;余无言在《翼经经验录》中说,奔豚气"往往不因针处被寒而起,多有少腹直接受寒而起者……奔豚症之气忽上冲,是寒胜正之表现,气忽消散,是正胜邪之结果,故成此忽发忽止之局面也"。上述看法虽各有不同,但基本不离阳虚、寒、水,与仲景之说并不矛盾,可参。

4. 对于奔豚气病的治疗多宗《金匮要略》,亦有拓展　①《金匮要略》载有三方:情志刺激(尤其是惊恐)致肝气郁结,化火上冲者,用奔豚汤;汗后伤阳,复感寒邪,阴寒上凌者,用桂枝加桂汤;汗后伤阳,水饮内动,"脐下悸"欲作奔豚者,用苓桂草枣汤。② 后世医家治疗此病多效《金匮要略》之方,但有所化裁。如《小品方》载有奔豚汤、葛根奔豚汤、牡蛎奔豚汤等4方;《肘后备急方》有1方;《外台秘要》载有药物组成的方剂13首(包括转载它书的方剂在内)。其中大多数方剂的组成与《金匮要略》奔豚汤相近,虽有化裁,但李根白皮基本保留,如《小品方》所有4方、《外台秘要》13方中的8方都有该药,可知当时该药被视为治疗奔豚气的主药。另外,从所载方剂可以看出:甘草、人参、桂枝(心)、半夏、生姜是最常见的组合,有扶正降逆之意,并无消积除癥之药。可见,宋以前对于奔豚,理论认识上溯《内经》、《难经》,而治疗已从仲景。③ 有些医家则根据自己的心得及经验,另辟他径,如陶节庵在《伤寒全生集》中提出,用理中汤去白术加肉桂治"气在脐下筑筑然而动"之"欲作奔豚";对汗后阳伤之奔豚,痛甚手足厥冷者,宜用当归四逆汤加肉桂、吴茱萸。许浚的《东医宝鉴》设胡芦巴丸,用川乌、巴戟天、吴茱萸等大队温热药治寒气上逆之奔豚,伴腹痛不可忍者。程国彭的《医学心语》中有奔豚丸,取温阳散寒行气之品,治心肾督阳不足,寒气上逆之奔豚。陈念祖《金匮要略浅注》及唐容川的《金匮要略浅注补正》根据乌梅丸可治厥阴病"气上撞心,心中疼热",指出该方也可治奔豚气病。张锡纯在《医学衷中参西录》中有自拟方(桂枝尖、生淮山药、生芡实、清半夏、生杭菊、生龙骨、生牡蛎、生麦芽、生鸡内金、黄柏、甘草)治相火上冲所致奔豚。④ 除内服汤药外,《备急千金要方》还有灸治穴位疗奔豚的记载,所用穴位有:石门、阴交、关元、中极、气海(以上为任脉之穴)、章门、期门(以上为肝经之穴)、天枢、归来(以上为胃经之穴)、中府(肺经之穴)。这些穴位都有主奔豚或止逆下气的作用。从中可以看出,当时灸治奔豚重视取任脉之穴。

由上可见,随着认识的深化和经验的积累,治疗方法趋于多样化,这是对《金匮要略》的补充和发展。值得后世借鉴。

【研究探讨】

现代对本病的主要研究,一般从以下几个方面展开。

1. 性质及发病机制　有些医家将本病分为三类:肾积奔豚、奔豚疝气(《素问》所言之冲疝)、奔豚气病。有人更简要地概括为广义与狭义之奔豚二类,前者包括前述三种,后者专指仲景的奔豚气病,这种分类使人对奔豚气病的含义易于区分和把握,颇为可取。目前有关的临床报道以后者为主。名老中医赵锡武对奔豚气病曾有较详细的论述:"奔豚系一种发作性疾病⋯⋯发作时先发于小腹虬结成瘕块而作痛,块渐大,痛也渐剧,同时气从小腹上冲至心胸,其人困苦欲死⋯⋯继而冲气渐渐降,痛渐减,块亦渐小,终至痛止,块消,健好如常人⋯⋯"赵老的经验之谈说明,如今临床上奔豚气并不罕见,属气病,而非积病。从历代文献记载和现代临床报道来看,本病除《金匮要略》所描述的特征外,发病时常有一个比较主要的症状是少腹疼痛(有时伴有瘕块),值得注意。目前中医对本病病因病机的主要认识仍不脱《金匮要略》惊恐所发、阳虚感寒、水饮内动之见。不过有人认为精神刺激不仅是惊恐,尚应包括喜、怒、忧、思、悲等其他情志变化[1]。有报道气功偏差导致阴阳失衡,气机失调,也可引起奔豚气病[2]。有人从病理生理基础的角度对本病加以探讨,认为由于腹腔神经丛的功能紊乱出现复杂的内部感觉形成的惰性兴奋灶持久存在,造成皮层及皮层下植物神经中枢及其支配等功能发生一系列改变,可能为该病产生的病生基础[3]。还有医家根据临床所见病例分析,认为本病的西医诊断首先考虑植物神经功能紊乱,其次,原发性癫痫不能排除[4];与脑血管栓塞及脑神经功能障碍密切相关,气冲上逆是腹腔血管神经丛的病理兴奋和内脏反射所致[5];可能与间歇性腹主动脉异常搏动有关[1];有人提出,肾积奔豚相当于现代医学的腹腔肿瘤一类,而《金匮要略》奔豚相当于现代医学的神经官能症[6];日本研究者注意到了本病具有交感神经兴奋性增强的特点,如出现脉搏加快、腹主动脉搏动亢进、手掌汗出、四肢厥冷等症,并认为,腹腔内空腔脏器内压亢进是诱发奔豚气病的一个重要因素,还与血中儿茶酚胺应激性反应增加有关[7]。这些探讨各有其理,也有缺陷,然而从现代医学角度进行探索,无疑是一种可贵的尝试,不妨百家争鸣,多途径研究。

2. 治疗　① 从临床报道来看,西医多以神经官能症论治,中医基本仍是从肝郁气火上逆、阳虚水寒上凌两方面辨治,主要在《金匮要略》治奔豚三方的基础上加减用药。② 也有医家从病机着眼选用他方,同样收到良好疗效。a. 有学者用龙胆泻肝汤为主加减,治疗奔豚气 30 例(由情志不遂,如忧思、暴怒等致肝郁化火引起的奔豚，除典型症状，还伴有失眠，心烦易怒，苔薄黄，脉弦数等)，除有1例因服药呕吐而停药外，其余全部治愈[8]；用旋覆代赭汤化裁治疗奔豚气36例(按辨证，偏寒证26例，偏热证10例)，结果：显效25例，好转11例[9]；b. 有学者以一贯煎治疗肝阴亏、阴不涵阳、肝气冲逆之奔豚1例有效[10]；c. 有学者根据临床经验将其分为两型，一是肝气犯胃型：多由情绪激动诱发，症见脐下悸动上冲胸咽，胸闷心烦腹痛，甚者恶心呕吐，治用代赭石、生龙骨、生牡蛎、柴胡、香附、青皮、半夏、陈皮、苏梗，一是肾虚饮停型：多由素体脾肾阳虚而由外感寒凉诱发，症见脐下悸动时有上冲感，唾吐痰涎，腹痛隐隐，喜温喜按，畏寒肢冷，面白乏力，治用生龙骨、生牡蛎、党参、白术、甘草、干姜、附子、桂枝、茯苓、半夏、陈皮、苏梗；d. 有学者除内服汤药的治疗方法，亦见用针灸、推拿治疗本病的报道，如有人取天枢(左)、气海、中脘、章门(左)、内关、足三里、太冲穴，针刺配合温灸，治疗56例，治愈54例，显效2例，有效率100%[11]；e. 有人用电针治疗奔豚气11例，取穴：膻中、内关(双)、公孙(双)、太冲(双)，全部治愈[12]；f. 有人用推拿方法治愈本病1例，取穴：膻中、中脘、天枢、气海、章门、期门、内关、肝俞、胃俞、阳陵泉、太冲，手法：揉、摩、拿、按、搓摩胁肋、擦、滚。这类报道中，取穴与《备急千金要方》所载大致相仿，疗效颇佳，说明前人经验仍有现实临床意义[13]。g. 还有医家内外结合，针药并用，亦获满意疗效，如用中成药木香顺气丸合针灸足三里、内关、中脘穴，治愈本病134例[14]。

综上所述，《金匮要略》奔豚之名源于《灵枢》、《难经》，虽然名同，形证相似，而病机不同，以气的病变为主，与肝、心、肾、冲脉关系较为密切，治疗多从气火上冲、阳虚、水寒上凌着眼，后世基本上以《金匮要略》三方化裁用药，并有发展，如灸治某些穴位，辨证选用他方，针灸汤药并施，采用推拿疗法等，值得学习和探讨。一般而言，本病的疗效及预后都较好。 (叶进)

【参考文献】

[1] 陈匡时. 1993. 奔豚气与间歇性腹主动脉异常搏动现象. 中医药信息，(1)：9—10

[2] 刘文清. 1989. 奔豚气病与气功偏差. 上海中医药杂志，(12)：6—7

[3] 黄柄山等. 1989. 奔豚气与梅核气之临床及现代病理生理基础的探讨. 黑龙江中医药，(5)：40

[4] 杨雨田，武俊青. 1998. 奔豚气病源流探讨. 中医文献杂志，(3)：15—16

[5] 古龙飞. 1995. 奔豚证的现代医学剖析. 中国中西医结合杂志，(11)：696—697

[6] 王辉. 1997. 奔豚气病机制刍议. 河北中医药学报，(4)：7

[7] 王克勤，王孝莹编译. 1988. 关于奔豚气的研究. 国外医学・中医中药分册，(4)：4—9

[8] 张润民. 1989. 加减龙胆泻肝汤治疗奔豚气30例. 浙江中医杂志，(1)：13

[9] 钱天雷. 1996. 旋覆代赭汤治疗奔豚气. 北京中医，(1)：30—31

[10] 丘志强. 1999. 一贯煎治疗奔豚气. 浙江中医杂志，(10)：431

[11] 白明光，孙恩业，魏国华. 1999. 针灸治疗奔豚气56例. 中国针灸，(1)：55

[12] 杨茂英.1995.电针治疗奔豚气 11 例.国医论坛,(4):40
[13] 靳兆华.1995.奔豚气推拿验案.浙江中医学院学报,(4):50
[14] 郭建山.1998.针药并用治疗奔豚证.中国民间疗法,(1):44

16. 胸痹

【经典概论】

胸痹病以喘息咳唾、胸背痛、短气为临床表现要点,其病机主要为胸阳不振,阴邪上乘,治疗重在宣痹通阳,以栝蒌薤白白酒汤为代表方剂。《金匮要略》对胸痹主症的描述为:"胸痹之病,喘息咳唾,胸背痛,短气,寸口脉沉而迟,关上小紧数。"另外也可见不得卧,心痛彻背,心中痞,胸满,胁下逆抢心,胸中气塞、短气等。对病机强调:"夫脉当取太过不及,阳微阴弦,即胸痹而痛,所以然者,责其极虚也。今阳虚知在上焦,所以胸痹心痛者,以其阴弦故也。"治疗除了栝蒌薤白白酒汤外,还有栝蒌薤白酒半夏汤、枳实薤白桂枝汤、人参汤、茯苓杏仁甘草场、橘枳姜汤、薏苡附子散等。

【发展源流】

1."胸痹"最早见于《内经》,《金匮要略》有专篇论述,《诸病源候论》有了进一步认识 ①《灵枢·本脏》曰:"肺大则多饮,善病胸痹,喉痹逆气。"与胸痹相关的描述还有《素问·脏气法时论》曰:"心病者,胸中痛,胁支满,胁下痛,膺背肩胛间痛,两臂内痛";《素问·举痛论》曰:"心痹者,脉不通,烦则心下鼓,暴上气而喘。"② 汉代张仲景则明确提出"胸痹"病名,在《金匮要略》中设以专篇"胸痹心痛短气病脉证治"进行论述,该篇对胸痹主证的描述更为具体明确:"胸痹之病,喘息咳唾,胸背痛,短气,寸口脉沉而迟,关上小紧数。"此外,还有不得卧,心痛彻背,心中痞,胸满,胁下逆抢心,胸中气塞、短气等症。并根据临床表现的差异,点明了"胸痹缓急"的发病特点,即有时缓和,有时急剧。胸痹之"痹",是闭塞不通的意思,不通则痛,胸痹就是胸中痞塞不通,因而引起胸膺部疼痛之症。胸痹可以伴有心痛,心痛即正当心窝部位的疼痛。胸痹与心痛,在病位上虽有差异,但有时可以同时发作,病机难以截然分开。同时拟定了辨证论治的具体方药。③ 隋代巢元方在其《诸病源候论》中对本病的认识又有进一步的发展。对该病的描述更为详尽:"胸痹之候,胸中幅幅如满,噎塞不利,羽羽如痒,喉里涩,唾燥,甚者,心里强痞急痛,肌肉苦痹,绞急如刺,不得俯仰,胸前皮皆痛,手不能犯,胸满短气,咳唾引痛,烦闷,自汗出,或彻背膂,其脉浮而微者是也。"

2. 胸痹的病因病机:虚、邪、郁为主,历代大致有以下观点 ① 本虚标实:张仲景明确把胸痹、心痛的病因病机归纳为"阳微阴弦",《金匮要略·胸痹心痛短气病脉证治》指出:"夫脉当取太过不及,阳微阴弦,即胸痹而痛,所以然者,责其极虚也。今阳虚知在上焦,所以胸痹心痛者,以其阴弦故也。""阳微"即阳气不足,"阴弦"即阴寒内盛,认为乃本虚标实之证。《杂病源流犀烛》在《金匮要略》的基础上对胸痹的辨证进行了比较详尽的描述,指出:"胸痹心中痞,留气结在胸,胸满,胁下逆抢心,乃上焦阳微,而客气动膈,故有心痞胸满之象,其言留气,即客气,至胁下逆抢心,则不特上焦虚,而中焦亦虚,阴邪得以据之也。曰胸痹胸中寒,短气,夫胸既痹,而又言气塞,短气,是较喘息等更觉幽闭不通,邪气之有余实甚也。"《圣济总录·心痛总论》说本病疼痛的发生与"从于外风,中脏既虚,邪气客之,痞而不散"有关。宋代王怀隐《太平圣惠方》也将本病的病因病机归纳为脏腑虚弱,风邪冷热之气所客,正气不足,邪气甚盛。② 邪气痹阻:《内经》认为,病由寒气客于经脉,经脉闭阻,气血运行不畅所致,如《素问·举痛论》云:"经脉流行不止,环周不休,寒气入经而稽迟,泣而不行,客于脉外则血少,客于脉中则气不通,故卒然而痛。"《素问·刺热论》又有"心热病者,先不乐,数日乃热,热争则卒心痛"之说,提示本证与热邪有关。此外,《素问·脉解论》认为:"所谓胸痛少气者,水气在脏腑也,水者阴气也,阴气在中,故胸痛少气也。"可见,《内经》认识到寒凝,气滞,血瘀,热邪及水邪都是胸痹(心痛)的重要发病因素。③ 情志相关:宋代陈无择《三因极一病证方论》强调"皆脏气不平,喜怒忧郁所致",使本病的病因在认识方面又有所发展。《症因脉治·胸痛论》:"内伤胸痛之因,七情六欲动其心火,刑及肺金;或怫郁气逆,伤其肺道,则痰凝气结;或过饮辛热,伤其上焦,则血积于内,而闷闭胸痛矣。"此外,在《诸病源候论·胸痹候》中提出"因邪迫于阳气,不得宣畅,壅瘀生热"的病机转归,在病机阐发上,较张仲景又有所提高。

由上可见,胸痹的病因病机,归纳起来有三点:一是阳气虚弱,二是病邪(风寒、痰饮、热等)阻滞,三是气血郁阻。这三点互为因果,共同导致胸痹(心痛)。

3. 胸痹的治疗重在宣通 ① 宣痹通阳:《内经》有"心病宜食薤"的记载,为后世温通宣痹的组方用药提供了线索。张仲景以此法为主,根据不同的证候,制订了栝蒌薤白白酒汤等九张方剂。如胸痹典型证,治以宣痹通阳,豁痰利气,用栝蒌薤白白酒汤;若寒饮内乘,心痛彻背,不得卧者,于该方中加半夏以降逆逐饮;若加心中痞,胸满,胁下逆抢心等,属实证,宜通阳开结,泄满降逆,方用枳实薤白桂枝汤;若胸痹心中气塞、短气,偏于水饮在肺,治用茯苓杏仁甘草汤宣肺利气而化饮;偏于寒气在胃,治用橘枳姜汤温胃理气而散结;胸痹急证,治以薏苡附子散温经止痛,散寒除湿;心痛轻证,由于寒阻气逆,心中痞,心悬痛者,用桂枝生姜枳实汤通阳化饮,下气降逆;心痛重证,阴盛阳衰,心痛彻背,背痛彻心者用乌头赤石脂丸,温阳散寒,峻逐阴邪。此外,若阳虚正衰,大气不运,用人参汤补中助阳,以振奋、温通阳气,为后世开创了对该病辨证论治的先河。宋金元时期有关胸痹心痛也多有论述,治疗方面的经验也更为丰富。宋代王怀隐《太平圣惠方》在"治卒心痛诸方"、"治心痛彻背诸方"、"治胸痹诸方"、"治胸痹心背痛诸方"、"治心痹诸方"等篇中,收集治疗本病的方剂甚丰,观其制方,不但具有温通理气显著特点,还配合了活血通窍的之品。《太平惠民和剂局方》之苏合香丸是芳香温通的名方,主治卒心痛等病证,至今临床仍用之,颇有效果。② 活血祛瘀:《备急千金要方》明确提出治疗心痛用当归汤,药用当归、桃仁、芍药等,活血化瘀法治疗胸痹心痛已初见端倪。对于本病的治疗,《证治准绳·诸痛门》提出用大剂红花、桃仁、降香、失笑散等治疗死血心痛,《时方歌括》用丹参饮治疗心腹诸痛,唐容川《血证论》提出:"瘀血攻心……宜急降其血,而保其心,用归芎失笑散加琥珀、朱砂、麝香治之,或归芎汤,调血竭、乳香末亦佳。"《医林改错》用血府逐瘀汤治疗胸痹心痛等,为治疗该病开辟了广阔的途径。③ 针灸治疗:《内经》已提出了针刺治疗的方法,后世不断发展。唐代孙思邈在《备急千金要方》中对于针灸治疗胸痹心痛,总结了许多有效经验,如指出"胸痹引背时寒,间使主之;胸痹心痛,天井主之","心痛暴绞急欲绝,灸神府百壮……","心痛如锥刀刺气结,灸膈俞七壮"等。

综上所述,历代医家对胸痹(心痛)的认识内容十分丰富,有同有异,不断发展,为今天对胸痹心痛的认识和临床治疗提供了丰富的经验。

【研究探讨】

1. 胸痹与现代相关疾病研究　① 目前西医学中的冠状动脉粥样硬化性心脏病,也包括心包炎、风湿性心瓣膜病、梅毒性心脏病、病毒性心肌炎、心肌病、二间瓣脱垂综合征等疾患,出现以胸闷、短气、心痛彻背等为主要临床表现者,可参照胸痹(心痛)进行辨证施治。② 除了心脏病等循环系统疾病外,有学者提出,有些如支气管哮喘、慢性阻塞性肺病等呼吸系统的疾病亦当包括在内。现代医学的某些肺部疾患、慢性阻塞性肺病以及后期并发的肺源性心脏病以喘息咳唾、喘鸣迫塞、胸满如窒、胸痛短气、甚者喘息不得卧为主证时,也可按胸痹论治。其他如肋软骨炎、肋间神经痛、食管裂孔疝等也可按胸痹论治[1]。

2. 关于胸痹的病因病机　对于胸痹的病因病机,现代医家多从阳微阴弦加以阐发。① 有人提出,胸痹的证候表现多在心肺,病灶主要在脾胃,其次在肝肾。② 有人强调阳微阴弦的阴指脾胃(阴邪主要指饮邪,故与脾胃关系密切)[2]。观现代医家李聪甫、邓铁涛、朱曾柏等对本病的治疗多从脾胃着手,以调理脾胃化痰饮、消瘀血均获良效③ 有人从另一个角度解释阳微阴弦颇有新意,值得参考。即从临床上冠心病及隐性冠心病患者合并慢性胆道系统疾患,或慢性胆囊炎胆石症患者合并高脂血症或合并冠心病、隐性冠心病的事实,提出阴弦为下焦阴实,主要指以慢性胆道疾患为代表的诸因素使血脂增高的变化;阳微指长期血脂增高而致冠脉粥样硬化及其管内血流减慢,血黏度增高,血液灌注量减少等变化。这与临床上冠脉粥样硬化主要因血脂长期反复增高所致,而慢性胆道疾病也会使脂质代谢失常的事实相吻合[3]。④ 现代医学中所谓冠心病心绞痛、急性心肌梗死等大体相当于胸痹病,但实际上二者又不能完全等同,也不能反过来说胸痹就是冠心病。此类疾病从胸痹论治在目前临床十分常见,故这方面的相关文献也很丰富。如随着"痰邪致病"理论的深入研究,痰瘀互结被认为是冠心病的重要病机。一些学者结合冠脉造影结果从痰瘀辨证的角度探讨冠心病的中医辨证实质,认为气滞相当于是冠状动脉痉挛,血瘀相当血液动力学异常,痰浊相当于冠状动脉管壁斑块形成[4,5]。有人通过对 65 例患者的血液流变指标检测分析,得出冠心病的发病机制不仅仅在于"血瘀",更重要在于"痰瘀互结"。认为冠心病的病机为本虚标实,本虚以心阳虚为主,包括脾肾亏虚;标实除血瘀、寒凝、气滞、痰浊、痰瘀互结与冠心病直接相关,故治疗也要痰瘀同治。病位以心、肾为主,与肝、脾相关[6]。⑤ 有医家指出,肾虚是痰瘀内生的主要原因,冠心病多见于中老年人,随着年龄的增大,肾气渐虚,五脏功能随之减退,因而气血运行失常,痰浊内生。所以认为胸痹的发生以肾虚为根本,如肾阳虚衰,则不能鼓舞五脏之阳,可致心气不足或心阳不振,从而导致血脉运行乏力发生胸痹[7]。⑥ 也有人认为宗气虚是胸痹发生之始因,故治疗以补气法为主,适当配伍养阴、健脾、温肾、行气、活血、化痰之药[8]。除了认为"本虚"为心气虚,其心阴亦亏虚,提出气阴亏虚是胸痹的重要病机。⑦ 还有观点认为,冠心病心绞痛的中医病机包括络脉瘀阻和络脉绌急两大病理变化,从络病理论来认识冠心病。⑧ 名老中医路志正还认为胸痹的发生、发展、转归、预后均与脾胃的功能状态密切相关。治疗上也从脾胃功能失调上入手,从脾胃论治胸痹[9]。

2. 关于胸痹的治疗 《金匮要略》有其独到之处,但也有不足之处。不少学者认为,鉴于胸痹病的本虚标实,虚实互见,病因复杂,症状各异,所以治疗亦当广开思路,不能固守一端。认为本病为因虚致实,所以治疗应以补为主,以补为通,通补兼施,补而不壅塞,通而不损正气。有人从胸痹的治法引申到冠心病的临床证治,扶正由健脾温中的人参汤扩展到益气养阴法、养心、益肺、益气补肾等治法,祛邪由化瘀行气发展到芳香温通法、化痰活血、痰瘀同治[10]。也有人主张从脏腑论治。

临床具体治法如下:

(1)活血化瘀通络法:治疗本病以血瘀为主的证候。以活血行血,破瘀化瘀通络的方药,如血府逐瘀汤,当归、葛根、红花、枳壳、赤芍、柴胡、川芎、丹参、桃仁等药。资料显示,活血化瘀通络法是治疗本病的重要方法[11,12]。

(2)化痰活血法:治疗本病以痰瘀互结为主的证候。采用活血化瘀,辛温宣阳,化痰开结的方药。

　　常用基本药如当归、丹参、红花、川芎、延胡索、郁金、远志、薤白、全瓜蒌、枳实等[13,14]。

　　(3) 益气活血法:治疗本病以气虚血瘀为主的症候。应用益气、活血的方药。常用方如补阳还五汤,黄芪注射液,丹参注射液[15,16]。

　　(4) 益气化痰法:治疗本病气虚痰阻型证候。用益气、化痰的方药。常用药如党参、黄芪、半夏、茯苓、丹参、远志、石菖蒲、郁金、瓜蒌、橘红、桂枝、炒枳实等。此类补益心气,温阳化痰之药合用,有增强心脏动力,清除痰浊瘀血,增加冠脉血流量,降低血脂及血黏度,改善血液循环的良好作用,对冠心病心绞痛有很好的疗效[17,18]。

　　(5) 调理脾胃法:治疗证属中气不足者。常用药如党参、炒白术、茯苓、陈皮、砂仁、木香、枳实、桂枝、白芍、丹参、炙甘草等。有痰浊者,以健脾涤痰为法,药用半夏、陈皮、茯苓、石菖蒲、郁金、瓜蒌、枳实、黄连、竹茹、旋覆花、甘草[19]。

　　(6) 补肾法:治疗本病以肾虚为主的证候。以温益肾气,填补肾精为主,配合活血通络,宣痹祛邪。根据肾阴虚、肾阳虚、肾气虚的不同辨证分型,分别服用左归丸、右归丸和大补元煎的汤剂。在冠心病稳定期,也可采用补肾法为主进行治疗,以六味地黄丸加减[20,21]。

　　(7) 益气养阴法:治疗证属气饮亏虚者。常用药如黄芪、麦冬、桑寄生、葛根、太子参、黄精、五味子、玄参、砂仁、炙甘草、杜仲、当归、桃仁等[22]。

　　(8) 通补两法:对于胸痹心痛的治疗,名老中医积累了不少宝贵经验。归纳起来,主要在于如何运用好通、补两法。① 冉雪峰治疗心痛,主张先通后补,常用利膈通络消瘕散结法,后期转好予以益血。② 蒲辅周治疗心痛重在活血顺气,反对破血攻气,推崇通补兼施。③ 岳美中治疗心痛主张用阳药及通药廓清阴邪,不可掺杂阴柔滋敛之品,因证选方。④ 赵锡武治疗心痛以补为通,以通为补,通补兼施,补而不助其阻塞,通而不损伤其正气,治疗多用宣痹通阳,心胃同治,扶阳抑阴,补气益血,活血利水为法。⑤ 郭士魁治疗心痛主通法,当补虚者,分别温阳或滋阴,务求温而不燥,滋而不腻。⑥ 任应秋治疗心痛以“益气扶阳,养血和营、宣痹涤饮,通窍宁神”来概括其治疗大法。⑦ 张伯臾认为急性心肌梗死应包括在“胸痹”、“真心痛”这两个病证之中,在治疗方面有三条经验:一是处理好补和通的关系,认为通法是治疗本病的基本法则;二是要注意防厥,提出从神、气息、汗、疼痛、四末及素髎的温度,舌苔、脉象等方面的细微变化,及时采取措施;三是要注意及时排便,但必须根据阴结、阳结的不同,采取不同的通便方法。⑧ 李斯炽治疗心痛的原则是:以扶正为主,强调整体治疗,组方原则是:“补阴顾阳,补阳护阴”,“补中兼通,通而勿耗”。⑨ 邓铁涛治疗心痛重视补肾除痰。

　　纵观《金匮要略》对胸痹的治疗,主要偏重在宣痹通阳而略于活血,故在具体证

65

治中应注意和化瘀药的配合。随着现代对活血化瘀法临床应用和研究的重视,《金匮要略》的治法似乎又有被忽视的倾向。实际上各种疗法在临床上都有一定的适应范围,不可偏废。

3. 相关现代研究　有关的实验研究也在不断深入,中医药治疗冠心病的机制可归纳为:

(1) 调节血浆 TXA2(血栓素)、PGI2(前列环素)水平:现代医学认为,PGI2 是强烈的血管扩张剂,TXA2 是强烈的血管收缩剂,在动脉粥样硬化、心肌缺血的发生发展中,PGI2 起保护作用、TXA2 起加重作用,两者的平衡状况在冠心病过程中有重要作用。化痰法与化瘀法均能调整 PGI2/TXA2 失衡。

(2) 抗脂质过氧化损伤:有人观察了补阳还五汤治疗气虚血瘀型心绞痛 52 例,发现其具有升高 SOD、降低 LPO、清除氧自由基、抗氧化能力,从而保护缺血缺氧心肌作用[23]。实验研究也发现,痰瘀同治方(全瓜蒌、石菖蒲、薤白、郁金)可明显降低实验性动脉硬化,高脂血症家兔血过氧化脂质代谢终产物 MDA 含量,说明本方抑制脂质过氧化反应、降低血 MDA 含量,因而对冠心病动脉粥样硬化的防治有积极作用[24]。

(3) 抗血栓、改善血液流变学:有人观察了补阳还五汤对 60 例不稳定心绞痛患者血小板功能的影响,用比浊法测定血小板聚集性,治疗 30 天,血小板聚集性明显降低[25]。通过实验研究发现,葛根素注射液能显著抑制实验性心肌缺血犬的血小板聚集性。降低实验性心肌缺血犬的血浆比黏度、全血低切比黏度,改善血液流变学,从而对缺血心肌有保护作用。有医家运用升补宗气法寿心康治疗老年冠心病心绞痛发现,寿心康能明显降低全血比高切、低切黏度、全血还原高切、低切黏度以及血浆比黏度、纤维蛋白原,与对照组有显著差异[27]。

(4) 降低血脂:用温胆汤加味行气祛痰(枳实、竹茹、陈皮、半夏、茯苓、甘草)治疗冠心病心绞痛 31 例。治疗后血清胆固醇及三酰甘油均有显著降低,治疗前后有显著性差异。[28]实验研究表明健心宝(丹参、山楂等多味中药的复方制剂)能降低高脂血症大鼠血清总胆固醇水平[29]。

(5) 保护内皮:冠心病患者存在广泛的内皮细胞功能改变,且与病情的严重程度成正相关。有医家选择多年生活在岭南地区的痰湿证血瘀证冠心病患者各 128 例、69 例,分别用化湿法和化瘀法治疗,两法均能降低内皮素水平[30]。

对于发掘防治冠心病的有效方药,积累的经验可概括为:① 从古代文献中找线索,利用古人的经验寻找治疗胸痹的有效方药。② 利用现代医学的进展、实验手段、科研方法对已经证实有效的方药进行深入研究,客观地评定中医药治疗冠心病的疗阐明作用原理,分离有效成分。③ 以有效成分为线索寻找新药。④ 对已知有效方药或成分根据其作用特点加以改造,或重新组方,或改造化学结构。(叶进)

【参考文献】

[1] 阚方旭.1991.论金匮胸痹.山东中医学院学报,(1):2

[2] 陈国权.1991.金匮阴弦之阴刍言.北京中医学院学报,(3):14

[3] 张笑平.1987.阳微阴弦新解.中医杂志,(11):68

[4] 韩学杰.2002.冠心病心绞痛痰瘀互结证的本质探讨.中国中医基础医学杂志,8(10):53

[5] 徐学勤,陈庆云.2002.试论痰瘀与冠心病的相关问题.中国中医基础医学杂志,8(10):55

[6] 曹雪明.2006.冠心病中医证型与血液流变学相关性探讨.中国中医急症,15(11):1242—1243

[7] 青淑云.2005.浅谈补肾祛痰法治疗冠心病.陕西中医,26(10):1065—1067

[8] 张建华,孙宗珍.2004.从宗气虚论治胸痹浅识.实用中医内科杂志,18(6):514

[9] 吴耀南,谢俊杰,许正锦.2003.路志正教授调理脾胃治胸痹的学术思想浅析.福建中医药,34(5):14—15

[10] 沈琳.2005.益气养阴法为主治疗胸痹体会.甘肃中医,18(12):12—13

[11] 田华等.1997.活血化瘀通络法治疗冠心病心绞痛60例.中医药学报,(1):19

[12] 宁保刚.2003.血府逐瘀汤治疗冠心病心绞痛130例.辽宁中医杂志,30(12):1009

[13] 王宏.1998.活瘀化痰法治疗冠心病心绞痛68例.河南中医药学刊,13(5):22—23

[14] 桂裕江等.2001.扶正活血化痰法治疗冠心病心绞痛32例.湖北中医杂志,23(12):24

[15] 郭晓燕.2003.益气活血法治疗冠心病心绞痛50例.中国中医急症,12(3):264

[16] 李秀云,吴玉贞.2001.益气活血法治疗老年冠心病52例.山东中医杂志,20(3):149

[17] 武志平.2002.益气化痰汤治疗冠心病心绞痛37例.陕西中医,23(8):679

[18] 马卫国.2000.脉心舒胶囊治疗冠心病气虚痰瘀闭阻证90例.河南中医药学刊,15(4):52—53

[19] 高彩霞,王中原.1996.路志正调理脾胃法治疗胸痹58例临床观察报告.河南中医,16(5):301—302

[20] 杨焕斌.2001.补肾法治疗冠心病心绞痛临床观察.中医药信息,18(5):41—42

[21] 黄超坚.1998.从肾论治冠心病稳定期60例——附对照组30例.辽宁中医杂志,25(8):352—353

[22] 高明.2004.益气养阴法治疗冠心病54例观察.吉林中医药,24(10):14

[23] 戴小华等.1996.补阳还五汤治疗气虚血瘀型心绞痛52例.中国中西医结合,16(10):609

[24] 韩学杰等.1999.痰瘀同治方治疗冠心病心绞痛的实验研究.中国中医急症,8(5):235

[25] 唐其柱等.1997.补阳还五汤对不稳定型心绞痛患者血小板功能和纤溶性的影响.中国中西医结合杂志,17(9):523

[26] 刘启功等.1998.葛根素抗心肌缺血及其机制的实验研究.临床心血管病杂志,14(5):292

[27] 张万义.1996.升补宗气法治疗老年冠心病心绞痛的研究.山东中医学院学报,20(6):375

[28] 王军昌.1996.温胆汤加味治疗冠心病31例临床分析.陕西中医学院学报,19(2):16

[29] 杨斌等.1998.健心宝防治冠心病的实验研究.广西医学,20(1):33

[30] 秦鉴等.1997.化湿和化瘀法治疗冠心病的临床观察.中国中西医结合杂志,17(9):519

17. 心痛

【经典概论】

心痛以病位、症状命名，是脘部和心前区疼痛的统称。《金匮要略》中所论心痛的主要病机为饮阻气逆，寒邪痼结。心痛轻证见心中痞满不适，心窝部牵引疼痛，治以通阳化气，用桂枝生姜枳实汤；心痛重证见心痛彻背，背痛彻心，治以峻逐阴邪，散寒止痛，用乌头赤石脂丸。另有附方九痛丸，治疗因积聚痰饮、结血、虫注、寒冷等引起的心痛。

心痛与胸痹的关系十分密切，《杂病广要·身体类》认为："胸痹、心痛，其病如二而一，均为膈间疼痛之称……心痛重者为真心痛。"

【发展源流】

1. 心痛既是病名，又是症状　①"心痛"之名最早见于马王堆汉墓出土的《足臂十一脉灸经》："足少阴脉……其病：病足热……心痛，烦心。"②心痛的有关记载始见于《内经》。如《灵枢·五邪》篇曰："邪在心，则病心痛。"《素问·缪刺论》又有"卒心痛"、"厥心痛"之称，以病名言。《灵枢·厥病篇》把心痛严重，并迅速死亡的称"真心痛"，谓："真心痛，手足青至节，心痛甚，旦发夕死，夕发旦死。"《素问·五常政大论》："心痛胃脘痛，厥逆膈不通"。可见"心痛"又是症状。对于本证的临床表现与病因，《内经》也有较为明确的记载，如《素问·举痛论》指出："寒气入经而稽迟，泣而不行。客于脉外则血少，客于脉中则气不通，故卒然而痛"；《素问·厥论》云："手心主少阴厥逆，心痛引喉，身热，死不可治"；《灵枢·厥病》将心痛为主但兼症不同者，通过审证求因而分归五脏，详细提出了肝心痛、脾心痛、胃心痛、肺心痛、肾心痛五种厥心痛，而其中如"心痛间，动作痛益甚"、"色苍苍如死状，终日不得太息"、"痛如以锥针刺心"等描述。就病因而言，本证与寒凝、气滞、血瘀有关。《素问·刺热论》又有"心热病者，先不乐，数日乃热，热争则卒心痛"之说，提示本证与热邪也有关。在治疗方面，《内经》提出了针刺治疗的穴位和方法，虽未列出方药，但《灵枢·五味论》篇"心病者，宜食薤"的记载为后世创立的方药奠定了基础。

2. 《金匮要略》并论心痛胸痹　张仲景在《金匮要略》中将心痛与胸痹同篇论述，其所论心痛亦属于"阳微阴弦"病机所致的心胸疼痛。用栝蒌薤白半夏汤通阳泄浊,治疗胸痹,不得卧,心痛彻背者;用乌头赤石脂丸温中散寒止痛,治疗心痛彻背,背痛彻心者。该篇后附有"九痛丸"治疗"九种心痛",引出歧义不少。

3. 隋唐论心痛有虚实,治疗有新法 ① 隋代巢元方在其《诸病源候论》认为"心病"可有心痛证候,心痛中又有虚实两大类,治法当异;并指出临床上有"九心痛"证候,伤于正经者病重难治。《诸病源候论·久心痛候》称:"其久心痛者,是心之支别络,为风邪冷热所乘痛也,故成疹,不死,发作有时,经久不瘥也。" ② 唐代孙思邈在《备急千金要方》中总结了许多治疗心痛的有效经验,如"心痛暴绞急欲绝,灸神府百壮……","心痛如锥刀刺气结,灸膈俞七壮",提出治疗心痛用当归汤,药用当归、桃仁、芍药等,体现了养血活血的思想。《备急千金要方·心腹痛》中还提出外敷法治疗心痛,为后世所创的心痛贴膏治疗开辟了先河。如熨背散"治胸背疼痛而闷",将药捣筛为散,"微火炙令暖,以熨背上"。

4. 宋金元时期,对心痛的认识不断加深 ① 宋代陈无择《三因极一病证方论》明确提出心痛的病因为外感六淫、七情、饮食不节、劳役所伤。② 南宋严用和《济生方》也认为心痛"皆因外感六淫,内泊七情,或饮啖生冷果实之类,使邪气搏于正气,邪正交击,气闭塞,郁于中焦,遂成心痛",赞同《三因极一病证方论》的说法。③《仁斋直指方》首次总结气、血、痰、水是导致心痛的致病因素。已经认识到酒食所伤是心痛的诱因。④《儒门事亲·酒食所伤》有关"夫膏粱之人酒食所伤,胸闷痞膈,酢心"之记载。⑤ 治疗经验也更为丰富,如宋代王怀隐《太平圣惠方》在"治卒心痛诸方"、"治久心痛诸方"、"治心痛彻背诸方"等篇中,收集本病的方剂甚丰,其方多具有温通理气,活血通窍的显著特点,并将本病的病因病机归纳为脏腑虚弱,风邪冷热之气所客,正气不足,邪气甚盛。⑥《太平惠民和剂局方》之苏合香丸主治卒心痛等病证,至今为临床之常用,颇有效果。⑦ 金代刘完素《素问病机气宜保命集·心痛论》提出:"诸心痛者,皆少阴厥气上冲也。"进一步强调了心肾在该病中的主导作用,根据临床不同,将本证分为"热厥心痛"、"大实心中痛"、"寒厥心痛"三种不同类型,并分别运用"汗"、"散"、"利"、"温"等法及有关方药治疗,对本证的辨证论治具有一定的指导意义。⑧ 宋金元时期,治疗心痛常用活血祛瘀药,如《太平圣惠方》治疗胸痹心背痛、卒心痛的方剂中选用丹参、川芎、当归、莪术等;《太平惠民和剂局方》治心痛应用破血逐瘀的三棱、莪术、没药、血竭等;《圣济总录》治疗厥心痛的高良姜散,亦合以活血化瘀的三棱、当归、桃仁、丹参等;《儒门事亲·心痛》以失笑散治急心痛。⑨ 芳香温通也是常用之法,如《太平圣惠方》中治卒心痛方,多选高良姜、附子、桂心、乌头等辛温药物与麝香、木香等芳香药物;《圣济总录》以乌头丸、吴茱萸汤等治疗卒心痛,以桂心丸、沉香丸、丁香汤治疗久心痛。《太平惠民和剂局方·治一切气》中的苏合香丸,由青木香、香附、檀木香、安息香、沉香、丁香、苏合香油等一派辛香温通之品组成。元代《御药院方》治疗心胸疼痛也多用芳香温通的方剂,如降气汤、沉香丸、通气汤、调气沉香汤等等。元代危亦林独具慧眼,将《太平惠民和剂局方·治一切气》中所载的苏合香丸,从气门中移至《世医得效方·心痛》门"治卒暴心痛",对扩大后世对苏合香丸治疗心痛作用的认识有重要贡献。⑩ 此外,也已涉及痰瘀同治之法,如《圣济总录》治心痛,当归散方中以当归、赤芍活血,桔梗、槟榔化痰积。《太平圣惠方》治"卒心痛,气闷欲绝,面色青,四肢逆冷,吴茱萸丸方"中,以干漆、当归活血,槟榔、白术、桔梗化痰积。

5. **明代开始分论心痛与胃脘痛** 明代以前的医家多将心痛与胃脘痛混为一谈,"心痛"究竟指心胸痛还是胃痛,或者二者兼之,众说纷纭,各执己见。如宋代陈无择云:"夫心痛者,在《方论》则曰九痛,《内经》则曰举痛,一曰卒痛,种种不同,以其痛在中脘,故总而言之曰心痛,其实非心痛也。"朱丹溪也否认存在心脏受邪日久不愈的心胸痛,而指为胃脘痛,其《金匮钩玄》云:"心痛即胃脘痛"。

到了明代许多医家认为,心为君主不能受邪,心若受邪则为"真心痛",不可治;对于反复发作的"久心痛"则认为是腹内其他脏腑病证。① 明代徐春甫认为心痛实为脾痛,其《古今医统大全》云:"大抵人病胸膈心腹疼痛……脾受之而作心痛,此脾痛也,非心也。"② 张景岳《景岳全书》云:"凡病心腹痛者,有上中下三焦之别。上焦者痛在膈上,此即胃脘痛也,《内经》曰胃脘当心而痛者即此。时人以此为心痛,不知心不可痛也,若病真心痛者,必手足冷至节,爪甲青,且发夕死,夕发旦死,不可治也。"③ 虞抟《医学正传》亦云:"胃脘痛俗呼为心痛"。与此同时,自明代始,另有一些医家认为心痛、胃痛应有明确区分。④ 明代王肯堂《证治准绳》云:"心与胃各一脏,其病形不同,因胃脘痛处在心下,故有当心而痛之名,岂胃脘痛即心痛者哉。历代方论将二者混叙于一门,误自此始。"⑤ 孙志宏《简明医彀》中明确将心痛与胃脘痛分列两节来论述。⑥ 明代戴元礼《秘传证治要诀及类方》云:"心痛则在歧骨陷处,本非心痛,乃心支别络痛耳。"⑦ 李用粹《证治汇补》谓:"心痛在歧骨陷处,胸痛则横满胸间,胃脘痛在心之下。"⑧ 何梦瑶《医碥》云:"心包络痛,在胸下骱骭骨处,稍下即为胃脘痛,胃上脘名贲门,在脐下五寸,去骱骭骨三寸",说明心痛与胃脘痛在部位上有着明确区别。⑨ 徐灵胎评《临证指南医案》云:"心痛、胃脘痛确是二病,然心痛绝少,而胃痛极多,亦有因胃痛及心痛者,故此二症,古人不分两项,医者细心求之,自能辨其轻重也。"

总之,古代文献中提及的心痛,在含义上有广义和狭义之不同。广义心痛,范围甚广,泛指心胸和上腹部的一切疼痛,可涉及心绞痛、胃脘痛等许多疾病。狭义心痛,则专指心系疼痛病证。虽明清时期有医家指出心痛、胃痛二者当分,但也仍有一些医家固守己见,将二者混为一谈,参阅古籍时当细辨之。

6. **明代医家对心痛的病因病机研究深入** ① 明代医家认为心痛的病因病机与情志相关,如《景岳全书》言:"凡情志之属,唯心所统。"《证治准绳·心痛胃脘痛》亦曰:"心统性情,始由怵惕思虑则伤神。神伤脏乃应而心虚矣,心虚则邪干之,故手心主包络受其邪而痛也。"李中梓《医宗必读·心腹痛》曰:"其络与腑之受邪,皆因怵惕思虑,伤神涸血,是以受如持虚。"是为情志所伤。② 明代医家也比较重视气血虚弱导致心痛的病因,治疗上重视补益。如李用粹《证治汇补·心痛》指出,有病久气血虚损及素作劳赢弱之人患心痛者,皆虚痛也,有服大补之剂而愈者,不可不知。如"惟劳作之人,胸痛引背,食少倦怠,遇劳频发,此为脾肺俱虚,宜陪补元气……"孙一奎《赤水玄珠》云:"……皆虚痛也。当以补养气血,此根本之治。不可全恃攻克,以致虚虚之祸。予尝治于病坏之后,以补药收功者多。"以自己临床实践的切身体会说明运用补药治疗虚痛患者的重要作用。孙文胤《丹台玉案》创补心汤以治疗"心气虚耗,不能藏血以养心,故心疼四肢厥冷",方用当归、芍药、生地、延胡索、乌药、丹皮、远志、茯神、龙眼肉。李中梓《医宗必读·心腹痛》曰:"加味归脾汤,治心虚、悸动而痛"。③ 还有不少治疗热性心痛的方剂,如周之干《慎斋遗书·胸痛》:"火痛如刀割,手不可按,四物汤加沉香、栀子。热气乘心作痛,石菖蒲一两,前胡、赤茯苓各五钱,蜜一盏,生地汁一盏,丸如弹子大。每服一丸,食后,紫苏汤下。"该书又云:"心痛有属心火者,茯苓补心汤发之。"《证治准绳·杂病·胃脘心痛》云:"卒急心痛,若脉洪大而数,其人火热盛者,用前黄连龙胆草单方饮之。"

　　7. 清代医家提到心痛从肝胆治疗　　① 江笔花《奉时旨要》曰:"胆经受病,亦令胸痛,小柴胡汤加枳壳;不应,本方对小陷胸一服神效。"② 汪必昌《医阶辨证·心痛心包络痛胃痛脾痛胸痛膈痛辨》曰:"胸痛,心之腧,胆之络脉,引痛背胁"。认为心、胆经交互联系,病理上相互影响。心为君火,肝胆为相火,景岳云:"相火炽则君火亦炎",临床上由胆囊炎、胆石症引起或诱发心绞痛,西医称之为胆心综合征。③ 傅山《傅青主男科·心腹痛门·久病心痛》言:"皆责之于肝也。肝属木,心属火,木衰不能生火,则包络寒,补肝而邪自退。若包络之热由于肝经之热,泻肝而火自消也"。认为补肝则生火去寒,泻肝则心火自消,主张心痛从肝论治。清代外治法治疗心痛有新的发展,如王瓜霜点眼角、雄黄等药物点眼法、白芥子等外敷法等。

(叶进)

18. 腹满

【经典概论】

　　腹满指腹中胀满,结合《金匮要略·腹满寒疝宿食病脉证治第十》中原文和方证,又多与疼痛同时并见,故腹满是以腹部胀满为主,常伴有腹部疼痛的一种病证。

腹满又可出现于其他多种不同的病变过程中,病机也比较复杂。《素问·太阴阳明论》:中有"阳道实,阴道虚"之说,《伤寒论》中腹满多见于阳明病和太阴病,故可以用"实则阳明,虚则太阴"对腹满的病机加以概括。即属于实热证的,责之于腑,多以阳明胃肠为主,或涉及少阳之胆,或兼及太阳之表;属于虚寒证的,责之于脏,多以太阴脾为主,兼及厥阴之肝或少阴之肾。

《金匮要略》中关于腹满的辨证,属于实热的,胀满多持续不减,按之疼痛,舌红苔黄,脉多沉实,多为阳明实热,燥屎积于肠道所致。属于虚寒的,胀满时轻时重,按之不痛,舌淡苔白,脉象微弦,多为太阴虚寒,脾失温运所致。在治法上,属于实热内结的宜攻下,属于阳虚内寒的宜温补。亦有阳气不运,积滞内停所致的腹满,治疗则当温下寒实。故对于腹满病证,既要仔细诊察腹部的症状,又要整体把握全身的证候,才能正确判断病情,得出有效的治疗方案。

实热性的腹满,由于病机和病位之不同,而有厚朴七物汤、大柴胡汤、厚朴三物汤、大承气汤等方治。其中泄热攻下的大承气汤,是治疗实热腹满的代表方,其证见满痛在于腹中,由燥屎结滞于肠道所致。以此为基础而临证变化,如厚朴三物汤行气除满,其证以实热内积,气机壅滞为甚;厚朴七物汤表里双解,证属表邪未解而病入阳明,积滞壅阻肠道;大柴胡汤和表攻里,证属病在里而连及少阳,满痛偏于心下与两胁。以上所述的实热腹满,尽管邪气盛而证情剧,但正气尚未衰落,故治疗较易,预后一般良好。

对于虚寒性腹满胀痛者,篇中有附子粳米汤、大建中汤之设。如脾胃虚寒而水湿内停,以雷鸣切痛为主的腹满,用附子粳米汤化湿降逆,散寒止痛。如脾胃阳微,中焦寒盛,出现攻冲腹痛,上下痛不可触近的,用大建中汤温中补虚,散寒止痛。篇中大黄附子汤温下寒实,其证属邪实正虚,由阳气不运,积滞内停所致。

【发展源流】

1.《内经》中的腹满痛 关于腹部胀满疼痛,首载于《内经》。其论述多从寒热邪气客于肠胃立论。《素问·举痛论》谓:"寒气客于肠胃之间,膜原之下,血不得散,小络急引故痛";"热气留于小肠,肠中痛,瘅热焦渴,则坚干不得出,故痛而闭不通矣。"《素问·气交变大论》还分别对雨湿、风气、燥气所致腹痛的症状作了描述。《灵枢·邪气脏腑病形》及《师传》《胀论》《经脉》等篇对感寒泄泻、肠鸣飧泄、胃热肠寒、热病挟脐急痛等腹痛亦有所论述。

2. 隋唐宋时期对腹满痛的认识及其治疗 ①《诸病源候论》对病因的认识:仲景之后,隋代巢元方《诸病源候论》将腹痛专立单独病候,并对腹痛分为急腹痛与久腹痛。《诸病源候论·腹痛诸候》谓:"腹急痛,此里之有病","由腑藏虚,寒冷之气客于肠胃膜原之间,结聚不散,正气与邪气交争,相击故痛"。"久腹痛者,藏腑虚而有寒,客于腹内,连滞不歇,发作有时,发则肠鸣而腹绞痛,谓之寒中。是冷搏于阴经,令阳气不足,阴气有余也。寒中久痛不瘥,冷入于大肠,则变下利。"对病因、证候描述较之前人为详。②《备急千金要方》丰富了治法:唐代孙思邈治腹满痛运用了包括温中、化瘀、理气止痛等治法。此外还包括若干熨法和刺灸法,治疗手段日趋丰富。③ 杨士瀛提出鉴别诊断:宋代杨士瀛《仁斋直指方》对腹痛分寒热、死血、食积、痰饮、虫积等,并对不同腹痛提出鉴别,如谓:"气血、痰水、食积、风冷诸症之痛,每每停聚而不散,惟虫痛则乍作乍止,来去无定,又有呕吐清沫之可验。"对临床辨证颇有助益。

3. 金元时期医家的新见解　① 李东垣将腹痛按三阴经及杂病进行辨证论治。如谓腹痛有部分,中脘痛太阴也,理中汤、加味小建中汤、草豆蔻丸之类主之;脐腹痛,少阴也,四逆汤、姜附汤或五积散加吴茱萸主之;少腹痛,厥阴也,当归四逆汤加吴茱萸主之;杂证腹痛以四物苦楝汤或芍药甘草汤等为主方,并依据不同脉象进行加减。② 元代朱丹溪《丹溪心法》对腹痛以寒、积热、死血、食积、痰湿划分,尤对气、血、痰湿作痛提出相应的用药,强调对老人、胖人应根据不同体质施治,并提出初痛宜攻,久痛宜升消的治则。

4. 明代医家对腹满痛的证治的补充　①《古今医鉴》在治法上提出"是寒则温之,是热则清之,是痰则化之,是血则散之,是气则顺之,是虫则杀之,临证不可惑也。"②《医学正传》亦提出:"浊气在上者涌之,清气在下者提之,寒者温之,热者清之,虚者培之,实者泻之,结者散之,留者行之,此治法之大要也"等原则。张景岳对腹痛虚实辨证尤为精详,认为暴痛多由食滞、寒滞、气滞;渐痛多由虫、火、痰、血。明确提出"多滞多逆者,方是实证,如无滞运则不得以实论也。"并从喜按与否、痛徐而缓、痛剧而坚以及脉象和痛的部位等方面辨证。可以看出这一时期对腹痛的病因、病机及治疗,均有了进一步的深化和提高。

5. 清代腹痛证治有了进一步发展　① 张璐的《张氏医通》对腹痛证候方药进行详述。其谓:感暑而痛,或泻利并作,用十味香薷饮;腹中常热作痛,此为积热,用调胃承气汤;七情内结心腹绞痛选用七气汤;酒积作痛曲丸等皆逐一叙述,并载有大寒腹痛、瘀血留结腹痛等验案,其理、法、方、药均可体现。② 叶天士的《临证指南医案》强调腹痛辨证须知其无形及有形之为患,而主治之机宜已先得其要矣。所谓无形之患者,如寒凝、火郁、气阻、营虚及夏秋暑湿痧秽之类,所谓有形为患者,如蓄血、食滞、癥瘕、蛔蛲内疝及平素嗜好成积之类。对其治法强调以"通"为主,如用吴茱萸汤、四逆汤为通阳泄浊法;左金丸及金铃子散为清火泄郁法;四七汤及五磨饮为开通气分法;穿山甲、桃仁、归须、韭根及下瘀血汤为宣通营络法,芍药甘草汤加减及甘麦大枣汤为缓而和法;肉苁蓉、柏子仁、肉桂、当归之剂及复脉加减为柔而通法。至于食滞消之,蛔扰安之,癥瘕理之,内疝平之,痧秽芳香解之,均理法方药具备,形成了较为完整的理论。③《医林改错》、《血证论》对瘀血腹痛的治则方剂,更有新的创见。如王清任少腹逐瘀汤即为治疗瘀血腹痛的名方。

【研究探讨】

腹部的胀满疼痛,作为一个症状,可见于许多疾病的病程中。从现代医学的观点看,《金匮要略·腹满寒疝宿食病脉证治第十》中所述情形多为急性发作者,与临床上的急腹症相似。具体病证如急性肠梗阻、急性胰腺炎、急性胆囊炎、胆石症、急性胃肠炎等,临床上用篇中所出的方剂加减治疗,有相当疗效。关于急腹症的中医中药非手术治疗,在20世纪的70~80年代临床上曾经有过相当的积累,遵循"六腑以通为顺"的原则,以《金匮要略》中治疗实热性腹满的大承气汤和大柴胡汤为基础变化加减,衍生出不少新的方剂,临证有一定的疗效,也积累了大量的临床和实验资料,证明了张仲景方治具有极大的临床价值。

1. **腹满痛治法在急性胰腺炎上的应用**　① 赵氏[1]以大柴胡汤配合针刺治疗急性胰腺炎23例,治疗后恶心、呕吐、腹痛等均在1~5日内消失,血象及淀粉酶恢复正常,体温一般在1~6日内降至正常。② 北京大学医学部附属第一医院中医科[2]以大柴胡汤为基本方(柴胡、赤芍、枳壳、蒲公英各15 g,黄芩12 g,半夏、厚朴各10 g,生大黄、甘草各6 g)治疗56例,全部治愈(部分患者曾输液,应用抗生素及阿托品等西药)。③ 顾氏[3]以生大黄9~15 g,元明粉15~30 g冲服,治疗急性胰腺炎100例,均获成功,特别在发病早期,采用本疗法治疗,可不禁食,不补液,不用腺体抑制剂而获良效。④ 吴氏[4]以通腑与化瘀相结合,治疗急性胰腺炎,基本处方为延胡索、赤芍、大黄、丹皮各15 g,柴胡10 g,姜黄25 g,并随症加减,共治273例,除1例无效外,全部治愈。腹部压痛消失时间为1~10天,血白细胞及血、尿淀粉酶恢复时间为1~9天。

2. **中药注射液的运用**　上海中医药大学附属曙光医院急诊室[5]对腹痛自制"胜丁注射液"进行治疗。胜丁注射液为丹参,每毫升含生药2 g,每支2 mL。主治胸腹部疾病之各种疼痛。用法,每次2 mL,上腹痛为主者,穴位注射单侧内关穴;下腹痛为主者,穴位注射单侧足三里穴。或4~8 mL加入葡萄糖注射液或生理盐水250 mL中,静脉滴注。"301"注射液,由徐长卿制成,每毫升含生药2 g,每支2 mL,肌注或选择穴位注射,取穴同上,有芳香利气止痛的作用,对胃肠道痉挛性痛有效。

3. **腹满痛的辨证用药**　中国中医科学院中药研究所[6]对腹痛用药,作了如下归类:① 气滞腹痛:柴胡、麸炒枳实、白芍、木香、槟榔、醋青皮、陈皮、醋香附、川楝子、醋延胡索、郁金、姜厚朴、白豆蔻、砂仁、青木香、乌药、檀香、甘松。代表方四逆散、木香槟榔丸。② 血瘀腹痛:酒当归、川芎、赤芍、生蒲黄、醋五灵脂、醋乳香、醋没药、炒桃仁、酒红花、丹参、三七、醋三棱、醋莪术、醋香附、没药、益母草、酒大黄、地鳖虫(䗪虫)。代表方:少腹逐瘀汤。③ 食滞腹痛:焦神曲、焦山楂、焦麦芽、炒鸡内金、炒莱菔子、茯苓、清半夏、陈皮、麸枳实、厚朴。代表方保和丸。总之,对于

腹痛的治疗中医中药的保守疗法有其一定的优越性。　　　　　　　　　（张再良）

【参考文献】

　　[1]　赵荣荣.1976.复方大柴胡汤治疗急性胰腺炎的体会.赤脚医生杂志,(11)：24

　　[2]　北医第一附属医院.1980.中西医结合治疗急性胰腺炎 56 例临床分析.北京医学院学报,(3)：187

　　[3]　顾选文.1981.祖国医学中的胰腺及临床初探.中医杂志,(8)：9

　　[4]　吴东胜.1980.化瘀通腑法治疗急性胰腺炎 273 例临床分析.中医杂志,(6)：26

　　[5]　上海中医学院曙光医院.1975.中医中药内科急症处理常规.医学情况内部交流,12

　　[6]　中医研究院中药研究所.1975.临床常用中草药参考资料(内部资料),78

19. 寒疝

【经典概论】

　　《金匮要略》中的"寒疝",是指阴寒性的腹中疼痛证。这种腹痛乃寒气攻冲所致,临床特征为腹中疼痛剧烈,同时伴有恶寒、肢冷,或出冷汗等症状,治疗上当以温阳散寒止痛为主。

　　寒疝作为一个疾病是与腹满、宿食病合篇论述的,按照寒疝的特征,凡是属于寒邪攻冲所导致的腹中疼痛,均可纳入寒疝范畴。通过这些条文,大体可以看出张仲景对寒疝的认识,篇中对寒疝的病因病机、临床表现、治疗以及误治都有所论述。

　　寒疝的病因病机,可以从原文第一条所讲"趺阳脉微弦……不满者必便难,两胁疼痛,此虚寒从下上也。"看出端倪,即寒疝的病机是脾胃虚寒,肝气上逆。

　　寒疝的临床表现为：绕脐疼痛,发作时疼痛剧烈,冷汗出,手足厥冷,脉沉紧;或腹中痛,逆冷,手足不仁,身疼痛;或腹痛绵绵,喜温喜按。寒疝属寒者,兼恶寒,不欲饮;属虚者,兼胁痛里急,痛势绵绵,及血虚寒证。

　　《金匮要略》中明确提出寒疝的证治条文有三条,即大乌头煎证、乌头桂枝汤证和当归生姜羊肉汤证,但根据寒疝是阴寒性腹中疼痛这一特点,也有人认为大黄附子汤证、大建中汤证与赤丸证也应当属于寒疝的范畴。

　　对于属沉寒痼结于里,证见绕脐剧痛,冷汗出,手足厥冷,治用大乌头煎,用一味乌头来驱除沉寒痼冷,祛寒助阳止痛。寒疝见身痛表证,证属表里俱寒,治以乌头桂枝汤表里同治。寒疝血虚兼寒,腹痛不剧,喜温喜按,治用当归生姜羊肉汤补虚养血,散寒止痛。

【发展源流】

根据临床表现,疝在中医学中的含义主要有三:a. 泛指体腔内容物向外突出的病证。多伴有气痛症状,故有疝气、小肠气、小肠气痛等病名。如突出于腹壁、腹股沟,或从腹腔下入阴囊的肠段;b. 指生殖器、睾丸、阴囊部位病证。如男女外生殖器溃肿流脓,溺窍流出败精浊物,睾丸或阴囊肿大疼痛等病症,或可兼有腹部症状。c. 指腹部的剧烈疼痛,兼有二便不通的病证。

1. 对疝的解释 关于"疝",《说文》有:"疝,腹痛也。"《释名》则称"心痛曰疝。"颜师古注《汉书·艺文志·五脏六腑疝十六病方》曰:"疝,心腹气痛。"《内经》中虽无寒疝之病名,但《素问·长刺节论》所云:"病在少腹,腹痛不得大小便,病名曰疝,得之寒。"可视为本病之滥觞,其中,既有主证的描述,又指出了主要的病因。王冰注《素问·大奇论》亦云:"疝者,寒气结聚之所谓也。"《诸病源候论》中的有关论述更为详细,如:"此由阴气积于内,寒气搏结而不散,脏腑虚弱,故风邪冷气,与正气相击,则腹痛里急,故云寒疝腹痛也。"

2.《金匮要略》所载之寒疝 在《金匮要略》中,寒疝是以腹中拘急疼痛为主症的疾病,因由寒邪凝滞而作,故名。结合该篇所述的内容可以认为,寒疝是一种阴寒性的腹中疼痛病证,乃寒气攻冲所致,临床上常疼痛剧烈,同时伴有恶寒、肢冷,或出冷汗等症,治疗以温阳散寒止痛为主。

【研究探讨】

根据《金匮要略》的论述,寒疝当属于阴寒性的腹中疼痛,尽管现在"寒疝"之病名已基本不用,但对于一些疼痛较剧的寒性腹痛,仍可综《金匮要略》治疗寒疝的方法辨证施治,往往取得不错的临床效果。

1. 内服乌头桂枝汤治疗寒疝 ① 刘氏[1]曾记载有一过敏性结肠炎患者,因突然出现腹部阵发性剧痛而住院治疗,因西药治疗效果不显而求治中医,最终辨证为阳气虚弱,阴寒内结。治以通阳以破其沉寒,抑火以消阳翳,用乌头桂枝汤加味治疗,取得满意疗效。② 张氏[2]曾治疗两例,均以腹部疼痛为主要表现,其一患者脐周腹部疼痛半月余,时缓时剧,西医检查未见明显器质性病变,张氏以乌头桂枝汤治疗,因患者无表证,故方中白芍剂量大于桂枝,且以干姜易生姜,使之温中通阳而不辛散走表;另一患者以脐腹部阵发性剧痛、攻撑,伴头昏,出冷汗,大便不畅,X光及脑电图检查未发现异常。因患者系一青年妇女,且有剖腹产史,故再加当归养血活血。并认为张仲景所名之寒疝,非俗称之"疝气",而是反复发作的阴寒性腹痛。

验之于临证实践,凡这一类的腹痛,从寒疝论治均能收到较好的效果。

2. 外治法在寒疝治疗中的运用 除将张仲景运用药物治疗寒疝的思想用于临床以外,后世也有许多采用外治法治疗寒疝的报道① 万氏[3]有用"三角灸"的方法治疗寒疝。② 日本[4]则有"暖脐术"配合大建中汤合桂枝加芍药治疗腹满寒疝的方法。这些都是后世对仲景内服法治疗寒疝的有效补充。 (宋红普)

【参考文献】

[1] 刘兴志.1994.寒疝.中国乡村医学杂志,(10):23—24

[2] 张筱文.1994.寒疝腹痛治验.江苏中医,15(3):18

[3] 万大凤.1995."三角灸"治寒疝.针灸临床杂志,11:73—74

[4] 穴吹浩.1992.暖脐术治疗腹满寒疝.汉方的临床,39(6):52—54

20. 宿食

【经典概论】

"宿食"又称"宿滞"、"食积"或"伤食",是指由于脾胃运化失常,或脾胃有寒,食物经宿不消而停积胃肠所导致的疾病。

在《金匮要略》中,涉及"宿食"的一共有两篇。在《脏腑经络先后病脉证第一》中有"(馨)饪之邪,从口入者,宿食也"的论述,指出了膏粱厚味,易损伤脾胃,形成宿食。提出了饮食从口而入,损伤脾胃是形成宿食的原因。在《腹满寒疝宿食病脉证治第十》中,将宿食作为独立的一个疾病加以论述。

关于宿食的脉象,原文指出宿食的脉象以紧为主。根据宿食停积的部位与宿食停积的新久不同,原文中提出了"数而滑"、"紧如转索无常"和"寸口脉浮而大,尺中微涩"等不同的脉象。如宿食新停,由于壅滞未甚,病情较浅,脉象多表现为数而滑;如宿食不化,停积于上脘,导致气机失调其脉象常表现为"脉紧如转索无常";而如宿食内结,积滞日久,胃肠气滞不通,气壅于上,可出现寸口脉浮大,且积滞日久,寸脉重按可见涩脉,尺脉重按亦可见到沉涩有力的脉象。

宿食的临床表现也会因其停留部位的不同而有所不同,停留在上脘,正气有驱邪外出之势,常表现为以胸闷犯恶欲吐为主的症状;如宿食停积于下,伤及脾胃,肠胃运化失司,可以出现下利且不欲食的表现。

关于宿食的治疗,原文提出了根据宿食停留部位与停留新久而加以辨别的方法。如宿食初起,多见脘痞胸闷,嗳腐吞酸,或恶寒发热,此时尚在胃,不可下;如有泛恶欲吐之势,是宿食在上脘,可用吐法以排除宿食,方用瓜蒂散。如宿食在肠,且又化燥成实,除下利不欲食以外,还应该有腹部胀满,疼痛拒按,嗳腐吞酸或泻下如败卵等症,可用攻下之法加以治疗,方用大承气汤。

宿食停聚于中,《金匮要略》书中没有提及,我们可参考后世医家的认识而加以补充。如宿食停留,无欲吐之势,可用消导的方法加以治疗,如保和丸或者枳实导滞丸来加以治疗。

【发展源流】

1.《内经》中关于宿食的论述 ①《内经》中虽无宿食之病名,但在《素问·脉要精微论》与《素问·至真要大论》中均有食痹之说。《素问·脉要精微论》篇首先提出了"食痹"之名,杨上善注释曰:"胃虚不消水谷,故食积中,为痹为痛"。高士宗谓:"中焦不能腐化,故当痛食痹";《素问·至真要大论》:"食痹而吐",王冰注:"食痹,谓食已心下痛阴阴然,不可名也,不可忍也,吐出乃止。此为胃气逆而不下流也。"②《灵枢·五色》有宿食脉象的描述"气口脉盛坚者,伤于食。"可见,"食痹"是和饮食停积有关的一种病证。

2.《诸病源候论》对宿食有较为具体的论述 "宿食不消,由脏气虚弱,寒气在于脾胃之间,故使谷不化也。宿谷未消,新谷又入,脾气既弱,故不能磨之,则经宿而不消也。令人腹胀气急,噫气醋臭,时复憎寒壮热是也,或头痛如疟之状。"

3. 对宿食的治疗 《金匮要略》中对宿食的治疗强调因势利导,病在上者吐之,病在下者泻之,为本病的治疗奠定了大法,对后世影响颇大。

【研究探讨】

中医对于宿食的治疗目前多采用消导的方法,只有急症才考虑用下法,如中西医结合治疗由于暴饮暴食引起的急性胃扩张,轻证常以中药为主,重证患者可待肠鸣音恢复后,用大承气汤进行治疗。

1. "宿食"的病因病机与临床表现 关于"宿食",后世研究较多的是小儿食积。由于小儿素体脾虚不足,脾胃运化之力薄弱,乳食不知自节,饥饱不知自调,若喂养不当,贪食过量,过食肥甘生冷或脾虚不运无力磨消乳食,都可形成积食不消、停聚中焦、滞而不化,影响气机升降而成积滞。其临床表现早期为乳食停滞症状。有乳食不节或伤食史,不思饮食,食而不化,呕吐酸腐,大便不调或吐泻,肛腹胀满,腹痛、拒按,喜俯卧睡眠,大便臭秽或有不消化食物,小便黄,舌质红,黄腻苔,指纹紫滞,脉弦滑。如食积不消,郁而化热,则有积滞郁热症状,如烦躁、睡眠不宁、手足心热、大便干燥、口臭等症状。积滞内停,郁而化热,肝失调达,常令小儿烦躁、叫扰难以言状而睡卧不安。积滞内生湿热,外蕴肌肤,可生疱疹瘙痒,下注大肠可有下利赤白。食滞痰热蒙蔽心包,引动肝风,可发为惊风。积热日久,脾胃虚损,可发为疳症。因脾的生理功能减弱,将会形成水肿、出血性疾病、慢惊风等。脾虚久则累及其他脏腑,常使病情复杂而难治。

2. 对宿食的治疗 ① 食积的治疗,应根据患儿食积的久暂,体质强弱,正气损伤程度,兼夹郁热之多少以及气血津液耗伤程度,酌情用消食导滞法。早期症状轻,不需服药,只要节制饮食,病情可以自愈。积滞重症,实证则要药物调理消导,兼郁热者宜消导清热,体质好者还可考虑短期攻下法。脾虚积滞,宜消补兼施,消导一定要适中。食积脾损累及它脏者,重在健脾,消滞为副,或根据症状孰轻孰重而有所侧重[1]。如有人认为,小儿食积临床上常表现为伤食积滞、食积盗汗、食积咳嗽以及食积癫痫,治疗时相应地采用消食导滞,消导化积兼清热、消食导滞泄热化痰湿以及消食导滞兼以化痰镇惊健脾和中的方法[2]。② 针刺治疗,可根据虚实辨证选穴,实证治宜消积健脾,主穴:四缝,用三棱针放血,通常治疗6~10 次。配穴:足三里、中脘、天枢、合谷。除严重病例外,一般选用 2 个配穴即可。针刺用散法。虚证宜健脾,助消化。主穴:足三里、中脘。配穴:三阴交、脾俞。针刺用补法。如果小儿身体尚壮,也可针刺中脘。但通常中脘用间接灸。一般需要治疗 10 次,异常虚弱的患儿可能需要治疗 20 次或更多[3]。③ 对于小儿食积还有采用外敷治疗的方法,如方氏采用"化积散"外敷神阙,药用藿香、吴茱萸、山药、车前子、丹参、胡黄连、槟榔各 10 g,木香、丁香、三棱、莪术各 5 g,将药物粉碎后过 100 目筛,混合均匀,用时取药物适量,用 20% 氮酮、蜂蜜少量调成糊状,敷神阙穴,外用伤湿膏固定,或做成三角形饼,覆盖神阙、天枢、气海穴上,外用纱布、绷带固定,每次敷 24 小时。有效率为 100%[4]。④ 小儿食积,由于其为"稚阴稚阳"之体,在临床治疗上通常用比较平和的消食化积之法,而由于张仲景所述之攻下法容易损伤正气,产生变证,故临床很少使用。如果成人因各种原因导致宿食停积,符合下法的适应证时,则可依照张仲景之旨进行治疗。

(宋红普)

【参考文献】

[1] 刘万敏.2000.食积在小儿疾病中的地位.职业与健康,16(8):121

[2] 孟爱媛.1995.小儿食积证治体会.浙江中医学院学报,19(4):15

[3] Scott J.1994.小儿积证治疗的基础.国外医学·中医中药分册,(5):53

[4] 方立群.1999.外敷"化积散"治疗小儿食积 60 例疗效观察.中医药临床杂志,11(5):

21. 痰饮

【经典概论】

"痰饮"之名,首见于《金匮要略·痰饮咳嗽病脉证并治第十二》,为张仲景所创。"痰饮"之"痰"有作"淡",淡通"澹",形容水的澹荡晃动。"痰饮"之名,有广义和狭义之分,广义的痰饮更侧重于"饮",是指水液代谢失常,停留于身体局部所导致的疾病。狭义的痰饮则是广义痰饮的一种类型,仅指水液停留于胃肠之病变。除狭义痰饮外,根据饮邪停留的部位不同,还有悬饮、溢饮和支饮的不同。此外,痰饮根据病程长短、病情轻重、病邪留伏深浅,又有微饮、留饮、伏饮之称。痰饮可以涉及现代医学中的胃肠积液、胸水、腹水、老年慢性支气管炎等疾病。

根据原文进行归纳,痰饮的临床表现大致可概括为呕、咳、喘、满、痛、肿、悸、眩、脉弦等。具体到四饮,又有各自不同的见证,如:狭义痰饮的主症为:素盛今瘦,肠间沥沥有声,胸胁支满,目眩,短气,心悸脉弦。可以伴有:腹满,口干舌燥,背寒冷如掌大,吐涎沫,小便不利,下利,心下坚满,脐下悸,脉或沉或浮;悬饮的主症为:胸胁满胀,咳唾引痛,脉弦。可以伴有:干呕,短气,汗出,头痛,下利或脉或沉;溢饮的主症为:恶寒无汗,身体疼重,四肢历节痛。可以伴有:头面及肢体浮肿,小便短少,咳喘,呕吐涎沫,脉浮紧或弦紧;支饮的主症为:咳逆倚息,短气不得卧,其形如肿。可以伴有:心下痞坚,头眩,心悸,胸中痛,呕吐不渴,面色黧黑,脉弦。

痰饮的病因病机总由外感或内伤,使阳气虚弱,肺脾肾等脏腑功能失常,以致三焦气化障碍,水液停聚局部。但四饮各自也有所偏重。狭义痰饮:脾失健运,水谷不能化生精微,故其人素盛今瘦;饮停胃肠,与气相争,故肠间沥沥有声;饮停气阻,致胸胁支撑胀满,短气;清阳不升则目眩;水饮上凌于心则心悸;悬饮:肺气不利,肝络不和,饮留胁下,所以胸胁满胀,咳唾引痛为其主症;溢饮:肺失通调,脾失健运,水液失于正常输布而饮溢四肢,且当汗出而不汗出,外溢之水饮不能从汗孔出而阻遏卫阳,致身体疼重;支饮:胸阳不足,饮留胸膈,凌心射肺,致肺气不降,心阳被遏,而见咳逆倚息,短气不得卧;气逆水不降而外溢,故其形如肿。

痰饮为本虚标实之病,"温药和之"是治疗痰饮病的总则,是治本之大法。痰饮病以阳虚饮停为本,且饮为阴邪,遇寒则凝,得温则行,而温药能振奋阳气,通行水道,开发腠理,故治此病需要温药。然用"温"并非一味温补或过用温燥,故曰"和之"。代表方有苓桂术甘汤、肾气丸。治标则可采用行(通行阳气)、消(消其痰结)、开(开发腠理)、导(倒邪外出)等法。

狭义的痰饮,按其不同的病机,分别用通阳健脾利水(苓桂术甘汤)、温肾化气利水(肾气丸)、健脾利水(泽泻汤)、化饮降逆止呕(小半夏汤、小半夏加茯苓汤)、前后分消(己椒苈黄丸)、化气利水(五苓散)、行气除饮(厚朴大黄汤)等方法治疗;悬饮,治以攻逐水饮,以十枣汤为代表方;溢饮,外寒兼郁热者,治以发汗散饮兼清郁热,用大青龙汤;里饮兼外寒者,治以发汗温化水饮,用小青龙汤;支饮,亦可用小青龙汤发汗解表,温化里饮;邪实气闭,喘甚者,用葶苈大枣泻肺汤,泻肺逐饮下气。

此外,留饮有欲去之势者,因势利导,逐饮开结,予甘遂半夏汤;支饮与痰饮相兼者,治以通阳化饮,补虚清热(散结),用木防己汤或木防己去石膏加茯苓芒硝汤。总之,痰饮病变化多端,临证当随机应变,紧扣病机,灵活运用治法和方药,给予恰当的治疗。

【发展源流】

1. **痰饮病名探源** 古时"痰"字本作"淡",在晋唐时,如《脉经》、《千金翼方》中均作"淡饮"。唐代释玄应《一切经音义》云:"淡饮,谓膈上液也。"淡与澹通,指水液摇动。《说文解字》云:"澹,水摇也"。

在《金匮要略》之前,如《内经》中无"痰"字,但有"饮"名,如"溢饮"、"水饮"、"积饮"等。《神农本草经·巴豆》有"破……留饮痰癖"之载。其后《脉经·卷八》、《千金翼方》则有"淡饮"之称。

2. **后世对痰饮的分类与证治发挥** 对痰饮病的证候、论治等作系统论述的首推张仲景,在《金匮要略》中,不仅描述了"四饮"的不同,提出了痰饮病的治疗原则"当以温药和之",在此原则下,还提出了治疗各种痰饮病的方药,常被后世加以沿用。

(1)隋唐时期对痰饮的分类与治疗:后世所称之痰饮,一般以较稠浊的为痰,清稀的为饮。隋代巢元方论痰饮本于张仲景,《诸病源候论·痰饮病诸候》还列有流饮、癖饮等证候,谓:"流饮者,由饮水多,水流走于肠胃之间,遇寒气相搏,则结聚而成块,谓之癖饮。"两证分别相类于痰饮、悬饮。在此篇中,巢氏还分别列有热痰、冷痰、痰结实、鬲痰、诸痰等证候,为痰证的分论而开其端。唐代孙思邈《备急千金要方·痰饮第六》有五饮之说:"一曰留饮,停水在心下;二曰癖饮,水澼在两胁下;三曰淡饮,水在胃中;四曰溢饮,水溢在膈上、五藏间;五曰流饮,水在肠胃,动摇有声。"并指出:"夫五饮者,由饮酒后及伤寒饮冷水过多所致。"其立论悉本于张仲景,而治法方药则颇有发明,如治胸中痰癖,用吐法以祛其邪;治"癖饮停结,满闷目暗"用中军候黑丸(芫花、巴豆、杏仁、桂心、桔梗)以温下;"治胸中痰饮,肠中水鸣,食不清,呕吐水",用槟榔、生姜、杏仁、白术、半夏、茯苓、橘皮以下气行水等。同时,《备急千金要方》提及"澼囊"一证,对后世颇有影响。王焘《外台秘要·卷八》论痰饮,援引《金匮要略》、《诸病源候论》、《备急千金要方》之说,还收载了不少良方效药,如延年茯苓饮(后世称外台茯苓饮),即为治疗胃气亏虚,停痰宿水内留之良方。

(2)宋金元时期对痰饮病病因病机的补充与发展:宋代严用和《济生方·痰饮论治》认为:"人之气道贵乎顺,顺则津液流通,决无痰饮之患,调摄失宜,气道闭塞,水饮停膈而结成痰。"从气与水的关系来论述本病的病机,甚是精辟。杨仁斋《仁斋直指方》,将饮与痰的概念作了明确的区分,以饮清稀而痰稠浊。丹波元坚《杂病广要·水饮》云:"古方详于饮而略于痰,后世详于痰而略于饮,诸家唯杨仁斋书析为二门,其他则淄渑无别。"杨氏之论,为后世许多医家所宗,故影响深远。金元时期,刘河间主"六气皆能化火"之说,《宣明论方·水湿门》云:"湿病本不自生,因于火热怫郁,水液不能宣通,即停滞而生水湿也。"对水湿的成因提出了新的见解。张子和《儒门事亲·饮当去水温补转剧论》认为本病之成因,"其本有五:有愤郁而得之者,有困乏而得之者,有思虑而得之者,有痛饮而得之者,有热时伤冷而得之者,饮证虽多,无出于此。"又云:"夫治病有先后,不可乱投,邪未去时,慎不可补也,大邪新去,恐反增其气,转甚于未治之时也。"反对治疗饮证妄用温补。

(3)明清时期的进一步发挥:明代张介宾《景岳全书·痰饮》将痰证与饮证作了鉴别:"痰之与饮,虽曰同类,而实有不同也。盖饮为水液之属,凡呕吐清水及胸部膨满,吞酸嗳腐,渥渥有声等证,此皆水谷之余停积不行,是所谓饮也。若痰有不同于饮者,饮清澈而痰稠浊,饮惟停积肠胃,而痰则无处不到。水谷不化而停为饮者,其病全由脾胃;无处不到而化为痰者,凡五脏之伤皆能致之。故治此者,当知所辨而不可不察其本也。"清代喻嘉言本于《内经》、《金匮要略》之旨,不仅对"饮发于中"之说,颇多发挥,还总结了痰饮病的治法禁忌,提出吐禁十二条:如体虚、积劳、素惯失血者均不可用吐法。药禁十条:如阴虚枯燥,妄用二陈;阳虚多汗,妄用青龙;心虚神怯,妄用辛散;本非坚积,妄用峻攻;均在所禁。对临床正确地处方用药,很有参考价值。张璐《张氏医通·痰饮》指出:"大凡痰饮变生诸证,不当为诸症牵掣作名,且以治饮为先,饮消诸证自愈。"示人治病当审证求因。叶桂总结前人治疗痰饮病的经验,提出了"外饮治脾,内饮治肾"的大法,甚为精当。

总之,《内经》对饮证的论述奠定了痰饮病的理论基础,张仲景对本病分类详明,理法精当,后世奉为准绳。后世医家各有发挥,使本病的理论和治法不断丰富和发展,值得我们加以继承和发扬。

【研究探讨】

《金匮要略》中痰饮证治,大致涉及现代医学中"慢性气管炎"、"胸腔积液"和"梅尼埃病"等病。

1.现代医家对"痰饮"的认识 《金匮要略》"痰饮"的概念本质是"饮"[1],不包括后世的"痰"。《金匮要略》"痰饮"二字原本可能写作"淡饮"。"痰"、"饮"常常相提并论,缘于它们都存在气化障碍,津液停聚。但辨析其差异更为重要,因为只有辨证处方丝丝入扣,才会取得良好的疗效。有人根据"饮后水流在胁下,咳唾引痛,谓之悬饮。"认为悬饮的概念即是水饮停于两胁,表现为咳唾引痛者,相当于现代的胸腔积液。引起胸腔积液者除常见的结核性渗出性胸膜炎和细菌性胸膜炎外,还有胸膜间皮瘤、肺癌或乳腺癌胸膜转移、梅格综合征等肿瘤性疾病以及系统性红斑狼疮、类风湿胸膜炎等结缔组织疾病。

2. 痰饮病的治法 《金匮要略》中明确地指出了"温药和之"是痰饮病的治疗大法,综观《金匮要略》中治疗痰饮病的方剂有三十多首,分析可知不外乎六类具体方法[2]:即温脾化饮、温肾化饮、温肺化饮、温胃化饮、温阳化饮、涤痰除饮。对于悬饮,《金匮要略》以十枣汤作为治疗悬饮的主方,故历代医家多遵循张仲景之旨而主张用十枣汤攻逐水饮。但由于此方泻下力猛,易伤正气,且可引起恶心、呕吐等副作用,故体虚及老年患者,有人采用椒目瓜蒌汤加减治疗[3]。由椒目、瓜蒌、桑白皮、葶苈子逐水消饮;枳壳、杏仁顺气降逆;茯苓利湿健脾;车前子、泽泻倒水下行;桂枝温阳化气,从治肺、顺气、消痰入手,结合利水治肾、化湿、治脾,三脏同治,可取得满意疗效。

3. 对饮证实质的研究 对饮证的实质研究主要将《金匮要略》之"四饮"与现代医学疾病相结合[4],一部分胃肠神经官能症的表现与饮停胃肠的痰饮相似;胸腔积液,如渗出性胸膜炎与饮停胸胁的悬饮类似;慢性支气管炎、支气管哮喘、肺源性心脏病在一定阶段与饮停心肺的支饮表现雷同;而风水、皮水等水肿的某些病例又与水饮留滞于四肢肌肤的溢饮相近。

在与现代医学相关性的研究上,方氏[5]认为痰饮与自由基代谢有关,自由基与体内大分子结合,形成过氧化物,过氧化物作为新的治病因素引起人体的广泛损害,认为这与中医理论中痰饮属继发病因的观念不谋而合。吴氏[6]指出痰饮与淀粉样变性在形成原因、存在状态和临床表现诸方面都颇为类似。淀粉样变性多因年龄老化,或在慢性抗原刺激下过多的免疫球蛋白形成过量代谢产物而导致,能干扰正常细胞功能,阻滞细胞间信息传导,类似于中医痰阻经络,妨碍气血运行的理论。林氏[7]认为痰饮的产生是由于物质代谢的障碍失调,其病理包括炎症的渗出、浸润,增生性或退行性变等。

(宋红普)

【参考文献】

[1] 柳亚平,王新佩. 2007.《金匮要略》"痰饮"非"痰"刍议. 山东中医药大学学报,31(1):51—53

[2] 徐大念. 2006. "痰饮"在《金匮要略》中的诠释. 中华现代中医学杂志,2(2):141—143

[3] 张军海. 2008. 中西医结合治疗悬饮体会. 河北中医,30(1):63

[4] 徐征,吴承玉. 2004. 痰饮学说现代研究脉络与展望. 中国现代临床医学,3(1):40—42

［5］ 方永奇.1996.痰证研究思路探讨.中国中医基础医学杂志,2(6)：20

［6］ 潘桂娟.1995.中医痰病研究与临床.北京：中国中医药出版社.94

［7］ 林绍基.1994.论痰饮实质.天津中医,11(2)：41

22. 消渴

【经典概论】

消渴在《金匮要略》中有两种含义,一是指疾病过程中口渴引饮的症状；一是指以多饮、多食、多尿以及形体消瘦为特征的疾病,称为消渴病。在《金匮要略》中重点论述了消渴病的病因病机及证治。

消渴病的病因病机主要有三种情况,一是营气不足,燥热内生,表现为"渴而多饮,饮不解渴,口干舌燥"；一为胃热气盛,表现为"消谷善饥,渴欲饮水,小便频数,大便坚硬"；一为肾阳衰微,既不能蒸腾津液以上润,表现为"口渴多饮",也不能化气以摄水,表现为"饮一斗,小便一斗"。消渴病的这三种情况,尽管在《金匮要略》中没有明确指出,但后人多认为其与后世所讲的上、中、下"三消"类似。

至于其他疾病所导致的口渴引饮的症状,篇中仅对几种情况举例进行了描述,有厥阴病的消渴；有因内热导致热渴饮水,水入不能消解暑热,反为热所消而导致的消渴；还有因水饮内停,津液不能上承而出现口渴饮水与小便不利并见的情况。

《金匮要略》治消渴病,一则重在治肾,以肾气丸补肾化气治肾虚消渴,治"以饮一斗,小便一斗"。一则重在治胃,以白虎加人参汤清胃热,护津液,治"渴欲饮水,口干舌燥"的胃热伤津之消渴。《金匮要略》论消渴尚有不备之处,后世各家发展可补篇中之不足。另有栝蒌瞿麦丸化气、利水、润燥,治下寒上燥之在上消渴,在下小便不利。热病中的消渴当以清热生津为治。

【发展源流】

1. 消渴理论渊源于《内经》 ① 消渴的病名首见于《素问·奇病论》中,《内经》对消渴的论述散见于 14 篇之中,根据其发病机制和临床表现的不同,而有"消渴"、"消瘅"、"膈消"、"消中"等不同名称。② 病因方面,《内经》认为本病的发生与过食肥甘、身体肥胖以及情志不遂、五脏柔弱有密切关系。如《素问·奇病论》中说："此肥美之所发也,此人必数甘美而多肥也。肥者令人内热,甘者令人中满,故其气上逆,转为消渴。"又如《灵枢·五变》中说:"怒则气上逆,胸中蓄积,血气逆流,髋皮充肌,血脉不行,转而为热,热则消肌肤,故名消瘅"。并且指出"五脏皆柔弱者,善病消瘅。"③ 病机方面,《素问·阴阳别论》指出:"二阳结谓之消"。王冰注:二阳为阳明,结为热结。④ 对消渴病的主要症状已有描述,如《素问·气厥论》中说:"肺消者,饮一溲二",又说:"大肠移热于胃,善食而瘦。"《灵枢·师传》则云:"胃中热则消谷,令人悬心善饥。"⑤ 治疗上,《素问·腹中论》说:"热中消中,不可服膏粱芳草石药。"《素问·奇病论》说:"治之以兰,除陈气也。"⑥ 对预后则由脉象判定:"消瘅……脉实大,病久可治;脉悬小坚,病久不可治。"同时《素问·生气通天论》中有"膏粱之变,足生大疔"的论述,这为后世及当今研究消渴病的合并症提供了理论基础。

2. 消渴辨证论治出自于《金匮要略》 《金匮要略》对消渴的认识,是建立在《内经》基础上进行阐述的,篇中指出了消渴病的病因病机和临床表现,并给出了两个治疗消渴病的处方,白虎加参汤和肾气丸,形成了对消渴病病因病机和证治的雏形。后世在《内经》和《金匮要略》的基础上,对本病的病因病理,临床表现,并发症,特别是治疗,都有所补充和发展。

3. 证候分类起始于《诸病源候论》 隋代巢元方根据消渴证候表现、兼证、预后的不同,在《诸病源候论·消渴病诸候》中,将消渴归纳为消渴候、渴病候、渴后虚乏候、渴利候、渴利后损候、渴利后发疮候、内消候、强中候等八种证候类型。

4. 消渴证治体系形成于唐宋 ① 孙思邈《备急千金要方·消渴》中认为消渴乃嗜酒之人,"三觞之后,制不由己,饮啖无度……积年长夜……遂使三焦猛热,五脏干燥"所致,对后世消渴病机燥热说有一定的影响。孙氏认为消渴病"小便多于所饮"的机制是内热消谷,"食物消作小便"所致,这一认识,为消渴病的饮食控制法提供了理论依据。对消渴证候的表现多有补充,除"三多"症状外,还记述了"呼吸少气,不得多语,心烦热,两脚酸,食乃皆倍于常,故不为力力",或"精神恍惚"等症状。并认识到本病治愈较难,常易复发,"服枸杞汤即效,但不能常愈。"尤其可贵者,孙氏不仅明确提出饮食控制疗法,而且把饮食控制疗法放在治疗的首位,他说:"能慎此者,虽不服药而自可无他,不知此者,纵有金丹,亦不可救,深思慎之。"在药物治疗方面,收载治疗消渴方剂达52首,其中以花粉、麦冬、地黄、黄连等清热生津之品为多。② 王焘在《外台秘要·消渴消中门》中,最先记载了消渴病尿甜的发现。并揭示了当时已将小便有无甜味,作为判断本病是否治愈的标准,同时对尿甜发生的机制进行朴实而科学的论述。对饮食控制疗法的实施,提出了具体要求,主张"先候腹实,积饥乃食",反对患者无限制的过多饮食,"食欲得少而数,不欲顿而多",即少食多餐。并宜食后"即须行步",不宜"饮食便卧,终日久坐",还主张患者作适当的体力劳动,"人欲小劳,但莫劳疲极也。"在药物治疗方面载方47首,药味约有98味之多。③ 宋代王怀隐等著《太平圣惠方》,其中有"三痟论"一卷,明确提出了"三痟"一词。谓:"夫三痟者,一名痟渴,二名痟中,三名痟肾。"一则饮水多而小便少者,痟渴也;二则吃食多而饮水少,小便少而赤黄者,痟中也;三则饮水随饮便下,小便味甘而白浊,腰腿消瘦者,痟肾也。"至此之后,多数医家根据消渴"三多"症状的偏重不同而分上、中、下三消。王氏根据其证候表现,并发症和预后的不同,将消渴病分为十四种证候类型进行论治,载方177首,常用药物有:人参、花粉、黄连、甘草、麦冬、知母、地黄等。

5. 金元时期对消渴理论的进一步发展　金元时期的刘河间、张子和等发展了三消理论,提倡三消燥热学说,主张治三消当以清热泻火,养阴生津为要。① 刘河间《三消论》是阐述三消燥热学说的专著。他认为三消的病因病理系由"饮食服饵失宜,肠胃干涸而气液不得宣平,或耗乱精神,过违其度,或因大病阴气损而血液衰虚,阳气悍而燥热郁甚"所致,对三消本证和兼证的关系论述精辟。说:"消渴者,多变聋盲疮癣痤痱之类",或"虚热蒸汗,肺痿劳嗽"。并将本证与兼证的种种表现,皆归咎于"热燥太甚"从而得出"三消者,燥热一也"的结论。提出三消的治则是"补肾水阴寒之虚,而泻心火阳热之实,除肠胃燥热之甚,济人身津液之衰,便道路散而不结,津液生而不枯,气血利而不涩,则病日已。"推崇白虎、承气诸方,所创宣明黄芪汤,立意在于补肺气以布津液。刘氏论治多偏于寒凉,补充发展了用寒凉药治疗本病的经验。刘氏的独到之见,受到张子和与李东垣的推崇和赞成。② 朱丹溪更是发展了刘河间的三治燥热学说,在《丹溪心法·消渴》中说治消渴应当"养肺、降火、生血为主。"该篇《附录》中说:"肺为津液之脏,自上而下,三焦脏腑皆囿乎天一真水之中,《素问》以水之本在肾,末在肺者此也,真水不竭,安有所谓渴哉?"三消学说经丹溪学派的不断充实之后,形成了一套以养阴为主的消渴治疗体系。

6. 明代医家对消渴治法的进一步探讨　① 戴思恭(戴元礼)注重益气,在《证治要诀·消渴》中云:"三消得之气之实,血之虚,久久不治,气尽虚,则无能为力矣。"并专用黄芪饮(即黄芪六一汤:黄芪、甘草)加减治疗三消的经验,把益气放在治疗的首位,对后世医家用药颇有影响。戴氏经临床观察,对三消预后及并发症有新的发现,"三消久而小便不臭反作甜,气在溺桶中滚涌,其病为重"。"三消久之,精血既亏,或目无见,或手足偏废如风疾,非风也。"特别是将"小便不臭反作甜,气在溺桶中滚涌"的现象,作为消渴病情加重的一个简易诊断指标,比较符合临床实际。② 李梴主张治消渴重补脾益肾,于《医学入门·消渴》中谓:"治渴初宜养肺降心,久则滋肾养脾。盖本在肾,标本肺,肾暖则气上升而肺润,肾冷则气不升而肺焦,故肾气丸为消渴良方也。然心肾皆通乎脾,养脾则津液自生,参苓白术散是也。"③ 赵献可力主三消肾虚学说,提倡治三消当以治肾为本。在《医贯·消渴论》说:"人之水火得其平,气血得其养,何消之有? 其闻摄养失宜,水火偏胜,津液枯槁,以致龙雷之火上炎,熬煎既久,肠胃合消,五脏干燥……故治消之法,无分上中下,先治肾为急,唯六味、八味及加减八味丸随证而服,降其心火,滋其肾水,则渴自止矣。"推崇治肾为本的还有张景岳、喻嘉言等。④ 周慎斋治消渴强调以调养脾胃为主,特别重视养脾阴,如《慎斋遗书·渴》中云:"盖多食不饱,饮多不止渴,脾阴不足也。""专补脾阴之不足,用参苓白术散。"

7. **清代医家对消渴认识和治疗有了进一步发展** ① 对消渴发病的机制,黄坤载、郑钦安认为消渴之病责之于肝,成为本病从肝论治的理论依据。② 对消渴的治疗,费伯雄补充发展了化痰利湿的治法。陈修园根据脾喜燥恶湿的生理特点,在《医学实在易·三消症》中强调"以燥脾之药治之"。主张用理中汤倍白术加瓜蒌根治疗。

综上所述,中医对本病的认识历史悠久源远流长。消渴理论渊源于《内经》,辨证论治出自于《金匮要略》,证候分类起始于《诸病源候论》,体系形成于唐宋。唐宋以后医家,均从不同的侧面对消渴理论和治法等作了补充和发展,内容丰富,为我们今天研究消渴病提供了宝贵的文献资料。

【研究探讨】

"消渴"作为一个症状,可以出现在许多疾病的过程中,可以说凡是见到口渴引饮的症状,都可以称为"消渴",但在大量的中医古籍当中,都是把多饮、多食、多尿以及形体消瘦的具有"三多一少"特征的疾病,归为"消渴病",消渴病大致可与现代医学中的"糖尿病"相对应。

1. **中医消渴理论有助于加深对糖尿病的认识** 糖尿病的发病原因现代医家多认为与饮食失节、劳欲过度、五志过极、先天禀赋不足等有关[1]。① 王氏等认为对部分幼年发病者来说,邪气侵袭也是一个重要因素[2]。对消渴病的病机中医认为主要是阴津亏虚,燥热偏胜,而以阴虚为本,燥热为标,两者又互为因果,阴愈虚则燥热愈盛,燥热愈盛则阴愈虚[3]。② 近年来对消渴病的病机又有了新的认识,逐渐发展了脾虚论、肾虚论、肝郁论、气虚为本论、气阴两虚论、痰湿毒病机论等。随着现代医学的发展,对糖尿病血瘀证的研究也逐步展开,祝谌予通过对 30 例糖尿病患者的观察,发现几乎全部病例均有舌质紫黯、淡暗或瘀点、瘀斑,因此提出了糖尿病血瘀证之说[4]。③ 许多学者也认为糖尿病与瘀血的发生发展有密切关系,如石氏等发现糖尿病血瘀证的病理生理机制与血小板、内皮细胞、凝血、纤溶等改变皆有关系[5],而临床观察发现 2 型糖尿病患者在无明显并发症时,其舌象、舌下静脉、血液流变学及微循环已显瘀血证,因此血瘀证对于指导糖尿病临床治疗有着很重要的作用。

2. **糖尿病的辨证分型研究** 对于糖尿病的辨证分型,根据消渴病的病情变化特点,认为糖尿病可以分为六型[6],即肺热津伤、胃肠热结、脾胃气虚、湿热中阻、肾阴亏虚、阴阳两虚等类型。而对消渴病治则,则是基于对消渴病病因病机的认识而加以归纳的[6]。① 益气养阴法:气阴两虚被普遍认为是消渴基本的病机,所以以益气养阴法一直是治疗糖尿病的主流。消渴日久,津液被耗,阴虚及气,气阴两虚而成。故临床常用葛根、生地、山药、黄芪、天花粉、麦冬、枸杞子、山茱萸、党参、玄参、麦冬、苍术、天冬、天花粉、沙参、玉竹等补气滋阴的药物;② 活血化瘀法:由于久病入络,血行不畅或热盛煎熬营血,津液枯涸,气虚无力推动血行,血液滞涩,终成血瘀。故临床常用丹参、三七、红花、益母草、赤芍、川芎、鸡血藤、桃仁、土鳖虫等活血化瘀药物;③ 健脾益肾法:由于素体阳虚,加之饮食失节,肾不能温化,脾不能健运,津液不布而成消渴。如刘氏[7]用固本降糖胶囊(由黄芪、人参、山茱萸、熟地黄、山药、枸杞子、五味子、生龙骨、生牡蛎、生地黄、天花粉、丹参、山楂制成)治疗139例糖尿病患者,结果显示总有效率达86%;④ 调理肝木法:由于情志失调,气机郁滞,郁久化火伤阴而成消渴。肝失条达,从而导致气血津液及精微物质输布代谢障碍,在消渴的发病中起重要作用。临床常用柴胡、香附、当归、白芍、白术、苍术、荔枝核、地骨皮等。

3. 降糖中药及其机制研究　近年来,随着研究的不断进展,对具有降糖作用的常见中药及其有效成分与作用机制的研究也取得了一定的进展。

(1)常见的中药主要有:① 绞股蓝:具有维持内分泌系统的功能,并有降血糖和改善糖代谢作用;② 人参:具有降低血糖,调节胆固醇代谢,抗利尿及抗癌的作用;③ 葛根:具有增加冠脉和脑血流量,降压及降糖的作用;④ 黄芪:具有加强心肌收缩力、降压、降血糖、保肝的作用;⑤ 黄连:研究表明黄连及其生物碱(黄连素)能够降低体内胰岛血糖素水平,抑制肝脏糖原异生,促进胰岛 β 细胞再生与功能恢复,且其降脂、降压、抗心律失常、抑制血小板聚集等药理作用对糖尿病及其心血管并发症的防治有一定的作用,临床上可作为胰岛素增敏剂配合其他药物使用;⑥ 黄精:其成分具有抗脂肪肝、降血糖、降压、降血脂、防止动脉硬化的作用。黄精多糖可显著降低肾上腺素模型小鼠血糖水平,同时降低肾上腺素模型小鼠肝脏中环磷酸腺苷 cAMP 的含量;⑦ 其他:许多单味中药经临床及实验研究表明具有多种降糖机制,且同时又能预防糖尿病的并发症,改善糖尿病的症状,这些中药有:地黄、地骨皮、桑叶、玄参、赤芍、紫草、茯苓、薏苡仁、荔枝核、虎杖、鬼箭羽、卷柏、灵芝、刺蒺藜、白术、石斛、玉竹、枸杞子、女贞子、山茱萸、玉米须、丹皮、泽泻、五味子、首乌、菟丝子等。

(2)降糖中药的作用机制:对治疗糖尿病的中药作用机制进行研究[1],发现治疗糖尿病的中药活性成分中降血糖的主要有多糖、生物碱、多肽、黄酮类、三萜及苷类等。而重要复方则常常是作用与多个靶点而发挥作用。中药治疗糖尿病的作用机制主要体现在以下几个方面:① 胰岛素增效作用;② 保护胰岛 β 细胞,促进胰岛素释放;③ α-葡萄糖苷酶抑制作用;④ 改善血流动力学,改善微循环;⑤ 清除自由基及抗脂质过氧化过程作用。

从《内经》到《金匮要略》再到用现代医学的手段研究消渴病,在几千年的发展过程中,中医对消渴的认识积累了非常丰富的认识,从理论到中医药临床实践以及从中药药理和作用机制的研究,取得了令人注目的成就。中医在治疗消渴方面有着自己独特的优势。今后,相信在中医药理论的指导下,随着基因时代的到来,从基因水平揭示中药降糖作用的机制,利用现代科技,中西医并用,取长补短,就能最大限度地发挥中医中药作用,进行防治糖尿病的中医药的研究与开发有着广阔的前景。

(宋红普)

【参考文献】

[1] 李津,刘亚明.2006.中医药防治糖尿病的研究进展.山西中医学院学报,7(3):4

[2] 王元松,田凤盛.2003.外感致消渴病.中国中医基础医学杂志,9(10):68

[3] 王永炎.1998.中医内科学.上海:上海科学技术出版社.302

[4] 祝谌予.1978.用活血化瘀法为主治疗糖尿病病例报告.新医药学杂志,(5):8—9

[5] 石志芸等.2003.中医血瘀证与血栓相关分子标志物的研究.中医研究,16(6):21—23

[6] 王巍.2008.中医药治疗消渴的研究进展.现代中西医结合杂志,17(6):968—970

[7] 刘广庆.2003.固本降糖胶囊治疗糖尿病139例观察.吉林中医药,23(8):14

23. 小便不利

【经典概论】

小便不利,是指小便滴沥不爽,点滴短少而言。仲景在《金匮要略》中,有"消渴小便不利淋病篇"专论小便不利,除此以外,在其他篇章以及在《伤寒论》中,也有许多疾病涉及小便不利。现在,小便不利已不被当作独立的疾病,而作为出现在许多疾病中的一个症状。

形成小便不利的原因很多,在"消渴小便不利病篇",有气不化津的小便不利,有水热互结伤阴的小便不利,有下寒上燥的小便不利,还有湿热引起的小便不利,热性小便不利以及中焦脾虚、下焦湿甚之小便不利。

"消渴小便不利病篇"对小便不利的治疗有几种情况:对于气不化津的小便不利,采用五苓散化气行水而利小便;对于邪热伤及肾阴,水热互结,膀胱气化不利导致的小便不利,用猪苓汤利水滋阴;对于由于患者肾阳虚,气化失常而导致的下焦阳虚,上焦燥热的下寒上燥的小便不利,仲景用栝蒌瞿麦丸来温肾化气,利水润燥;

对于因湿热引起的小便不利,尿道疼痛,小腹急痛之证,采用蒲灰散治疗;对于热性小便不利兼少腹胀满之证,用滑石白鱼散治疗;对于中焦脾虚、下焦湿甚之小便不利,仲景用茯苓戎盐汤治疗。

有人对《金匮要略》中论述小便不利的原文进行统计,其中,涉及小便不利的原文共 36 条,方剂 20 首。根据这些条文对小便不利的病机进行归纳,有 10 种情况,分别是:气化失司,水停下焦;郁热伤阴,气化无由;湿热内蕴,里热成实;下焦湿热,气化不利;脾虚失运,水气不行;肾气虚弱,阳不化气;肺气不宣,通调失职。

【发展源流】

小便不利在古籍中亦称之为"癃"。《素问·宣明五气篇》云:"膀胱不利为癃"。《类证治裁·闭癃遗溺篇》亦云:"癃者,小便不利。"可见,癃和小便不利密切相关。癃之严重者,常发展为"闭",故二者常并称为"癃闭"。

1.《内经》中对小便不利的记载 癃闭之名,首见于《内经》。该书对癃闭的病位、病因病机都作了比较详细的论述。如《素问·灵兰秘典论》说:"膀胱者,州都之官,津液藏焉,气化则能出矣";又说:"三焦者,决渎之官,水道出焉";《素问·宣明五气篇》说:"膀胱不利为癃,不约为遗溺";《素问·标本病传论》说:"膀胱病,小便闭";《灵枢·本病》篇说:"三焦……实则癃闭,虚则遗溺"。阐明了本病的病位是在膀胱,而与三焦的气化息息相关。

2. 张仲景奠定了小便不利治疗的基础 汉代由于殇帝姓刘名隆,为了避讳起见,将癃改为淋,张仲景的《伤寒论》和《金匮要略》,都没有癃闭的名称,只有淋病和小便不利的记载。张仲景对小便不利的辨证施治,因证立方,法度严谨,为癃闭的辨证施治奠定了基础。

3. 隋唐时期对小便不利的认识与治疗方法 ① 巢元方《诸病源候论·小便病诸候》中提出小便不通和小便难的病因都是由于肾与膀胱有热,"热气太盛"则令"小便不通";"热势极微",故"但小便难也",说明由于热的程度不同,则有小便不通与小便难的区别,颇有辨证意义。② 孙思邈《备急千金要方》载有治小便不通的方剂十三首,而且《备急千金要方·卷二十·膀胱腑》就有我国古代导尿术的记载;③ 王焘《外台秘要》载有治小便不通的方剂十三首,治小便难及小便不利的方剂九首,治法方药均有所发展。

4. 宋金元时期对小便不利认识与治疗方法的丰富 ①《太平圣惠方》记载治小便难的方剂八首,治小便不通的方剂十八首,较之唐代,又有发展。② 朱丹溪认为小便不通有"气虚"、"血虚"、"痰"、"风闭"、"实热"等多种不同的原因,较巢元方又有进一步的认识。朱氏还根据辨证施治的精神,运用探吐法来治疗小便不通,并将探吐一法,譬之滴水之器,闭其上窍,则下窍不通,开其上窍则下窍必利。

5. **明代始将淋、癃分开进行辨证施治** 张介宾把癃闭的病因归纳为四个方面,《景岳全书·癃闭》篇说:"有因火邪结聚小肠膀胱者,此以水泉干涸而气门热闭不通也;有因热居肝肾者,则或以败精,或以槁血,阻塞水道而不通也";有因真阳下竭,元海无根,气虚不化而闭的;有因肝强气逆,移碍膀胱,气实而闭的。火在下焦而膀胱热闭不通者,可以利之;肝肾时火不清者可去其火,水必自通;肝强气逆,癃闭不通者,可破气行气。张氏还详细阐述了气虚而闭的病理机转,对气虚不化及阴虚不能化阳而引起的癃闭治法,作出了很大的贡献。明代医籍还记载了许多外治通闭的方法。如《景岳全书·癃闭》篇记载了三种通闭的方法。

6. **清代对小便不利的认识更趋完备** 李用粹在《证治汇补·癃闭》篇中将本病的原因总结归纳为:"有热结下焦,壅塞胞内,而气道涩滞者;为肺中伏热,不能生水,而气化不施者;有久病多汗,津液枯耗者;有肝经忿怒,气闭不通者;有脾虚气弱,通调失宜者。"李氏并详细阐述了癃闭的治法:"一身之气关于肺,肺清则气行,肺浊则气壅,故小便不通,由肺气不能宣布者居多,宜清金降气为主,并参他症治之。若肺燥不能生水,当滋肾涤热。夫滋肾涤热,名为正治;清金润燥,名为隔二之法;燥脾健胃,名为隔三之治。又有水液只渗大肠,小肠因而燥竭者,分利而已;有气滞不通,水道因而闭塞者,顺气为急。实热者,非咸寒则阳无以化;咸寒者,非温补则阴无以生;痰闭者,吐提可法;瘀血者,疏导兼行;脾虚气陷者,升提中气;下焦阳虚者,温补命门。"

总之,古代文献对癃闭的病因、治疗、预后都有详细的记载,随着历史的不断前进,认识也逐步深入,至明清时代,已形成了从病因到证治理法比较全面的认识。

【研究探讨】

癃闭包括西医中各种原因所引起的尿潴留及无尿症,如神经性尿闭、膀胱括约肌痉挛、尿路结石、尿路肿瘤、尿路损伤、尿道狭窄、老年人的前列腺增生、脊髓炎和尿毒症等而出现的尿潴留及无尿症。对于这些疾病,都可参考本病进行辨证施治。

近年来各地报道运用中医中药治疗本病效果良好,主要方法有:

1. **以治本为主,治标为辅** 前列腺增生症的临床表现主要为尿潴留和排尿困难,属于中医学的癃闭范畴,多在50~60岁以上人群发病,多因年老肾气衰弱,气化不及州都,而致小便排出困难,临证时常见腰酸、足冷、脉沉细,尤以两尺为甚等肾阳虚衰征象。治疗时常用济生肾气丸之类。① 王氏[1]等用前列舒丸治疗前列腺增生症(38例)、前列腺炎(43例)共81例,临床总有效率为治疗组93.3%,前列舒丸为八味丸基础上选淫羊藿、韭菜子、苍术、冬瓜仁、薏苡仁、桃仁等药组成。实验及临床证明前列舒丸对下丘脑-垂体-性腺轴、肾上腺皮质轴有一定的兴奋作用。② 张氏[2]运用六八汤(熟地、山茱萸、山药、茯苓、泽泻、萹蓄、瞿麦、滑石、丹皮、牛膝、刘寄奴、车前子、甘草、灯心草)加减收治100例,总有效率为90%。③ 汤氏[3]

应用加味滋肾丸化裁治疗前列腺肥大 30 例,恢复正常 18 例,明显改善 12 例。

2. **下病上治,欲降先升**　中医学认为小便的排泄,除了肾的气化作用外,尚须依赖肺的通调和脾的转输,因而本病与肺脾有关。当急性尿潴留,小便涓滴不下时,可在原方基础上稍加开宣肺气、升提中气之桔梗、荆芥、升麻、柴胡等,此为下病治上、提壶揭盖、升清降浊之法。陶氏[4]用通调解癃汤治疗老年前列腺肥大 51 例,总有效率为 90.2%,药选黄芪、桔梗、升麻、归尾、桃仁、车前草、茯苓等即为宣升开上,肃降通下,化瘀消结之体现,临床常可收到满意的疗效。

3. **辨证分型治疗**　① 耿氏[5]分 5 型治疗前列腺肥大。湿热蕴结,气化不利者,八正散加减;肺热气壅,不能下输膀胱者,清肺饮加减;脾虚失运而致清阳不升,浊阴不降者,补中益气汤化裁;肾元亏虚,气化无权者,济生肾气丸加减;瘀血内结,尿路阻塞者,用少腹逐瘀汤化裁。② 林氏[6]将前列腺肥大症分为脾肾两虚型用温补脾肾、化气行水;肾阴不足型应用育阴滋肾、通关利水法;瘀浊湿热型应用化瘀涤浊、清热通窍法疗 85 例均收到较好效果。　　　　　　　　　　(宋红普)

【参考文献】

　　[1]　王敬善等.1990.前列舒丸治疗前列腺增生症和慢性前列腺炎 81 例.山东中医杂志,(6):12

　　[2]　张淑婷.1988.六八汤治疗老年性前列腺肥大 200 例疗效观察.河北中医,(3):47—48

　　[3]　汤一鹏.1987.治疗前列腺肥大 30 例临床报告.河北中医,(1):10

　　[4]　陶春祥.1992.通调解癃汤治疗老年前列腺肥大症 51 例.黑龙江中医药,(3):15—16

　　[5]　耿淑从.1989.老年前列腺增生症治疗小议.天津中医,(4):7—8

　　[6]　林君玉.1990.83 例前列腺肥大症临证经验.江苏中医,(11):14

24. 淋病

【经典概论】

淋病是以小便淋沥不爽,尿道疼痛为主症的病证。《金匮要略》中有关淋病的条文仅有两条,条文简要指出了淋病的临床表现,即"小便不爽,排尿时形如粟状,小便艰涩不畅,小腹拘急,痛引脐中"。篇中对淋病的描述比较简单,没有对淋病进行详细的论述。参照后世对淋病的论述,当有"石淋、血淋、膏淋、气淋、劳淋"等"五淋"之分,原文所述之"小便如粟状,小腹拘急,痛引脐中",当属后世所说"石淋"的范围。

关于淋病的治疗,篇中亦没有明确提出,但关于石淋,多认为其病机是"肾虚而膀胱有热",宗其病机,后世有八正散、石韦散加金钱草、鸡内金、海金沙等清利湿热,利尿排石之方可参考。

由于淋病多因肾虚而膀胱蓄热,阴液不足。所以,即使有恶寒发热的外感证候,也不可轻易发汗,如果用辛温发汗的药发汗,必会劫营分,迫血妄行,可引起尿血。所以,淋病发汗是属于治疗中的禁忌。

【发展源流】

1. **淋病病名与分类** ① 淋之病名首见于《内经》,有"淋"、"淋溲"、"淋满"等名称,张仲景在《金匮要略》中对淋病的症状作了记述"淋之为病,小便如粟状,小腹弦急,痛引脐中",并将病机责之于"热在下焦"。② 早期的记载还见于《中藏经》。该书把淋证分为冷、热、气、劳、膏、沙、虚、实8种。这种分类方法无疑启发了后世把淋病划分为气、血、石、膏、劳、热诸淋的认识。该书对淋病病因的论述亦较为全面。从症状描述上,《中藏经》谈到色白如泔之冷淋;溲如脂膏之膏淋;小便下如沙石之砂淋等,并且还指出:"此由肾气弱而贪于女色,房而不泄,泄而不止,虚伤真气,邪热渐强,结聚而成沙。又如以水煮盐,火大水少,盐渐成石之类"。这是世界上早期关于泌尿结石的记载之一。

2. **对病因病机的认识** ① 隋代巢元方《诸病源候论·诸淋候》指出:"诸淋者,由肾虚而膀胱热故也",又说:"肾虚则小便数,膀胱热则水下涩,数而且涩,则淋沥不宣,故谓之淋。"后世医家在此基础上不断发展,并各有偏重。② 金代刘完素强调"热客膀胱,郁结不能渗故"。③ 元代朱丹溪则认为"淋皆属于痰热",并指出:"水火不交,心肾气郁,遂使阴阳乖舛,清浊相干,蓄在下焦。"④ 明代王绍隆在《医灯续焰·小便淋闭脉证》中说:"大抵者三焦气化不及,热迫膀胱,令水道涩涩之所成也。"进而王氏对于诸淋病之间的相互转化有所论述,他说:"劳、气、血、膏、石虽五种,因病机必因动火,火盛搏气,甚及于血。血转为膏,膏转为石。自清而浊,自薄而厚,自柔而坚,有无形而渐有形。"⑤ 明代医家龚廷贤在《寿世保元·诸淋》中亦云:"名虽有五,大概属热者居多,故有新久虚实之不同耳,学者审症而变通焉。"

3. **淋病的鉴别诊断** 临床诊断淋病主要是与癃闭,特别是尿浊鉴别。明代虞抟提出淋病由肺脾辨证之观点。他说:"肺金清肃,则水道通调而渗营于下耳。然肺金又借脾土健旺,以资化源,而清气得以上升,而归于肺以运行也……故清阳不升,则浊阴不阴,而成淋闭之患矣。先哲以滴水之器辟之上窍闭则下窍不出,此理甚明。"癃闭以排尿困难,小便量少甚至点滴全无为特征;淋病每日排尿总量为正常;尿浊小便混浊,白如泔浆,与膏淋相似,但排尿时无疼痛滞涩,因而与淋病区别。

4. 淋病的治疗　①医家张景岳认为："治淋之法,大都与治浊相同,凡热者宜清,涩者宜利,下陷者宜升提,虚者宜补,阳气不固者宜温补命门,但当以前法通用,无他技也。"②李中梓说："石淋清其积热,涤去沙石,则水道自利,宜神效琥珀散、如圣散、独圣散,随证选用。"③李梴《医学入门·五淋》说："治膏淋、石淋,郁金、琥珀开郁,青皮、木香行气,蒲黄、牛膝破血,黄柏、生地滋阴。"④周慎斋(周之干)在《慎斋遗书·淋》认为："凡淋痛者为实,不痛者为虚。实用升麻葛根汤,加连翘、木通;虚用补中益气汤。"⑤孙文胤《丹台玉案·淋闭门》："元气虚而不能输化者,用补中益气汤。脾肺之气燥而不能化生者,用通淋琥珀丸。若转筋便秘气喘,不问男女孕妇,急用八味丸,缓则不救矣。"⑥龚廷贤《万病回春·淋证》评论治淋名方八正散时说："治心经蕴热,脏腑闭结,小便赤涩,癃闭不通及热淋、血淋。如酒后恣欲而得者,则小便将出而痛,既出而痛,以此药主之。"⑦戴元礼《证治要诀·小便血》则强调："(淋病)若用本题药不效,便宜施以调气之剂。盖津道之逆顺,皆一气之通塞"。⑧《临证指南医案》中,华岫云总结叶天士临床治验时说："用滑利通阳,辛咸泄急,佐以循经入络之品……若夫便浊之恙,只在气虚与湿热推求,实者宣通水道,虚者调养中州,若虚实两兼,又有养脏通腑之法。"⑨近代名医张锡纯善用山药治疗淋病,认为"阴虚小便不利者,服山药可利小便,气虚小便不摄者,服山药可摄小便,山药既能滋肾又能固肾,以治淋证之淋涩频数,诚为有一无二之品。"张氏还认为气淋之治宜以升补气化之药为主,而以滋阴利便流通气化之药佐之。劳淋宜以滋补真阳之药为主,而少以补气之药佐之,又少加利小便之药作向导。

结合历代医家的认识,对淋病可以总结如下。淋病初起多因膀胱湿热,其病在腑,属于实证。病久不愈即转为虚症,出现肾气不足,脾气虚陷,气阴两虚等脏气虚损病象。也有正气已虚,湿热邪气未尽,气血瘀滞等虚实夹杂的情况。临证时应首先辨明淋病的类别,分清热淋、血淋、气淋、膏淋、劳淋的不同。其次要审察证候的虚实,如从病程来辨,新病多实,久病多虚;从有无尿痛来辨,痛者为实,不痛者为虚。然后再结合标本缓急,即正气为本,邪气为标;病因为本,见证为标;旧病为本,新病为标等标本关系,急则治其本,缓则治其标,针对病机,确立治则,立方遣药,进行有的放矢的治疗。

【研究探讨】

淋证是肾内科临床常见病和多发病,以尿频、尿急、尿痛和尿意不尽等膀胱激惹症状为突出临床表现。与西医学中的疾病对比,淋证主要见于某些泌尿系统疾病,如肾盂肾炎、膀胱炎、肾结石、膀胱癌以及乳糜尿等病证。

尿路感染为临床常见疾病,包括肾盂肾炎、膀胱炎、尿道炎等,临床以尿频、尿急、尿痛为主要表现,属中医"淋病"范畴。西医多采用抗菌药物治疗,尽管新的抗生素不断问世,但并未减少尿路感染的发病率、复发率和再感染率,且常引起毒副反应及抗药性。近年来运用中医药治疗尿路感染日益受到人们重视,尤其对反复发作的尿路感染患者的治疗已显示出重要性。

1. **分型论治**　① 吴氏[1]在总结了1984~1986年中医药治疗尿路感染的文献后,将其归纳为4个证型:湿热蕴结、实火炽盛型,肝胆郁热、心肝火旺型,肾阴不足、肾虚湿热型,脾肾气虚、余邪未清型,并指出急性发作期以湿热蕴结、实火炽盛型为主,缓解期或慢性期以肾阴不足、肾虚湿热型为主。统计921例尿路感染患者,因所选病期及程度不同,疗效在84%~97.45%不等。② 朱氏[2]报道辨证分型治疗肾盂肾炎80例(急性肾盂肾炎51例,慢性肾盂肾炎29例,其中包括慢性肾盂肾炎急性发作19例),分下焦湿热型(药用八正散和小蓟饮子加减)及脾肾两虚型(药用山药丸加减)、阴虚兼湿热型(药用知柏地黄丸合二至丸加减)。结果急性肾盂肾炎51例,临床治愈50例(98.04%),慢性肾盂肾炎29例,临床痊愈20例(68.97%)。按照中医辨证分型,80例中热淋40例,治愈37例,血淋13例,治愈11例,劳淋21例,治愈17例,外感表证6例,全部治愈。③ 张氏等[3]对中医治疗尿路感染文献综述指出,对于尿路感染的分型,有的医家分为急性期与慢性期,然后再辨证治疗,有的医家则直接按症状分型。据文献统计,共有以下分型:膀胱湿热、肝胆郁热、少阳郁热、邪郁少阳、半表半里、三焦湿困、湿困脾胃、肾阴不足、肝肾阴虚、脾肾气虚、脾肾阳虚、脾肾两虚、气阴两虚、肾虚湿热、虚实兼夹、湿热邪盛耗气伤阴、气虚阳伤湿热留恋。

2. **专法专方**　在辨证施治的同时,部分医家采用专法专方治疗。① 薛氏[4]报道用归翘赤豆汤加味治疗尿路感染86例,基本方为连翘、赤小豆、土茯苓、当归、黄柏、黄芩、泽泻、车前子、枳实、续断、牛膝。对照组31例,随证选用八正散、猪苓汤、萆薢分清饮、龙胆泻肝汤。结果治疗组和对照组近期治愈率分别为83.7%、61.3%,两组比较有显著差异($P<0.05$)。② 潘氏[5]报道用琥珀导赤散治疗急性泌尿道感染100例,均为真菌感染,基本方为琥珀、生地、木通、甘草、竹叶。结果痊愈82例,好转13例,无效5例。③ 李氏等[6]报道治疗肾盂肾炎234例,基本方为黄柏、金银花、黄芩、牛膝,随证加减。结果急性及慢性期急性发作者185例中,治愈166例,显效13例,好转4例,无效2例;慢性期患者49例,治愈19例,显效17例,好转9例,无效4例。

3. **微观辨证**　① 黄氏等[7]指出在辨证基础上,加重清热解毒药如忍冬藤、连翘、紫花地丁、蒲公英、野菊花、败酱草、黄柏、栀子、黄连、苦参、土茯苓、半枝莲、金钱草、白茅根等,则菌尿转阴率可望明显提高。② 王氏等[8]指出肾盂肾炎的病理解剖可见肾盂肾盏黏膜充血、水肿,显微镜下可见肾间质因炎症而形成的瘢痕,这些现象中医都可辨证为瘀血,有的学者在宏观辨证未见瘀血征象时,根据"微观辨证",适当加入活血化瘀药,从而提高了疗效。反复发作的尿路感染患者,缓解期T淋巴细胞总数减少,T_4细胞减少,T_3细胞增多,T_4/T_3比值下降,对β细胞产生抗体的辅助作用减弱,血清 IgG、IgA、IgM、IgD 含量下降,且 IgG 含量与 T_4 水平呈正相关。说明缓解期存在 T 细胞免疫调控机制紊乱,体液免疫功能低下现象。③ 孙氏等[9]用益气补肾提高机体免疫力的中药组成益肾康冲剂(人参、黄芪、山茱萸为主),治疗反复发作尿路感染患者,缓解期服用,结果各项低下的免疫指标基本恢复到正常水平,机体抗感染免疫能力得到增强,有效地控制了尿路感染的反复发作,临床观察 35 例中 24 例半年未复发,治愈率 68.6%,从而为中医应用扶正法则治疗反复发作的尿路感染患者提供了科学依据。 (宋红普)

【参考文献】

[1] 吴银根.1987.中医药治疗泌尿系感染的进展.上海中医药杂志,(12):41—44

[2] 朱健南.2010.中医辨证治疗肾盂肾炎 80 例.中国中医药现代远程教育,8(16):124

[3] 张永红,仝允辉,韩苗云.1993.中药治疗尿路感染进展.河南中医,13(6):290—293

[4] 薛昌森.1992.归翘赤豆汤加味治疗尿路感染 86 例.江苏中医,(1):15—16

[5] 潘北桂.1991.琥珀导赤散治疗急性泌尿道感染 100 例.广西中医药,14(3):104

[6] 李会昌,高甲臣.1991.辨证与辨病相结合治疗肾盂肾炎 234 例疗效观察.黑龙江中医药,(3):16—17

[7] 黄星垣.1987.中医急症大成.北京:中医古籍出版社.556

[8] 王济生.1993.尿路感染的中医治疗研究进展.山东中医杂志,(6):58—60

[9] 孙建实等.1990.反复发作性尿路感染的临床与免疫学研究.中华肾脏病杂志,(3):157

25. 水气

【经典概论】

水气病是由于肺、脾、肾等脏腑功能失调引起的体内水液潴留的一类病症,临床以水肿、小便不利及脉沉为主要表现,大致相当于现代医学的"急性肾炎"、"慢性肾炎"、"肾病综合征"等以身肿为主要表现的病证。

"水气"之名,首见于《内经》,又根据不同症状有"风水"、"石水"、"涌水"的不同;《金匮要略》中将以水肿为主要表现的疾病称为"水气病"并列专篇论述。在其后的《诸病源候论》中,始有"水肿"的病名。现代中医认为,水肿是由于肺失通调、脾失转输、肾失开合、膀胱气化不利,导致体内水液滞留,泛滥肌肤,表现以头面、眼睑、四肢、腹背甚至全身浮肿为特征的一类病证,其严重者还可伴有胸水、腹水。

水之行有赖于气化,气病常导致水病,水病则气无不病,故"水气"两字当是针对病机而言,水肿则是针对症状而言。《金匮要略》中以水气病命名,在病机上突出了水与气的关系。基于此,著名中医学家刘渡舟指出"水就是有形之水,水为阴邪,其气为寒,所以水气发病,既有水的为害,也有寒气的影响,故称为水气病。"

《金匮要略》是通过寸口、趺阳和少阴三部脉象的变化来阐述水气病的病因病机的:有因寒束肌表,卫气不行,肺气不宣,不能通调水道引起者;有因肾阳不足,气不化水,小便不利,水无去路引发者;有因中阳不足,阴寒在里,误下伤阳,阳不化水引发者;亦有因胃热下注,水热互结,水气不行而成者。总之,《金匮要略》认为水气病的病因不外乎外感和内伤两方面,其病机有邪热内陷,水热互结和阳气不足,气不化水之别,其病变脏腑以肺脾肾最为重要。

《金匮要略》按照水肿形成的原因和证候特点,分为"风水"、"皮水"、"石水"、"正水",并有"黄汗"一病列出,与"风水"进行鉴别。此外,篇中还有五脏水和水分病、血分病以及气分病之别。五脏水乃五脏有病引起的水肿或五脏受水气侵凌而出现的与五脏有关的证候;水分病与血分病主要指与妇科疾患有关的水气病,其中,水分病是先病水肿而后病经闭,血分病是先病经闭而后见水肿;气分病是由寒气凝滞或水饮内结,气机不通而引起,以腹满肠鸣,心下痞坚为主证。气分病与水气病有因果关系。

水气病的治疗,《金匮要略》提出:"腰以下肿,当利小便;腰以上肿,当发汗"以及"病水腹大,小便不利,其脉沉绝者,有水,可下之"的治疗大法。认为凡腰以下肿,其病在下在里属阴,当用利小便的方法,是潴留于下部在里之水,从小便排出;腰以上肿,其病在上在表属阳,当用发汗的方法,使潴留于上部在表之水,从汗液排泄。而对于水肿患者,腹大,小便不利,脉沉欲绝,如正气尚未衰者,可以考虑用逐水攻下的方法急治。

另外,《金匮要略》中提出的"大气一转,其气乃散"的调气法对后世水气病的辨治也大有启迪。

对于水气病的具体治疗,当结合分类进行辨治。如风水、皮水治以发汗为主,风水表实夹郁热者,治以越婢汤发越水气,兼清郁热;风水表虚者,治以防己黄芪汤益气固表,发汗利水;风水表实咳喘者,治以杏子汤宣肺祛水;皮水夹热者,治以越婢加术汤健脾利水清郁热;皮水表实者,治以甘草麻黄汤发散水气;皮水气虚者,治以防己茯苓汤通阳化气,表里分消;湿盛阳郁者,治以蒲灰散清利湿热,通利小便。气分病属阳虚阴凝者,治以桂枝去芍药加麻黄附子细辛汤温阳散寒,通利气机;脾弱气滞,水饮痞结者,以枳术汤行气散结,健脾利水。《金匮要略》对血分病虽然未出方治,可参考《金匮要略》中当归芍药散、大黄甘遂汤、桂枝茯苓丸等通经活血利水之剂。

【发展源流】

1. "水气"病名与分类 ① "水气"之名最早见于《内经》中,属水液代谢失常而导致水饮内停的病证。《内经》中还有"水"、"水病"之称,《灵枢》中有"水胀"之篇名,但并无相同病名,而仍以"水"言之。②《内经》认为水之为病,有风水、石水、涌水之别,《灵枢·水胀》篇对其症状作了详细的描述。《素问·水热穴论》篇指出"其本在肾,其末在肺",《素问·至真要大论》篇又指出"诸湿肿满皆属于脾"。可见,在《内经》时代,对水肿病已有了明确的认识。③《金匮要略》中按照水气病的病因病机和证候特点,以表里上下为纲,将水气病分为风水、皮水、正水、石水四种类型,又按照水肿与五脏之间的关系,分为心水、肝水、肺水、皮水、肾水。④《诸病源候论·水肿候》结合脏腑功能变化,提出"十水候"的不同证型,并指出水肿与胃有关,如"肾者主水,脾胃俱主土,土性克水,脾与胃合,相为表里,胃为水谷之海,今胃虚不能传化水气,使水气渗溢经络,浸渍府脏……故水气溢于皮肤而令肿也"。⑤《东垣十书》根据脾胃学说理论,将水肿分为寒热二型,寒者多虚,热者多实,并认为虚者居多。⑥《丹溪心法·水肿》将本病分为阴水、阳水两大类,指出"若遍身肿,烦渴,小便赤涩,大便闭,此属阳水";"若遍身肿,不烦渴,大便溏,小便少,不赤涩,此属阴水"。

2. 水气病的辨证与病机 ① 明代李士材和张介宾均认为水肿是肺脾肾三脏相干之病,但各有其独特见解。②《景岳全书》中根据水气互化原理,提出水肿与气肿的相互区别与联系。③《医宗必读·水肿胀满》以虚实为纲,分辨水肿,提出"阳证必热,热者多实;阴证必寒,寒者多虚"。④ 清代唐容川在《金匮要略》对"血分"论述的基础上,提出了"瘀血化水,亦发水肿"的观点,为近代医家应用活血化瘀治疗水肿病提供了理论根据,并在临床中取得了一定的效果。

【研究探讨】

水气病是肺、脾、肾三脏功能失调,三焦膀胱气化失司所致的水湿停聚、泛滥,引起局部或周身肿胀为主的一类病证。《金匮要略》对水气病的论述,对后世"治水"理论的发展和临床实践具有重要影响。

1. 水气病的分类 对于水气病的分类,有关于"五水"与"四水"的阐述,"五水"即是《金匮要略》中风水、皮水、石水、正水、黄汗,但后世大多认为黄汗虽可出现四肢头面肿等类似水气病的表现,但毕竟以汗出色黄为临床特征,所以不是水气病,而是水气病的类似病。

2. 病因病机的认识 在《金匮要略》认识的基础上,后世对水气病的病因病机多有发挥:① 贾氏[1]归纳水气病的病因有如下几点:a. 风邪袭表,水为风激;b. 肺脾不调,外合湿邪;c. 阴阳失衡,水凝下焦;d. 正气内伤,五脏病水。认为脏腑失调是水气病的根源,营卫不和是水气病泛溢的重要条件,津血紊乱是水肿发生的最终环节。② 金氏[2]认为脏腑功能失调是水肿之本,营卫不和则为水肿之标,且营卫不和与水肿互为因果。水气病的形成是多种病因综合作用的结果,除外感六淫、内伤七情、饮食劳逸等原因外,主要取决于肺、脾、肾、三焦、膀胱等对水液代谢的气化与调节作用。

3. 水气病的治则治法研究 《金匮要略》提出水气病的治疗有发汗、利小便和攻逐三大治法。① 王氏[3]认为仲景在具体运用发汗、利小便、攻下逐水三法时,是与调理脏腑气血阴阳相结合的,体现出"治脏腑气机是祛水之基,理阴阳助气化是祛水之根,调气血消瘀积是祛水之用"的治法特征。② 金氏[2]认为调和营卫也是仲景治水的重要法则。③ 对于具体的治疗方法,有人[4]综合了《金匮要略》与《伤寒论》中治疗水液代谢疾病的方法,并归纳为仲景治水十法。④ 贾氏[1]认为张仲景水气病方治具有"忌讳见肿治肿"、"注意表里同治"、"治水不忘理血"、"强调顾护阴液"的特色,对治疗水肿具有指导意义。

4. 对《金匮要略》治水方剂的研究 《金匮要略》中许多治疗水气病的方剂,疗效颇佳,后世临床研究较多。① 杨氏[5]等以防己黄芪汤加味治疗血栓性深静脉炎中心型后期顽固性水肿患者;② 陈氏[6]等采用加味防己黄芪汤治疗特发性水肿;③ 杨氏[7]以越婢加术汤治疗小儿急性肾炎;④ 唐氏[8]等以越婢加术汤和防己茯苓汤加减治疗急性肾小球肾炎;⑤ 毕氏[9]等以己椒苈黄丸加味治疗肝硬化腹水;⑥ 包氏[10]等以桂枝去芍药加麻黄附子细辛汤治疗心肺肾阳气亏虚,水饮内停所致的心肺急症,收效颇捷。其他如苓桂术甘汤、五苓散、猪苓汤、真武汤、十枣汤、葶苈大枣泻肺汤等都是仲景著名的治水名方,相关临床研究颇多。

5. 张仲景治水分剂的药理研究 对于张仲景治水方剂,药理研究也有诸多发现。① 真武汤具有强心利尿、降血脂和抗动脉硬化、改善肾脏功能以及对肾上腺皮质醇的调节作用[11];② 猪苓汤能显著抑制尿路结石的形成,还具有利尿、排石、抗癌以及治疗实验性肾功能不全的作用[12];③ 苓桂术甘汤能显著抑制血清总胆固醇、三酰甘油、低密度脂蛋白胆固醇以及载脂蛋白 B 的升高,并能明显升高高密度脂蛋白、载脂蛋白 A 的含量以及载脂蛋白 A_1 与载脂蛋白 B 的比值,还能有效改善血液流变学多项指标[13]。

总之,《金匮要略》较早对水气病进行了系统的论述,尽管篇中对水气病证治论述详略不一,尤其对正水、石水以及五脏水没有进一步展开,但其确立的水气病辨证论治的基本思路,对后世的影响是毋庸置疑的。 （宋红普）

【参考文献】

[1] 贾士安.1994.《金匮要略》水气病辨治规律探讨.中医研究,7(4):11

[2] 金智生.2000.对《金匮要略》调和营卫治水肿的探讨.甘肃中医学院学报,17(3):4

[3]　王苹.2000.仲景祛水治本的思路与方法探析.福建中医学院学报,17(3)：4

[4]　殷立敢.2000.从《伤寒论》谈张仲景治水十法.湖北中医杂志,22(3)：7

[5]　杨栋,李乃泉.2000.防己黄芪汤治疗血栓性深静脉炎顽固性水肿130例.中国中医药杂志,7(4)：265

[6]　陈学勤,苏志明.2002.加味防己黄芪汤治疗特发性水肿21例.实用中医内科杂志,16(1)：21

[7]　杨光成.2001.越婢加术汤治疗小儿急性肾炎65例.福建中医药,32(4)：53

[8]　唐桂军,郭泉滢,余学庆.2000.越婢加术汤和防己茯苓汤加减治疗急性肾小球肾炎40例.河南中医,20(4)：23

[9]　毕士敏,李恩德.1995.己椒苈黄丸加味治疗肝硬化腹水36例.江苏中医,16(11)：9

[10]　包组晓,胡灵敏.2004.桂枝去芍药加麻黄附子细辛汤在心肺急症中的应用.中国医药学报,19(11)：677

[11]　王均宁,刘更生.1998.真武汤的药理研究与临床应用.中成药,20(11)：45

[12]　全世建,曾庆波,李政木.2004.猪苓汤研究综述.中医药通报,3(5)：59

[13]　张琦等.2003.苓桂术甘加味汤对高脂血症大鼠脂代谢及血液流变学影响的实验研究.中国中医基础医学杂志,9(9)：36

26. 黄汗

【经典概论】

　　黄汗病以汗出色黄如柏汁为特点。《金匮要略》在水气病篇中辟有黄汗病证治的专论,具体的记载如下:"问曰:黄汗之为病,身体重,发热汗出而渴,状如风水,汗沾衣,色正黄,如柏汁,脉自沉,何从得之? 师曰:以汗出入水中浴,水从汗孔入得之,宜芪芍桂酒汤主之。""黄汗之病,两胫自冷,假令发热,此属历节。食已汗出,又身常暮卧盗汗出者,此劳气也……腰髋弛痛,如有物在皮中状。剧者不能食,身疼重,烦躁,小便不利,此为黄汗,桂枝加黄芪汤主之。"除了以上2条方证俱全的原文,还有在其他原文中涉及黄汗的散在描述,除了汗出色黄和发热身肿以外,其他症状的还可见如烦躁,汗出入水中浴,小便不利,两胫自冷,腰髋弛痛,身疼重,剧者不能食,身甲错,如有物在皮中状,生恶疮痈脓等。一般认为黄汗当与风水、历节等鉴别。

　　关于黄汗的原因,原文认为是"汗出入水中浴,水从汗孔入得之"。因为汗出则腠理开泄,水寒之气容易内侵。水湿一旦停于肌腠,营卫郁滞,湿郁化热,卫郁营热,湿热交蒸则成黄汗。水湿留滞于肌表则身肿,营卫不调则发热,气不化津则口渴。对此治疗用芪芍桂酒汤固表祛湿,调和营卫,兼泄营热。方中黄芪走表,益气祛湿,桂枝、芍药调和营卫,苦酒即米醋,用以走泄营中之郁热。诸药相协,使营卫气血调和畅通,则水湿除而黄汗止。

另有条文阐述了黄汗的不同见症,若汗出而热不减,日久必耗损营血,肌肤失养而见甲错。湿热郁蒸不已,营热邪毒相合,亦可腐溃肌肤而成恶疮。身重由于湿盛,汗出之后,湿随汗泄,身重当轻。但汗出日久,也会伤阳,阳气受损,不主四肢则见肌肉瞤动。阳气不足,胸阳痹阻,甚或产生痛感。然黄汗之病,毕竟以肌表汗出异常为主,故腰以上汗出,腰以下无汗,又是临床特征之一。而水气内停,下焦湿盛,则见下半身腰髋部疼痛乏力。阳欲行而被郁,汗欲出而无能,故皮中如有物状,感觉异常。若病情加剧,影响到脾胃,则饮食受限,肌表湿盛,则疼痛肿重,膀胱气化不行,则小便不利,内热加剧,则心烦不安。对此用桂枝加黄芪汤调和营卫,益气除湿,方中桂枝汤既能调和营卫,解散外邪,也能和谐阴阳,恢复气化,黄芪协桂枝走表,通达阳气,祛除水湿。

【发展源流】

张仲景之后,历代医家对黄汗也多有发挥。

1. 对黄汗症候与方药的补充 ①《诸病源候论·黄汗候》载"黄汗之为病,身体洪肿,发热汗出不渴,状如风水,汗染衣,正黄如柏汁,其脉自沉,此由脾胃有热,汗出而入水中浴,若水入汗孔中,得成黄汗也。"②《外台秘要》载黄汗方三首,除了《金匮要略》所用两方外,另有"疗黄疸身肿,发热汗出而渴,状如风水,汗出著衣皆黄,黄汗吴蓝汤方。""吴蓝六分,芍药、麦门冬(去心)、桑白皮、汉防己、白鲜皮、山栀子各六分"。

2. 对黄汗病因的探索 陆渊雷认为黄汗是黄疸的一个症状,非临床病名,如《金匮要略今释》所说:"汗之所以黄,因有胆汁色素从汗液排泄之故,依理当先发黄疸,黄汗是一个证候,不得为病名。"

【研究探讨】

近年有学者对黄汗病的论述比较全面,值得参考。有将此看做水气病之一者,也有认为当属黄疸范畴者,虽然时有个案治验报告,但本病毕竟不是常见病,因此,给深入研讨带来了一定的困难。

1. 黄汗与其他病证的关系 ① 黄汗与黄疸,应注意两者间的鉴别而不应将其等同。《金匮要略》将黄汗归入水气病脉证并治篇也说明了这一问题。并且黄汗患者大多数肝功能检查在正常范围,对此刘氏[1]曾有专论,指出黄汗为邪在肌表,黄疸为湿热蕴蒸于内,所以治法上前者当固表祛湿,调和营卫,后者以清利湿热为主。② 黄汗与水肿,储氏[2]强调了二者的区别,黄汗虽与四水并列,但不属于水液代谢障碍的病证,此从主症、病因病机、治法方药上当不难区别,从临床治验的报告来看,黄汗而伴水肿者亦少见。③ 黄汗当与其他病证的关联,如倪氏认为[3]黄汗病即是今之痛风性肾病,即尿酸性肾病的总称,表现为轻度腰痛及轻微蛋白尿,痛风性结石及痛风性关节炎是其常伴随的症状。④ 关于汗出色黄,现代医学有色汗症和假性色汗症之说,色汗症由小汗腺功能紊乱及其某些药物等因素的影响而发病,其颜色并不限于黄色。假性色汗症由某些可以产生颜色的细菌如棒状杆菌、腋毛癣菌等引起,好发于大汗腺丰富的腋下及会阴处。也有认为本病与黄疸病时胆色素的排泄增加有关,黄疸愈后,黄汗亦止。以上二说,可备参考。

2. 学者对于黄汗病因的探讨 ① 汗腺炎症,近年陶氏对黄汗病的论述比较全面,认为黄汗当与水肿、黄疸明确鉴别,指出黄汗既非水肿病,也非黄疸的一个症状,而是一个独立的疾病。按现代医学的观点加以分析,可能是一种汗腺炎症,多因人全身汗出后突入池塘,带有色素或产生色素的细菌如金黄色葡萄球菌、铜绿假单胞菌等,侵入汗腺,繁殖产生毒素,从而发生汗腺炎性病变,导致人体分泌的汗液带有颜色,而《金匮要略》所用的芪芍桂酒汤等都有抗菌的作用,黄芪又能增强人体的免疫功能。这一汗腺炎症说,有令人耳目一新之感[4]。② 与服石有关,付氏[5]认为应用铅汞砷中毒的观点,可以比较全面地解释黄汗病各种各样的临床表现。铅汞砷的中毒可以引起消化系统、循环系统、神经系统以及皮肤方面的各种病变,这些临床表现和《金匮要略》原文的描述基本一致。张氏[6]的阐述中肯新颖,由两晋南北朝兴盛起来的服石风,联想到《金匮要略》中的黄汗病,赞成用铅汞砷中毒的观点来看这一病证。这样似乎可以比较全面地解释原文中提到的黄汗病各种各样的临床表现,同时联系《金匮要略》中其他的相关病证,认为多少或许也和当时的服石风气有着密切关联。由于服用药物的剂量以及外界其他因素的影响,中毒患者的临床表现复杂多变,不可能整齐划一。同时中毒又有一个较长的演变过程,所以原文的具体描述有矛盾之处也是完全可能的,有些地方也未必就是错简或衍文。

3. 黄汗的临床治疗 ①《金匮要略》出黄芪芍药桂枝苦酒汤和桂枝加黄芪汤两方,均能调和营卫,通阳散邪,着重强调扶正固表,都运用了黄芪、芍药、桂枝三药,宣达阳气,调和营卫。另外,《中草药药理学》记载,以上三味药物都有抗菌抑菌作用,特别是对金黄色葡萄球菌、柠檬葡萄球菌作用更强。同时,黄芪、桂枝又能增强人体免疫功能,调节汗出情况。除此,临床也有以桂枝加黄芪汤合五苓散或小柴胡汤再配以茵陈、土茯苓者,也有芪芍桂酒汤合三仁汤或生化汤者。② 三仁汤,吴氏[7]曾报道某男性患者乃黄疸型肝炎虽愈,但其体内湿热郁遏于营卫不得外泄而现为黄汗等症,在治疗上抓住证属湿热蕴结之病机,予三仁汤加减发越郁阳,清热除湿,芳香化浊,湿浊解黄汗除。③ 黄芪茵陈蒿汤,陈氏[8]以黄芪茵陈蒿汤治疗异常黄汗 30 例,由黄芪 24 g,茵陈 15 g,山栀 10 g,大黄(宜共煎)9 g,甘草5 g组成,有湿热清利,表固汗止之功。治疗 1 个疗程后,18 例显效(黄汗控制,临床症状消失),10 例有效(黄汗明显减轻,但背部及腋下仍有少量,临床症状明显减轻),2 例无效(上述症状无改善)。④ 按脾虚湿遏论治,苗氏[9]有黄汗不尽是外感说,认为黄汗也有当属杂证论治者,此由脾虚气衰,水湿不运,郁而化热,熏蒸肌肤,津随热泄,黄汗乃出。苗氏诊治的 10 例患者,皆按脾虚湿遏论治而愈。此说提示了黄汗的病因不止一端,因此,治疗不可固执一方,如苗氏所举治验,先予茵陈五苓散,后以桂枝加黄芪汤治疗,均未果,而后改用归脾汤加味,以健脾理气化湿为主而获效。

(杨文喆)

【参考文献】

[1] 刘东汉.1987.黄汗病因与证治之我见.中医杂志,(2):70

[2] 储全根.1989.金匮黄汗新说.陕西中医,(6):260

[3] 陶汉华.1994.论黄汗.山东中医学院学报,(1):10

[4] 倪青.1997.《金匮要略》"历节"黄汗新释.国医论坛,(1):4

[5] 付滨,孟琳,高常柏.2004.黄汗与铅汞砷中毒.天津中医药,(3):229

[6] 张再良.2012.黄汗、服食及其他.中医药文化,(3):26—29

[7] 吴世才.2010.三仁汤临床应用举例.光明中医,25(5):859

[8] 陈小花,张进华.1996.黄芪茵陈汤治疗异常黄汗 30 例.浙江中医杂志,(2):66

[9] 苗毅勤.1987.黄汗不尽是外感说.新中医,(8):52

27. 黄疸

【经典概论】

《金匮要略》所论黄疸范围较广,包括湿热发黄,寒湿发黄,火劫发黄,燥结发黄,女劳发黄及虚黄等。

对于黄疸的病机,《金匮要略》用"寸口脉浮而缓,浮则为风,缓则为痹。痹非中风。四肢苦烦,脾色必黄,瘀热以行"来描述,指出黄疸的形成是湿热蕴脾所致,而湿热入于血分是发黄的必要条件。

张仲景将黄疸主要分为谷疸,酒疸,女劳疸。谷疸为"趺阳脉紧而数,数则为热,热则消谷,紧则为寒,食即为满。尺脉浮为伤肾,趺阳脉紧为伤脾。风寒相搏,食谷即眩,谷气不消,胃中苦浊,浊气下流,小便不通,阴被其寒,热流膀胱,身体尽黄";酒疸为"心中懊憹而热,不解食,时欲吐";女劳疸"额上黑,微汗出,手足中热,薄暮即发,膀胱急,小便自利"。此外还有对谷疸寒化的描述"阳明病,脉迟者,食难用饱,饱则发烦头眩,小便必难,此欲作谷疸。虽下之,腹满如故,所以然者,脉迟故也。"

治疗湿热黄疸总以清热利湿为主,黄疸四方茵陈蒿汤、栀子大黄汤、茵陈五苓散、大黄硝石汤均体现了这一治疗原则;脾虚寒湿的黄疸,治宜温中散寒化湿,原文未出方。同时书中还提出黄疸可用汗、吐、下、和等法进行治疗。

此外,书中还涉及其他发黄,如湿热黄疸误汗导致的火劫发黄,用小建中汤治疗,黄芪桂枝五物汤治疗兼表虚的发黄,柴胡汤治疗兼有少阳病的发黄,猪膏发煎治疗燥结兼有血瘀发黄等,可见,金匮对于黄疸的认识与今人所认识的"身黄、目黄、小便黄"黄疸相比要广泛得多。

【发展源流】

1. 黄疸的病名、分类、症状、病机等在宋以前已初见端倪 ① 黄疸之名始见于《内经》。《素问·平人气象论》云:"溺黄赤安卧者,黄疸……目黄者曰黄疸。"② 张仲景在《金匮要略》中将黄疸分为谷疸、酒疸、女劳疸,主张"诸病黄家,但利其小便,假令脉浮,当以汗解之"。③ 晋代葛洪的《肘后备急方》载述了患者"溺白纸,纸即如檗染者"。④ 隋代巢元方在《诸病源候论》中设黄疸专论,首次提出"急黄"和"阴黄"的概念,并根据发病情况和不同症状,分为二十八候,丰富了黄疸病的内容。⑤ 唐代孙思邈在《千金翼方·黄疸》提出"时行热病,多必内瘀著黄",初步认识到某些黄疸具有传染性。

2. 宋金元时期提出了黄疸新病名,补充了辨证治疗方法 ① 韩祗和在《伤寒微旨论·阴黄证篇》提出阴黄、阳黄病名,并补充了阴黄的治疗方剂。②《太平圣惠方》第一次记载并提出了"三十六种黄"的名称,每一证候都附有治法和方剂。③ 元代罗天益在《卫生宝鉴·发黄》中进一步论证黄疸的辨证规律,提出"阳证,身热不大便,而发黄者,用仲景茵陈蒿汤",若是"阴证,皮肤凉又烦热,欲卧水肿个,喘呕,脉沉细迟无力而发黄者,治用茵陈四逆汤",根据阳黄与阴黄的不同辨证选方。

3. 明清时期对黄疸的认识和证治均有长足的发展 ① 明代朱丹溪在《丹溪心法·疸》云:"疸不用分其五,同是湿热,轻者用小温中丸,重者大温中丸。热多加芩连,湿多者茵陈五苓散加食积药",根据病情轻重,湿热多少辨证选方。② 明代戴思恭《证治要诀》指出酒毒熏蒸肺脾可导致黄疸的发病,补充了黄疸从肺论治的法则,又指出失血萎黄与黄疸的不同点是"黄不及耳目",为后世鉴别黄疸和萎黄提供了宝贵的经验。③ 明代张介宾《景岳全书》把黄疸分为阳黄、阴黄、表邪发黄、胆黄四种类型,并把黄疸的诸多名目归纳为"不出阴阳二证,大都阳证多实,阴证多虚"。④ 清代叶天士《临证指南医案》等书明确认识到黄疸是由胆汁外溢肌肤所致,指出

"胆液为湿所阻,渍于脾,浸淫肌肉,溢于皮肤,色如熏黄"。并指出黄疸的主证是身黄、目黄、溺黄,逐渐明确了黄疸的诊断。⑤ 清代喻昌在《医门法律》中将《伤寒论》所述论为外感黄疸,《金匮要略》所述论为内伤黄疸。⑥ 清代叶桂提出"阳黄病重在胃,阴黄重在脾",治疗湿热黄疸以三仁汤为代表,创立了分消三焦法。⑦ 清代吴鞠通明确指出了病机为湿热蕴结,病位为气分,治法为清气分湿热,记录有应用茵陈五苓散去除气分实证,同时指出黄疸失治的处理。

【研究探讨】

《实用内科学》认为黄疸与西医学的肝细胞黄疸、阻塞性黄疸、溶血性黄疸、病毒性肝炎、肝硬化、胆石症、胆囊炎、钩端螺旋体病、某些消化系统肿瘤,以及出现黄疸的败血症等有关。

1. 黄疸的病因病机　① 宗氏[1]从疾病症状和病机方面论述了《伤寒论》湿热发黄与急性黄疸型肝炎、钩端螺旋体病、传染性单核细胞增多症、蚕豆病、阵发性睡眠性血红蛋白尿,巨细胞包涵体病的相关性。② 董氏等[2]认为火逆发黄证相当于重症肝炎(包括暴发型肝炎、亚急性肝坏死)、急性梗阻型化脓性胆管炎并发败血症等一类危重疾患;谷疸则类似于急性胆囊炎、胆石病。《金匮要略》黄疸篇,提出"脾色必黄,瘀热以行",认为瘀与热是黄疸发生的必要条件,许多医家也认可这一观点。③ 车氏等[3]认为,血分瘀血是黄疸之本。④ 黄氏等[4]认为,急性黄疸型肝炎(病毒性)患者存在瘀血的病理机制,主张早期在辨证论治的基础上,注重使用活血化瘀药,可缩短病程,提高疗效。⑤ 张氏[5]认为微循环障碍是黄疸型肝炎的发病机制之一,而纤维形成是所有类型的急性肝炎向慢性肝炎转化的重要因素。这些机制与中医的血瘀气滞相符合,故组方中重用桃仁、红花等活血药化瘀生新,改善肝脏的血供状态,改善微循环和抑制纤维形成。⑥ 刘氏[6]认为水蛭所含水蛭素、肝素、抗血栓素,具有改善肝脏微循环、抗凝的功效,临床可用于抗肝脏纤维化,治疗肝脾肿大属湿热之邪久病入络,内结为瘀血而致瘀血发黄。对于慢性病毒性肝炎及早期肝硬化伴肝脾肿大患者出现的瘀血发黄也有确切的疗效。

2. 黄疸的治疗　孙氏[7]认为清热燥湿法适用于急性黄疸性肝炎;泻浊导滞法适用于慢性活动性肝炎、慢性重症肝炎或部分药物性肝炎所致黄疸;凉血清营法适用于一些急性重度黄疸性肝炎、急性或亚急性肝坏死和晚期肝硬化患者;活血通瘀法适用于肝炎后肝硬化,慢性肝炎和胆汁淤积性肝病所致久黄不退者;温阳渗湿法适用于一些慢性肝病性黄疸。

3. 黄疸的病位　贵氏[8]提出"黄疸"的病位系中焦脾胃,与肝胆无明显关联。认为"黄疸"的发病归结为"胆汁不循常道"的观点,表面上看似乎与现代医学的观点相吻合,实际上恰恰违背了中医学"黄色属土"这一基本理论,因而是片面的。在临床上,只有紧紧围绕脾胃这个中心环节进行辨证论治,才能取得好的疗效,才真

正符合中医"治病求本"之旨。 （姚佳音）

【参考文献】

[1] 宗重阳.1984.《伤寒论》湿热发黄证治的现代运用.江西中医药,10(5)：10—11

[2] 董振华,张育轩.1988.试从现代医学观点探讨张仲景治黄疸诸法.河南中医,(6)：7—9

[3] 车念聪,王燕华.1996.黄疸属血分病变浅析.北京中医,(3)：38—40

[4] 黄宝英,林应华.1997.活血化瘀中药治疗急性黄疸型肝炎的探讨.中西医结合实用临床急救,4(4)：184—185

[5] 张子厚.1995.解毒活血汤治疗急性黄疸型肝炎100例.新中医,(11)：43

[6] 刘宝山.2008.水蛭治疗瘀血发黄的临床体会.北京中医药,27(2)：141—142

[7] 孙钧.1997.现代临床运用中医退黄方法之管窥.甘肃中医,10(4)：4—5

[8] 贵襄平.2012.关于"黄疸"病位的思考.光明中医,27(1)：11—12

28. 惊悸

【经典概论】

《金匮要略·惊悸吐衄下血胸满瘀血病脉证治第十六》中提出了有关惊悸证治的相关内容。惊为外受惊恐,心惕怵不安;悸为阴血不足,心失所养而悸动不安。全篇三条原文,二首方剂。一条以脉论病,强调惊得之于外,悸得之内,如原文第一条："寸口脉动而弱,动即为惊,弱则为悸。"原文以脉论病,惊为心神受扰,脉动不安,动释为脉来促动而数;悸为心失所养,脉象见弱。动和弱,惊和悸两者又常关联,如阴血不足,悸动不安者常易受惊。

治疗举出两方,各有所偏,可供临床参考。一为火邪,原文第十二条："火邪者,桂枝去芍药加蜀漆牡蛎龙骨救逆汤主之。"原文仅火劫者三字,提示是在用了物理性汗法以后,造成一定的不良后果。再对照《伤寒论》的描述："亡阳,必惊狂,卧起不安。"亡阳是什么状态,不得而知,必和汗出过多虚脱有关,或伴肢冷,原文强调患者极度不安,亡阳要用甘温复阳,故桂枝汤去芍药,精神不安以龙牡重镇且能敛阳。蜀漆之用令人费解,一般认为阳虚痰易内生而停滞,故蜀漆化痰。蜀漆用在牝疟,是为抗疟邪,古人见到吐后一时安定,以为是痰在作祟,此为时代局限,推测时有失当。本条也许是用了火劫温热之法以后,汗出多而心动速,蜀漆的致呕刺激迷走神经,可反射性使心跳平稳,也许本方救逆籍此获效。一为水饮,原文第十二条:"心下悸者,半夏麻黄丸主之。"心下悸动,用半夏麻黄丸蠲饮通阳。以药测证,其病机为水饮内停凌心所致。水停致悸与阴血不足之悸,治法方药完全不同,本方治法含有对比鉴别之意。有学者认为本方用治病态窦房结综合征,此与上方又形成一个对照,一为心动过数,一为心动过缓,虽均用温药,但具体选择上有区别,桂枝强心,麻黄升压且能加快心率。内容虽少,有对照,有互补。治法方药在临床上也有参考价值。

本篇中惊悸的内容不多,但联系仲景的原文,相关的地方还是很多,如虚劳病、痰饮病中的悸,奔豚气病中的惊,相关的方治也可移到此处作一对照,有利于参考。

【发展源流】

1. **唐代医家对惊悸病因的认识** 仲景之后,唐代孙思邈《备急千金要方·心藏脉论》提出因虚制悸的认识:"阳气外击,阴气内伤,伤则寒,寒则虚,虚则惊,掣心悸,定心汤主之。"

2. **宋代医家对惊悸理法方药的阐述** 宋代严用和《济生方·惊悸怔忡健忘门》对惊悸的病因病机、病情演变、治法方药等,作了比较详细的论述,认为惊悸为"心虚胆怯之所致也","或因事有所大惊,或闻虚响,或见异相,登高涉险,惊忤心神,气与涎郁,遂使惊悸。惊悸不已,变生诸证,或短气悸乏,体倦自汗,四肢浮肿,饮食无味,心虚烦闷,坐卧不安",治宜"宁其心以壮其气",选用温胆汤、远志丸作为治疗方剂。

3. **宋以后医家的发挥** ① 成无己提出惊悸发生的原因不外"气虚"、"停饮"两端。② 元代朱丹溪又提出了血虚致病的理论,并强调了痰的致病作用。《丹溪心法·惊悸怔忡》:"惊悸者血虚,惊悸有时,以朱砂安神丸。"③ 明代王肯堂《证治准绳》在引起心悸的原因方面,则认为"有汗吐下后正气内虚而悸者,有邪气交击而悸者,有荣卫涸流脉结代者则又甚焉"。④ 清代王清任对瘀血导致的心悸作了补充,《医林改错·血府逐瘀汤所治症目》:"心跳心忙,用归脾安神等方不效,用此方百发百中。"

【研究探讨】

1. **惊悸与现代疾病的关系**

(1) 心律失常:① 赵氏[1]认为惊悸从现代医学看主要表现为心律失常,常以心神不安、心中悸动不宁为主症,以心血不足、瘀血阻络、饮邪上犯为病因,常受情志、劳累、失眠等因素影响而诱发。② 惊悸不安状态:滕氏认为[2]脉诊可以做为辨识"惊悸不安状态"的一种行之有效的诊断方法。综观古代文献,是从虚、弱、动、数、紧等不同脉象反映了惊悸不安的状态。现代对"惊悸不安状态"脉象的总结为脉搏起始段乍缓乍疾、来疾去疾、脉搏高峰急速滑过、脉来动摇、脉敛紧、脉急数等。

（2）失眠：① 齐氏[3]通过临床的初步研究可以发现，173 例失眠者中惊悸不安者共 152 例，占总数约 88.43%，中度（≥2 分）以上者 74 例，占总数 42.77%；说明失眠患者的惊悸不安状态的发病率相当高；惊悸不安与匹茨堡睡眠质量指数量表的入睡时间、日间功能呈正相关，表明患者惶惶不可终日，延长了其入睡时间，并对其日间的工作和生活功能均有影响；惊悸不安与中医体质的倦㿠质、晦涩质、腻滞质正相关，以上中医体质的失眠患者容易发生惊悸，其原因为气血亏虚、气血郁滞和痰湿内停，均能影响心神宁谧状态，导致心神不安，颇符合中医基础理论。② 李氏[4]也认为惊悸与失眠存在密切联系，长期处于惊恐不安状态的人其睡眠均存在质与量的改变。统计了源于《内经》以后的中医近千种古籍文献，最终获得同时治疗惊悸不安与失眠的方剂 40 余个。

（3）焦虑症：朱氏等认为[5]惊悸病是一种以"害怕"、"恐惧"为主要表现，并常伴有失眠等其他神志症状的神志病，与焦虑症的关系非常密切，临证时切不可把惊悸病简单地理解为心悸或心律失常。

2. 惊悸的治疗

（1）《金匮要略》方在现代临床方面的应用：艾氏[6]认为《金匮要略》所提出的两个方剂颇多使用。桂枝去芍药加蜀漆牡蛎龙骨救逆汤，常用于精神神经系统疾病，如癔症、神经官能症、更年期综合征、精神分裂症、遗精症。亦应用于各种原因引起的心律失常，如心动过速、频发性早搏、心房颤动或扑动、房室传导阻滞、病态窦房结综合征、预激综合征、疟病等病表现惊悸者。半夏麻黄丸为主加减可用于治疗室性心动过速、心律不齐、心肌炎、风湿性心脏病、贲门痉挛、幽门水肿、急慢性胃炎、支气管炎、支气管哮喘等病证而属水饮内郁致悸者。实验研究表明：桂枝去芍药加蜀漆牡蛎龙骨救逆汤能抑制胃酸分泌；其中蜀漆有显著的抗疟、抗阿米巴、解热、降低血压、抑制流感病毒的作用。研究证明全方具有发汗解热、健胃制酸、镇静安神、抗疟、抗流感病毒、减低兴奋性等作用。蜀漆为常山幼苗，具有奎尼丁样作用，可用于房性和室性心律失常，对于窦性心动过速治疗效果较好。本药且有抗乌头碱所致的心律失常作用，而且有抗迷走神经作用，此可以解释临床观察到的用药早期有心律加快作用。采用半夏浸剂进行抗心律失常作用的动物实验研究表明，半夏有较明显的抗心律失常作用。

（2）其他经典方在临床的运用：张氏[7]从"血虚与痰火互结"论治惊悸，以经典名方百合地黄汤、温胆汤、甘麦大枣汤合为基本方加味，滋阴养血，清心化痰，镇惊安神，且因证重点施宜，并配合心理治疗，诸法合用，获效殊佳。

（3）针灸疗法：郑氏[8]采用针刺配合耳穴贴压治疗惊悸 86 例。针刺取穴：心俞、通里、巨阙、内关、神门。耳穴贴压取穴：心、交感、神门、小肠、皮质下。连续治疗 2 个疗程治愈 63 例，好转 18 例，无效 5 例，总有效率为 94.2%。　　　　　（杨文喆）

【参考文献】

[1] 赵志刚.2011.中医辨证论治 775 例心律失常规律的探讨.光明中医,26(2):279—280

[2] 滕晶.2011.中医"惊悸不安状态"概念的确立与脉象辨识.中国中医急症,20(10):1592—1593

[3] 齐向华.2005.失眠患者惊悸状态的理论和临床研究.中国中医基础医学杂志,11(9):699—703

[4] 李朋,齐向华.2010.治疗惊悸不安与失眠的本草文献辑述.河南中医,30(2):200—202

[5] 朱晨军,包祖晓.2009.试论中医学中的"惊悸"与焦虑症的关系.吉林中医药,29(12):1018—1019

[6] 艾华,梁士鹏,曲道炜.2009.对《金匮要略》惊悸病的辨析与研究.天津中医药,26(4):301—302

[7] 张忠平.2003.惊悸治法新探.陕西中医,24(2):189—190

[8] 郑春雷,胡银柱.2002.针刺配合耳穴贴压治疗惊悸 86 例.中国针灸,22(4):254

$\mathcal{29}.$ 瘀血

【经典概论】

《金匮要略·惊悸吐衄下血胸满瘀血病脉证治第十六》明确提出了"瘀血"的病名,相关原文有两条:"患者胸满,唇痿舌青,口燥,但欲漱水不欲咽,无寒热,脉微大来迟,腹不满,其人言我满,为有瘀血","病者如热状,烦满,口干燥而渴,其脉反无热,此为阴状,是瘀血也,当下之",分别论述了瘀血的主要症状特点及瘀久化热的脉证。

血瘀阻滞,阻碍气机,气机痞塞不畅,在上焦则见"患者胸满",在中焦则见"腹不满,其人言我满",瘀血不去,新血不生,血不能濡养诸窍,故"唇痿舌青",瘀血内阻,津液不行,无以上承,故见"但欲漱水不欲咽"。瘀血郁热,则"病者如热状",上扰神明,故见"烦满",郁热灼阴,更见"口干燥而渴"。相关原文虽仅有两条,却对后世有着深远的影响。

此外,《金匮要略》中,还有许多与瘀血相关的描述散在于其他章节,如《血痹虚劳病脉证并治第六》之"内有干血";《妇人产后病脉证治第二十一》之"腹中有干血著于脐下",是言血干成瘀之"干血";《疟病脉证并治第四》言"此结为癥瘕,名为疟母",乃疟邪深入血络,假血结于肋下,聚而成块;《黄疸病脉证并治第十五》中"酒疸下之,久久为黑疸",乃黄疸病湿热之邪内陷,血为瘀滞,变为黑疸,还有肝气不疏,气滞血瘀,便成肝着(《五脏风寒积聚病脉证并治第十一》)。以上虽病名各异,但病机相似,均为瘀血内阻而成,是为瘀血也。

治疗上,《金匮要略》原文虽未出方,却根据《内经》"血实者宜决之"、"结者散之"的理论,提出了瘀血"当下之"的原则,也记载了许多治疗血瘀证行之有效的方剂,如黄芪桂枝五物汤治疗血痹,温阳行痹,益气和血;旋覆花汤治疗肝着,行气活血,通阳化瘀;硝石矾石散消瘀化湿,治疗黑疸;温经汤温补冲任,养血行瘀治疗崩漏;大黄牡丹汤解热毒,排脓逐瘀攻下,治疗肠痈;大黄䗪虫丸补虚活血化瘀,治疗虚劳干血,桂枝茯苓丸消瘀化癥,治疗妇人素有癥病等。

【发展源流】

1. 《内经》虽无瘀血一词,但已有许多关于瘀血的描述和治疗方法　① 如《素问·缪刺论》说"人有所堕坠,恶血留内"。②《素问·调经论》:"孙络外溢,则经有留血"等,认为当气血运行发生障碍时,就会导致疾病的产生,故《素问·调经论篇》云:"血气不和,百病乃变化而生。"③ 治疗方面,《内经》提出了调畅血行,去除恶血的治疗思想,如《素问·至真要大论》:"疏其血气,令其调达,而致平和。"

2. 张仲景对蓄血进行详细描述,提出瘀血病名　① 张仲景《伤寒论》的太阳和阳明病篇中,对蓄血证做了比较详细的阐述。②《金匮要略》首提"瘀血"病名,其关于瘀血、蓄血的论述开拓了瘀血论治的新领域,所制定的桂枝茯苓丸、抵挡汤、鳖甲煎丸等为后世应用活血化瘀法树立了典范。

3. 隋唐时期,许多治疗瘀血的方剂出炉　①《备急千金要方》记载了凉血活血的犀角地黄汤,治产后烦闷的蒲黄散,产后腹痛的桃仁芍药汤、泽兰汤等。②《外台秘要》有治疗损伤瘀血的蒲黄散方等。

4. 宋金元时期对瘀血的认识与治疗　① 宋代的《仁斋直指方·血滞》云:"人之一身不离乎气血,凡病经多日疗治不痊,须当为之调血。血证之外:痰呕、燥渴……此先利其宿瘀"。② 宋代许多方书也记载了众多活血化瘀方剂,如《太平和剂局方》的失笑散,《三因极一病证分论》的乌金散、当归汤等。金元时期,朱丹溪重视解郁散结,认为"气血冲和,万病不生,一有怫郁,诸病生焉",强调疏通气血郁滞的重要性。

5. 明代对瘀血的治疗有所进展　① 明代的《普济方》很重视瘀血的证治,对瘀血进行了理论探讨,并收载了延胡索散,荆三棱散等多个活血化瘀的方剂。② 张景岳在《景岳全书·血证》中说道:"补血行血无如当归","行血散血无如川芎","血有虚滞者,宜补之火之,以当归、牛膝、川芎、熟地、川芎之属"。

6. 清代对瘀血的认识有较大的发展　① 叶天士倡导通络之说,《临证指南医案》对痹证、痛证、疟母、噎膈，月经胎产等多种病证均有论述，广泛应用了活血化瘀通络的药物，对瘀滞严重及内有干血者还常使用蜣螂虫、水蛭等虫类药物。② 王清任对瘀血论治有较大的贡献，在《医林改错》中，创制 31 首新方，其中有 22 方具有活血化瘀作用，其通窍活血汤，血府逐瘀汤等方均为现代临床广泛应用。发展了瘀血学说及活血化瘀的治则。③ 唐容川所著《血证论》将消瘀作为治血四法之一，认为祛瘀与生新有着辩证关系。

【研究探讨】

《实用内科学》认为瘀血与糖尿病，肾脏疾病，脑血管疾病，心血管疾病，肺脏疾病等相关。

1. 瘀血和糖尿病的关系　① 祝氏[1]提出了糖尿病"瘀血学说"，认为本病患者舌象多黯红、暗淡、紫黯或瘀点瘀斑，舌下静脉曲张，符合瘀血表现。同时提出糖尿病瘀血型辨证的指标：面有瘀斑，上下肢痛，心前区痛，半身不遂，月经血块多，舌黯有瘀斑，舌下静脉青紫或怒张。② 谢氏等[2]认为，糖尿病患者红细胞聚集快，在糖代谢紊乱的同时还伴有脂代谢的紊乱而出现高脂血症，常引起血液的高凝、高黏状态。同时糖尿病患者的血小板聚集反应亢进，血小板黏附性增强，使糖尿病患者的大、小、微血管中的血液处于高凝的状态，属于中医"血瘀"范畴。③ 糖尿病为慢性病，久病必瘀，病变后期多有瘀血症状出现，中晚期的糖尿病患者常并发各种由血行不畅引起的并发症如：糖尿病冠心病、糖尿病视网膜病变、糖尿病周围神经病变等。因此采用活血化瘀的方法治疗中、晚期糖尿病能提高疗效，防治并发症的形成。然而在糖尿病早期，临床表现以阴虚与湿热病机为主者居多，在中、晚期多兼见舌暗淡、淡紫等瘀血表现，临床还应遵循辨证施治的原则。

2. 瘀血与肾病的关系　① 李氏[3]认为瘀血是脏腑功能失调的病理产物，是慢性肾病迁延难愈的重要病机之一，在肾脏病的整个发展过程中始终存在着血瘀的病理变化，但以瘀血作为主证较为少见，一般作为兼证和标证出现。② 王氏等[4]认为"瘀、虚、湿、毒"相互联系，相互影响，互为因果。瘀血既是慢性肾功能衰竭的病理产物，又是本病的致病因素。治"瘀"应早期，全程用药，可以有效延缓病程进展，有助于疾病的稳定与康复。现代研究证明活血化瘀药能解除肾血管的高凝状态，改善肾血管微循环，使肾脏血供好转。

3. 瘀血与干燥综合征的关系　《金匮要略》所描述瘀血有"口燥，但欲漱水不欲咽"一症，最早提出了瘀血致燥的临床表现。瘀血内停、气机受阻、水津不布是瘀血致燥的机制所在。干燥综合征主要表现为干燥性角膜、结膜炎、口腔干燥症或伴发类风湿性关节炎等其他风湿性疾病，可累及其他系统如呼吸系、消化系、泌尿系、血液系、神经系以及肌肉、关节等，造成多系统、多器官受损。此病以阴虚燥热为本，日久耗气津伤，则津亏液少，血液浓浊，复加气虚无力行血，瘀血乃生。瘀血一经形成，又阻碍气机，致津液不能敷布，则燥证愈甚。燥瘀搏结，燥胜成毒，终致燥、瘀、毒互结为患，相互胶着，外而阻于经络关节，则关节肿痛甚或变形、僵硬，上则口眼诸窍及皮毛失养，见口眼干燥，皮毛焦枯，内则蕴伏于五脏六腑，暗伤津阴血液衰少而致血行涩滞，阴虚燥热，虚实夹杂，缠绵难愈。研究表明，干燥综合征的瘀血表现主要为口干咽燥，但欲漱水不欲咽，眼干涩少泪，形体消瘦，肌肤甲错或见红斑，毛发干枯，四肢关节疼痛，或见关节肿大畸形，屈伸不利，女子兼见月经量少或闭经，阴道干涩，舌质紫黯有瘀点、少津，苔少或无苔，脉细涩等。其症状恰与《金匮要略》瘀血症状相吻合[5]。

4. **瘀血的治疗** 活血化瘀是治疗大法，气虚血瘀者可加大剂量黄芪、党参益气扶正，补气行血；气滞血瘀者可加川芎、香附、青皮，气行则血行；湿热致瘀者，热重者可用左金丸之苦辛，大黄、黄连泻心之通泄，附子大黄汤之湿泻；湿重者可选用温胆汤、黄连温胆汤等；痰瘀互结者常用海藻、昆布、半夏、浙贝、白芥子、猫人参、猫爪草等与活血化瘀药相配合。《金匮要略》瘀血病篇虽未出方，但所载温经汤、大黄牡丹汤、桂枝茯苓丸等具有活血化瘀之功效的方剂已为现代临床所认可。后世王清任的血府逐瘀汤、通窍活血汤等诸方，更是瘀血证治的一大发展，也为现代临床广泛运用。

（姚佳音）

【参考文献】

[1] 祝谌予. 1978. 用活血化瘀法为主治疗糖尿病病例报告. 新医药学杂志,(5)：8—9

[2] 谢宁,王小博,吴颂. 2008. 浅谈糖尿病与瘀血之间的关系. 辽宁中医杂志,35(6)：828—829

[3] 方春仙,马红珍. 2008. 李学铭教授论肾病与瘀血. 中国中西医结合肾病杂志,9(8)：662—663

[4] 王娜,唐补生. 2006. 从瘀论治慢性肾功能衰竭的体会. 现代中医药,26(2)：13—14

[5] 马武开. 2000. 干燥综合征的中医病因病机探讨. 中医药研究,16(4)：2—3

30. 血证

【经典概述】

血证是《金匮要略·惊悸吐衄下血胸满瘀血病脉证治第十六》的论述重点，包括了吐血、衄血、下血和瘀血。吐衄下血的治疗,举出方剂四首,并对吐衄下血的病因病机、治疗禁忌及预后作了相关论述,瘀血详见瘀血篇。

吐血之名首见于《金匮要略》,"吐血不止"者,为中气虚寒,用柏叶汤温中止血,"心气不足,吐血、衄血"者,为心火亢盛,迫血妄行,以泻心汤降火止血。"先便后血"之远血,为中焦虚寒,固摄无权,用黄土汤温脾摄血,"先血后便"之近血,乃大肠湿热,以赤小豆当归散清热利湿,活血化瘀。

关于吐衄的病因,仲景提出"夫酒客咳者,必致吐血",乃饮酒过度,湿热熏蒸而成。吐衄的治疗禁忌包括"衄家不可发汗","亡血不可发其表"等,素有衄血的患者,必阴血亏少,亡血者阴血已伤,血汗同源,发汗则重伤阴血。关于吐衄的预后,仲景提出"夫脉浮,目睛晕黄,衄未止。晕黄去,目睛慧了,知衄今止",通过目睛清明与否判断衄血是否已止,"夫吐血,咳逆上气,其脉数而有热,不得卧者,死"认为咳逆上气为气随血脱之征兆。

有关出血的描述,还散见于《金匮要略》其他篇章,如《血痹虚劳病脉证并治第六》云:"虚劳里急,悸,衄,腹中痛,梦失精,四肢酸疼,手足烦热,咽干口燥。"此为阴虚而阳热上浮致衄血。《百合狐惑阴阳毒病证治第三》云:"阳毒之为病,面赤斑斑如锦文,咽喉痛,唾脓血⋯⋯升麻鳖甲汤主之。"论疫毒邪热侵害,气血腐败成脓,故咽喉痛,咳唾脓血。《肺痿肺痈咳嗽上气病脉证治第七》云:"若口中辟辟燥,咳即胸中隐隐痛,脉反滑数,此为肺痈咳唾脓血"论邪热在肺,热蕴成毒,血瘀肉腐而成脓的咳脓血。《五脏风寒积聚病脉证并治第十一》云:"小肠有寒者,其人下重便血,有热者必痔。"此为小肠有寒,阴盛阳虚,气不摄血而大便下血。此篇还有有关尿血的记载"热在下焦者,则尿血,亦令淋秘不通"。《呕吐哕下利病脉证治第十七》云:"下利便脓血者,桃花汤主之","热利下重者,白头翁汤主之。"前者为虚寒利下脓血,后者乃湿热阻滞,肠腑传导失司,气血壅滞肠道,脂膜肠络俱受损伤所致下利脓血。《五脏风寒积聚病脉证并治第十一》云:"热在下焦者,则尿血,亦令淋秘不通",为热在下焦,灼伤肾与膀胱阴络则尿血。《妇人妊娠病脉证并治第二十》云:"妇人宿有癥病,经断未及三月,而得漏下不止⋯⋯其癥不去故也,当下其癥,桂枝茯苓丸主之。"论述瘀血内结,癥病而致下血。又云:"妇人有漏下者,有半产后因续下血都不绝者,有妊娠下血者,假令妊娠腹中痛,为胞阻。胶艾汤主之。"论述冲任亏虚,阴血失守,寒气凝滞而致下血。

观《金匮要略》所述血证,有寒有温,有补有泻,各具法度,临证可根据病情的寒热虚实,灵活运用。

【发展源流】

1.《内经》对血证的认识 ①《内经》中虽没有血证之称,但其对血液的形态、生成、生理、病理及脏腑、血脉、气血等之间的关系有较深的认识。并包罗了诸多出血现象,如衄血、咳血、唾血、溲血、便血等,如《素问·至真要大论》篇说:"少阳司天,火淫所胜,则温气流行,金政不平。民病……咳唾血。"说明外邪侵袭及脏腑病变均可导致咳血。《素问·厥论》篇云:"太阳厥逆,僵仆,呕血……阳明厥逆,喘咳身热,善惊,衄呕血",为后世对出血性疾病的研究奠定了基础。②《内经》对血证的病因病机概括为气虚和血热两方面。《难经》在《内经》基础上发展了有关对出血的认识,如"脾主裹血,温五脏。"首次提出了脾有统摄血液,勿使外溢的生理功能。

2. 张仲景对血证的描述　①汉代张仲景在《金匮要略》中指出吐血有虚寒及热盛的不同,并提出具体治疗方剂:柏叶汤和泻心汤。指出便血的辨证当分远血、近血,根据其不同病机属性,提出不同的治疗方药:黄土汤与赤小豆当归散确立了对便血的临床分型和治疗。②《金匮要略·五脏风寒积聚病脉证并治第十一》最早提出"尿血"二字,指出了尿血的病因以热为多,发病部位在下焦。

3. 隋唐时期出现较多对血证的描述和方剂　①隋代巢元方的《诸病源候论》对不同出血之病因病机及其与脏腑之间的关系,尤其对吐血的发病原因、吐血颜色、吐血量及伴随症等作了较为详尽的描述。"夫吐血者,皆由大虚损及饮酒、劳损所致也。"并指出脏腑虚损是出血的重要原因,尤以心肺肝诸脏为主,同时指出饮酒过度、情志不节、寒热之邪所加,均可致诸出血之证。②唐代孙思邈的《备急千金要方·吐血》载有吐血方剂25首,其中包括著名的犀角地黄汤及生地黄汁、大黄末等方药,至今为治疗吐血所广泛应用。《备急千金要方·尿血》列方13首,记载了治疗尿血的最早一批方剂。

4. 宋金元时期对血证病因病机的认识有所发展　①宋代严用和认为失血可由多种原因导致:"所致之由,因大虚损,或饮酒过度,或强食过饱,或饮啖辛热,或忧思恚怒。"对血证的病机,以热立论"夫血之妄行,未有因热之所发,盖血得热则淖溢,血气俱热,血随气上,乃吐衄"。他在《济生方》中首先将便血分列"便血"和"肠风脏毒"两门,认为多因过饱饮酒,无度房室,而致气虚风冷侵入,邪热内蕴,留注大肠而引起便血。②《太平圣惠方·治尿血诸方》对尿血的主要病机做了很好的论述,"夫尿血者,是膀胱有客热,血渗于胞内而尿血也"书中收载了许多治尿血的方剂。③陈无择在《三因极一病证方论·失血叙论》云:"夫血犹水也,水由地中行,百川皆理,则无壅决之虞。血之周流于人身荣、经、府、俞,外不为四气所伤,内不为七情所郁,自然顺适。万一微爽节宜,必至壅闭,故血不得循经流注,荣养百脉,或注或散或下而亡反,或逆而上溢,乃有吐、衄、便、利、汗、痰诸证生焉。"对血证的病因作了详细的描述。④金代刘完素指出,热甚在吐血发病中的重要作用,"心火热极,则血有余,热气上,则甚为血溢"。⑤元代朱丹溪在《丹溪心法·咳血》中首先明确"咳血"的病名,并列专篇讨论,谓"咳血者,嗽出痰内有血者是"。创"阳常有余,阴常不足"的理论,提出吐血由于"阳盛阴虚,故血不得下行,因火炎上至势而上出",以"补阴抑火,使复其位"作为治疗原则。他在《丹溪手镜·溺血》云:"溺血,热也",亦认为尿血多属热,且最早将尿血一症以痛与不痛区分为血淋与溺血,曰:"痛者为淋,不痛者为溺血。"《丹溪心法·下血》提出本病病位"独在胃与大肠",与近代理论相符,认为"肠胃不虚,邪气无从而入",正虚复因"坐卧风湿,醉饱房劳,生冷停寒,酒面积热。以致荣血失道,渗入大肠,而形成便血之症。"在此基础上,提出治疗不可纯用寒凉药,必兼升举药中加浸炒良药,以及"凡用血药,不可单行单止"的原则。⑥ 元代葛可久创十灰散,"治呕血、吐血、咯血、嗽血,先用此药止之。"使炭药治疗血证达到一个新的水平。

5. 明清时期血证的认识与证治趋于完备 ① 明代张介宾《景岳全书·血证》对血证论述甚详,尤其对血证的病机论述,提纲挈领地概括为火盛、气伤两方面,指出"血本阴精,不宜动也,而动则为病。血主营气,不宜损也。而损则为病。盖动者多由于火,火盛则逼血妄行;损者多由于气,气伤则血无以存。"不仅如此,景岳还对血证的一般治疗原则及其预后作了论述,"凡治血证,须知其要,而血动之由,惟火惟气耳。故察火者但察其有火无火,察气者但察其气虚气实。知此四者而得其所以,则治血之法无余义矣。"② 明代缪希雍《先醒斋医学广笔记·吐血》明确提出治吐血三要诀:宜行血不宜止血,宜补肝不宜伐肝,宜降气不宜降火,收到后世医家普遍重视。③ 明代戴思恭十分重视便血的辨证,认为"或独泻血,或与粪便俱出,当辨其色与所感施治""血色鲜红者为热,多因热毒入肠胃""泻血色瘀者为寒,血逐气走,冷气入客肠胃,故下瘀血"并提出不同的治疗方法。还对便血和痢疾做了鉴别,认为便血"有腹痛者,乃是血不循经,故尔作病,却无里急后重,及缠坠等患,不可因痛认为血痢"以有无里急后重作为便血与痢疾的鉴别要点,符合临床实际。④ 清代唐宗海(唐容川)所著《血证论》为论述血证的专书,对各种引起出血的病因病机、辨证论治、用药禁忌及预后均有论述。关于血证的治疗方法,唐宗海提出汗、吐、攻、和,是治疗杂病的四大法,而于血证,有宜有不宜。汗法,在血证是禁忌的;而吐法,尤为严禁;下法,可商用之;至于和法,最为血证第一良法。血证的预后,前人多有记载,而唐宗海氏认为"气之平否"是血证预后转归的先决条件。至于具体方药,唐宗海提出的止血、消瘀、宁血、补血的治血证四法,以"止血为第一要法",因"血之为物,热则行,冷则凝,见黑则止,遇寒亦止。"消瘀为第二法,在止血的同时在考虑祛瘀,即活血止血。在止血消瘀之后,必须宁血,以防其血复潮动而至。血之不安,皆由气之不安所致,故宁气即是宁血。出血之后,去血既多,阴血无有不虚者。阴者阳之守,阴虚则阳无所附,久且阳随而亡,故"补虚为收内之法"。他在《血证论·吐血》中将吐血责之于胃,治法上提出了止血、消瘀、宁血、补血四大法则,对临床治疗吐血具有十分重要的指导意义。并且认为咳血与咳嗽有密切关系,人必先知咳嗽之原,而后可治咳血之病。盖咳嗽固不皆失血,而失血则未有不咳嗽着。⑤ 清代李用粹从临床出发,以便血之颜色来辨其病机。认为纯下清血,血色鲜红为热,色黯为寒,色黑为瘀,对临床有一定的指导意义。

【研究探讨】

现代临床,血证涉及范围较广,咳血与急性气管炎、慢性气管炎,支气管炎,肺结核,支气管扩张,肺癌等疾病相关;吐血主要以消化道出血,其中以胃、十二指肠溃疡,胃炎出血及肝硬化所致的食管、胃底静脉曲张破裂为最多见;便血可见于上消化道出血,肠结核,痢疾,溃疡性结肠炎,肠道肿瘤,痔疮,肛裂及其他疾病如维生素缺乏症,各类血液病等;尿血则与泌尿系统疾病如尿路感染,肾炎,肾盂肾炎,IgA肾病等相关。

1. 血证与上消化道出血 上消化道出血属中医学血证之"吐血"、"便血"范畴,始动因素多为火,正如唐容川《血证论·吐血》中论:"血证气盛火旺者,十属八九。"① 利氏[1]认为肝硬化消化道出血患者,其火热之邪多为肝郁化火,横逆犯胃,损伤胃络,上逆则见吐血,下行则见便血,治以泻火为主,首推泻心汤,用泻心汤加减治疗肝硬化合并上消化道出血15例,方用大黄10 g,黄芩、黄连、白及各12 g。辨证加减,必要时给予对症治疗,包括输血、抗休克、纠正水电解质及酸碱平衡等。1周为1疗程。总有效率为86.67%。② 也有学者认为治疗血证应以止血为当务之急,当以止血不留瘀,化瘀不动血为基本原则[2],采用黄及止血散:生白及10 g,熟大黄10 g,三七10 g,血余炭6 g,集止血、消瘀、宁血、养血为一体,治疗上消化道出血67例,总有效率达94%。

2. 血证与溃疡性结肠炎 溃疡性结肠炎是一种局限于结肠黏膜及黏膜下层的炎症过程。属中医学"痢疾"、"泄泻"的范畴。溃疡性结肠炎所致便血,当属《金匮要略》"远血"范畴。此病便下脓血,耗血伤阴,发作日久,必伤及阳。脾阳不足,统摄失权,下血亦甚,病史长者多导致脾气虚弱,进而致脾阳不振或肾阳虚衰。《金匮要略》黄土汤温阳健脾,养血止血,治疗此病较为适宜。马氏等[3]用黄土汤治疗慢性溃疡性结肠炎,治疗组35例,方用黄土汤加减:白术20 g,灶心黄土30 g,干地黄15 g,炮附子10 g,阿胶(烊)20 g,黄芩10 g,甘草10 g。腹痛加白芍30 g,延胡索12 g;腹胀加木香12 g,厚朴20 g;里急后重,泻痢日久加米壳10 g,赤石脂30 g;便脓血多、赤白夹杂加白头翁12 g,秦皮10 g,地榆炭10 g;气虚汗出、乏力加人参10 g,黄芪30 g,治疗组总有效率94.2%,远高于对照组水杨酸柳氮磺胺吡啶组。

3. 血证与肛肠疾病 《金匮要略》所言"近血"当与肛肠疾病相关。杨氏[4]认为近血可分为内痔便血、肛裂下血、直肠息肉出血及癌症便血四类。内痔便血治法宜清热凉血,润燥祛风。常用方药有地榆槐角丸或凉血地黄汤加减;肛裂下血治法宜清热润肠通便,方用凉血地黄汤合脾约麻仁丸,癌症血便术前后可配合中药内治,术前以清热解毒,活血祛瘀为主,常用药物有川黄连、金银花、紫花地丁、七叶一枝花、当归、桃仁、凤凰草、赤芍、白芍、木香、槟榔、枳实等。总以清热为主,与《金匮要略》赤小豆当归散清热利湿,活血化瘀之治则相符。

4. 血证与尿血　尿血多责之于肾及下焦,从热、虚、瘀论治。其病机多为阴虚火旺,灼伤络脉,血热妄行所致。辨证当属久病肾阴亏虚,虚火内炽,灼伤络脉,血热外溢;虚实夹杂,阳损及阴,气虚日久伤阴;血瘀积久不散,亦化热伤阴;加之尿血日久,耗损阴血。所以,热、虚、瘀三者相互胶着,相互转变,互为因果,究其病机要点在于阴虚血热。现代临床认为常与肾病相关,其中以 IgA 肾病和系膜增生性肾炎最多见。李氏等采用四草汤治疗肾源性血尿 50 例,方用自拟四草汤:紫草30 g,仙鹤草 15 g,白花蛇舌草 15 g,旱莲草 15 g,丹皮 10 g,白茅根 10 g,随证加减,有效率90%,高于对照组(小蓟饮子组)[5]。

总之,治疗血证,首当查明病因,在此前提下,遵循仲景之法,辨证施治,止血而不留瘀,可获良效。　　　　　　　　　　　　　　　　　　　　　　(姚佳音)

【参考文献】

[1]　利霞.2002.泻心汤加减治疗肝硬化并上消化道出血 15 例疗效观察.浙江中医杂志,37(1):10

[2]　斯云芳.2007.黄及止血散治疗上消化道出血 67 例.江西中医药,38(10):31

[3]　马剑海,杨晓丽.2006.黄土汤治疗慢性溃疡性结肠炎疗效观察.中国中医药信息杂志,13(8):68

[4]　杨传忠.2006.便血中"近血"的论治.中医药临床杂志,18(3):234—235

[5]　李俊,陈锡平.2009.四草汤治疗肾源性血尿 50 例疗效观察.现代中医学杂志,5(1):34—35

31. 呕吐

【经典概述】

《金匮要略》将呕吐、哕、下利合篇而论,呕吐相关条文共 21 条,出方 13 首,内容较为全面,精详。

《金匮要略》所载呕吐,虽病因较多,既有脾胃本身疾患所致的呕吐,又有邪气犯胃引起的各种呕吐,但其病机都为胃失和降,胃气上逆,治疗上均以和胃降逆为主,再根据其不同症状及寒热虚实,采用相应的方剂。如"呕而胸满"、"干呕,吐涎沫,头痛",用茱萸汤温阳散寒,降逆止呕;"呕而肠鸣,心下痞者",用半夏泻心汤辛开苦降,调中和胃;"诸呕吐,谷不得下",用小半夏汤降逆和胃;"干呕吐逆,吐涎沫",用半夏干姜散温中止呕;"食已即吐",用大黄甘草汤泻火降逆;"胃反,吐而渴欲饮水者"用茯苓泽泻汤化饮止呕,"呕而发热",用小柴胡汤疏解清热,和胃降逆等。

《金匮要略》首提"胃反"病名,阐述了虚寒胃反的症状"朝食暮吐,暮食朝吐,宿谷不化",及病机"浮则为虚,涩则伤脾,脾伤则不磨",是由胃阳虚浮,胃气不降所致,用大半夏汤补脾和胃,降逆止呕。《金匮要略》还指出:"呕家有痈脓,不可治呕,脓尽自愈"。告诫后世不必见呕止呕,应当见病知源,治病求本。该篇还提出了呕后思水的调治,用猪苓散健脾利水。

此外《金匮要略》其他篇章也载有呕吐相关内容,如《腹满寒疝宿食病脉证治第十》之大建中汤,治疗"心胸中大寒痛,呕不能饮食",附子粳米汤治疗"腹中寒气,雷鸣切痛,胸胁逆满,呕吐",均为脾胃中阳不足,阴寒内盛。又如《妇人妊娠病脉证并治第二十》桂枝汤治疗妇人妊娠呕吐,可调和阴阳,平冲降逆,干姜妊娠半夏丸治疗"妊娠呕吐不止",可温中散寒,化饮降逆。

《金匮要略》中呕吐相关条文较多,总以实证、热证责之阳明,治拟和胃降逆,通腑祛邪;虚证、寒证责之太阴,治多温中祛寒,补虚健脾,体现了仲景辨证论治的思想。

【发展源流】

1. 《内经》首载呕吐病名,并对其病因病机有所论述 ① 呕吐之名始见于《内经》,如《素问·六元正纪大论》说:"土郁发之……甚则心痛胁,呕吐霍乱。"呕吐又称呕,如《素问·脉解》篇云:"所谓食则呕者,物盛满而上溢,故呕也"。② 呕吐的病因病机,《素问·至真要大论》篇言"诸呕吐酸……皆属于热,诸逆冲上,皆属于火",说明了火邪有炎上的特性,若其上逆为患,可致呕吐。但呕吐病因不仅此一端,如《素问·举痛论》篇云:"寒气客于肠胃,厥逆上出,故痛而呕也"。则责之寒邪内扰,阳气不宣,痛呕交作。③《内经》还记载了呕苦、呕胆、呕逆、呕汁、呕沫等相关病名。如《灵枢·四时气》:"善呕,呕有苦,长太息,心中憺憺,恐人将捕之,邪在胆,逆在胃,胆液泄则口苦,胃气逆则呕苦,故曰呕胆",《灵枢·经脉篇》:"肝足厥阴之脉……是动则病腰痛不可以俯仰……是肝所生病者,胸满呕逆飧泄……"等。

2. 汉代张仲景对呕吐的辨证论治卓有成效 在《伤寒论》中,治疗太阳中风之"干呕",用桂枝汤调和营卫以散风邪;治疗少阳病之"心烦喜呕",用小柴胡汤和解枢机;治疗厥阴病之"吐蛔",用乌梅丸之苦辛酸并用以安蛔;而治疗"伤寒本自寒下,医复吐下之,寒格,更逆吐下,若食入口即吐"用干姜黄芩黄连人参汤,更开辛苦通降,益胃止呕之法门。

3. 晋代王叔和为呕吐提供了脉诊资料 《脉经》中论述呕吐与呕蛔之脉诊鉴别,"寸口数即吐""关上脉微浮,积热在胃中,呕吐蛔虫"为四诊合参提供了脉诊资料。

4. 唐代提出呕吐新病名,并有精辟论述　唐代孙思邈提出"漏气""走哺"之名。漏气,指饮食入胃,先吐而后下的病症,多因内邪内干肠胃所致;走哺,指因下焦实热而致二便不通,呕吐不停者。《备急千金要方·膀胱腑·三焦虚实》中曰:"此气剽悍滑疾,见开而出,故不得从其道,名曰漏气。其病则肘挛痛,食先吐而后下,其气不续,膈间厌闷,所以饮食先吐而后下也","下焦如渎……若实,则大小便不通利,气逆不续,呕吐不禁,名曰走哺"。《备急千金要方·呕吐哕逆》中对呕吐亦有很多精辟的论述,如"凡呕者多食生姜,凡胃寒呕吐,生姜独用有效"。

5. 宋金元时期对呕吐的认识有所发展　① 宋代陈无择在《三因极一病证方论·呕吐叙述》中云:"呕吐虽本于胃,然所因亦多端,故有寒热、饮食、气血之不同,皆使人呕吐。"并根据呕吐病症的病因提出"寒呕"、"热呕"、"痰呕"、"食呕"、"血呕"、"气呕"等病名,如"病者胃中寒,心下澹澹,四肢厥冷,食即呕吐,名曰寒呕","病者胃中挟热烦燥,聚结涎沫,食入即吐,名曰热呕"等。② 金元时期,刘完素在《素问病机气宜保命集·吐论》中指出:"吐有三,气、积、寒也,皆从三焦论之。"提出"三焦呕吐"之说。指出三焦呕吐的部位,上焦在胃口,中焦在中脘,下焦在脐下。并指出三焦呕吐之病因与证候:"上焦吐者,皆从于气,气者天之阳也,其脉浮而洪,其证食已暴吐,渴欲饮水,大便燥结,气上冲而胸发痛……中焦吐者,皆从于积,有阴有阳,食与气相假为积而痛,其脉浮而弱,其证或先痛而后吐,或先吐而后痛……下焦吐者,皆从于寒,地道也,其脉沉而迟,其证朝食暮吐,暮食朝吐,小便清利,大便秘而不通。"③ 元代朱丹溪在《丹溪心法·呕吐》中指出:"胃中有热,膈上有痰者,二陈汤加炒栀子、黄连、生姜;有久病呕者,胃虚不纳谷也,用人参、生姜、黄芪、白术、香附之类。"

6. 明清时期,呕吐的证治又有进一步发展　① 明代张景岳在《景岳全书·呕吐》中,将呕吐分为虚实两大类,"呕吐一证,最当详辨虚实。实者有邪,去其邪则愈;虚者无邪,则全由胃气之虚也。"其治疗虚呕,以温胃补脾为主,选用人参理中汤、温胃饮、圣术煎、参姜饮等。治疗实呕,寒邪犯胃者温中行滞,选用大、小和中饮等,寒湿犯胃者,温中散寒,选用平胃散等。② 清代程国彭在《医学心悟·呕吐》中指出:呕吐"若拒格饮食,点滴不入者,必用姜水炒黄连以开之,屡用屡效"。

【研究探讨】

引起呕吐的病因较多,常见的呕吐有消化系统疾病如急性胃肠炎、胃黏膜脱垂、肠梗阻、胆囊炎、肝炎、肾功能衰竭等,中枢神经性呕吐如脑震荡、脑积水、颅内出血、脑炎、脑膜炎、梅尼埃病等,此外还有药物副反应引起的呕吐如使用庆大霉素、红霉素、抗肿瘤药物等。

1. 呕吐与胃肠炎　急性胃肠炎是夏秋季的常见病、多发病,属于中医"呕吐"、

"腹痛"、"泄泻"等病症范畴,呕吐是急性胃肠炎的主要症状之一,还伴有腹痛、腹泻及电解质紊乱和液体丢失。患者多素体亏虚,感受风寒之邪,入里化热,胃素存热而外邪客之,即出现吐泻之症。黄氏等[1]以大黄甘草汤加减治疗以发热、吐、泻为主要症状小儿急性肠炎 30 例,方用大黄 3 g,葛根 6 g,甘草 3 g,伴有脾虚者可加山药、党参、扁豆、白术各 10 g。治愈率 90%。

2. 呕吐与胆囊炎　胆囊炎是细菌性感染或化学性刺激引起的胆囊炎性病变,中医认为多因情志不遂或暴怒伤肝,肝胆气滞,疏泄不利,气阻络痹,或饮食不节过食肥甘或暴饮暴食,以致湿热之邪蕴结于肝胆,使肝胆失于疏泄条达,而致呕吐、胁痛等症。治多从肝着手,《金匮要略》吴茱萸汤温中补虚,降逆止呕,可用于胆囊炎胃寒挟肝气上逆者,小柴胡汤疏解清热,和胃降逆,多用于胆囊炎偏热者。① 吴氏等[2]用吴茱萸汤加味治疗慢性胆囊炎 68 例,肝胃同治,方用吴茱萸 10 g,党参30 g,生姜 15 g,大枣 10 g,白芍 30 g,生三七粉(兑服)6 g,当归 15 g,郁金 10 g,柴胡 10 g,金钱草 20 g,鸡内金 10 g,黄芪 15 g,30 天为 1 个疗程,总有效率达94.11%。② 崔氏[3]以小柴胡汤加味治疗慢性胆囊炎 60 例,方用柴胡 15 g,人参 3 g,黄芩 12 g,姜半夏 12 g,白芍 15 g,郁金 15 g,甘草 3 g,并随症加减,临床治愈 32 例,好转 24 例,无效 4 例,有效率为 93.33%,远高于对照组(75%)。

3. 呕吐与肾功能衰竭　慢性肾功能衰竭是由于肾单位受到破坏而减少,致使肾脏排泄调节功能和内分泌代谢功能严重受损而造成水与电解质、酸碱平衡紊乱出现一系列症状、体征和并发症。本病以恶心呕吐、纳呆、口有尿臭、尿夜多或少尿、水肿、腰酸、肢乏、神疲、头痛、烦躁、衄血、面色无华、肌肤甲错等为主要临床表现。其中,恶心呕吐是肾功能衰竭的临床表现之一。其病程缠绵,病机多为寒热虚实错杂,与仲景半夏泻心汤之方证相符,且半夏泻心汤可健脾益气,和胃降逆,既可恢复脾胃功能,升清降浊;又能后天养先天,使肾精生化有源,肾元之气得以维护,继而增强机体抵抗力。故以此治疗肾功能衰竭呕吐,较为适宜。潘氏[4]观察 17 例肾功能衰竭呕吐症患者,方用半夏泻心汤加减:黄芩、姜半夏、党参、橘皮、川厚朴各 10 g,黄连、干姜、炙甘草各 6 g,大枣 5 枚,竹茹 12 g,茯苓 15 g。显效 6 例,有效 7 例。

4. 神经性呕吐　神经性呕吐属胃肠神经官能症范畴,其病机为外感、饮食、情志内伤、久病劳倦,以致痰饮内停,胃失和降,上逆为呕吐。治当健脾、温中、化痰饮为法。小半夏汤加减正适用于寒饮上逆之呕吐,可用于治疗神经性呕吐等症。陈氏等[5]用苓桂术甘汤合小半夏汤治疗神经性呕吐 21 例,基本方:茯苓 18 g,白术 12 g,桂枝、半夏、生姜各 9 g,砂仁(后下)、甘草各 6 g。加减:气虚甚者,加黄芪 12 g,黄精 20 g;气阴两虚者,加黄精、石斛各 15 g,阳虚明显者,加肉桂 9 g;阴虚火旺者,加黄柏 6 g,地骨皮 9 g;兼肝郁者,合四逆散加香附 9 g。总有效率 95.2%。

5. 化疗后呕吐　恶性肿瘤化疗后,药物毒性易损伤气血津液,造成脏腑失调,脾胃功能受损;脾失健运,胃失和降则上逆而出现恶心、呕吐。中医中药在治疗化疗引起呕吐上有较大的优势。仲景关于小半夏加茯苓汤证"卒呕吐,心下痞,膈间有水眩悸"的描述与中晚期肺癌化疗所致呕吐十分相似。张氏[6]等运用小半夏加茯苓汤治疗中晚期肺癌化疗所致呕吐,在化疗前 3 日至化疗第 7 日加服小半夏加茯苓汤:法半夏 20 g,生姜 15 g,茯苓 30 g。疗效理想,与胃复安有协同作用。此外,其他方剂如旋覆代赭汤、香砂六君子汤等在治疗恶性肿瘤化疗呕吐上均有报道[7,8]。

呕吐成因颇多,总不离和胃降逆之大法,根据其不同病机,采用或清热,或化饮,或温中,或疏肝等法,《金匮要略》所载治疗呕吐诸方,用药较简,临床可参其治法,遵循仲景辨证论治之思想,随证加减。　　　　　　　　　　　　　　（姚佳音）

【参考文献】

　[1]　黄嘉乔等.2007.大黄甘草汤加减治疗小儿急性肠炎 30 例疗效观察.中国医药导报,4(14):115

　[2]　吴治恒,张晓岚,李桂英.2002.吴茱萸汤加味治疗慢性胆囊炎 68 例疗效观察.云南中医中药杂志,23(6):10

　[3]　崔希征.2008.小柴胡汤加味治疗慢性胆囊炎 60 例.中国民族民间医药,17(8):55—56

　[4]　潘静.2002.加减半夏泻心汤治疗慢性肾功能衰竭呕吐症.湖北中医杂志,24(2):31

　[5]　陈岩,路勇.2005.苓桂术甘汤合小半夏汤治疗神经性呕吐 21 例.浙江中医杂志,40(9):395

　[6]　张明利,尹慧,徐立然.2005.小半夏加茯苓汤治疗中晚期肺癌化疗所致呕吐临床观察.中国中医急症,14(9):837,858

　[7]　王长洲.2009.旋覆代赭汤合恩丹西酮防治化疗恶心呕吐 40 例.浙江中医杂志,44(1):23

　[8]　张康美.2009.香砂六君子汤合胃复安预防化疗恶心呕吐反应 40 例.现代肿瘤医学,17(10):1989

32. 哕

【经典概论】

哕,即呃逆。指胃气冲逆而上,喉间"呃呃"作声,不能自制之病。《金匮要略》

论治呃逆的原文,虽仅3条,但内容精要,主要有胃寒气逆,胃虚挟热及腑气不通,浊气上逆三种证型;采用散寒和胃、补气清热及通利二便3种治法,已为后世对该病证的辨治方法奠定了基础。同时所出的方治橘皮汤、橘皮竹茹汤亦为历用不衰之有效方剂。张仲景治呃逆,明辨寒热虚实,对证发药,确能示人以规矩。

【发展源流】

1.《内经》对哕的认识 "哕",考《素问·宣明五气论》云:"胃为气逆,为哕、为恐。"其"哕"即指呃逆而言。而发病多与胃失和降有关,如《灵枢·口问篇》云:"谷入于胃,胃气上注于肺,今有故寒与新谷气俱还入于胃,新故相乱,真邪相攻,气并相逆,复出于胃,故为哕。"可见呃逆之作,乃中焦先有寒气,与新入之谷气相乱,凝聚不行,逆而上出所致。《内经》对呃逆的病变部位和发病机制的阐发,为后世所宗,同时记载了三种治疗呃逆的简易方法,《灵枢·杂病》篇云:"哕,以草刺鼻,嚏,嚏而已;无息而疾迎引之,立已;大惊之,亦可已。"以草刺鼻,取嚏以通肺气,俾气达而呃逆自止,这种治法是有一定道理的。至于用闭气一时或用大惊来转移患者注意力达到治呃的目的,这些疗法,对于部分呃逆病者亦能收效。

2. 隋唐宋时期对哕的认识与治疗 ① 隋代巢元方《诸病源候论·呕哕候》认为哕候皆因"脾胃俱虚,受于风邪,故令新谷入胃,不能转化,故谷之气,与新谷相干,胃气则逆,胃逆则脾胀气逆,因遇冷折之,则哕也。"其立论和《内经》一脉相承。② 宋代陈无择《三因极一病证方论·哕逆论证》中指出:"大抵胃实即噫,胃虚即哕,此由胃中虚,膈上热,故哕"。亦系经验之谈。③ 宋代严用和在仲景橘皮竹茹汤的基础上加茯苓、半夏、麦冬、枇杷叶,名为济生橘皮竹茹汤,治疗气阴两虚,胃气上逆之呕吐、呃逆较为适用。

3. 历代诸家通过丰富的临床实践,完备了哕的证治 ① 元代朱丹溪《丹溪心法·呃逆》认为:"古谓之哕,近谓之哕,乃胃寒所生,寒气自逆而呃上。亦有热呃,亦有其他病发呃者,视其有余不足治之。"立论简明,颇得辨证要领。② 明代秦景明《症因脉治·呃逆论》,将本证分为外感呃逆与内伤呃逆两类,秦氏论呃逆,先以症为主,然后进一步分析病因,病结合脉象,以定治法,条理清楚,颇有参考意义。③ 明代张介宾《景岳全书·呃逆》认为:"呃逆之大要,亦为三者而已,一曰寒呃,二曰热呃,三曰虚脱之呃。寒呃可温可散,寒去则气自舒也;热呃可降可清,火静而气自平也;惟虚脱之呃,则诚危殆之证。"可谓要言不烦。④ 清代程国彭《医学心悟·呕吐哕》也认为:"呃逆之症,气自脐下直冲上,多因痰饮所致,或气郁所发,扁鹊丁香散主之;若火气上冲,橘皮竹茹汤主之;至于大病中见呃逆者,是土败木贼为胃绝,多难治也。"

综上历代医家的治疗,本于《内经》,颇多发挥。大抵见证有寒热虚实之异,用药有温清攻补之不同。关于哕之所指,自唐末以来,有以咳逆为哕者,如孙思邈;有以干呕为哕者,如刘河间;有以噫气(嗳气)为哕者,如《太平圣惠方》,皆欠妥。《景岳全书》谓"哕者呃逆也,非咳逆也。咳逆者,咳嗽之甚也,非呃逆也。干呕者,无物之吐即呕也,非哕也。噫者,饱食之息即嗳气也,非咳逆也。后人但以此为鉴,则异说之疑可尽释矣。"

【研究探讨】

哕,现代医学认为是由于膈肌痉挛所致。另外,临床如胃肠神经官能症、胃炎、胃扩张、肝硬化晚期、脑血管疾患、尿毒症等均可见此症状。

哕,若是偶然发作,症状大多轻微,可以不治而愈。若持续不断,久呃伤胃,耗伤胃气,往往可使症状由实变虚,或虚者更虚。治疗需辨其寒热虚实,应配合降逆止呃之品,积极治疗。另外哕还常并发于一些严重疾病之晚期,常为难治和预后不良的征象。《素问·宝命全形》篇:"病深者,其声哕。"《灵枢·热病》篇:"热病汗不出,大颧发赤,哕者死。"此时,应积极治疗原发病,不得拖延。除了药物疗法外,针刺、拔罐等外治法及心理疗法也多有个案报道。　　　　　　　　　　　(杨文喆)

33. 下利

【经典概论】

《金匮要略》中的下利包括现今的泄泻和痢疾。关于下利,早在《内经》中已有论述,但具体的论治则始于张仲景,原文中除下利专篇外,诸如宿食、痰饮等病证均与下利有关。从现代医学的角度则大体与细菌性痢疾、阿米巴痢疾、急慢性肠炎、肠结核、小肠吸收不良以及肠易激综合征等疾病相关。

《金匮要略·呕吐哕下利病脉证治第十七》中对于泄泻的证治,须先分急性、慢性,然后再分寒热虚实,一般急性属胃肠者多,而慢性属脾肾者多。如实热内结或积滞内停的泄泻,伴有心下坚,甚或谵语者,可用大小承气汤攻下里实;但脾肾阳虚而见泄泻清谷,腹部胀满者,则当用四逆汤回阳救逆,严重者如阴盛格阳,里寒外热的,可施以通脉四逆汤。若肠虚滑脱不禁者,又当用诃梨勒散涩肠固脱。如利后余热不尽而虚烦的,可用栀子豉汤泻热除烦;因下利而胸痛的,可用紫参汤清热止痛。

篇中对于痢疾的证治,如属热痢证见里急后重者,可用白头翁汤清热凉血止痢;如属虚寒痢而见下脓血紫黯者,当用桃花汤之类的温涩之剂。另有痢邪留伏,至其年月日时复发者,又有承气攻下之设,以图除邪务尽之效。本篇列出的白头翁、紫参汤、桃花汤、大承气汤都是临证可仿效的,用"至其年月日复发者"来描述休息痢,提出宜大承气汤都可备临证参考。也是原文叙述精辟之处。

此外,如宿食在下见下利者,则当下之,治宜大承气汤。本法为因势利导、引邪外出之法。痰饮病中由于水饮停留于肠间,故亦可见病者脉浮,其人欲自利,利反快,虽利,心下续坚满等症。治疗上由于留饮有欲去之势,故可采用因势利导之法,下而去之,以决病根,治宜甘遂半夏汤攻破利导。

在病证明确的基础上,张仲景讲求汤方辨证,故以方测证,即通过经方中药物的组成,就能分析、推测出一个方证所代表的主症、病机和治法。下面仅就有关与下利有关的方剂展开讨论,并与后世临床联系,以明证治的脉络。

白头翁汤为治湿热痢疾之有效方剂。临床报道用本方治疗泌尿系感染有较好疗效[1]。

桃花汤治疗脏气虚寒,气血不固,滑脱不禁而成下。临床报道用本方加味治疗脾胃虚寒型上消化道出血有较好疗效[2]。

四逆汤类主要用于少阴病虚寒下利之证治,此方为少阴病虚寒下利之基础方。

黄芩(加半夏生姜)汤为治痢之祖方。本方清里热为主,兼以和阴缓急。以治疗热痢为主。

大(小)承气汤攻下里实,可用于实热内结或积滞内停之泄泻,症见心下坚,脉沉而滑,甚或谵语者;也可用于痢疾实邪滞留,至其年月日时发者。以上下利用下法,是"通因通用",使用于以祛邪为目的的实证,即《内经》云"实者泻之"之意。

甘遂半夏汤治疗水饮之邪搏结于大肠,大肠传导功能失职所致之证。临床报道运用本方加味治疗肾积水有较好疗效[3]。

紫参汤治疗以"下利肺痛"为特点,结合以方测证,可知其下利当是热证下利,病因为热毒侵淫大肠,壅滞气机,灼伤脉络。故治宜清热凉血解毒止利,并能调和药性。

诃梨勒散敛肺涩肠,止利固脱,用于虚寒性肠滑气利之证治,病因为中气下陷,气虚不固。方中诃梨勒即诃子煨用专以涩肠固脱,并用粥饮和服,取其益肠胃而建中气。临床应用不应拘泥于此,凡虚脱不禁之久咳、久泻、久痢等证均可适用。

乌梅丸用于治疗蛔厥,结合方药组成可知,其下利当是上热下寒证。故本方可治疗寒热错杂之久利。现临床上常用本方治疗胆道蛔虫证,慢性结肠炎等。有报道用本方治疗五更泻有较好疗效[4]。

从以上分析、归纳可以看出,张仲景辨治下利从病机上可概括为实热和虚寒两大类,并提出了实热下利用"通因通用"之法。总之张仲景所论在遣方用药上也是有章可循。为后世辨治下利奠定了基础。

【发展源流】

1.《内经》、《难经》关于下利的理论阐述 ① 病因病机的论述：本证首载于《内经》，称为"肠澼"、"飧泄"、"濡泄"、"洞泄"、"注下"、"后泄"、"鹜溏"等，并对本病的病因病机作了简要的论述，指出感受外邪、饮食不节、情志失宜等均是致病的重要环节，如《素问·阴阳应象大论》有："湿盛则濡泄。"《素问·太阴阳明论》指出："饮食不节，起居不时者，阴受之……阴受之则入五脏……入五脏则䐜满闭塞，下为飧泄，久为肠澼。"《素问·举痛论》说："怒则气逆，甚则呕血及飧泄"等。② 病变脏腑的认识：《素问·脏气法时论》曰："脾病者……虚则腹满肠鸣，飧泄食不化。"《素问·脉要精微论》说："胃脉实则胀，虚则泄。"《素问·宣明五气》谓："大肠小肠为泄。"说明了泄泻的病变脏腑与脾胃大小肠有关。③ 提出了五泄的病名和症状：《难经·第五十七难》谓"泄凡有五，其名不同：有胃泄、有脾泄、有大肠泄、有小肠泄、有大瘕泄，名曰后重。胃泄者，饮食不化色黄；脾泄者，腹胀满，泄注，食即吐逆；大肠泄者，食已窘迫，大便色白，肠鸣切痛；小肠泄者，溲而便脓血，少腹痛；大瘕泄者，里急后重，数至圊而不能便，茎中痛。此为五泄之法也。"可见，此五泄是从脏腑辨证角度提出的，其小肠泄与大瘕泄可能属于痢疾，而其余三泄则可能属于泄泻范畴。总之，《内经》、《难经》关于下利的理论阐述，为后世奠定了基础。仲景承其源，将下利的辨证施治具体化，将其分为虚寒、实滞、气利三种类型，并有具体的方药，为后世辨证治疗下利提供了指南。

2. 晋唐医家的发展 ① 病名的变迁：关于下利的病名，晋唐时期称下利中的痢疾为"痢"，如东晋的葛洪以"痢"来区别一般的泄泻，广为后世医家所接受，唐宋以后又有"泄泻"之名，至此泄泻和痢疾才作为单独的病证完全分离出来。② 脉学的认识：晋代王叔和在《脉经》有关泄利之脉中指出，"尺脉细微，溏泄，下微利。""泄注脉缓，时小结者生，浮大数者死"等等，从脉学的角度认识泄泻的诊断和预后，对临床有一定的参考意义。③ 分型辨治：隋代《诸病原候论·痢病诸候》中有赤白痢、血痢、脓血痢、热痢等名称，把各种痢疾病候大多分为新久两类，又以痢色之赤白分热与寒；在病因方面，强调岁时寒暑不调，风寒热毒，运动劳役及饮食起居等因素；在病机方面，强调把脾、胃、大肠、血气、津液等的生理、病理结合起来分析。唐代《备急千金要方·热痢第七》指出："大凡痢有四种，谓冷、热、疳、蛊：冷则白，热则赤，疳则赤白相杂……蛊则纯痢瘀血。"并举出治赤白滞下方，共用方 102 首，对当下、当温、救里、攻表等治疗原则及预后均有详细论述。《外台秘要·水谷痢》对痢之分型更多列有治痢方剂 170 余首其中有重下方 6 首。显而易见，晋唐时期无论在病机上还是在治疗上都较之汉代有了明显的提高和发展，为后世诊治下利打下了坚实的基础。

3. 宋元时期对本病的认识也有颇多新说 ① 宋代《济生方》正式启用"痢疾"

之病名,他说"今之所谓痢疾者,古所谓滞下是也",其称谓一直沿用至今;并谓治痢"必先导涤肠胃,次正其根本,然后辨其风冷暑湿而为治法",颇有见地。② 宋代陈无择《三因极一病证方论·泄泻叙论》从三因学说角度较全面地分析了泄泻的病因病机,认为不仅外邪可以导致泄泻,情志失调亦可引起泄泻,如说"喜则散,怒则激,忧则聚,惊则动,脏气隔绝,精神夺散,以致溏泄";对于痢疾则有滞下三因说。刘河间认为痢疾的治疗应注重调气行血,他指出了"调气则后重自除,行血则便脓自愈"等治疗法则。③ 元代《丹溪心法》则阐明了痢疾的流行性、传染性,"时疫作痢,一方一家,上下相染相似",并论述痢疾的病因以"湿热为本",提出通因通用的治痢原则,而对于泄泻,他认为"泄泻有湿、火、气虚、痰积、食积"之分,"湿用四苓散加苍术,甚者苍、白二术同加,炒用燥湿兼渗泄。火用四苓散加木通、黄芩,伐火利小水……"可见朱氏对泄泻病因的论述,语简意明,论治有方有法,对后世有很大影响。

4. 明清以来对下利的治疗日趋成熟　①《景岳全书》阐述治疗:《景岳全书·泄泻》说:"凡治痢疾,最当察虚实,辨寒热,此泻痢中最大关系。"又《景岳全书·泄泻》中曰:"泄泻之本,无不由于脾胃"、"凡泄泻之病,多由水谷不分,故以利水为上策。"且分别列出了利水方剂。② 治泻九法:李中梓《医宗必读·泄泻》在总结前人的基础上,提出了著名的治泻九法,即淡渗、升提、清凉、疏利、甘缓、酸收、燥湿、温肾、固涩,其论述系统而全面,是下利治疗学上的一大发展,其使用价值亦为临床所证实;而在痢疾的治疗方面,他强调本病与脾肾的关系,如在泄泻篇中明确提出"愚按痢之为证,多本脾肾"。③ 喻昌《医门法律》对痢疾论治十分详尽,首创"逆流挽舟"之法。④ 叶天士认为"治痢大法,不外通塞二义",可谓要言不烦;而对于泄泻他认为"阳明胃土已虚,厥阴肝风振动",首创泄木安土之法,用甘以理胃,酸以制肝,给后世以很大启迪。

【研究探讨】

目前对泄泻和痢疾的研究进展主要集中在临床和实验研究方面,主要是因为前人(尤其是张仲景)对下利(主要是痢疾)一病的认识已经形成了较为完整的理论体系,并能切中病因病机,临床应用效果亦好,因此今人较难有进一步的发挥与创新。但是在临床上,特别是近年来随着中医科研水平的进步,以中西医结合为手段,开展了形式多样的研究,拓宽了中医药诊疗的思路,提高了中医诊治水平,并对中药治疗作用的机制有了新的了解和认识。

1. 临床方面　① 刘氏[5,6]依据其泄泻病在大肠的观点,强调治疗慢性泄泻应重在通利,即用清利肠间湿热的方法以祛肠间之邪,并借鉴西医观点,兼用活血化瘀;② 赖氏[7]等则以利小便立论,并认为其作用机制可能是用利尿药可减轻肠壁水肿,增加消化液的吸收,从而治愈腹泻。

2. 实验研究方面　目前较为深入和广泛的是关于脾虚泄泻与免疫功能的研究,如章氏[8]对 90 例慢性腹泻患者作玫瑰花瓣形成试验(RFC)和淋巴细胞转化试验(LCT),与中医证型比较,发现湿热型与肝脾不和型大多在正常范围,而脾虚和脾肾阳虚型大多低于正常值。　　　　　　　　　　　　　　　　　　　　　(杨文喆)

【参考文献】

　　[1]　钟敬芳,吴栋材.1997.白头翁汤治疗泌尿系感染 122 例.安徽中医临床杂志,9(1):44
　　[2]　唐江山.1994.加味桃花汤治疗脾胃虚寒型上消化道出血 32 例.福建中医药,(6):7
　　[3]　霍玉森,于平宇.1995.甘遂半夏汤加味治疗肾积水 19 例.黑龙江中医药,(5):36—37
　　[4]　王付.1992.乌梅丸治疗五更泻 28 例.黑龙江中医药,(4):48
　　[5]　史宇广等.1992.当代名医临证精华慢性腹泻专辑.北京:中医古籍出版社.1—8
　　[6]　蒋浩庆.1983.刘树农老师对泄泻症的认识和临床体会.辽宁中医杂志,(4):16
　　[7]　赖均宜.1990.试论"利小便以实大便".中医海外教学,(1):31
　　[8]　章士亮.1984.112 例慢性腹泻患者的中医辨证论治和免疫功能的关系.上海中医药杂志,(7):9

34. 肠痈

【经典概论】

关于肠痈的证治,《金匮要略·疮痈肠痈浸淫病脉证并治十八》中以脓已成和脓未成分为两类。脓已成者,可见腹皮急,按之濡,身甲错,无热,脉洪数等,由于脓成而未溃,热毒未净而阳气已显不足,故以薏苡附子败酱散排脓消痈,清热解毒,通阳散结。脓未成者,可见少腹肿痞,按之即痛如淋,时时发热,汗出恶寒,脉迟紧等。此由热毒蓄结于肠而发痈,故以大黄牡丹汤清热解毒,消肿排脓,逐瘀攻下。

大黄牡丹汤自仲景创制以来,历经各代医家的反复实践证实,该方确系治疗肠痈有效方剂,从全方配伍来看,以泻下药大黄、芒硝,配伍活血化瘀、排脓消肿的桃仁、丹皮、冬瓜仁。由于活血化瘀药物可以改善血液循环,解除血运障碍,这有利于泻下作用的发挥,而泻下药物亦能促进血运障碍进一步改善,这样配伍可以产生协同作用,对于肠道的炎症如肠痈等,效果较好。临床上,从本方应用来看凡是辨证清楚,属于湿热蕴结所致的实热型肠痈,不论脓未成或脓已成均可使用本方。《张氏医通》："肠痈下血,腹中痛,其始发热恶寒,现验其证,必少腹满痛,小便淋涩,反侧不便,即为肠痈之确候。无论已成未成,俱用大黄牡丹汤加犀角急服之"。曹颖甫亦云："肠痈一证舍大黄牡丹汤以外,别无良法。"

薏苡附子败酱散在《金匮要略》中是治慢性肠痈脓已成之主方,由于脓成以排脓为主,又因肠痈到脓成一般病程较长,故又用附子助阳行气,而败酱是清热解毒之品,有行瘀解毒之功,全方以薏苡仁甘淡微寒,排脓利湿,健脾益气为主,配败酱辛苦微寒以清热解毒,行瘀排脓。少加辛温之附子以振奋衰弱之功能,行郁积之气滞,三药合用,共奏排脓消肿之功。关于薏苡附子败酱散,后世则多用于慢性虚寒型肠痈。

《经方实验录》中："依《金匮要略》法,肠痈实分二种,一种为热性者,为大黄牡丹汤所主。一种为寒性者,为薏苡附子败酱散所主。热性者多急性,寒性者多慢性。热性者痛如淋,寒性者痛缓。热性者属阳明,故大黄牡丹汤即诸承气之攻方,寒性属太阴,故薏苡附子败酱散乃附子理中之变局,且散与丸为近。热性者病灶多在盲肠,寒性者病灶不即于盲肠。能知乎此,则二汤之分,明矣。"丹波元坚氏则指出"痈肿之病,不论内外诸证,其初起也,乘其未溃而夺之;其即成也,扶正气以外托……大黄牡丹汤,肠痈逐毒之治也。薏仁附子败酱散,肠痈排脓之治也。盖疡医之方,皆莫不自此二端变化,亦即仲景之法则也。"

【发展源流】

1.《内经》的论述 肠痈属内痈的一种。有关痈的论述,早在《内经》中已有明确的理论。① 指出病因病机,如《素问·生气通天论》云:"荣气不从逆于肉里,乃生痈肿。"《素问·脉要精微论》云:"诸痈肿筋骨痛,此皆安生? 岐伯曰:此寒气之肿,八风之变也。"《灵枢·痈疽》曰:"营卫稽留于经脉之中,则血泣而不行,不行则卫气从之而不通,壅遏而不得行,故热。大热不止,热盛则肉腐,肉腐则为脓,然不能陷骨髓,不为焦枯,五脏不为伤,故命曰痈。"说明《内经》对疮痈的病因病机方面已有深刻认识,病因方面,论述四时之气,火、热等因素;病机方面指出了寒气壅塞化热,营卫稽留经脉之中和热盛则肉腐,肉腐则为脓的重要理论。② 少阳之气内结亦可发生肠痈,如《素问·厥论》所说:"少阳厥逆,机关不利,机关不利者,腰不可以行,项不可以顾,发肠痈不可治,惊者死。"

2.《金匮要略》之后,一些医家认识到肠痈的发生是由多种因素造成的①《诸病源候论》认为:"肠痈者,由寒温不适,喜怒无度,使邪气与营卫相干,在于肠内,遇热加之,血气蕴结,结聚成痈,热积不散,血肉腐坏,化而成脓。"②《外科正宗》详细论述了肠痈的病因病机、临床表现和治疗方法。提出:"肠痈者……饥饱劳伤……或生冷并进,以致气血乖违,湿动痰生,多致肠胃痞塞,运化不通,气血凝滞而成。""……初起外症发热恶寒,脉芤而数,皮毛错纵,腹急渐肿,按之急痛,大便坠重,小便涩滞,若淋甚者,脐突腹胀,转侧水声,此等并见,则内痈已成也。初起未成时,小腹殷殷作痛,俨似奔豚,小便淋涩者,当大黄汤泻之,瘀血去尽自安。体虚脉细不敢下者,活血散瘀汤和利之。已成腹中疼痛,胀满不食,便淋刺痛者,薏苡仁汤主之。腹濡而痛,小腹急胀,时时下脓者,毒未解也,用牡丹皮汤治之。如脓从脐出,腹胀不除,饮食减少,面白神劳,此皆气血俱虚,宜八珍汤加牡丹皮、肉桂、黄芪、五味子,敛而补之。"③《石室秘录》认为:"人腹中疼甚,手不可按,右足屈而不伸,谁知大肠生痈乎?""腹痛足不能伸者,俱肠痈也。"这是临床上诊断肠痈的一个重要体征。

【研究探讨】

1. 肠痈的现代医学认识　现在一般认为"肠痈"主要指现代医学所述的阑尾炎。阑尾炎是外科常见病,居各种急腹症之首,各种性别、年龄均可发病。西医认为阑尾炎的发生,由于阑尾腔内狭窄(指盲管),如果阑尾正常的蠕动运送功能发生障碍,腔内分泌物便会堆积,或饭后运动过于剧烈,食物残渣、粪块或肠内寄生虫阻塞阑尾腔内,致使压力增高,阑尾壁供血不足,细菌因而繁殖,导致阑尾炎的发生。根据以上病因病机,理想的治法是提高阑尾腔管蠕动,清除管腔内的阻塞物,恢复管壁正常的血循环,促进炎症的消退,用中医保守治疗的方法,能去除管腔内的阻塞物,恢复肠管蠕动运化功能,使局部血液循环,促进炎症的消退。如有学者通过实验研究发现,大黄牡丹汤能有效促进排便,明显降低外周血 ET(外周血内毒素)、TNF2(肿瘤坏死因子2)的水平,提示攻下解毒药一方面能使细菌和内毒素排出体外,一方面通过促进血流改善微循环,调节与内毒素有关的细胞因子和炎症介质[1]。这完全符合中西医一致的治疗原理。

2. 关于肠痈的治疗　① 中医治疗的优势:目前,西医治疗阑尾炎以抗生素为主及对症处理,强调早期手术,但阑尾切除术后可有并发症。而中医药治疗阑尾炎可大大减少手术率及其并发症,并对于不宜手术的阑尾周围脓肿更有独特优势,亦具有方便患者和降低医疗费用的优点,属"廉"、"便"、"验"。② 临床有关报道:据目前国内单位统计,中西医结合治疗的急性阑尾炎可使70%以上的患者采用中西医结合非手术疗法治愈,其中单纯性阑尾炎和阑尾周围脓肿的非手术率可达90%以上[2]。中医治疗肠痈(包括脓已成者)目前大多以下法为主,方选《金匮要略》大黄牡丹汤等适当化裁,配合活血化瘀与清热解毒药物,并可适时使用针刺及外敷疗法。一些医家根据临证经验亦提出,一旦诊断明确就必须早用下法,越早越好,用药后3～4小时必须见泻,若不见泻,可再服1剂。得泻后,第二天仍用下法,直至痊愈,但后期泻下药应用当酌减,而增加清热解毒药。对于老年体弱患者用下法尤须谨慎,以免耗散气血,损伤脾胃[3]。这些均可供临证借鉴。

(杨文喆)

【参考文献】

[1] 戚坚永,叶德才.2000.大黄牡丹汤对外科急腹症患者内毒血症的作用.中医药研究,16(4):14

[2] 赵小平,武留学,赵辉.1999.试论通里攻下在急腹症中的应用.陕西中医学院学报,22(1):47

[3] 李明贤.2002.通里攻下法在急腹症的应用.浙江中西医结合杂志,12(1):45

$35.$ 浸淫疮

【经典概论】

《金匮要略·趺蹶手指臂肿转筋阴狐疝蛔虫病脉证治第十九》原文第 7 条:"浸淫疮,从口流向四肢者,可治;从四肢流来入口者,不可治。"第 8 条:"浸淫病,黄连粉主之。"此两条原文对浸淫疮的描写比较简单。浸淫疮是湿热兼毒的皮肤病证,浸淫虽然是一种皮肤病,但与内脏有关。四肢是人体的末端,主外,而口是由外入内的通道,故浸淫疮从口流向四肢者,是湿热毒气由内走外,故可治;从四肢流来入口者,是湿热毒气由外渐内脏,所以不治。金寿山氏认为口可理解为心,第 7 条提示外科疾患怕毒气攻心。总之凡病势向外者为病轻可治,病势入里者为病重难治,这是仲景原文中反复强调的看法,本条与脏腑经络先后病篇原文第 12 条"问曰:脉脱,入脏即死,入腑即愈,何谓也? 师曰:非为一病,百病皆然。譬如浸淫疮,从口起流向四肢者可治,从四肢流来入口者不可治;病在外者可治,入里者即死。"相互参看,则可进一步领会其中的主要精神。

【发展源流】

1. 浸淫疮的病因与症状　①《内经》的论述:浸淫病早在《内经》中就有记载,《素问·玉机真脏论》云:"夏脉太过,身热而肤痛为浸淫"。②《诸病源候论》与《备急千金要方》补充了浸淫疮病因与症状:《诸病源候论·浸淫疮候》云:"浸淫疮是心家有风热,发于肌肤,初生甚小,先痒后痛而生疮,汁出浸渍肌肉,浸淫渐阔乃偏体,其疮若从口出,流散四肢则轻;若从四肢生,然后入口者则重。以其渐渐增长,因名浸淫也"。《备急千金要方》云:"浸淫疮者,浅搔之蔓延长不止搔痒,初如疥,搔之转生汁相连者是也"。③ 后世医家的认识:如沈明宗认为是脱疽游丹之类;《医宗金鉴》认为是癞疬之类;陈念祖认为此俗名棉花疮、杨梅疮、恶疮之类;丹波元简认为是腐疥湿疮之类;曹颖甫认为举凡湿热兼毒之皮肤证流脓水者,包括"天痘"、"广疮"、"小儿天疱疮"、"黄水疮"等通名浸淫疮;陆渊雷认为本病是"俗名蛇缠";余无言认为是"脓疱疹";谭日强认为与今之湿疹相似;也有人明确指出为天花、水痘二病。以上看法,林林总总,使人难下判断。但据原方描述及用黄连粉治疗来推测,现在一般认为浸淫疮与现代皮肤病的"脓疱疹",亦即黄水疮较为接近,这是一种蔓延迅速的常见的化脓球菌感染的皮肤病。

2. **浸淫疮的治疗** ① 对此病的治疗以清热法为主:《医宗金鉴·外科心法要诀》说:"浸淫疮发火湿风,黄水浸淫似疥形,蔓延成片痒不止,治宜清热并消风……此证初生如疥,瘙痒无时,蔓延不止,抓津黄水,浸淫成片,由心火、脾湿受风而成。经云:岁火太过,甚则身热,肌肤浸淫荡……初服升麻消毒饮加苍术、川黄连。抓破津血者,宜服消风散,外涂青蛤散即愈。若脉迟不食,黄水不止,此属脾败,不治之证也。"详细论述了浸淫疮的治疗方药,至今仍在临床上广泛应用。② 外治法的选用:《金匮要略浅述》:"黄连、炉甘石为末扑之有效,预后多良。"此外,《外科精义》黄柏散、《青囊秘传》燥湿丹、以及经验方青黛散、三石散等外用方,皆可随证选用。 (杨文喆)

36. 阴狐疝

【经典概论】

《金匮要略·趺蹶手指臂肿转筋阴狐疝蛔虫病脉证治第十九》原文第 4 条是关于阴狐疝的证治具体描述为"阴狐疝气者,偏有小大,时时上下,蜘蛛散主之。"

所谓狐疝者,是形容病势或上或下,出没无时,其实并非单指睾丸受病。张子和《儒门事亲》说:"狐疝者,其状如瓦,卧则入少腹,行立则出少腹入囊中。狐昼则出穴而溺,夜则入穴而不溺,此疝出入上下往来,正与狐相类也"。根据临床所见,此病多因扛举重物,叫号努力所致,如病情较轻,令患者平卧,推揉之即能还于腹中,但劳动或劳累后又能坠下。由此可知,原文中所谓"偏有大小"非指睾丸本体的偏大偏小,而是因坠下之物"时上时下"所致。此病相当于现代医学所称的腹股沟斜疝,疝囊由内环部突出的腹膜形成,疝的内容物以小肠和大网膜最为多见。但是,由于中医学中所述之疝,范围较广,《金匮要略》中就有《腹满寒疝宿食病脉证治第十》中所说的寒疝,指的是阴寒性的腹痛而言。《素问·骨空论》中就有冲疝、狐疝、颓疝、厥疝、痕疝、溃疝、癃疝的记载,可见凡阴囊、睾丸部位的一些病变,也都全包括在疝之中,故"偏有大小"一句,似也不能排除睾丸疾患,但如果和"时上时下"对看,则还是理解为腹股沟斜疝较妥当。

疝的发病都与肝经有关,由于足厥阴肝经络阴器,入少腹,又主筋,故治疗每与肝经相关,多用苦辛通降来散结止痛,蜘蛛散中蜘蛛的泄结利气,合桂枝的芳香辛温,具有走散通利的作用。陈修园说:"用桂枝不如用肉桂力更大",此说可取。至于治疗中所用的蜘蛛不宜熬焦,熬焦则无功效,《长沙药解》提示当"炒枯存性研细用",因为蜘蛛有毒,服时应经炮炙。王氏古方选注云:"蜘蛛本草言有毒,人咸畏之,长邑宰林公讳瑛,山海卫人,壮年调理,方用多年,炙熟,其味鲜美,恒得其功,本草言有毒者,南北所产不同耳。"另外,根据曹颖甫《金匮发微》介绍验案 3 例,所以蜘蛛均系炙过存性,可见服蜘蛛时,需炙熟或炮炙存性还是必要的。

【发展源流】

1. 疝气的分类 阴狐疝是疝气的一种。关于疝气,《内经》有七疝之称,主要以症状命名。《儒门事亲》分寒疝、水疝、筋疝、血疝、气疝、狐疝、癥疝。

2. 疝的病因较多 如《金匮翼》中提出:"至论疝病之因,有主寒者,有主湿热者,有火从寒化者,要之疝病不离寒、湿、热三者之邪,寒则急,热则纵,湿则肿,而尤以寒气为主。"《医宗必读·疝气》提出:"寒则多痛,热则多纵;湿肿坠,虚者亦肿坠;在血分者不移,在气分者移动。"道明了疝气的辨证要点。

3. 疝气的治疗 《景岳全书·疝气》说:"治疝必先治气……盖寒有寒气,热有热气,湿有湿气,逆有逆气,气在阳分则有气中之气,气在阴分则有血中之气。凡气实者必须破气,气虚者必须补气,故治疝者,必于诸证之中俱当兼用气药。"这一论点,直至现在仍为临床所遵循。

【研究探讨】

1. 关于蜘蛛散的运用 一般认为,阴狐疝相当于现代医学所称的腹股沟斜疝。《金匮要略》治疗所用蜘蛛散由于蜘蛛品类繁多,相当的部分都有毒,后世已不大采用本方,故临床经验的积累也困难。但也可见散在报道。① 洪氏[1]治疝气,不论老幼,皆用《金匮要略》蜘蛛散。蜘蛛 14 枚,新瓦上焙干,肉桂 15 g,共为细末。每次 3 g,每日服 2 次。60 年中,所治千例,疗效好,无中毒。② 袁氏[2]用蜘蛛散治小儿腹部沟斜疝 55 例,3 周为 1 个疗程,痊愈 52 例,好转 1 例,无效 2 例,有效率为96.4%。

2. 其他治法的运用 ① 疏肝理气:目前临床的治疗多用疏肝理气的方药,如金铃子散、天台乌药散等;② 补中益气:遇到年老体弱,疝突可以回纳,又不愿意手术修补者,补中益气的方药也常常能收到一定的疗效;③ 养血柔肝:血分不足者,宜入当归、白芍以养血柔肝；④ 温经散寒：阴寒内盛者，可用肉桂、附子以温经散寒。

（杨文喆）

【参考文献】

    ［1］ 洪哲明.1984.蜘蛛散治阴狐疝气.河南中医,(1)：41

    ［2］ 袁宇华.1986.蜘蛛散治疗小儿腹股沟斜疝——附 55 例临床小结.湖南中医杂志,(2)：22

37. 蛔虫病

【经典概论】

    蛔虫病是指蛔虫寄生于人体所致的疾病。《金匮要略·趺蹶手指臂肿转筋阴狐疝蚘虫病脉证治第十九》中立有蛔虫一病。该篇第 5 条是关于蛔虫病的诊断："问曰：病腹痛有虫,其脉何以别之？ 师曰：腹中痛,其脉当沉,若弦,反洪大,故有蛔虫。"原文提出蛔虫病的诊断,腹痛放在首位,脉象作为参考,其实这也是不够的,所以本条不出具体方药,而用乌梅丸治疗的蛔厥则更加具体："蚘厥者,当吐蚘,令病者静而复时烦,此为脏寒,蛔上入膈,故烦,须臾复止,得食而呕,又烦者,蚘闻食臭出,其人当自吐蚘。"除了腹痛以外,还可以了解到"其人当自吐蛔"等比较明确的症状。

    该篇原文第 6 条是关于甘草粉蜜汤证,云："蚘虫之为病,令人吐涎,心痛,发作有时,毒药不止,甘草粉蜜汤主之。"蛔虫病所致的心痛以甘草粉蜜汤治疗。蛔虫聚于腹,扰于上,虫动则心痛发作,时缓时剧,伴有呕吐,此前已用毒药杀虫未果,可考虑以甘草粉蜜汤甘缓之剂以安蛔止痛。本方之用,可以和腹满病中的大建中互参,虫动而痛亦以甘温之品缓之,疼痛之时,不急于杀虫驱蛔,而以缓解急迫为主,以甘物作妥协,日后再伺机杀虫,战而胜之。甘草粉蜜汤中的粉究竟为何物？ 历来医家中有两种迥然相异的观点。一种看法认为粉指白粉,如尤在泾认为："毒药即锡粉、雷丸等杀虫之药,毒药者折之以其恶也。甘草粉蜜汤者,诱之以其所喜也。白粉即铅白粉,能杀三虫,而杂于甘草白蜜之中,诱使虫食,甘味既尽,毒性旋发而虫乃除,此医之变诈也。"因铅粉甚毒,不宜多服,故方后云："差即止"。另一种看法认为是米粉,如丹波元简认为："此方非杀虫之剂,乃不过甘平安之品,而使蛔安。"由于已经用过毒药而疼痛未止,故一般不宜再用,故改用甘草、米粉和蜜,甘缓和胃,解毒安蛔。以上两说,似以后者于义较妥。方后有"煎如薄粥"一句,则显然非米粉则不能为。"差即止"意为甘缓之剂亦不必多服,疼痛缓解后则当另谋他法。联系《备急千金要方》《外台秘要》于本方用梁米粉,借以治药毒,也可作为本方用药的佐证。总之,对于蛔虫的治疗仲景所出的方治以安蛔止痛为主。

【发展源流】

1. 蛔虫的临床表现　张仲景对蛔虫病的临床表现叙述简单,后世补充诸多。①《诸病源候论》提到蛔虫病发时则"心腹作痛,口喜唾涎及清水"。②《医学心悟》曰:"患者嗜甘甜或异物,饥时则痛,唇之上下有白斑点者,虫也。"③《医碥》:"虫证,心嘈腹痛,或上攻心如咬,呕吐涎沫或青黄水,面色萎黄,或午赤午白午青黑,或面有白斑,唇常红,或生疮如粟米,或沉默欲眠,卧起不安,不欲饮食,恶闻食臭,饥则痛,得食痛更甚,饱则安,时痛时止,以手抚击即息,腹上有青筋,或腹中有块更起,下利黑血,体有寒热,脉洪而大,皆脐候也。"

2. 关于蛔虫病的辨证　后世主张分辨其寒热虚实①《景岳全书》:"有因胃火而吐蛔者,以内热之甚,蛔无所容而出也,但清其火,火清则蛔自静……有因胃寒而吐蛔者,以内寒之甚,蛔不能存而出也,但温其胃,胃暖而蛔自安,仲景乌梅丸之属是也。有因胃虚无食而吐蛔者,以仓廪空虚,蛔因求食而上出也,此胃气大虚之候,速宜补胃温中,以防根本之败。"②《金匮玉函要略辑义》:"有胃虚以偏于寒而动蛔者,陶华因立安蛔理中汤主之(即理中汤加乌梅、花椒)。而有胃不虚以偏于热而动蛔者,汪琥因制清中安蛔汤主之(黄连、黄柏、枳实、乌梅、川椒)。"

3. 治蛔方　张仲景治蛔二方,侧重安蛔止痛,后世医家遵其法度,并注重祛蛔杀虫、下虫,制订了诸多祛蛔方剂,如化虫丸、追虫丸、治蛔虫方、使君子散、安虫散、苦楝根散、集效丸、万应丸、椒梅汤、扫虫煎等。吴昆在《医方考》中归纳了驱虫方的组方原则,"古方杀虫,如雷丸、贯众、干漆、腊尘、百部、铅灰,皆其所常用也。有加附子、干姜者,壮正气也。加苦参、黄连者,虫得苦而安也。加乌梅、诃子者,虫得酸而软也。加藜芦、瓜蒂者,欲其带虫而吐也。加芫花、黑丑者,欲其带虫而下也。"

【研究探讨】

1. 有关杀虫药物的选用　对于蛔虫病引起的腹痛的治疗,目前临床上一般应该以设法缓解疼痛为先。如用了杀虫剂腹痛仍无轻减,一般也不必继续再进杀虫之品,否则痛势加剧而易变生他证。可先安蛔止痛,如《金匮要略》得甘药缓急法。待蛔虫安定而痛止,则当驱蛔杀虫。已知中草药中的苦楝根皮、川楝子、使君子、天名精、芜荑、南瓜子、榧子、贯众、石榴皮、乌梅、蜀椒、吴茱萸、公丁香、厚朴、牵牛子、丝瓜子、薏苡根、鹤虱、雷丸等均有驱蛔作用。此外也可选用外敷与针灸疗法。

2. 有关乌梅丸的报道　《金匮要略》乌梅丸用于蛔虫病临床上多有报道。李氏[1]为此治疗胆道蛔虫症 40 例。药选乌梅 30 g,黄柏 18 g,黄连 12 g,白参 20 g,当归 15 g,桂枝 12 g,制附子 12 g,干姜 12 g,细辛 12 g,蜀椒 12 g,大黄 5 g。每日 1 剂,急煎熬,半小时至 1 小时服药 1 次。肌肉注射对照组:用 654-2 10 mg 和维生素 K_3 混合后臀部肌肉注射。结果乌梅丸组总有效率 53.3%($P<0.05$)。对于乌梅丸治疗胆蛔症的作用机制,主要可表现在以下几方面[2]:a. 乌梅丸有麻醉蛔虫的性能,可使蛔虫活动迟钝、静止、呈濒死状态,当蛔虫离开乌梅丸液一定时间后,可逐渐恢复活性,表明本方没有直接杀灭蛔虫的作用,只属于麻醉性质;b. 服乌梅丸后,胆汁的 pH 有降低倾向,并与胆汁增多一致,即胆汁分泌量增加,pH 亦随之下降,说明乌梅丸能作用于肝脏,促进肝脏分泌胆汁量增加,改变胆汁的酸碱度;c. 向胆道术后放置的 T 形管内注入 12.5% 碘化钠造影剂,发现服乌梅丸后造影剂迅速通过奥狄括约肌流入十二指肠,表明奥狄括约肌有显著的弛缓扩张现象。

(杨文喆)

【参考文献】

[1] 李中平.1997.乌梅丸为主治疗胆道蛔虫症 40 例观察.实用中医药杂志,(2):15

[2] 福安专区医院乌梅丸研究小组.1960.乌梅丸治疗胆道蛔虫病作用机制的实验报道.福建中医药,(6):29

38. 脏躁

【经典概论】

脏躁首见于《金匮要略·妇人杂病脉证并治第二十二》,以无故喜悲伤欲哭,象如神灵所作,呵欠频作为主症。临床除原文所述主症外,还常伴有情志失常,或情绪不稳,精神抑郁,多疑善虑,烦躁易怒,记忆力减退,乍凉乍热,或失眠,心悸,多汗,呵欠频作,神疲乏力,咽干口燥,舌红少苔,脉细数等症状。《金匮要略》认为本病多由情志不遂,或思虑过度,肝郁化火,阴液暗耗,日久心脾两虚所致。仲景以甘缓润躁,补益心脾,安神定志为法,拟甘麦大枣汤为主治方剂。

本病属中医情志病范畴,好发于更年期,尤以女性多见。《素问·阴阳应象大论》谓:"年四十而阴气自半。"故病发与肾衰精亏,不能滋养五脏,脏腑失润,脏气失调,致情志失和。女子经带胎产数耗阴血,发病多于男子,故张仲景置本病于妇人杂病篇。

《本草备要》谓:"汗为心液,麦为心谷。"方中小麦养心安神除烦,甘草和中缓急,大枣补中润燥,全方甘缓和中,甘润滋养,补益心脾,通过调和脏腑,调和脏气,达到调和情志的目的。本病临床治疗需辅以相应的心理治疗。

【发展源流】

1. 关于脏躁中"脏"的理解　脏躁病名首见于《金匮要略·妇人杂病脉证并治第二十二》篇。原文1条,方1首,因叙症简略,且未明言脏躁之脏为何脏,以致后世医家对脏的理解及诠释颇有分歧。① 子脏说:唐容川、沈目南、李彦师、陆彭年、黄素英等认为脏应为子脏。如唐容川云:"三药和平……下达子脏,则脏不躁。"(《血证论》)② 心脏说:吴谦谓"脏,心脏也,心静则神脏,若为七情所伤,则心不得静,而神躁动不宁也。"(《医宗金鉴》)③ 肺脏说:陈士铎、曹颖甫等认为脏是肺脏。如曹颖甫认为:"肺主悲,亦主哭、悲伤欲哭,病当在肺。"(《金匮发微》)④ 不拘何脏说:如陈修园说:"脏属阴,阴虚而火乘之则为躁,不拘于何脏。"(《金匮要略浅注》)⑤ 五脏说:黄树曾说"脏指五脏(心肝脾肺肾)而言,脏躁,谓五脏之全部或一部,津液阴血不足。"(《金匮要略释义》)⑥ 脏气躁扰说:日本喜多邨直宽在《金匮玉函要略疏义》中认为:"言妇人脏气躁扰,则精神不宁。"

2. 关于脏躁中"躁"的理解　考《说文》:"躁,疾也"。《素问·平人气象论》曰:"脉三动而躁"。说明古之躁者,暗含躁疾、躁动、躁扰之意。躁的产生与情志抑郁,阴血暗耗,或年事已高,阴气不足,致脏失润养,脏气失和,情志失和相关。《素问·阴阳应象大论》曰:"人有五脏化五气,以生喜怒悲忧恐。"阐明情志活动是五脏气活动的一种外在表现形式。脏躁之躁主要指神志躁扰不宁,或躁动不安。吴谦也持此种观点:"七情所伤,则心不得静,而神躁扰不宁也。"(《医宗金鉴·订正仲景全书》)日本喜多邨直宽在其所著的《金匮玉函要略疏义》中也认为:"言妇人脏气躁扰,则精神不宁。"脏躁"喜悲伤欲哭",正是心不能主情志,五志失调,脏气躁扰,神气不宁的反应。又《灵枢·本神》云:"心气虚则悲"。按五行理论分析,心属火,在志为喜;肺属金,在志为悲,在变动为哭。正常情况下火克金,现心气虚,神不能主情志,又肺金反侮心火,肺志外现,症见悲伤欲哭。

3. 关于脏躁病的"数欠伸"的理解　一般认为与肝气郁结,气机不畅相关,如吴谦在《医宗金鉴·订正仲景全书》中指出:"数欠伸,喝欠也,喝欠顿闷,肝之病也。母能令子实,故证及也。"然《灵枢·口问》则从阴阳角度阐明其机制:"阳者主上,阴者主下。故阴气积于下,阳气未尽,阳引而上,阴引而下,阴阳相引,故数欠。"说明脏躁与阴阳升降失调均相关。又《素问·宣明五气》篇曰:"五气所病……肾为欠为嚏。"《灵枢·九针论》曰:"肾主欠"说明脏躁与肾有关。肾为五脏六腑之本。张景岳谓:"五脏之阴气非此不能滋,五脏之阳气非此不能发。"脏阴不足,阴阳失调,阴阳相引,致数欠伸。

【研究探讨】

1. 关于脏躁病的现代认识　① 王氏[1]的歇斯底里相似说;② 池氏[2]的癔症说;③ 赵氏[3]的癔症、神经官能症、更年期综合征说等。脏躁病以情志失常为主要临床表现,现笼统地将其归为情志病,或神志病范畴。如第六版《中医内科学》教材将脏躁归于郁病中加以讨论。

2. 现代学者关于脏躁之脏的定位较之古代更倾向于定位于心与肝　① 成都中医药大学主编的《金匮要略译释》认为:"关于脏躁病的病变所在……假如从甘麦大枣汤的药物组成来看……认为本病的病变在心与肝,是比较合理的。"此说进一步肯定了吴谦的心病及肝说:"藏,心藏也,心静则神藏。若为七情所伤,则心不得静,而神躁扰不宁也。故喜悲伤欲哭,是神不能主情也。象如神灵所凭,心不能神明也,即今之失志癫狂病也。数欠伸,喝欠也,喝欠顿闷,肝之病也。母能令子实,故证及也。"(《医宗金鉴·订正仲景全书》)② 周氏[4]认为:脏躁乃肾阴不足,虚火烦扰,心神不宁为其常见症状,特别是生育过多或更年期妇女最多。所谓水不涵木则木郁气滞,五脏失养。③ 狄氏[5]提出:"所谓脏躁,其病变在心,即心阴血亏乏而躁动不安。"④ 高氏等[6]从临床实际出发认为:"脏应解释为肝脏更切合临床。"⑤ 也有人认为脏躁与血虚有关。如刘渡舟在《金匮要略诠解》中提出:"六腑为阳,五脏为阴。阳为气,阴为血。若血虚不濡,则生脏躁。其病以心肝为首者,因心生血,肝藏血,故病则悲伤欲哭,象如神灵所作。"刘渡舟认为:"数欠喜伸,是肝肾病象。"(《金匮要略诠解》)

3. 治疗方面　① 余氏[7]结合临床提出了甘麦大枣汤的应用标准:a. 言行失常,或无故悲伤,或喜怒不节者。b. 心烦不得眠,或恍惚多梦,或坐卧不安,或身如蚁行者。c. 汗多、口干、不思饮食,大便秘结,常数日不更衣者。d. 畏一切声光,怕与人交谈,喜独居暗室者。e. 腹诊见右侧腹直肌痉挛,或右胁下脐旁拘急有结块者,认为方中加当归、白芍、茯神、枣仁、龙齿、牡蛎、柏子仁等药则原方疗效更显著。② 恽铁樵在《汉方新解》中认为临床应视具体病情将甘麦大枣汤与柴胡桂枝干姜汤、桂枝茯苓丸、苓桂术甘汤、泻心汤等方合用,才是治本的方法。③ 施今墨亦以之与百合地黄汤、黄连阿胶鸡子黄汤、柴胡加龙骨牡蛎汤相配治脏躁,与半夏秫米汤、百合知母汤、生铁落饮相配治失眠。④ 黄文东以之与郁金、石菖蒲、胆南星、铁落、夜交藤相配治疗属于郁证的精神分裂症等。⑤ 朱小南认为脏躁属于肝病范围,甘麦大枣汤加茯神、远志、柏子仁、酸枣仁、炒百合等效果较好。⑥ 耿氏等[8]从调补肾肝和冲任治脏躁。⑦ 陈氏等[9]从瘀论治脏躁。瘀阻于肝,柴胡疏肝散加减;瘀阻于心,四物汤化裁;瘀阻于脑,六味地黄丸加活血品。⑧ 赵氏[10]将脏躁分为五型:肝气不舒,逍遥散合肝麦大枣汤;痰热郁结,温胆汤;肝郁化火,龙胆泻肝汤;阴虚阳亢,百合固金汤合甘麦大枣汤;心阴亏损,养心汤合甘麦大枣汤。⑨ 王氏[11]将脏躁分为：心神不宁证(精神障碍)，甘麦大枣汤合百合汤；肝气郁结证(精神障碍)，甘麦大枣汤合丹栀逍遥散；气郁痰阻证(精神障碍)，甘麦大枣汤合温胆汤。

由于目前临床上单纯使用甘麦大枣汤治疗脏躁的报道较少，多数医家在肯定甘麦大枣汤治脏躁病有效的同时，也强调应配伍以其他方。有学者[12]提出以往对脏躁的辨证施治重视得不够，因此，无论在教科书上或临床对脏躁一律使用甘麦大枣汤的说法和做法都应该纠正。

根据脏躁病近年的研究进展和甘麦大枣汤的临床应用范围，其病变所涉及的范围已远远超出《金匮要略》原文所述，大凡以精神情感心理失常为主的病证，如更年期综合征、癔症、抑郁症、焦虑症、恐惧症、精神分裂症、神经官能症、失眠、酒依赖患者戒断症，以及五官科疾病如咽喉异感症、复视、舌痛、失音，小儿疾病如小儿舞蹈病、小儿夜啼、小儿癫痫等，皆可以甘麦大枣汤加味治疗。 (曲丽芳)

【参考文献】

[1] 王逸之.2001.金匮博古.台湾：华兴印书局.465

[2] 池绳业.1980.脏躁(病).新中医,(3)：29

[3] 赵晓丽.2002.脏躁病的临床辨治体会.陕西中医,11(23)：1043

[4] 周明道.1985.脏躁证治.浙江中医学院学报,1(9)：16

[5] 狄玉敏.1999.浅谈脏躁与郁证.河北中医,3(21)：172

[6] 高丽珍,孟彪.1999.脏躁小议.四川中医,1(17)：17

[7] 余公侠.1958.从临床体会谈谈甘麦大枣汤的应用标准.江苏中医,(8)：17

[8] 耿爽,李梅荣.2003.调补肝肾治疗脏躁.吉林中医药,6(23)：33

[9] 陈秀菊,张占柱,姚改英.1999.妇人脏躁从瘀说.河南中医药学刊,6(14)：50

[10] 赵晓丽.2002.脏躁病的临床辨治体会.陕西中医,11(23)：1043

[11] 王秀宝.1991.谈妇人脏躁之证治.福建中医药,5(22)：42

[12] 宋乃光.1987.甘麦大枣汤临床疗效及其评价.中国医药学报,(3)：48

39. 转胞

【经典概论】

关于转胞，《金匮要略·妇人杂病脉证并治第二十二》篇中有如下论述："妇人病饮食如故，烦热不得卧，而反倚息者何也？师曰：此名转胞，不得溺也，以胞系了戾,故致此病,但利小便则愈,宜肾气丸主之。"此条原文虽寥寥数语,但却清晰地勾勒出转胞病证的脉因证治。很清楚,小便不通为转胞的主要表现,而胞系了戾为其病因病机。但以方测证,可见其病机在于肾虚而膀胱气化不行。由于病在下焦,故饮食无碍,又因水不下行,浊气上逆,可见烦热而不得卧、倚息等症。治以肾气丸温振肾气。肾气振奋,则膀胱能化气行水而小便自出。《金匮要略》以后,历代医家对转胞的证治有颇多不同见解,临床上转胞究竟何指,众说纷纭。

【发展源流】

1. **转胞的病因病机**　有关转胞的证治,历代文献中的记录较少。对于转胞的病因病机,考与《金匮要略》年代接近的《诸病源候论》、《备急千金要方》、《千金翼方》、《外台秘要》等亦有记载。①《诸病源候论·妇人杂病门》中指出:"胞为热迫、强忍小便、饱食走马、忍尿入房,皆令胞转。"②《外台秘要·卷二十七》亦指出:"饱食讫,应小便而忍之,或饱食讫而走马,或小便因急奔走,或忍尿入房亦皆令转胞。"③清代医家唐容川又提出了胎压其脬的病因,他说:"或胎压其脬,或忍溺入房,以致膀胱之系,缭戾而不得小便。"

2. **转胞的治疗**　《备急千金要方》载方12首,《外台秘要》录方15首,方法各异。其中尤以通利滑窍,活血化瘀之药为主,如蒲黄、乱发、琥珀、滑石、葵子、通草、石韦、车前草等。《千金翼方·妇人杂病第四》有治丈夫妇人转胞,不得溺及八九日方,用滑石、寒水石、葵子。可见本病男女皆有,可用利水法治之。《外台秘要·卷二十七》引载有转胞不得溺方,"用蒲席卷人倒立,令头至地,三反而通。"以后《圣济总录》用蒲黄散,还载有用葱白炒热帕裹熨脐下,或以盐炒热囊盛熨小腹的方法,或用良姜、葱头、紫苏茎叶煎汤熏洗小腹外阴,并以手抚脐的方法。《世医得效方》用葱白汤,《妇人良方大全》用石韦汤治疗。《医学心悟·卷五妊娠小便不通》提出:"孕妇胞胎坠下,多致压胞,胞系缭乱,则小便点滴不通,名曰转胞。治当升举其胎,使胎不下坠,则小便通矣。"对于此种因胎气不举,压迫膀胱而致转胞,朱丹溪用补中益气汤治之,程钟龄用茯苓升麻汤治之。《医宗必读·卷八小便闭癃》提出"孕妇胎满压胞多致小便塞闭,宜升举其气。"并有具体治法为:"或令婆婆之手入产户,托起其胎,溺出如注;或令妇眠于榻上,将榻倒竖起,胎即不压而溺出。"还载有探吐法等。这些既体现了临床证治的灵活多变,也足以启发思路,加深我们对转胞病证的认识。

【研究探讨】

1. **对于病名的探讨**　本病证值得探讨之处是:转胞之胞究竟何指?胞系了戾又是什么意思?①胞指膀胱:转胞之胞,一般多释为膀胱,即胞与脬通,不少学者均有这方面的探讨。如果以胞指膀胱为前提,那么胞系当为与膀胱有关联的某物,有人曾撰文分析了"输尿管说""正中脐索说""膀胱的网膜说""胞的附近部位说"等各种见解,提出古人的解剖只能是直观的,输尿管为腹膜后器官,普通解剖不易看到,且古人有"膀胱有下口无上口"的记载,可能当时尚未发现输尿管。另外正中脐索为胎儿早期脐尿管的遗迹,仅为一腹膜皱襞,普通剖腹不能看到,且于排尿功能无关,故亦不能称胞系。最后的结论是:本病证可以由肾阳不足,膀胱失温,阴寒内生,寒则使其拘急收引;或肾虚系胞无力,胎元下压,膀胱转位,致便与其相连的排尿管道发生屈曲、结纠,影响了尿液的正常排泄。限于前人的解剖学知识,当时可能尚未发现输尿管,故胞系了戾当是前人对本病病因的一种推测。② 胞指子宫:持相反意见者,认为胞即子宫,《金匮要略》以前的典籍中未见有称胞为膀胱者。了戾作违背常规之意解,妇人怀孕后子宫逐月增大,一般不至于下压膀胱,如果违背了这个常规,则膨大的子宫会下压膀胱,导致小便不通。③ 胞当从广义解:还有认为胞有广义,狭义之分者。转胞之胞为广义,指非肉眼可见的特定部位的器官,胞系了戾之胞为狭义,即膀胱之义。古代,限于人体形态解剖学研究的滞后,胞系了戾,无论从那一方面来看,充其量只是对转胞的病理机制的一种推测。

2. 现代临床的认识　目前临床上可有许多按转胞论治的疾病。① 西医学所讲的妊娠合并肾盂积水。妊娠期间增大的子宫压迫盆腔内的输尿管,形成机械性梗阻,加之子宫右旋,使右侧输尿管受压更明显,致使其扩张、扭曲更显著。妊娠足月时,两侧肾盂输尿管可积尿 200 mL。妊娠中期以后,由于盆腔淤血以及增大的子宫和胎头将膀胱向上推移变位也易造成尿潴留。临床表现以小便不通,小腹拘急疼痛为主而无排尿淋沥感[1]。泰安中医院用转胞饮对 30 例此类患者进行治疗,总有效率90%[2]。② 西医学所谓的产后尿潴留,可因宫缩乏力等因素造成,以初产妇、难产、产程长及手术助产者多见,出现产后小便点滴而下,甚或闭塞不通,小腹胀急疼痛,是产后常见的疾病之一,也可按转胞论治。③ 西医学中见于麻醉、手术后和中枢神经系统或周围神经的损伤引起的动力性梗阻所致尿潴留;松弛平滑肌药物,如阿托品、溴丙胺太林、山莨菪碱等所引起的尿潴留;部分肾功能不全所致的少尿或无尿等皆可从转胞来认识。

3. 现代临床的治疗

(1) 辨证分型:临床根据病因病机的不同,可作如下分型归纳:① 肾阳不振型:症见小便不通,小腹胀急疼痛,神气怯弱,腰膝冷而酸软无力,舌质淡苔白,脉沉细而尺弱。属肾虚膀胱气化不行,膀胱失去肾阳温煦,气化失常,水液潴留,小便不通或肾虚系胞无力,胎压膀胱,小便不通。治以补肾助阳,化气行水,方投肾气丸。② 脾气虚弱型:症见小便不通,小腹坠胀疼痛,神疲乏力,食欲不振,气短而语声低细,舌质淡苔薄,脉细弱。属脾胃素虚,中气亦虚,气虚不足以举胎,以致胎压膀胱,溺不得出或清气不升,浊阴不降,小便不利。治以补中益气,健脾助运。方投补中益气汤。③ 肺气郁闭型：症见小便不通，小腹胀痛，情志抑郁，或胸胁胀痛，烦闷不安，舌红苔薄，脉弦。属素体肺气亏虚，郁怒伤肝，肝气冲逆犯肺，肺气不降，津液输布失常，水道通调不利，不能下输膀胱，胞系了戾。治以开郁降气，通利小便。方投五磨饮子合五苓散。④ 寒凝胞脉型：症见小便不通，小腹冷痛，得热痛减，畏寒肢冷，舌黯苔白，脉沉紧或沉迟。属寒湿外袭，客于胞系，膀胱气化不利。治当散寒除湿，温阳利水。方投真武汤。⑤ 瘀血阻滞型：症见小便不通，小腹疼痛拒按，面色发青，口唇紫绀，坐立不安，口干欲饮，发热恶寒，舌质黯苔薄少，脉细涩。属恶露瘀阻，上迫胞系。治当攻逐瘀血，化气行水。方投下瘀血汤合猪苓汤。⑥ 阴亏阳亢型：症见小便点滴不通，小腹胀满疼痛，胸紧气急，心烦口苦，口干欲饮，舌质红。属阴亏阳亢，胎元不宁，致胞系了戾而不得溺。治以养阴清热利尿。方投知柏地黄丸。

（2）外治法的运用：如内服药缓不济急，可选用如下多种外治法来急通小便：① 导尿法；② 针灸推拿：针刺足三里、中极、三阴交、阴陵泉等穴，反复捻转提插，强刺激，体虚者可灸关元、气海，并可采用少腹膀胱区按摩；③ 外敷法：独头蒜头 1个，栀子 3 枚，盐少许，捣烂摊纸贴脐部，良久可通；或用食盐半斤，炒热，布包熨脐部，冷后再炒热敷之；④ 取嚏或探吐法：打喷嚏或呕吐能开肺气，益中气，而通下焦之气，是一种简单而有效的通利小便的方法，其方法可用消毒棉签向鼻中取嚏或喉中探吐，也可用皂角末 0.3～0.6 g，吹鼻取嚏；⑤ 属妊娠合并肾盂积水，可嘱孕妇左侧卧位，减轻子宫右旋转，从而减少肾盂、输尿管受压。 （杨文喆）

【参考文献】

［1］ 沈舫钦.1986.转胞治验.四川中医,4(11)：32
［2］ 张钊.1992.辨证治愈妇人转胞.四川中医,10(8)：41—42

40. 阴吹

【经典概论】

《金匮要略·妇人杂病脉证并治第二十二》提出阴吹一证，主要是指前阴矢气频仍，且声响不绝的病证。此篇第 22 条的描述为："胃气下泄，阴吹而正喧，此谷气之实也，膏发煎导之。"对本条原文所述，一般解释为：由于胃中津液不足，肠道失润,以致大便干结,腑气不通。则胃中下行之气,不能循常道由后阴排出,而被迫旁走前阴,气体通过狭窄之处,故连续不断地发出声响。很显然,这样的解说是紧紧扣在"谷气之实"和"膏发煎导之"两句话上,即用膏发煎润导大便的方法,可以解决由谷气实造成的阴吹。

【发展源流】

1. **阴吹何指** 对于阴吹,后世注家提出了一些见解。① 徐忠可、尤在泾对阴吹做了一定的解释。徐忠可指出:"下泄与下陷不同,下陷为虚,下泄者,气从阴门而泄出,故曰阴吹。吹者,气出而不能止也。然必有不宜结而结者,于是有不宜泄而泄,故曰正结,谓大便之气,燥而闭也。此有热邪,因谷气不运而来,故曰此谷气之实……"尤在泾指出:"阴吹,阴中出声,如大便失气之状,连续不断,故曰正喧。谷气实者,大便结而不通,是以阳明下行之气,不得从其故道,而乃别走旁窍也……"②《医宗金鉴》认为原文似有错简。③《女科经纶》中甚至对阴吹是否存在也提出过怀疑。其实阴吹病不但客观存在,而且并不少见,④ 张路玉说:"阴吹正喧,乃妇人恒有之疾,然多隐忍不言,以故方书不载。"另一方面,此病又作为一个症状与带下、阴痒、月经异常等合并出现,如果仅见阴吹一证,没有其他更多的痛苦,很多人也就往往不求医药了。

2. **阴吹的治疗** 张仲景提出膏发煎。其实临床上并不拘于《金匮要略》一法。①《医宗金鉴·妇科心法要诀》中指出,阴吹"若气血太虚,中气下陷者,宜十全大补汤加升麻、柴胡以升提之。"此为另一种证型。②《温病条辨·寒湿》提出:"饮家阴吹,脉弦而迟,不得固执《金匮要略》法,当反用之,橘半桂苓枳姜汤主之。"皆可参考。

【研究探讨】

1. **现代医学对阴吹的认识** 阴吹实际上只是一个症状而已,从现代医学观点看,如阴道直肠瘘和一些产气的细菌、霉菌所致的阴道炎,都可引起阴道中有气体排出。① 张氏[1]认为阴吹的发生有其生理学基础,阴道后穹隆、子宫是一相对的空腔结构,由于多产体弱、久病体虚等原因,使阴道壁松弛,宫口开放,气体容易进入后穹隆或子宫,由于体位的改变或其他原因导致腹压增大,空腔变小,空气从阴道排出,导致阴吹。② 冯氏[2]认为病因有如下二端:一为器质性病变:a. 阴道壁松弛;b. 直肠阴道瘘;c. 阴道壁松弛合并外阴裂伤;d. 滴虫性阴道炎。一为功能性病变:主要由于精神因素。③ 实际上早在20世纪的30年代,陆渊雷先生就已经指出了引起阴吹的几种可能性:"其一为阴道与直肠间生瘘孔,则所放者直是屁。""其二因会阴破裂而不愈合,久而生白色硬韧之瘢痕,于是阴道哆开,空气得以窜入,因身体动作而挤出阴门,亦发音如放屁。""苟无创伤裂口,居然而阴吹,必因阴道或子宫内壁有变性,腐化发酵而产生气体之故。"这样的分析就是放在今天来看,也基本上是与实际相符合的。目前,随着医疗卫生条件的日益改善,阴吹病证的发生当日趋减少。

2. 对于"谷气之实"的认识　① 关于尤在泾所说的"大便结而不通,是以阳明下行之气,不得从其故道,而乃别走旁窍也。"其实也仅是一种臆测而已,因为反过来的推论就难以成立了,即凡大便秘结者,阳明下行之气未必都会别走旁窍。张仲景立此一条,可能原来也是出自临床的某种实际经验,即有一种阴吹病容易发生在"谷气之实"的情况下,此时治疗用膏发煎导之往往能够收效。其实古书中所称的病因,在很多情况下只是指诱因,当然也有不少是审证而求得的"因",也有不少是根据治疗效果而反推出来的"因"。本条原文所说的"谷气之实",既有可能是诱因,也有可能除阴吹之见证外,尚有谷气实之表现,通过治疗,大便通利,阴吹亦缓解。② 陆渊雷曾批评金元以后有的注家"单词只义,空言臆论,其文斐然,而其实茫然",把一些朴素的道理,讲得过于繁琐,反而让人摸不着头脑了,当然这里也不能排除时代对人造成的局限,我们也不能过于苛求前人的疏于解剖。因此对阴吹病证,如果能够结合一些现代医学的知识来分析,无疑是有助于理解的。

3. 临床论治的扩展　其实从中医的临床辨治来看,阴吹的病因病机也较复杂,治疗也不限于膏发煎润导的一种方法。所以,除了仲景在此条原文中的所述之外,后世医家又做了许多补充。① 张氏[3]临床将阴吹病证分为虚实两型论治。凡气虚下陷,症见头晕倦怠,少气懒言,腹胀下坠,阴吹气出,舌淡苔白,脉细弱者,治宜补中益气升提,方选李东垣之补中益气汤。若湿热下注,症见腹胀或痛,带下量多,色黄臭秽,小溲黄赤混浊,或外阴瘙痒,阴吹声响,舌红苔黄腻,脉濡数或滑数者,治拟清热化湿行气,方投《丹溪心法》之萆薢分清饮,并加椿根皮、墓头回、土茯苓等。随证施治,每获良效。② 刘氏[4]提出凡通腑、润燥、清热、祛湿、升陷、养阴、理气、活血诸法,均为治疗阴吹之大法,另外,精神疗法也至关重要,因本病给患者的精神压力颇大,只有释其重负,才可收事半功倍之效。③ 秦氏[5]根据多年临床经验也观察到阴吹症患者大多伴有不同程度的精神症状,平素多疑多虑,忧思郁结,落落寡欢,失眠心悸,患有癔症或神经官能症。临床上治疗以疏肝解郁,理气止喧为主。立解郁止喧汤治疗此症。解郁止喧汤组成为合欢皮 12 g,茯苓 10 g,香附 12 g,丹参 15 g,白芍 12 g,川芎 10 g,当归 12 g,枳壳 6 g,陈皮 6 g,远志 6 g,郁金 6 g,甘草 5 g,煅龙齿 30 g。临床治疗 25 例,治愈 12 例,显效 8 例,好转 4 例,无效 1 例。④ 张氏[6]则将枳壳、桔梗、香附三味理气药,视为治疗阴吹的必用之品。强调阴吹证治,应以理气为先,气血流行,阴吹自愈。

（杨文喆）

【参考文献】

　[1]　张济洲,张万法.1997.浅谈阴吹正治.新中医,29(6):56

［2］　冯杰,邹长雁.2000.浅谈"阴吹"的病机及治疗.华北煤炭医学院学报,2(2)：153

［3］　张承烈.2002.《金匮要略》阴吹证治探讨.浙江中医学院学报,18(5)：15—16

［4］　刘昭坤,刘同珍.1995.对阴吹证治的临床探讨.现代中医,(4)：204—207

［5］　秦家修.1998.解郁止喧汤治疗阴吹症 25 例.河北中西医结合杂志,7(7)：1066

［6］　张心夷.2003.浅谈理气药在阴吹辨治中的重要作用.光明中医,18(5)：52

方

剂

篇

1. 栝蒌桂枝汤

【经典概述】

栝蒌桂枝汤出自《金匮要略·痉湿暍病脉证治第二》,原文:"太阳病,其证备,身体强,几几然,脉反沉迟,此为痉,栝蒌桂枝汤主之。"此方为柔痉治方。方中含有桂枝汤解肌调和营卫,加瓜蒌根生津滋液,濡润筋脉。瓜蒌根性偏凉,性凉者下行,使桂枝汤中芍药作用的方向加强,此方有辛凉宣散之意。诸药合用,解肌祛邪,存阴舒筋,祛风寒。现代临证可用于外感病出现头痛项强,发热恶风,汗出,咽干,口渴等外有表邪兼内伤津液者。也有关于治疗小儿慢惊风及癫痫等临床相关报道及实验研究的报道。

【临床应用】

小儿抽搐症 李氏[1]用栝蒌桂枝汤治疗小儿抽搐症 60 例,呈"慢惊风"临床表现患者,热性病后遗症 25 例,不明原因 35 例。结果,用栝蒌桂枝汤 15 天内治愈者 40 例,1 个月治愈 18 例,无效 2 例,总有效率达 96%。随访半年以上未见复发。

【现代研究】

抗癫痫机制 ① 经氏[2]等通过栝蒌桂枝汤化裁对戊四氮点燃 Wistar 大鼠脑组织中 MDA、ATPase 及发作级别影响的进行实验研究,探讨栝蒌桂枝汤的抗癫痫作用。采用 Dihel 癫痫模型制作方法并加以改进,进行癫痫模型点燃。按 Smialowki 的癫痫分级标准进行分级,并测定大脑内 Na - K - ATPase、MDA 水平。结果证实栝蒌桂枝汤能够降低癫痫的发作级别,降低大鼠脑组织中 MDA 的含量。减轻自由基对细胞膜的攻击,提高膜 Na - K - ATPase 活性,稳定膜电位,具有一定抗癫痫作用。② 经氏[3]等也探讨了栝蒌桂枝汤对戊四氮(PTZ)点燃癫痫大鼠大脑内一氧化氮(NO)和超氧化物歧化酶(SOD)水平的影响。证实癫痫的长期发作,可以引起脂质过氧化对大脑的神经元产生损伤;NO 作为一种神经递质,可以减轻癫痫的发作;栝蒌桂枝汤可能通过升高癫痫大鼠大脑内的 NO 而减轻癫痫的发作,防止癫痫发作引起的脂质过氧化,对癫痫大鼠大脑神经细胞具有保护作用,是比较理想的抗癫痫中药方剂。

(张再良)

【参考文献】

[1] 李明.1985.栝蒌桂枝汤治疗小儿抽搐症60例.陕西中医,(6):304

[2] 经浩宇,艾华,林庶茹.2005.栝楼桂枝汤化裁对戊四氮点燃癫痫大鼠大脑内三磷酸腺苷酶及丙二醛水平影响的实验研究.中医药学刊,23(6):1064—1065

[3] 张林挺,艾华.2005.栝蒌桂枝汤对戊四氮点燃癫痫大鼠大脑内一氧化氮及超氧化物歧化酶水平影响的实验研究.浙江中医杂志,(6):266—267

2. 葛根汤

【经典概述】

葛根汤出自《金匮要略·痉湿暍病脉证治第二》，该方由葛根、麻黄、桂枝、生姜、甘草、白芍、大枣组成，有解表发汗，升津舒筋之效。方中葛根为主药，味甘气凉，轻升解肌，升津舒脉，故以为君，麻黄、生姜，能开玄府腠理之闭塞，祛风而出汗，故以为臣，寒热俱轻，故少佐桂芍同甘枣以和里，此于麻桂二方之间，衡其轻重而为调和表里之剂也。方中葛根外黄内白，纤维密集，多含淀粉，故有粉葛根之称，仲景用之"先煮去白沫"，去沫而再煮，实则取其经络之气以通行人身之经与经络。该方证的原文为"太阳病，无汗而小便反少，气上冲胸，口噤不得语，欲作刚痉，葛根汤主之。"主治太阳病表邪未解，津液不能上润，筋脉失养，伤寒表实证之欲作刚痉，亦为太阳阳明合病。此方是一个解肌透表的方剂，整个组成，其气轻扬，主治太阳之邪，有循经将入阳经之势者，通过解肌透表，引邪外出，与小柴胡汤的枢转作用，是相似的。对太阳初涉阳明之邪，仍能还归太阳，而从表解，也就是病有从外之内者仍使之外的意思。《绛雪园古方选注》曰："葛根汤即桂枝汤加麻黄倍葛根以去营实，小变麻黄桂枝法也。独是葛根麻黄治营卫实，芍药桂枝治营卫虚，方中虚实重复者，其微妙在法先煮麻黄，葛根减二升，后纳诸药，则是发营卫之汗为先，而固表收阴袭于后，不使热邪传入阳明也，故仲景治太阳病未入阳明者，用驱邪，断入阳明之路，若阳明正病中，未尝有葛根之方，东垣易老谓葛根是阳明经主药，误矣。"

【临床应用】

现代临证本方除应用外感阳实证胃肠型感冒外，广泛用于结肠炎、支气管炎、肺炎初起、猩红热、中耳炎、副鼻窦炎、慢性牙痛、三叉神经痛、肩背痛、风湿病、荨麻疹、夜尿症、高血压、乳汁不足等病。

1. **高血压** 原发性高血压患者,是由于精神紧张、疲劳,或外界环境刺激等因素影响,干扰大脑皮层与皮质下中枢之间相互调节的平衡,在皮质下血管舒缩中枢内形成固定的兴奋灶,引起各部细小动脉痉挛,周围阻力增高因而使血压升高。属中医学"眩晕"、"头痛"等范畴。中西药组[1]各治疗42例,随机分为中药自拟葛根汤治疗组和西药尼群地平对照组。治疗组显效28例,对照组显效6例,治疗组有效率90.5%,对照组有效率88.6%,两组疗效有显著性差异。

2. **颈性眩晕** 椎-基底动脉缺血性眩晕(VBTIV)多发于中老年人,故又称老年性眩晕。58例VBTIV患者[2]均来自住院患者,随机分为治疗组32例,对照组26例。治疗组选用葛根汤,对照组选用西比灵(盐酸氟桂利嗪)。服药2个月,治疗组中眩晕完全控制6例,显效10例,有效12例,无效4例,总有效率为87.5%,愈显率为50%;对照组眩晕完全控制3例,显效6例,有效8例,无效9例,总有效率为65.4%,愈显率为34.6%。两组愈显率有显著性差异($P<0.05$),总有效率亦有显著性差异($P<0.01$,$P<0.05$)。现代医学研究认为葛根主要含有黄酮类物质,能扩张脑血管,使脑血流量增加,从而改善内耳循环、椎-基底动脉循环。川芎能够增加脑血流量,并与当归具有抑制血小板聚集的抗凝作用,能预防实验性血栓的形成,与鸡血藤、钩藤等对中枢神经系统有镇静作用,对VBTIV有良好效果;首乌对颈椎病神经根型眩晕疗效独特。VBTIV患者血液处于高黏状态,因血黏度高导致血瘀。早期服用葛根汤可改善血瘀状态,以预防或延缓脑梗死的发生和发展。

3. **颈椎病** ① 阎氏[3]在葛根汤的基础上去麻黄、生姜、大枣,加木瓜、川芎、全蝎、水蛭,特别强调葛根、白芍可根据病情从30~60 g,随症加减,日1剂,药渣温烫患处,4周为1个疗程,连服2个疗程。共治疗颈椎病50例,痊愈11例,显效22例,有效11例,无效6例,总有效率88%。② 郭氏[4]则用葛根汤加减(葛根、桂枝、细辛、白芍、寻骨风、羌活、独活、当归),采用疗程间隔7天,经2个疗程治疗,痊愈55例,显效8例,好转4例,无效1例,总有效率98.5%。③ 曹氏[5]局部离子透入法治疗颈型、神经根型颈椎病68例,每次25分钟,每日1次,12次为1个疗程。以本方加味并重用葛根、桂枝,制成复方桂枝葛根汤,治疗颈椎病70例,治愈9例,显效30例,好转29例,无效2例,疗效显著。④ 李氏[6]用葛根汤加减治疗颈椎病40例,4周后观察其总有效率为95%。

4. **肩关节周围炎** ① 赵氏曾[7]以本方配合推拿治疗因肩部急性挫伤、慢性劳损及风寒湿邪侵犯所致之漏肩风100例,结果痊愈94例,好转5例,无效1例。② 李氏[8]报道,采用葛根汤加减治疗肩周炎50例。结果治愈38例,显效10例,无效2例。

5. **软组织扭挫伤** 雷氏[8]用本方治疗各种急慢性软组织损伤32例。其中落枕 5 例,踝关节扭伤 3 例,急性腰扭伤 10 例,腰肌劳损 5 例,其他损伤 9 例,急性扭挫伤 19 例,慢性损伤 13 例。结果痊愈 19 例,显效 12 例,无效 1 例,总有效率为96.88%。

6. 梨状肌综合征 郑氏[9]用本方为主,随证加减。治疗梨状肌综合征 25 例,经服药 3～21 剂,平均 6 剂,治愈 24 例,好转 1 例。

7. 目䀑 又称眨眼症,系指双眼不停地出现瞬目动作,有的还伴有扭鼻、歪嘴,双眼发痒,各种检查均无异常,多见于儿童,偶见于成人,为一种神经官能疾病。朱氏[10]等应用葛根汤加减治疗 205 例。患者病程 20 天～6 个月不等,本组治疗时间 3～10 天,均获治愈。

8. 病毒性肠炎 周氏[11]用葛根汤治疗病毒性肠炎 46 例,全部治愈,治愈率为100%。其中服药 1～2 剂,治愈者 37 例,服药 3～4 剂,治愈者 9 例。处方为葛根、麻黄、桂枝、白芍、生姜、大枣、甘草。

9. 周围性面瘫 曾氏[12]等用葛根汤治疗周围性面瘫 143 例,对照西药组口服强的松、阿司匹林。葛根汤组显效以上占 73.42%,1 个月内恢复的占 76.92%;西药组 72 例中有效以上占 86.1%,显效占 79.16%,1 个月内恢复的占 69.44%。从统计数字看,中西药治疗没有明显的差异。葛根汤治疗周围性面瘫与西药治疗相似。采用辛温解表法治疗周围性面瘫不失为值得推荐的疗法,较为平稳有效。

10. 冠状动脉粥样硬化性心脏病(冠心病) 冠心病心绞痛是中老年人的常见病、多发病。周氏[13]治疗 20 例患者,有效 17 例,显效 7 例,心电图好转 9 例,无效3 例。治疗中除 1 例胃溃疡患者于服药第 10 天有轻度腹胀及上腹部不适外,未见明显副反应。

11. 荨麻疹 ① 王氏[14]用葛根汤治疗荨麻疹 46 例。服药 1～7 天后,治愈 39例,好转 6 例,无效 1 例,5 例慢性患者用药 8～15 天后,治愈 2 例,好转 3 例,治愈率为 80.39%,好转率 17.6%,总有效率 98.04%。现代医学认为,本病与性腺内分泌功能减退,皮脂腺、汗腺萎缩,皮肤干燥有关。葛根汤可治营卫失和,腠理不固所致的肌表异常病变。有益气养血,调和营卫,兼祛风邪之功。② 王氏[15]运用葛根汤治疗荨麻疹 51 例,疗效显著。处方为葛根、炙麻黄、生姜、桂枝、大枣。结果 46例急性荨麻疹患者服药 1～7 天后,治愈 39 例,好转 6 例,无效 1 例;5 例慢性患者用药 8～15 天后,治愈 2 例,好转 3 例,治愈率为 80.39%,好转率 17.6%,总有效率 98.04%。

12. 流行性感冒(流感) 葛根汤[16]为治疗感冒的代表方剂。实验表明,其机制在于调节因感染流感病毒产生的细胞因子而发挥的治疗作用。另外,对鼻病毒及冠状病毒等,因系黏膜感染导致的感冒亦非常有效。葛根汤作用机制在于促进IL-1a 及 IFN-y 的产生,诱导 Th1 系统免疫应答,增强细胞性免疫,从而减轻肺炎。葛根汤与阿司匹林的解热效果比较表明,感染流感病毒后,蒸馏水灌胃组小鼠,肛温为 37.5℃(流感症状),此时 IL-la 量上升;而葛根汤灌胃组 IL-la 值无变化,且无发热;阿司匹林灌胃组有明显的解热作用,但 IL-la 值亦上升,二者都具有解热功效,而葛根汤组的 IL-1a 值未升高与非感染组无差异。

13. **乳腺炎** 急性乳腺炎属中医学"乳痈"范畴,由寒邪羁滞太阳经脉,内传阳明,积于乳络而发病,故治疗应以解表散寒,疏通乳络为先。杜氏[17]以葛根汤为主治疗急性乳腺炎 21 例。药物组成为葛根 30 g,麻黄 10 g,桂枝 15 g,杏仁 12 g,细辛 6 g,赤芍 12 g,丝瓜络 15 g,甘草 6 g,大枣 30 g,生姜 3 片。21 例中治愈 15 例,好转 5 例,未愈 1 例,总有效率 95.24%。

14. **腰椎间盘突出** 王氏等[18]用曹贻训教授经验方当归葛根汤:当归 15 g,葛根 15 g,川芎 9 g,鸡血藤 15 g,独活 9 g,桑寄生 15 g,丹参 15 g,牛膝 9 g,白芍 9 g,续断 15 g,桂枝 9 g,全蝎 9 g,地鳖虫 9 g,地龙 9 g,穿山甲 9 g,蜈蚣 2 条,延胡索 9 g,甘草 6 g。随证变化,治疗腰椎间盘突出症 80 例,治愈 51 例,好转 29 例。

15. **腰部肌筋膜损伤** 周氏[19]自拟葛根理腰方:葛根 50 g,杜仲 15 g,怀牛膝 15 g,延胡索 15 g,小茴香 5 g,苏木 10 g,甘草 5 g。治疗急性腰肌筋膜损伤 370 例,一诊治疗后,痊愈 152 例(41%),好转 175 例(47.96%)。二诊治疗后,痊愈 273 例(74%),好转 85 例(23%),未愈 12 例(3%)。

【现代研究】

葛根汤具有抗过敏、抗炎、扩张脑血管、调节免疫功能及心功能等药理作用[20],现归纳于下:

1. **解热及体温调节** 葛根汤的水提物对实验性动物有明显的解热作用。各组成成分均具有解热作用及抑制 IL-let 产生的功效,其中以桂枝作用最强,桂枝的活性成分为肉桂化合物,肉桂化合物约有 50 种,13 种化合物具有解热作用,但也有能引起发热作用者,说明肉桂化合物具有各种不同的功效。

2. **扩张心脑血管的作用** 葛根汤对麻醉后狗、猫均有显著扩张脑血管,增加脑血流量,降低脑血管阻力,这与临床上本方主治"太阳中风,项背强"相符[21]。周氏等[22]通过实验研究发现葛根汤能抑制 PLA2 活性,以大剂量为优。葛根汤下调 PLA2 的活性水平,减少了多种炎症介质的合成,从而起到延缓颈椎间盘退变、缓解临床症状的作用,这可能是其治疗颈椎病的作用机制之一。葛根汤按 5~10 g/kg 给予小鼠,可使异常升高的小鼠血清胆固醇含量降低 20%以上,结果证实将其运用于心、脑血管疾病,其降低异常升高的血清胆固醇含量可能是其作用机制之一[23]。

3. **抗炎、抗菌、抗病毒** 葛根汤对老年人上呼吸道感染炎症反应性蛋白有降低作用。体外实验表明[24],本方对金黄色葡萄球菌、大肠杆菌等均有抑制作用,但需要较高浓度。葛根汤对志贺痢疾杆菌也有抑制作用[25]。本方水提取物对唾液酸酶有较强的抑制作用。唾液酸酶系统流感病毒及其他多种细菌所具有的一种受体破坏酶，在细菌感染，黏液病毒感染上具有重要意义，本方抑制唾液酸酶活性的作用，可能在对上呼吸道感染等病的防治上有着重要作用[26]。

4. 免疫调节作用　葛根汤提取物连续给药能使免疫功能正常的小鼠肝脾巨噬细胞吞噬功能增强，使免疫功能低下的小鼠细胞性免疫反应恢复，而对免疫功能亢进的小鼠又具有免疫抑制作用[27]。　　　　　　　　　　　　　　　　　　（杨文喆）

【参考文献】

［1］　杨洁.1999.自拟葛根汤治疗原发性高血压病42例.湖南中医药导报,5(1)：24—25

［2］　满宏顺,平平巧,谷志平.1999.葛根汤治疗椎基底动脉缺血性眩晕32例.河北中医药学报,14(1)：9—10

［3］　阎玉宝.1998.葛根汤加味治疗颈椎病.河南中医,18(4)：235—236

［4］　郭会卿.1993.中药离子透入法治疗颈椎病68例.国医论坛,(1)：31

［5］　曹锦鸿,谢朗德.1983.复方桂枝葛根扬治疗颈椎病70例疗效观察.辽宁中医杂志,(5)：34

［6］　李志民.1990.葛根汤治疗颈椎病40例报告.黑龙江中医药,(6)：14

［7］　赵大贵.1984.葛根汤加推拿手法治疗漏肩风100例小结.中级医刊,19(1)：41

［8］　李洪林.1992.葛根汤加减治疗肩周炎50例.中医临床与保健,(4)：20

［9］　雷陵.1990.葛根汤治疗软组织损伤32例.国医论坛,23(5)：13

［10］　郑跃进.1988.葛根汤治疗梨状肌综合征.四川中医,(9)：38

［11］　朱世杰,王泽梅.2001.葛根汤治目205例.中医研究,14(2)：47

［12］　周延秋.2001.葛根汤治疗春季小儿病毒性肠炎46例.湖南中医杂志,17(6)：52

［13］　曾志海,彭青杰.2002.葛根汤治疗周围性面瘫143例.陕西中医,23(2)：117—118

［14］　周莉.2000.葛根汤治疗冠心病心绞痛20例.中华临床医药,1(4)：54

［15］　王秀荣.2002.葛根汤治疗荨麻疹51例.中医研究,15(6)：37—38

［16］　白木公康.2003.中药葛根汤治疗流感的作用机制研究.日本医学介绍,24(5)：237

［17］　杜文孝.2003.葛根汤为主治疗急性乳腺炎21例.中国中医急诊,12(5)：472—473

［18］　王明喜,高飞,王德才.1997.当归葛根汤治疗腰椎间盘突出症疗效观察80例.中医正骨,9(6)：48

［19］　周明浩.1999.葛根理腰方治疗急性腰肌筋膜损伤370例.福建中医药,30(1)：30—31

［20］　富杭育.1987.桂桂汤的药理学研究.中药药理与临床,(3)：1—3

［21］　田安民,蔡遂英,张玉芝.1984.麻黄汤与桂枝汤药理作用的比较.中医杂志,25(8)：63—86

［22］　周军,方素萍,霍海如.2002.葛根汤对退变颈椎间盘组织磷脂酶A2的影响.中国中医骨伤科杂志,10(4)：12—14

［23］　石冈忠夫.1991.葛根汤的抗炎作用.国外医学·中医中药分册,13(4)：47

［24］　刘国声.1995.中药方剂的抗菌作用.中医杂志,(10)：36

［25］ 李楚銮.1960.四十四种中药草药及其复方对各种痢疾的抗菌作用观察.福建中医药,(7):38

［26］ 峰尾哲.1984.天然药物对唾液酸酶的抑制作用.国外医学·中医中药分册,6(6):30

［27］ 久保道德.1995.富山 1994 年国际传统医药学术讨论会.国外医学·中医中药分册,17(3):64

3. 麻黄加术汤

【经典概述】

麻黄加术汤出自《金匮要略·痉湿暍病脉证治第二》,原文:"湿家身烦疼,可与麻黄加术汤发其汗为宜,慎不可以火攻之。"该方麻、术相配,即可行表里之湿,又不至于过汗。麻黄、桂枝同用,温散之力不弱,桂枝、白术同用,有通阳除湿之效。诸药合用,发汗散寒,解表逐湿。临床报道可用于急性肾炎、肺炎、荨麻疹、类风湿性关节炎等疾病的治疗。

【临床应用】

1. **慢性肾功能衰竭** 李氏[1]在临床中采用麻黄加术汤治疗慢性功能衰竭氮质血证 20 例,治疗前后以肾功能检查加以对照,取得血尿素氮(BUN)指标显著下降的疗效。治愈 11 例,占 55%;好转 6 例,占 30%;未愈 3 例,占 15%,有效率为 85%。现代医学认为血尿素氮(BUN)增高,系慢性肾功能衰竭,氮质血症所致血尿素氮增高。中医认为阴寒之邪滞于体内,腠理闭塞不宣,失于开合而发水肿,日久及肾,肾失其司,损及阴阳,其气必虚而发此病。《内经》云:"其在皮者,汗而发之"。在中西医理论的指导下,以麻黄加术汤,用汗法开腠祛邪,宣达阳气,温化水湿,使寒邪随汗解。服药后患者遍身微汗出,大量的 BUN 随汗排出体外,全方对阴阳气血的整体有调节作用,故使 BUN 指标显著下降,从而达到治疗慢性肾功能衰竭的疗效。

2. **外感风寒证发热** 全氏[2]等以麻黄加术汤免煎颗粒剂治疗冬、春季外感风寒证发热 118 例,疗效显著。治疗组采用麻黄加术汤颗粒剂每日 5 次,3 日为 1 个疗程。对照组采用麻黄汤免煎颗粒剂,每日 3 次,3 日为 1 个疗程。结果显示该方不仅对发热、恶寒、身疼痛症状的改善在程度上明显优于对照组($P<0.01$),而且

在改善发热、恶寒、头身疼痛、鼻塞、流涕、咳嗽、咽痛症状方面明显优于对照组（$P<0.01$ 和 $P<0.05$），治愈率与总有效率明显高于对照组（分别 $P<0.01$）。通过与麻黄加术汤免煎颗粒剂对照观察也进一步证实辛温解表，醒脾解肌法在治疗风寒感冒发热方面不仅疗效确切，而且起效迅速，既能反映中医辨证施治特点，又能保留中医复方理法的特色，并且方便实用，又较单纯的辛温解表法为优。

（张再良）

【参考文献】

　　[1]　李永高.1998.麻黄加术汤治疗慢性肾衰 20 例观察.实用中医药杂志,14(9):13—14
　　[2]　全弘奎,郭洪阳,孙淑清.2005.麻黄加术汤免煎颗粒剂治疗外感发热风寒证 118 例疗效观察.中国社区医师,15(7):57

4. 麻杏薏甘汤

【经典概述】

　　麻杏薏甘汤出自《金匮要略·痉湿暍病脉证治第二》，由麻黄、杏仁、薏苡仁、甘草组成。方中麻黄、杏仁宣利肺气以祛风邪，薏苡仁利湿，甘草和中，还取薏苡仁清利，以制麻黄之温，合而为辛凉解表，兼以利湿。此方本为"内湿在表，一身尽痛"而设，目前临床可运用治疗支气管哮喘、鼻窦炎、扁平疣等病证，疗效显著。

【临床应用】

　　1. 支气管哮喘　属于中医"喘证"范畴，临床上极为常见，其病理多为邪气盛，本虚标实，在哮喘发作期治疗可用仲景之麻杏薏甘汤加味。云氏[1]用本方加减治疗支气管哮喘 140 例，取得较好的效果。140 例支气管哮喘患者均符合中华医学会呼吸病学会支气管哮喘的诊断标准，其中中医辨证属痰浊阻肺型 65 例，痰热壅肺型 57 例，肝火犯肺型 18 例。治疗分别采用喘证Ⅰ号方（适用于痰浊阻肺型咳喘）：麻黄 9 g，杏仁 15 g，薏苡仁 30 g，半夏 20 g，陈皮 20 g，茯苓 15 g，苏子 20 g，莱菔子 20 g，炙甘草 6 g；喘证Ⅱ号（适用于痰热壅肺型咳喘）：麻黄 9 g，杏仁 15 g，薏苡仁 30 g，大黄（后下）10 g，芒硝（冲服）10 g，陈皮 12 g，桔梗 15 g，葶苈子 10 g，黄芩 15 g，炙甘草 9；喘证Ⅲ号方（适用于肝火犯肺型）：麻黄 9 g，杏仁 15 g，薏苡仁

30 g,桑白皮 20 g,栀子 12 g,沉香 12 g,厚朴 15 g,龙胆草 20 g,白芍 15 g,海蛤粉 15 g,炙甘草 9 g。治疗结果：临床控制 56 例(40%),显效 76 例(54.3%),无效 8 例(5.7%),有效率为 94.3%。

2. **急性鼻窦炎**　急性鼻窦炎多有表证、热证,故治疗应以解表、清热为要。李氏[2]曾报道以麻杏薏甘汤加味治疗急性鼻窦炎 36 例,取得了较好的临床效果。其中急性上颌窦炎 20 例,急性前组筛窦炎 2 例,急性后组筛窦炎 3 例,急性额窦炎 11 例。基本处方为麻黄 3～6 g,杏仁 6～15 g,薏苡仁 15～30 g,白芷 5～10 g,败酱草 15～30 g,川芎 5～6 g,银花 10～30 g,桔梗 5～10 g,生甘草 3～5 g。7 天为 1 个疗程。治疗结果：治愈 15 例(41.7%),好转 17 例(47.2%),无效 4 例(11.1%),总有效率为 88.9%。

3. **扁平疣**　系指发生于颜面、手背、臂部的扁平丘疹,是疣的一种,多见于青少年。李氏[3]等报道运用麻杏薏甘汤加味治疗扁平疣 33 例,基础方为麻黄 9 g,杏仁 9 g,薏苡仁 45 g,苍术 15 g,板蓝根 20 g,甘草 3 g。半个月为 1 个疗程,可连用 2 个疗程。治疗结果：治愈(服药 1 个疗程后,颜面、手指或臂部的扁平丘疹全部消失)29 例,好转(服药 2 个疗程后,扁平丘疹部分消失)4 例,全部有效。　　　(杨文喆)

【参考文献】

[1]　云少敏.1999.麻杏薏甘汤加味治疗支气管哮喘.河南中医,19(4)：13

[2]　李红.1998.麻杏薏甘汤加味治疗急性鼻窦炎 36 例临床观察.北京中医,(2)：29

[3]　李宗宪,刘秀平.1997.麻杏薏甘汤加味治疗扁平疣 33 例.湖南中医杂志,13(3)：50

5. 防己黄芪汤

【经典概述】

防己黄芪汤出自《金匮要略·痉湿暍病脉证治第二》及《金匮要略·水气病脉证并治第十四》,主治风湿病、风水病表虚者。症见浮肿,以下肢为主,身重,关节疼痛,脉浮,汗出,恶风,小便短少,舌淡苔腻。基本病机为表卫不固,感受风邪、水湿之邪,或停于肌表而为风水,或停于肌肉关节为风湿。该方补消结合,益气利水除湿。黄芪益气固表止汗,利水退肿,是治表虚证及虚性水肿的要药。防己祛风行水,与黄芪相配益气利水,是治虚性水肿的经典配伍。白术苦温,健脾燥湿,培土制水。甘草、大枣、生姜则补益脾胃，调和营卫。生姜又可助防己散水气。据方后记载：喘者，加麻黄宣肺气；胃中不和腹痛者，加芍药缓急止痛；气上冲者，加桂枝平冲降逆；下有陈寒，以细辛温经散寒。服药后如出现："如虫行皮中，从腰以下如冰"的现象，是由于卫气振奋，驱水湿外出。接下来仲景提出"后坐被上，又以一被绕腰以下，温令微汗差"。此方有间接发汗的效果。作为益气去湿的经典方，受到后世医家的推崇。

《金匮要略·水气病脉证并治第十四》的防己茯苓汤即是防己黄芪汤的加减变化而成。治疗皮水四肢肿，水气在皮肤中，四肢聂聂动者。方为：防己三两，黄芪三两，桂枝三两，茯苓六两，甘草二两。用桂枝配茯苓通阳化气利水，防己配黄芪益气利水，桂枝、甘草辛甘通阳。

【临床应用】

1. **充血性心力衰竭** 林氏[1]采用防己黄芪汤（防己、黄芪、白术、生姜、大枣）为主治疗老年人充血性心衰 36 例，总有效率 91.7%。提示本方具有扩张冠状动脉、强心、利尿、降低心肌耗氧量的作用，可避免或减少西药的毒副反应。

2. **特发性水肿** 沈氏[2]用防己黄芪汤为主治疗特发性水肿 60 例，经治半月水肿均完全消失。方为：防己、白术、泽泻、陈皮、桑白皮各 10 g，黄芪、茯苓皮、薏苡仁、冬瓜皮各 30 g，桂枝（后下）10 g，生姜皮 3 g。

3. **慢性尿酸性肾病** 韩氏以[3]防己黄芪汤加减治疗慢性尿酸性肾病 32 例 3 个月后观察服药前后血尿酸、血肌酐、尿常规检查的变化和 1 年后上述各项指标的变化。结果 32 例 3 个月后显效 17 例（53.12%），有效 11 例（34.37%），无效 4 例（12.50%），总有效率 87.50%。随访 1 年，显效 17 例维持在原有水平；有效的 11 例中有 1 例进入肾功能衰竭期，6 例血肌酐呈缓慢增长趋势，4 例维持在原有水平；无效的 4 例中 1 例进入肾功能衰竭期，其余 3 例停留在肾功能不全失代偿期。32 例中 30 例（94%）未进入肾功能衰竭期。

4. **慢性肾小球肾炎** 慢性肾小球肾炎，是内科的常见病和多发病，它是由多种病因引起的原发于肾小球的一组免疫性炎症性疾病，多见于青壮年，男∶女＝3∶1，临床上以尿异常改变（蛋白尿、血尿、管型尿）、水肿、高血压、肾功能损害等为其特征，病程迁延，病变晚期因肾小球大部分破坏而致肾功能衰竭，有脾肾不足，水血互结的情况。董氏[4]自 1989～1997 年采用防己黄芪汤合当归芍药散加减治疗慢性肾小球肾炎 88 例，显效 56 例，好转 28 例，无效 4 例，总有效率 95.4%。

5. **骨折后低张性水肿** ① 周氏[5]用防己黄芪汤加味治疗骨折后低张性水肿 97 例，药物组成：黄芪 30 g，防己 15 g，白术 10 g，甘草 5 g，益母草 10 g，泽兰 10 g，丹参 15 g，如上肢骨折加桂枝、葶苈子；下肢骨折加茯苓、泽泻。结果 97 例患者痊愈 78 例（80.4%）；好转 14 例（14.4%）；无效 5 例（5.2%）；总有效率为 94.8%。

② 黄氏[6]用补阳还五汤合防己黄芪汤为主治疗骨折后期伤肢肿胀 150 例,用药:生北芪 60～120 g,归尾 6 g,赤芍 8 g,地龙 10 g,川芎 8 g,炙甘草 10 g,桃仁 8 g,红花 8 g,防己 10 g,白术 15 g,大枣 10 g,生姜 3 片。脾虚、气虚甚者加党参、茯苓各 15 g;瘀血重者加重归尾、赤芍、桃仁、红花用量;水肿明显者加车前子、猪苓各 10 g;午后肿甚者加丹皮、地骨皮各 10 g。结果:优 112 例(74.16％),良 24 例(16％),可 12 例(8％),差 2 例(11.4％)。总有效率 98.18％。③ 王氏[7]等观察防己黄芪汤加味治疗四肢骨折初期肿胀的临床疗效。治疗组 44 例用防己黄芪汤加味治疗,对照组 44 例用活血止痛汤(《伤科大成》)。治疗方药:防己 15 g,黄芪 30 g,白术 12 g,甘草 3 g,生姜 3 片,大枣 3 枚,田七 10 g,地龙 10 g,山楂 10 g,陈皮 6 g,黄芪 10 g。大便秘结加大黄,大便溏泄、苔白厚加厚朴、法夏,腹痛加延胡索、白芍,头痛加葛根、杭白菊,失眠加合欢花、炒枣仁。结果:治疗组治愈率 79.5％,对照组 59.1％;两组比较有显著性差异(P＜0.05),治疗组优于对照组。

6. 腰椎间盘突出症　① 王氏[8]等用防己黄芪汤加减配合手法推拿治疗腰椎间盘突出症 36 例,主方:粉防己 30 g,黄芪 12 g,赤芍、白芍各 12 g,丹参 12 g,延胡索 15 g,甘草 6 g。随证加减药物:如以寒湿为主者加桂枝、羌活、独活等,以肾虚为主者加左归饮或右归饮等,以瘀血为主者加制乳香、制没药、三七、地鳖虫类活血化瘀类药物。结果:36 例患者治愈 16 例(44.4％);显效 15 例(41.7％);良好 4 例(11.1％);无效 1 例(2.8％);总有效率达 97.2％。② 付氏[9]采用内服中药防己黄芪汤加减配合牵引的方法治疗腰椎间盘突出症 60 例,方药:防己 12 g,黄芪 15 g,白术 10 g,川牛膝 10 g,徐长卿 10 g,全蝎 6 g,川断 10 g。加减:血瘀证型加鸡血藤 15 g,地鳖虫 3 g,延胡索 10 g。寒湿证型加干姜 10 g,茯苓 10 g,独活 10 g,寄生 10 g。湿热证型加黄柏 10 g,薏苡仁 10 g,苍术 10 g。肝肾亏虚证偏阳虚者加肉苁蓉 10 g,杜仲 10 g,蛇床子 10 g;偏阴虚者加山茱萸 10 g,枸杞子 12 g。结果 60 例患者治疗治愈 38 例,好转 17 例,未愈 5 例,总有效率为 91.67％。

7. 结节性血管炎　江氏[10]用防己黄芪汤加减治疗结节性血管炎 12 例,主要表现为皮下结节。基本方:防己 15～45 g,黄芪 30～60 g,白术、川牛膝各 15 g,川桂枝、炙甘草各 6 g。酌情加减,用药 1～6 月,8 例痊愈,3 例有效。

8. 风湿性关节炎和类风湿性关节炎　① 乔氏[11]用防己黄芪汤加味治疗急、慢性风湿性及类风湿性关节炎 64 例,痊愈 56 例,有效 5 例,缓解 3 例。② 史氏[12]对符合活动期类风湿性关节炎(RA)46 例合乌头汤化裁治疗,晨僵持续时间、关节压痛指数、关节肿胀数、握力、步行时间及 ESR 有显著性改变,较对照组(雷公藤组)副反应少。③ 日本首藤氏[13]对用 NSAIDs 治疗 3 个月以上效果不明显的变形性膝关节炎患者 168 例(均有膝关节肿胀),在所用药不变的情况下加用防己黄芪汤,连续服药 1 个月后,76 例(45.2％)患者的疼痛、水肿、关节肿胀等症状改善。全部病例中,单纯用防己黄芪汤的有效率为 45％。其余病例根据伴随症状进行加减后好转,如膝关节肿胀伴有疼痛者,根据其疼痛程度、体质虚实,加用薏苡仁汤、制附子末以消肿止痛;风湿性关节炎活动期或痛风发作时,关节局部红肿热痛明显(湿热痹)者,合用越婢加术汤、黄连解毒汤;夜间或寝后畏寒肢冷加重,遇热则减者,合用桂枝加术附汤、麻黄附子细辛汤等含有附子的方剂;夜间关节疼痛加重但遇热不减,腹力中等、脐旁有明显抵抗、压痛,红质舌、舌下静脉怒张者,血瘀有关,宜合用桂枝茯苓丸,腋窝内抽搐疼痛者,宜合用芍药甘草汤、制附子末。④ 陈氏[14]将确诊为 RA 的患者 76 例随机分成对照组和治疗组,对照组用雷公藤片口服治疗,治疗组在对照组的治疗上加用防己黄芪汤口服治疗,结果:对照组和治疗组在治疗后 4 周及 8 周,临床表现及血沉(ESR)、类风湿因子(RF)、C 反应蛋白(CRP)均有降低;与对照组比较,治疗组在治疗后 4 周及 8 周疗效均好于对照组。结论:防己黄芪汤合并雷公藤片治疗类风湿性关节炎有较好的疗效,且副反应少于单纯用雷公藤片治疗。

9. 膝关节积液 郭氏[15]等用防己黄芪汤治疗膝关节积液 56 例,结果 56 例患者中,优 62.5%,良 26.8%,总有效率为 89.3%。方药:黄芪 60 g,白术 30 g,防己 15 g,枳实 10 g,续断 10 g,桑寄生 10 g,大枣 5 枚,生姜 3 片。加减:痛甚苔白者,加川乌、草乌温经散寒、除湿止痛;兼表症者,加麻黄、独活以疏风散寒解表;湿重苔腻者,加萆薢、石菖蒲利湿化浊;瘀血阻滞者,加三七、桃仁、当归活血和血;湿热甚者,加黄柏、茵陈清利湿热;热甚者,加忍冬藤、白花蛇舌草、赤芍、生地以清热凉血解毒;阳虚者,加附子、肉桂温阳散寒。

10. 肥胖 ① 日本宫本氏[16]用防己黄芪汤和防己通圣散提取物各 2.5 g,分别在早晚饭后内服,服用 21 天,休息 7 天,又连服 6 个月,治疗 19 例,其中 3 周后全部病例食欲减步,酸胀及空腹感消失,体重明显减轻(P<0.01),总有效率 100%。② 吉田氏[17]用防己黄芪汤提取物每天 7.5 g,服 2 年,治疗肥胖型糖尿病 15 例,结果 V/S,体重指数下降,血糖、血脂有下降倾向。说明能改善肥胖,能使内脏脂肪减少,改善糖化血红蛋白,特别是对难以采用运动疗法的患者是较好的治疗药物。

11. 血栓性深静脉炎顽固性水肿 杨氏等[18]用加味防己黄芪汤治疗血栓性深静脉炎顽固性水肿 130 例,连服 1~3 个月,治愈 103 例,好转 24 例,无效 3 例,总有效率 97.7%,治愈率 79.2%。药物:防己 30 g,黄芪 60 g,白术 15 g,炙甘草 6 g,桂枝 10 g,水蛭 3 g,车前子 15 g,牛膝 15 g。兼阳虚加附子;湿热加忍冬藤、木通;气虚重者加人参;血瘀重者加地龙、蜈蚣。水煎服,每日 1 剂,15 天为 1 个疗程。

12. 狐臭 阮氏[19]报道用本方加减治疗 12 例狐臭。全部治愈。疗程最短 2 月。最长 6.5 个月。平均为 3.5 个月。方药组成:防己、黄芪各 30 g,炒白术 15 g,甘草 6 g,生姜 9 g,大枣 20 g,水湿甚者加茅苍术、车前草;脾虚明显加茯苓皮、泽泻;有肥胖病加茵陈、焦山楂。

13. 肝硬化腹水　李氏等[20]用防己黄芪汤加味治疗肝硬化腹水 108 例,结果显效 53 例,好转 41 例,无效 14 例,总有效率 87%。基本方:汉防己 20 g,黄芪 30 g,炒白术 15 g,半边莲 30 g,桂枝 10 g,甘草 6 g,生姜 3 片,大枣 10 枚,每日 1 剂,10 天 1 个疗程。血瘀重者加穿山甲 15 g,地鳖虫 10 g,阴虚重者去桂枝,加太子参、鳖甲各 15 g,肾阳虚加附子、肉桂各 6 g,气虚甚者加党参、黄精各 10 g。

14. 癌性腹水　王氏[21]观察防己黄芪汤加味治疗癌性腹水 20 例,内服方以防己黄芪汤加味,药物组成:生黄芪 40 g,防己 15 g,生白术 30 g,茯苓 20 g,猪苓 20 g,泽泻 20 g,桂枝 15 g,泽兰 30 g,莱菔子 15 g,香附 10 g,半枝莲 20 g,薏苡仁 30 g,红花 10 g,生姜 15 g。每日 1 剂,对于 2 次以上出现腹水且腹水量大者,配合西药补钾、利尿等对症治疗。治疗 7 天为 1 个疗程。结果:其中治愈 5 例(25.00%),好转 11 例(55.00%),无效 4 例(20.00%),总有效率 80%,所有病例在服药期间未发现有毒副反应。

15. 其他　另有报道防己黄芪汤合葶苈大枣泻肺汤用于治心肌心包炎心悸[22],以及子宫内膜炎、术后输卵管卵巢炎合并输卵管积水、慢性盆腔炎并盆腔积液等[23]。

【现代研究】

现代药理研究表明,防己黄芪汤具有利尿、抗炎、抗过敏、镇痛、强心、降压、调整免疫、抗凝血、降血脂、抗动脉粥样硬化、减肥、抗辐射、抗急性肾功能损伤等作用[24]。

1. 降糖机制　使用粉防己的防己黄芪汤能显著降低链佐星诱发的糖尿病小鼠的血糖水平,其降血糖作用与提高血浆胰岛素水平有关。防己和黄芪配伍使用能显著增强防己黄芪汤的降血糖作用[25]。

2. 调节血浆心钠素　实验证实,防己黄芪汤全方及单味药黄芪、防己、白术均有升高小鼠血浆 ANP 的作用。单味药黄芪作用最强($P<0.005$),防己、白术使小鼠血浆 ANP 升高作用时间较晚,证明君药黄芪在防己黄芪汤全方升高 ANP 中起主要作用。其治疗各种原因所致水肿、高血压病、肥胖症等机制,可能与其使体内血浆心钠素含量升高有关[26]。

3. 调节免疫功能　① 黄氏等[27]用 MTT 比色分析法、YC 花环法、EA 花环法和称重法研究了不同比例量黄芪(6%、18%、54%)组方的防己黄芪汤对正常小鼠腹腔 Mφ 吞噬功能、T 细胞功能和体重的影响。结果显示防己黄芪汤可增强腹腔 Mφ 吞噬活性、腹腔 Mφ - C3b 受体和 Mφ - Fc 受体活性,提高 ConA 诱导的 T 细胞转化率,减轻小鼠的体重;18% 黄芪含量(原方)免疫调节作用最强。② 防己黄芪汤还可增强脾虚模型小鼠腹腔 Mφ 吞噬细胞活性和产生 IL - 1 的活性,及脾脏 T 细胞的活性和产生 IL - 2 的活性,说明防己黄芪汤可增强特异和非特异免疫功能[28]。

4. **抗肾损害** 研究表明防己黄芪汤可对抗庆大霉素所致的肾损害[29]。① 防己黄芪汤防治肾间质纤维化的实验研究表明：防己黄芪汤可降低 UUO（单侧输尿管结扎）大鼠血尿素氮，使血白蛋白升高；减轻肾小管间质纤维化程度；同时，显著降低肾小管和肾间质 α-SMA、FN 的蛋白和基因表达。去甘草汤组与防己黄芪汤一样，改善了肾间质纤维化的多项指标，而且从数据来看，有进一步下降血尿素氮以及 FN 表达的趋势。结论：防己黄芪汤具有抑制肾纤维化、改善肾功能的作用。组方去除甘草后没有影响这一作用，甚至有可能更好[30]。② 长泽氏[31]以微小病变型肾病模型大鼠探讨防己黄芪汤抑制尿蛋白的作用，研究表明，防己黄芪汤对 PAN 所致肾病的尿蛋白排泄量有明显抑制作用，并可抑制尿中 TXB2 的排泄量，使 62 酮 2PGF1α/TXB2 值升高。同时，防己黄芪汤可减少 PGI2 的产生，从而抑制肾病引起的尿蛋白增多，作用机制可能与防己黄芪汤中所含姜酚类化合物抑制环氧化酶与 52 脂氧化酶，强烈抑制 PAN 引起活性氧化代谢物产生、阻止 PAN 对肾小球的损伤及甘草酸抑制尿蛋白、增强肾小球抗氧化酶活性等有关。③ 江氏等[32]研究发现：防己黄芪汤全方组和防己配黄芪组以及防己配白术组对碱性磷酸酶有一定的影响；防己黄芪汤全方组、防己配黄芪组和防己配姜枣组对尿肌酐有一定的影响。认为：防己黄芪汤和黄芪对马兜铃酸肾毒性有一定的缓解。

5. **抗衰老** 防己黄芪汤还可延长四膜虫的生长周期，即有抗衰老的作用，并且随着黄芪量增加有虫口密度增加[33]。

6. **减轻脊髓损伤机制** ① 实验证实，防己黄芪汤加减对急性脊髓损伤治疗有效，防己黄芪汤组用药后可见钙含量逐步下降，与激素组相比 7 天内钙离子浓度下降程度差别不大，但是在 14 天亚急性期里钙离子浓度低于相应时点的激素组（$P<0.05$）。同期的 CBS 均评分比较，两者也有差异（$P<0.01$）。21 天及 28 天的 CBS（联合行为记分法）评分及组织内钙离子的浓度比较后也有相同的结果。说明中药复方对于损伤后脊髓组织的保护作用与中药复方能抑制钙离子内流相关[34]。② 对急性脊髓半切损伤的实验鼠的治疗观察中发现：防己黄芪汤加味在改善脊髓微环境、保护神经组织免受损害、促进间质细胞生长上发挥其有益作用，能抑制胶质细胞的过度增生[35]。③ 该方还可明显抑制脊髓横断损伤后的继发性炎症过程，抑制脊髓急性损伤实验鼠的 BNDF（脑源性神经生长因子）增生，从功能和形态上证实中药较激素在近期治疗的类似性及远期疗效的有效性[36]。方中黄芪、防己均有促进脊髓损伤恢复的作用[37,38]。

虽然有大剂量服用汉防己致血红蛋白尿，恶心呕吐，头晕寒战，呼吸窘迫，甚至发生急性肾小球坏死的报道，但也有资料表明，防己黄芪汤毒理实验和临床都未见明显毒副反应。故临床应用防己，仍应沿袭张仲景的配伍传统为好。 （刘俊）

【参考文献】

[1] 林惠琴.1998.防己黄芪汤为主治疗老年人充血性心衰36例.陕西中医,19(1):8

[2] 沈秋生.2003.防己黄芪汤为主治疗特发性水肿60例.四川中医,21(1):41

[3] 韩洪.2004.防己黄芪汤加减治疗慢性尿酸性肾病32例观察.北京中医,23(3):155—156

[4] 董平高.2000.防己黄芪汤合当归芍药散加减治疗慢性肾小球肾炎疗效观察.中华实用中西医杂志,13(3):407—408

[5] 高飞.1996.防己黄芪汤加味治疗骨折后低张性水肿97例.实用中医药杂志,(4):9

[6] 黄伟流.2008.补阳还五汤合防己黄芪汤为主治疗骨折后期伤肢肿胀.光明中医,23(1):57—58

[7] 王凯波等.2007.防己黄芪汤加味治疗四肢骨折初期肿胀疗效观察.实用中医药杂志,23(7):423

[8] 王延康,孙影霞.1998.防己黄芪汤加减配合手法推拿治疗腰椎间盘突出症36例.中国疗养医学,7(2):48—49

[9] 付海龙.2007.防己黄芪汤加减治疗腰椎间盘突出症60例.实用中西医结合临床,7(3):26—27

[10] 江从周.1997.防己黄芪汤加减治疗结节性血管炎12例.浙江中医杂志,32(5):213

[11] 乔长兴.1994.防己黄芪场加减治疗风湿性和类风湿性关节炎64例.浙江中医学院学报,18(4):22

[12] 史晓,陈建军.1998.风1号合防己黄芪汤治疗类风湿性关节炎46例.南京中医药大学学报,14(1):55

[13] 首藤孝夫.2005.防己黄芪汤加味治疗变形性膝关节病.汉方医学,29(2):15—20

[14] 陈月.2008.防己黄芪汤合雷公藤片治疗类风湿性关节炎的疗效观察.四川中医,26(1):72—73

[15] 郭建中等.2007.防己黄芪汤治疗膝关节积液56例的临床体会.中国现代医生,45(15):75

[16] 宫本尚.1996.防己黄芪汤合防风通圣散对肥胖症的疗效.国外医学·中医药分册,18(1):20

[17] 吉田麻美.1998.防己黄芪汤对内脏肥胖糖尿病患者的疗效.国外医学·中医中药分册,20(2):30—31

[18] 杨栋,李乃泉.2000.防己黄芪汤治疗血栓性深静脉炎顽固性水肿130例.中国中医药科技,7(4):265

[19] 阮士军.1985.防己黄芪汤治疗狐臭12例.贵阳中医学院学报,(3):34

[20] 李勇,张静华,王伯梅.1999.防己黄芪汤加味治疗肝硬化腹水108例.国医论坛,14(5):11

[21] 王旺胜.2007.防己黄芪汤加味治疗癌性腹水初探.四川中医,25(11):59

[22] 崔文成.2008.经方治疗儿童心肌炎体悟.中医杂志,49(4):307—309

[23] 骆洪道.2006.防己黄芪汤新用.新中医,38(9):63—64

[24] 秦增祥,马引怀.1998.防己黄芪汤的药理与应用.中成药,20(9):37—38

[25] 刘园英.2001.粉防己和黄芪在防己黄芪汤对链佐星诱发的糖尿病小鼠的抗高血糖作用中的复合作用.国外医学·中医中药分册,23(6):345

[26] 富琦等.1998.防己黄芪汤及其组分对正常小鼠血浆心钠素含量的影响.吉林中医药,18(3):55—56

[27] 黄勇,吴敏毓.1997.不同剂量黄芪组方的防己黄芪汤对正常小鼠免疫功能的影响.中药药理与临床,13(2):8—11

[28] 陈勇,吴敏毓.2000.防己黄芪汤对脾虚小鼠 Mφ、T 细胞功能的影响.安徽中医学院学报,19(1):48—49

[29] 许庆友,奚正隆,赵伟文.1997.防己黄芪汤抗庆大霉素肾损害的实验研究.中国中医药科技,4(3):149—150

[30] 俞东容等.2008.防己黄芪汤防治肾间质纤维化的实验研究.中华中医学刊,26(5):1000—1002

[31] 长泽克俊.2002.防己黄芪汤对肾病变的作用.汉方医学,26(4):162—191

[32] 江泳等.2006.防己黄芪汤拆方药对控制马兜铃酸肾毒性的初步研究.辽宁中医学院学报,8(2):114—115

[33] 董群等.1996.黄芪为主三种方剂的抗衰老作用探讨.中国老年学杂志,16(12):376—378

[34] 戴玉英等.2006.防己黄芪汤加减治疗急性脊髓损伤的实验研究.浙江创伤外科,11(5):393—395

[35] 叶红明,杨米雄,高益斌.2008.防己黄芪汤加味治疗大鼠脊髓半横断损伤.浙江中西医结合杂志,18(1):9—11

[36] 高益斌,杨米雄,叶红明.2007.防己黄芪汤加减对急性脊髓损伤大鼠的组织形态学影响.浙江中医药大学学报,31(3):299—300,302

[37] 安荣泽,罗春山.2003.汉防己甲素治疗急性脊髓损伤的实验研究.中国骨伤,16(1):26—28

[38] 刘世清,马永刚,彭昊.2003.中药黄芪对实验性脊髓损伤的神经保护作用.中国骨伤,16(8):463—465

6. 桂枝附子汤（白术附子汤、甘草附子汤）

【经典概述】

三附子汤均出自《金匮要略·痉湿暍病脉证治第二》,桂枝附子汤主治"身体疼烦,不能自转侧,不呕不渴,脉浮虚而涩"的病证。用桂枝附子汤温经助阳,祛风化湿。方中重用桂枝祛风,附子温经助阳,治疗表阳虚风寒湿胜,甘草、生姜、大枣调和营卫,治疗表虚。"大便坚,小便自利",服用桂枝附子汤后,风邪已去,寒湿未尽,留于肌表面,身体仍疼,转而未便,故用白术附子汤祛湿温经。方用白术、附子逐皮间湿邪,温经复阳;甘草、生姜、大枣调和营卫,此方为表阳虚湿气偏胜者而设。甘草附子汤用于治疗"骨节疼烦掣痛,不得屈伸,近之则痛剧",此为风湿由肌肉侵入关节,病情更为加剧,故用桂枝、白术、附子兼走表里,助阳祛风化湿,甘草缓急止痛。

《金匮要略心典》云:"桂枝附子温经散湿,甘草附子则兼补中以为散者也"。《高注金匮要略》说:"白术苦温,能滋脾胃肌肉之阳液,以消客湿,故加之"。《金匮要略浅注》云:"师恐前方附子三枚过多,其性猛急,筋节未必骤开,风湿未必遽去,徒使大汗出而邪不尽耳,故减去一枚,并去姜枣,而以甘草为君者,欲其缓也。"

【临床应用】

1. 雷诺病　雷诺病是一组以肢端皮肤对称性、发作性苍白、发绀和潮红为主要表现的临床综合征,又称肢端动脉痉挛症,常由情绪激动或受寒等因素诱发。大部分集中于女性患者,病情反复发作,治疗颇为棘手。喻氏等[1]用桂枝附子汤加减治疗雷诺病 32 例,多数患者季节性明显,以冬季发作为主。方用桂枝 15 g,熟附片 10 g,当归 20 g,赤芍、白芍各 15 g,川芎 15 g,黄芪 30 g,杜仲 10 g,鸡血藤 20 g,茯苓 15 g,陈皮 10 g,干姜 5 片。治愈 23 例(72%),显效 5 例(16%)。

2. 痹证　痹证是因感受风寒湿热之邪引起的以肢体关节疼痛、酸楚、麻木、重着以及活动障碍为主要症状的病证,临床上具有渐进性、反复发作的特点。现代临床,运用三附子汤治疗痹证颇多,尤以寒湿者为佳。① 吴氏等[2]用加味桂枝附子汤治疗寒湿痹证 220 例,临床多有肢体关节冷痛、重着、痛有定处、屈伸不利或肢体关节肿胀、变形,疼痛昼轻夜重,得热痛减,遇寒痛增,每因气候寒冷或阴天下雨而诱发,舌质淡,苔白腻,脉弦紧或沉紧。临床检验常有血沉增快,抗"O",类风湿因子或呈阴性或呈阳性。加味桂枝附子汤由附片 15 g,桂枝 15 g,杭芍 15 g,防风 1 g,细辛 3 g,川芎 15 g,独活 15 g,羌活 15 g,怀牛膝 15 g,海桐皮 10 g,海风藤 15 g,淫羊藿 15 g,薏苡仁 15 g,大枣 10 g,甘草 10 g 组成。治疗 220 例子,痊愈 44 例,显效 90 例,总有效率 91%。② 廖氏[3]运用甘草附子汤加味治疗痹证 179 例,经 X 线或 CT 检查均为颈、腰、膝骨质增生,血检抗"O"和血沉正常,舌质淡嫩红,苔白润滑,脉象虚细弦。方由甘草(炙)9 g,附子(炙)4.5 g,白术 9 g,桂枝 6 g 组成,具有温经散寒,祛风止痛功效。根据痹证部位,颈肩痛、肢麻加防风 6 g,羌活 6 g,当归 9 g,川芎 6 g,白芍 9 g,细辛 3 g;腰痛加续断 10 g,杜仲 10 g;膝、踝部痛加独活 6 g,牛膝12 g;年老体弱、久病不愈者,加山茱萸9 g,熟地20 g,枸杞15 g,菟丝子15 g,鹿角胶(冲)6 g。显效98例(症状消失),好转74例(症状明显改善),总有效率94.9%。③ 王氏等[4]用甘草附子汤治疗痹症,107例门诊患者,风湿性关节炎81例,腰椎间盘脱出症21例,坐骨神经痛5例。用甘草附子汤:附子10 g,白术10 g,桂枝20 g。甘草10 g。随证加减:若风盛加黄芪20 g,当归20 g,防风15 g,湿盛加薏苡仁25 g,茯苓15 g,寒盛加重附子用量至20 g,肉桂10 g,气血亏虚加党参20 g,当归20 g,黄芪30 g,肝肾不足加川续断20 g,桑寄生15 g,狗脊15 g,上肢痛重者加羌活10 g,白芷15 g,疼痛剧烈者加延胡索15 g,三七5 g,乳香10 g,没药10 g。治愈95例,显效7例,总有效率95%,治愈率89%。④ 刘氏[5]用白术附子汤加味治疗风湿痹证87例,以制附子15 g,先熬30分钟,加炒白术20 g,生姜10 g,大枣十二枚,甘草6 g,桂枝12 g,黄芪20 g。临床缓解12例(13.79%),显效43例(49.42%),好转29例(33.33%),无效3例(3.44%),总有效率96.56%。

3. 产后身痛　产后身痛是指妇女产褥期间出现肢体疼痛、酸麻重着为主症的病证,多因产时耗气伤血,膝理空疏,或产后气血俱虚,营卫失调,若起居不慎,致风寒湿邪,乘虚而入,使气血凝滞不通所致。曹氏[6]以桂枝附子汤加味:桂枝、淡附片、白芍、当归、鸡血藤各20 g,仙灵脾、炙甘草各10 g,蜂房15 g,黄芪30 g,生姜3片,大枣6枚。疼痛甚加制乳香、制没药各10 g,醋延胡索12 g,腰以上痛加羌活、川芎各10 g,腰以下痛加独活10 g,怀牛膝15 g。痊愈14例,显效4例,总有效率95%。

【现代研究】

肿瘤坏死因子与类风湿关节炎(RA)相关研究:何氏等[7]对符合RA病理改变的佐剂性关节炎大鼠血清中肿瘤坏死因子进行测定,发现使用桂枝附子汤后,可使滑膜细胞增生和滑膜组织充血水肿减轻。桂枝附子汤组TNF-α水平比模型组明显下降,表明桂枝附子汤能有效地降低RA模型组大鼠体内的肿瘤坏死因子水平,可用于治疗类风湿性关节炎。其作用机制是通过降低肿瘤坏死因子水平,来抑制滑膜炎症和血管翳的形成。同时桂枝附子汤具有祛风解表,温经散寒,通络止痛之功。

(姚佳音)

【参考文献】

[1] 喻红兵,宋道飞.2009.桂枝附子汤治疗雷诺病32例.现代中西医结合杂志,18(23):2824—2825

[2] 吴洋,彭江云.2007.加味桂枝附子汤治疗寒湿痹证220例临床观察.中国中医药信息杂志,7(2):61

[3] 廖大榕.2006.加味甘草附子汤治疗风寒湿痹179例体会.蛇志,18(4):317—318

　　[4]　王雪梅,徐世钊,岳里佳.2003.甘草附子汤治疗痹症 107 例.实用中医内科杂志,17,(2):107—108

　　[5]　刘锦龙,贾秀华.2007.白术附子汤加味治疗风湿痹证 87 例.中华实用中西医杂志,7(20):566

　　[6]　曹云云.1999.桂枝附子汤治疗产后身痛 20 例.四川中医,17(8):48

　　[7]　何江媛,谷松.2008.桂枝附子汤对类风湿性关节炎大鼠血清肿瘤坏死因子水平影响的研究.实用中医内科杂志,22(12):48—49

7. 白虎加人参汤

【经典概述】

　　白虎加人参汤出自《金匮要略·痉湿暍病脉证治第二》,该方由知母、石膏、炙甘草、粳米、人参组成,有清热生津,益气养阴之效。方中石膏辛寒以清表热,知母苦寒以清里热,甘草、粳米甘平以养胃,人参甘寒,益气生津,保元固体。本方主治伤暑偏于热盛及阳明气阴两伤而热盛不解之证,临床表现为脉芤,舌上干燥,时时恶风,背微恶寒。此方在《伤寒杂病论》中有五,如"大汗出后,大烦渴不解","大渴,舌上干燥而烦,欲饮水数升者","口燥渴"及"渴欲饮水者"。《金匮要略》所谓"太阳中热者,暍是也。汗出恶寒,身热而渴,白虎加人参汤主之。"白虎加人参汤之使用与白虎汤相较,强调汗出过多,渴饮更剧。如表未解,口不渴或渴而不多饮,或渴欲热饮,汗不出者忌之,这也说明多汗多渴是运用本方的主要指征。成无己曰:"大汗出,脉洪大而不渴,邪气犹在表也,可更与桂枝汤。若大汗出,脉洪大而烦渴不解者,表里有热,不可更与桂枝汤,可予白虎加人参汤生津止渴,和表散热。"方中张仲景重用石膏,后世张锡纯在《医学衷中参西录》中广泛介绍了石膏的治疗范围,力驳世俗煨用石膏之误。

【临床应用】

　　现代临床本方常用于中暑、热射病等引起之高热、烦渴和脑病的热性病;糖尿病、脑出血、甲状腺功能亢进等引起之烦渴,脉洪大等证;皮肤病引起之痒、充血、烦渴以及肾炎、胆囊炎、夜尿症而见本方证者。

　　1. 高热　白虎加人参汤有很好的解热生津作用,临床上常用来治疗各种原因引起的高热。① 宾氏[1]报道用白虎加人参汤治疗颅脑外伤引起的中枢性高热29例。5天为1个疗程,显效21例,有效7例,无效1例。② 范氏[2]报道用白虎人参汤加竹叶、薄荷、麦冬、白芍、当归治疗产褥中暑30例。30例均获治愈,疗程1～4天,除2例合并休克配合西药抢救外,其余28例单用中药治疗,总有效率100%。③ 李氏等[3]用白虎加人参汤治疗顽固性发热,石膏30～90 g,知母10～15 g,生山药10～30 g(代替粳米),人参3～9 g(或用党参15～45 g),甘草6～10 g,每日1剂,水煎服。总共15例,其中风湿热2例,产后发热2例,伤寒4例,病毒性脑炎1例,老年性肺炎2例,肺结核4例(2例为结核性胸膜炎),体温37.6℃～39.8℃,病程最短15天,最长4～5个月,有14例痊愈,4例好转,有效率100%。

2. 糖尿病 ① 吴氏[4]报道用加味白虎人参汤治疗糖尿病128例。单纯组(只使用加味白虎汤)128例,混合组(口服优降糖1个月以上不能控制血糖,加服加味人参白虎汤)64例。30天为1个疗程,近期治愈39例,显效16例,有效56例,无效17例。总有效率86.72%。混合组有效54例,有效率84.38%。二者治疗效果相似,说明加味人参白虎汤对胃热型糖尿病有明显降糖作用。② 洪氏[5]报道用人参白虎汤合达美康(格列齐特)治疗2型糖尿病47例,中西药组24例,人参白虎汤煎服合小剂量达美康,达美康组23例。连续服用6周,中西药组显效6例,有效14例,无效4例,总有效率83.3%,达美康组显效6例,有效13例,无效4例,总有效率82.6%。两组比较P>0.05,无显著差异。③ 谭氏[6]报告了应用白虎加人参汤对20例2型糖尿病的治疗结果。结果表明:该方可以改善2型糖尿病患者常见的口渴多饮,多食易饥,倦怠乏力,自汗盗汗,气短懒言,五心烦热等临床症状。该方与口服降糖西药联合应用,对原西药未能满意控制病情的2型糖尿病患者,有降低其FBG、PBG、UG、TG和TC水平的作用,显示其与原西药合用所发挥的协同降糖和调节血脂的作用。

3. 口干 白虎人参汤制剂治疗老年口腔干燥症30例[7],分别于用药前和用药后2、4、6、8、10周后,根据患者的口腔和腹部自觉症状进行疗效测定,结果第6周有效18例,无效12例。无效组体质多为消瘦型,有效组中等以上体质者较多。白虎加人参汤治疗精神治疗药所致口渴60例[8],精神分裂症31例、抑郁症17例、神经相关症6例、其他病症6例。自觉症状口渴显著改善13例(21.7%),改善20例(33.3%),稍改善15例(25.0%),不变12例(20.0%),并对其中9例患者进行唾液分泌实验,显著改善4例,改善2例,稍改善1例,不变2例,给药前和给药4周后的唾液分泌量有显著差异(P<0.05)。

【现代研究】

药理作用 从白虎汤治疗高热来看,单用石膏,退热虽快,但作用较弱而短暂,知母退热虽缓,但作用较强而持久,白虎汤中抽去知母,即失去退热作用,说明石膏退热作用较弱,需配伍知母[9]。从白虎加人参汤治疗消渴(糖尿病)来看,商氏[10]摘译报道白虎加人参汤能够降低糖尿病小鼠的血糖,其作用主要是人参和知母的结合作用。白虎加人参汤中去人参、干草或石膏的提取物的降糖作用明显低于 5 种药提取物的混合液。而且氯化钙可以代替石膏发挥作用,当氯化钙加到知母—人参—甘草中,降糖作用明显高于无氯化钙时 3 种药的作用。 （杨文喆）

【参考文献】

［1］ 宾湘义.1999.白虎加人参汤治疗中枢性高热 29 例.中医研究,12(1)：45

［2］ 范春杰.1984.人参白虎汤加味治疗产褥中暑 30 例疗效观察.黑龙江中医药,26(5)：31

［3］ 李凌云,王领娣.1999.白虎加人参汤治疗顽固性发热的临床体会.国医论坛,14(2)：11

［4］ 吴仕九.1994.加味白虎人参汤治疗胃热型糖尿病的临床与实验研究.河南中医,14(5)：266

［5］ 洪鸣鸣.1998.人参白虎汤合达美康治疗糖尿病体会.浙江中西医结合杂志,8(6)：371

［6］ 谭漪,谢春光.2002.白虎加人参汤治疗 2 型糖尿病的临床观察.成都中医药大学学报,25(4)：23

［7］ 张来虎.1995.白虎加人参汤治疗老年口干症.国外医学·口腔医学分册,17(2)：35

［8］ 辰野刚.1996.白虎加人参汤对精神治疗药所致口渴的效果.国外医学·中医中药分册,18(5)：25—26

［9］ 王爱芳.1981.对白虎汤清热原理及知母退热成分的初步研究.上海中医药杂志,(6)：44

［10］ 商亚珍摘译.2001.白虎加人参汤对四氧嘧啶所致及遗传性糖尿病 KK - CAy 小鼠的复合降糖作用.国外医学·中医中药分册,23(1)：24 - 25

$8.$ 百合地黄汤（百合知母汤）

【经典概述】

百合地黄汤出自《金匮要略·百合狐惑阴阳毒病证治第三》,原方主治百合病未经吐下发汗,病形如初证。《金匮要略》认为百合病由心肺阴虚,余热未尽,百脉受累,神明被扰所致。主症有欲卧不能卧,欲行不能行,饮食时好时坏,神志恍惚,心神不定,如神灵所作,口苦,小便赤,脉微数等。本方由百合、生地、泉水三药组成。方中百合甘平微苦,养阴润肺,安神定志,清养心脾,调和百脉,不仅用于肺胃阴虚燥热之病,而且对心肝血虚火旺之证,也具有养血清热,安神敛魂之功。生地黄气味甘寒,滋养肾阴,补益心血,清热凉血。泉水引热下行,通利小便。全方有补正不助邪,攻邪不伤正之特点,并能安心、定志、益气、养五脏,调百脉,是临床治疗肝血虚,神魂不随,失于舍藏所致之失眠、惊悸、恍惚、错乱等神志不宁、精神失常类病证的常用方剂。

百合病临床表现以神志病多,形体病少为特点,与《素问·疏五过论》篇的"不在脏腑,不变躯形,诊之而疑,不知其名"的病性描述甚为相符。因其相对的客观体征仅为"口苦,小便赤,脉微数",其余大多为捉摸不定,恍惚不可为凭之症,为临床辨证带来一定难度,固古有百合病难在识证之说。百合地黄汤虽药少方小,但作为治疗百合病的主要方剂而成为中医神志病治疗的代表方剂之一,至今仍为临床广泛应用。

【临床应用】

1. **抑郁症** 抑郁症是一种常见的情绪障碍,有认为其与百合病症状相似,并用百合地黄汤加减治疗,疗效理想。李氏[1]报道用百合地黄汤加减治疗抑郁症50例。诊断标准参照《中国精神病分类和诊断准(第2版)》,结合临床表现:精神抑郁,多疑易惊,沉默寡言,悲忧善哭,失眠,注意力不集中,食欲时好时坏,阳痿早泄或月经不调,舌质红,苔少,脉细数。百合地黄汤加减方:百合18 g,生地黄15 g,麦冬15 g,五味子15 g,甘草7 g。加减:阴虚火旺伴口苦,小便赤者,加牡丹皮10 g,滑石、知母各15 g;气阴两虚伴纳乏力、头晕、脉细弱者,加黄芪、党参、白芍各15 g。治疗28天为1个疗程,2个疗程后统计治疗结果。显效28例,有效20例,无效2例,总有效率96%。

2. **癔症** 癔症有饮食、行动失调,精神恍惚不定,情感障碍、言不对题、阵发性哭笑或默默不语等表现,与百合病有相似之处。胡氏等[2]用百合地黄汤加味治疗癔症40例,经物理检查均无与症状有关的阳性体征,40例均符合CCMD-2R诊断标准。药物组成:百合20 g,生地、太子参、丹参各15 g,绿萼梅6 g。加减:纳差者加鸡内金、炒麦芽,大便干者加生大黄,大便溏者加炒白术。治愈(症状全部消失,半年后随访无复发)35例,无效(症状无明显改变)5例,治愈率为87.5%。

3. **广泛性焦虑症** 广泛性焦虑症是一组以经常或持续的无明确对象或固定内容的焦虑或烦恼为主要特征的情志障碍。有认为其与《金匮要略》"百合病"有相似之处,并用百合地黄汤加减治疗。闫氏[3]应用百合地黄汤加味治疗广泛性焦虑症52例。诊断标准:依据CCMD-2R,广泛性焦虑症的诊断标准:a. 符合神经症诊断标准;b. 以持续性的焦虑症状为原发和主要的临床表现。焦虑症状的表现符合下述两项:a. 经常或持续的无明确对象和固定内容的恐惧或提心吊胆;b. 伴有植物神经症状或运动性不安;c. 排除强迫症、恐惧症、疑病症等。基本方为百合地黄汤:百合、干地黄。肝火炽盛者,加栀子、黄芩;阴虚火旺者,加知母、黄柏;肺胃阴虚者,加沙参、麦冬;夹痰热者,加白芥子、远志、半夏;久病气虚者,加太子参、党参。结果痊愈43例,显效8例,有效0例,无效1例。

4. **妇女更年期综合征** 更年期综合征是妇科常见病,属中医"绝经前后诸症"的范畴。百合地黄汤养阴清热,辨证加味可用治此证。① 马氏等[4]运用百合地黄汤合二仙汤治疗妇女更年期综合征38例,取得较满意的疗效。诊断依据:a. 都具有不同程度的失眠症状,有的难以入眠,有的睡后易醒,有的睡而不实或醒后不能再眠,甚至整夜不眠;b. 临床症状以潮热汗出、烦躁为主,同时伴情感抑郁、心悸、焦虑、紧张、猜疑和易激惹等症状,无甲状腺疾患及精神病家族史。治以百合地黄汤合二仙汤:百合30 g,生地15 g,黄柏12 g,知母12 g,仙茅10 g,仙灵脾10 g,牡蛎30 g,龙骨30 g,丹参30 g,当归10 g,淮小麦30 g。阴虚明显者加女贞子、旱莲草各30 g;肝郁气滞者,加广郁金10 g,柴胡9 g,枳壳12 g,佛手;心脾两虚者加黄芪15 g,党参12 g,白术12 g;心虚胆怯者加石菖蒲6 g,茯苓12 g,龙眼肉10 g。治疗1个疗程(4周)后痊愈3例,显效10例,有效21例,无效4例。总有效率89.47%。② 胡氏等[5]采用六味地黄汤合百合地黄汤加味治疗更年期综合征85例,取得较好的疗效。临床症状:阵发性潮热出汗75例,心烦易怒80例,心悸失眠60例,抑郁焦虑58例,腰酸乏力40例,口干苦、头胀痛、双目干涩32例。妇科检查均见阴道上皮萎缩,局部分泌物减少。实验室检查:血清雌激素水平持续低落,卵泡刺激素(FSH)、黄体生成素(LH)明显升高。全身检查和辅助检查排除其他急慢性疾病。六味地黄汤合百合地黄汤加味:生地、熟地各15 g,山茱萸12 g,山药10 g,茯苓10 g,泽泻10 g,丹皮10 g,百合30 g,生龙骨15 g,生牡蛎15 g。30天为1个疗程。眩晕、头痛者,加天麻12 g,刺蒺藜12 g,牛膝12 g;双目干涩者,加枸杞子15 g,菊花15 g,决明子15 g;腰酸乏力者,加杜仲15 g,续断15 g,补骨脂15 g。结果:显效30例,有效45例,无效10例。有效率88.24%。

5. **脑卒中后抑郁症** 脑卒中后抑郁症是脑卒中患者的一种情绪障碍,直接影响脑卒中患者的生理、社会功能及康复,且死亡率高于不伴有抑郁症的脑卒中患者。有认为脑血管病后抑郁症属中医"郁病"范畴,并用此方加减治疗。陈氏等[6]探讨百合地黄汤对脑卒中后抑郁症的治疗作用。应用汉密顿抑郁量表对165例患者进行评分,将抑郁障碍79例随机分为中药汤剂治疗组40例,西药对照组39例。中药治疗组给予百合地黄汤(百合、生地、柴胡、香附、郁金、远志、合欢组成),西药对照组给予帕罗西汀。两组在治疗前,治疗4周后进行汉密顿抑郁量表评定,神经功能缺损评分和 ADL 能力评分。两组治疗4周后,抑郁评定与治疗前相比明显下降(P<0.01),神经功能缺损评分也明显下降(P<0.01),ADL 能力评分则是明显上升(P<0.01),中药治疗组恢复速度与西药对照组相比差异无显著性。百合地黄汤能有效地改善其抑郁障碍,同时也加速患者神经功能

与 ADL 能力的康复。

6. **肺气肿和肺源性心脏病** 肺气肿和肺源性心脏病多为虚实兼杂之证,且肺喜润恶燥,百合地黄汤润肺清心,辨证加味可用治该病。何氏[7]应用百合地黄汤加减治疗肺气肿、肺源性心脏病 52 例,诊断符合"中医病症诊断疗效标准",并且 X 光胸片均提示肺心病和慢性支气管炎,右下肺动脉增宽。全部患者均采用百合地黄汤加减治疗。处方:生地 12 g,知母 15 g,百合 15 g,麦冬 12 g,玉竹 18 g,白芍 15 g,女贞子 12 g,紫菀 3 g,百部 15 g,前根 11 g,地骨皮 15 g,桑白皮 15 g,甘草 3 g。消化欠佳者加神曲、砂仁、麦芽;痰黏稠者可加竹茹、半夏。药物治疗期间戒烟、酒,连服 30 剂后咳嗽大减,获效后巩固治疗 1 个月。治愈 9 例,好转 38 例,无效 5 例,总有效率 90.4%。

7. **慢性浅表性胃炎** 有医家用百合地黄汤加味治疗慢性浅表性胃炎,疗效满意。胡氏等[8]用百合地黄汤加味治疗慢性浅表性胃炎 37 例,并与用盐酸雷尼替丁、盐酸黄连素片治疗的 28 例作对照观察,疗效满意。诊断标准参照《最新国内外疾病诊疗标准》。以胃脘部疼痛为主症,或伴胀满,食欲不振,嗳气,泛酸,恶心呕吐等症。发病常与情志不畅、饮食不节、劳累受寒等有关。所有病例均经纤维胃镜检查,有病变黏膜不同程度的充血、水肿、黏膜斑等改变。中药用百合地黄汤加味:百合 10 g,生地 10 g,沙参 10 g,麦冬 10 g,玉竹 10 g,白芍 10 g,石斛 10 g,甘草 5 g。气滞者加枳实 10 g,木香 6 g;寒热兼杂者加左金丸;只有热象者加黄连 10 g,蒲公英 90 g;只有寒象者加吴茱萸 10 g;湿盛者合四苓散;食滞者合焦山楂、焦神曲、焦麦芽;有气虚者合四君子汤。3 个月为 1 个疗程。临床治愈 17 例,显效 13 例,有效 4 例,无效 3 例,总有效率为 91.9%。

8. **其他** ① 王氏等[9]报道临床应用百合地黄汤治疗甲状腺功能亢进症、多发性纤维脂肪瘤和干燥综合征等不同疾病的经验。② 刘氏等[10]用百合地黄汤治疗系统性红斑狼疮。③ 马氏[11]总结报道了张融碧用百合地黄汤治疗更年期综合征、干燥综合征、白塞综合征的临证经验。④ 张氏等[12]用甘麦大枣汤合百合地黄汤治疗精神分裂症、抑郁症,认为百合与生地黄相配,对心肝血虚而神魂不宁的失眠、惊悸、恍惚、错乱等症,皆有妙用。

【现代研究】

抗肿瘤作用 ① 郭氏等[13]研究发现百合具有良好的营养滋补作用,其所含的秋水仙碱,能有效抑制癌细胞增殖,缓解放疗反应。地黄多糖是地黄的主要成分,有增强免疫、抗肿瘤、抗衰老等药理作用[14]。② 包氏等[15]通过研究发现百合地黄汤高剂量组对肝癌荷瘤小鼠有抑瘤作用。百合地黄汤中、低剂量组无明显抑瘤作用,提示百合地黄汤抑瘤作用呈剂量依赖关系。百合地黄汤高、中、低各剂量组脾脏重量与模型组比较无显著增加。

(曲丽芳)

【参考文献】

[1] 李柏林.2005.百合地黄汤加减治疗抑郁症 50 例.中国医药卫生,6(14)：68

[2] 胡辰生,景秋芝.2003.百合地黄汤加味治疗瘿症 40 例.四川中医,21(5)：32

[3] 闫福庆.2004.百合地黄汤加味治疗广泛性焦虑 52 例.中国疗养医学,13(3)：151

[4] 马铮,张融碧.2005.百合地黄汤合二仙汤治疗综合征 38 例.实用中医内科杂志,19(6)：559

[5] 胡慧娟,谢一红.2005.六味地黄汤合百合地黄汤加味治疗更年期综合征 85 例.中医药临床杂志,5(17)：462

[6] 陈微等.2004.百合地黄汤治疗脑卒中后抑郁症的疗效观察.中国老年学杂志,24(5)：418

[7] 何新民.2005.百合地黄汤加减治疗肺气肿和肺心病 52 例.职业卫生与病,20(4)：272

[8] 胡联中,刘旺兴.2001.百合地黄汤加味治疗慢性浅表性胃炎 37 例.湖南中医杂志,17(1)：38

[9] 王小平,翟慕东.2003.百合地黄汤新用.成都中医药大学学报,26(2)：25

[10] 刘丽君,王雪莲.2002.百合地黄汤治疗系统性红斑狼疮.中华实用中西医杂志,2(9)：1189

[11] 马铮,张融碧.2006.用百合地黄汤临证经验.中国中医药信息杂志,13(12)：81

[12] 张志亭等.2006.甘麦大枣汤合百合地黄汤治疗神志病举隅.河北中医,28(3)：203

[13] 郭朝晖,蒋生祥.2004.中药百合的研究和应用.中国药学报,2(3)：27

[14] 崔瑛.2000.地黄多糖药理研究进展.中国自然医学杂志,2(3)：186

[15] 包素珍等.2006.百合地黄汤对肝癌 H22 荷瘤小鼠抑瘤作用的实验研究.中国中医药科技,13(5)：332

9. 甘草泻心汤

【经典概述】

甘草泻心汤出自《金匮要略·百合狐惑阴阳毒病证治第三》,是治疗狐惑病咽喉受损,声音嘎塞和前后二阴腐蚀溃烂的内服方。该病由湿热虫毒,浸淫腐蚀而成。主症为咽喉腐蚀,声音嘎塞,可有发热,形如伤寒,沉默欲眠,食欲不振,甚者恶闻饮食气味,及前后二阴腐蚀溃烂等症。该方药物由甘草、黄芩、党参、干姜、黄连、大枣、半夏组成,以寒热并用,辛开苦降之力,收清热解毒,燥湿杀虫之功。方中黄连、黄芩苦寒降泄清热,解毒燥湿杀虫;干姜、半夏辛温开结,降逆散寒;党参、甘草、大枣甘温益气,补虚扶正,诸药合用,甘温升补与苦寒降泄并用,具有标本兼治之功。

《金匮要略》认为狐惑病"蚀于喉为惑"、"蚀于上部则声嘎,甘草泻心汤主之"。结合《素问·气厥论》"膀胱移热于小肠,膈肠不便,上为口糜"和《圣济总录》"口舌生疮,心脾经蕴热所致也",说明本病的发生与肝热、心火、脾湿相关。心为肝之子,情志化火,木火相煽,成心肝火旺之势。实则泻其子,方名泻心,实寓泻心肝火之意。

狐惑病咽喉蚀烂,《金匮要略》称为"惑",后世有称为"口疮"、"口糜",现代有称为复发性口腔溃疡、白塞综合征等,但其是否为同一病,尚有待进一步研究。然甘草泻心汤可用治该类病变且有效,或病异证同使然,或因方药发展运用使然,本质上是在辨证论治指导下,经方灵活应用的结果。

甘草泻心汤也见于《伤寒论·太阳病》下篇:"伤寒中风,医反下之,其人下利,日数十行,谷不化,腹中雷鸣,心下痞硬而满,干呕,心烦不得安。医见心下痞,谓病不尽,复下之,其痞益甚。此非热结,但以胃中虚,客气上逆,故使硬也,甘草泻心汤主之。"《医宗金鉴》释曰:"此痞非热结,亦非寒结,乃乘误下中虚,而邪气上逆,阳陷阴凝之痞也,故以甘草泻心汤以缓其急,而和其中也。"《伤寒论》用本方治痞满证之虚痞,《金匮要略》用本方治狐惑,两方药物完全一致,是异病同治的经典之作,同时也说明该方还有较好的调中作用,也是一些中焦寒热错杂的脾胃病证的常用方剂。

现代药理学认为,甘草有类似肾上腺皮质激素的作用;黄连有抗病原微生物及抗原虫作用,且抗菌作用复杂而不清楚;黄芩具有抗氧化、清除自由基、抗炎、抗病毒、抗过敏作用;干姜有镇静、抗炎、抗凝和影响肾上腺皮质功能的作用。诸药合用,对复发性口腔溃疡具有确切的治疗作用[1]。

【临床应用】

1. 复发性口腔溃疡　复发性口腔溃疡是一种常见的反复发作的口腔黏膜溃疡性损害,目前病因尚不明确。甘草泻心汤清热解毒,燥湿杀虫,是临床治疗该病的常用方剂。① 杨氏[1]用甘草泻心汤治疗复发性口腔溃疡42例,患者均有局部表现为口腔黏膜或唇内侧、舌体、软腭等不同部位有大小及深浅不一的溃疡,圆形或椭圆形,数量少则1~2个,多则10余个,表面有浅黄色分泌物,溃疡周围大多充血,均反复发作,间歇期数天至数月不等,亦有此起彼伏者,伴口干口渴,腹腔胀满,大便秘结,舌苔白(厚)腻或干黄,脉滑数。均予甘草泻心汤:炙甘草9~15 g,半夏12 g,干姜、黄连各6 g,黄芩、党参各9 g,大枣5枚。每日1剂,水煎2次,早晚分服,连服3~7剂。42例中治愈33例,有效5,无效4例,总有效率90%。② 高氏[2]运用甘草泻心汤治疗小儿口疮 34 例,其中鹅口疮 18 例,溃疡性口炎 11 例,疱疹性口炎 5 例。共同临床表现有:口腔黏膜、舌、牙龈溃破,有时延续至咽部,灼热疼痛,进食不利,舌质红,苔黄,脉数,或有大便秘结,或有小便黄赤。方予甘草泻心汤加减:炙甘草 20～30 g,黄连 3 g,黄芩 6～9 g,干姜 3～5 g,党参 10 g,半夏 6 g;高热者加生石膏(先煎)30 g;咽部破溃者加桔梗 10 g;大便秘结者加生大黄(后下)5～10 g;小便赤黄者加滑石 15 g;阴虚火旺者去干姜加沙参、知母各 10 g;3 天为 1 个疗程。结果:溃疡愈合者 18 例(53%),6 剂痊愈者 11 例(32%),5 例需要配合其他治疗方法,视为无效,总治愈率 85%。认为本方对小儿口疮有独特的疗效。另外成年人口疮经久不愈,久服此方大多能根治。

2. **急性胃肠炎** 急性胃肠炎属中医“泄泻”范畴。《伤寒论》:“伤寒中风,医反下之,其人下利日数十行,谷不化,腹中雷鸣,心下痞硬而满,干呕,心烦不得安。医见心下痞,谓病不尽,复下之,其痞益甚。此非热结,但以胃中虚,客气上逆,故使硬也,甘草泻心汤主之。”可见《伤寒论》甘草泻心汤证是以下利、痞满、呕吐为主的寒多热少之证,其方药组成与《金匮要略》完全一致,且急性胃肠炎的临床表现多与《伤寒论》甘草泻心汤证相同,故临床可以此方治之。朱氏[3]采用甘草泻心汤治疗急性胃肠炎 200 例,所有患者均有发病急骤,泄泻水样便、腹胀、腹痛、肠鸣等临床表现,部分患者兼有呕吐、发热、脱水等症状。治疗采用甘草泻心汤:甘草、半夏、干姜、黄芩、黄连、人参。每日 1 剂,水煎温服。湿偏盛者增半夏用量;寒偏盛者增干姜用量;热偏盛者增黄连用量,偏虚者增人参用量(均用党参);呕吐甚者加生姜;兼表证发热者去党参加藿香或桂枝。服药期间慎饮食,薄滋味,禁食生冷油腻之物。治疗结果以泄泻停止,腹胀、腹痛解除为痊愈。其中服 1 剂痊愈者 67 例,服 2 剂痊愈者 95 例,服 3 剂痊愈者 30 例。另 8 例因服药期间贪食生冷油腻,服药 3 剂无效,改为中西医结合治疗。治愈率为 96%。

3. **反流性食管炎** 该方在《伤寒论》中是治疗“痞满证”的有效良方,有医家用治反流性食管炎。季氏[4]应用甘草泻心汤治疗反流性食管炎 62 例,均经电子胃镜检查确诊。以反酸、胸骨后烧灼样不适或疼痛、上腹胀满、心烦为主要症状,兼有胃冷感、便溏、纳呆、乏力等症。甘草泻心汤加味:炙甘草 12 g,半夏 10 g,黄芩、干姜各 9 g,黄连 3 g,大枣 12 枚。胁胀脘闷加厚朴、苏梗各 10 g;泛酸加海螵蛸 10 g,吴茱萸 1 g;胃脘痛甚加延胡索 10 g,檀香 5 g;食积者加神曲 10 g,砂仁 5 g。每天 1 剂,疗程 2 个月。结果:治愈 32 例,好转 24 例,无效 6 例,总有效率 90.32%。

4. **糖尿病胃轻瘫** 糖尿病胃轻瘫是糖尿病的慢性并发症,有医家临床用本方治该病。王氏[5]应用甘草泻心汤加减治疗糖尿病胃轻瘫 32 例,临床表现以恶心、呕吐、上腹部饱胀不适等为特征,经胃镜或胃肠钡透检查均见胃扩张、胃蠕动减弱或消失、排空迟缓,十二指肠球部无张力,饭后 12 小时仍有食物在胃内滞留。甘草泻心汤加减药物组成:炙甘草 12 g,黄芩 9 g,半夏 12 g,大枣 15 g,黄连 9 g,干姜

6 g,人参 9,吴茱萸 6 g,陈皮 12 g,枳实 9 g,鸡内金 10 g。7 日 1 个疗程,连服 1～3 个疗程。结果:痊愈 18 例,好转 10 例,无效 4 例,总有效率为 87.50%。

5. 胃肠神经官能症 胃肠神经官能症又称胃肠道功能紊乱,本方辨证加减可用治该病。张氏等[6]用甘草泻心汤加味治疗胃肠神经官能症 39 例,临床表现在胃肠道涉及进食和排泄等方面,常伴失眠、焦虑、健忘、注意力涣散等,临床缠绵难愈。患者均治以甘草泻心汤加味:炙甘草、半夏、黄芩各 10 g,干姜、黄连各 6 g,人参 5 g,大枣 7 枚。加减:伴嗳气者,加木香 6 g;便秘者,加大黄(后下)6 g;心烦不寐较重者,加远志、炒枣仁各 10 g。7 剂为 1 个疗程,共治疗 2～5 个疗程。结果:19 例治愈,20 例有效。

6. 肠易激综合征 肠易激综合征是常见的肠道功能性疾病,甘草泻心汤调中缓急,临床可用治该病。李氏[7]用甘草泻心汤加减治疗肠易激综合征 18 例,所有病例均有反复发作的腹痛、消化道溃疡、出血尤以左上腹及脐周痛为多见,伴有泄泻、便秘交替出现,病程较长者,往往伴有植物神经功能紊乱的症状,如心悸、气短、胸部不适、乏力、多汗、失眠多梦、身体消瘦、不思饮食。粪便检查无特殊发现,均排除器质性病变。治以甘草泻心汤加减:炙甘草、半夏各 12 g,干姜、大枣各 10 g,黄连 9 g,党参、白芍各 20 g。一般服药 4～6 周。结果:治愈 12 例,有效 4 例,无效 2 例。

7. 消化性溃疡 消化性溃疡属中医"胃脘痛"、"吐酸"、"便血"等范畴,本方寒热并用平寒热,辛开苦降调升降,补泻兼施调阴阳,临床常用治该病。李氏等[8]观察甘草泻心汤治疗消化性溃疡 65 例寒热错杂型的临床疗效。症见胃脘灼热,胀满疼痛,遇凉或受风加重,喜温,嘈杂吞酸,或泛吐清水,大便时干时稀,舌淡苔黄或黄白相间,脉弦数。中医辨证为寒热错杂。甘草泻心汤加味:炙甘草 10 g,党参 15 g,半夏 10 g,干姜 10 g,黄连 8 g,炒黄芩 10 g,大枣 4 枚。加吴茱萸 6 g,枳壳 10 g,白豆蔻(后下)6 g,佛手 10 g,蒲公英 10 g,白及 10 g,乌贼骨 15 g。6 周为 1 个疗程。结果 65 例中治愈 41 例,好转 19,无效 5 例,总有效率为 92.3%。

8. 其他 ①陆氏[9]报道急性盆腔炎伴明显腹泻症状者,佐用甘草泻心汤治疗,对控制腹泻、提高食欲、改善营养,有桴鼓相应之效,与西药抗生素的病因治疗相配合有增效作用。病例选择标准符合急性盆腔炎诊断标准,均有急性下腹痛发作病史,伴带黄量多、恶臭;均有下腹压痛、反跳痛,并伴有明显腹泻呈水样便症状者。排除急性胃肠炎及各种肾脏疾患。抗生素治疗均予克林霉素、丁胺卡那霉素静脉滴注。中药治疗予甘草泻心汤:炙甘草 12 g,黄芩、干姜各 9 g,制半夏、党参各 10 g,黄连 6 g,大枣 7 枚。5 天为 1 个疗程,2 个疗程后评定疗效。结果治愈 20 例,有效 8 例。②于氏等[10]报道用甘草泻心汤治疗胃虚便秘 2 例获较好疗效。③马氏[11]介绍了甘草泻心汤、泻心汤、半夏泻心汤治疗乳头瘙痒、妊娠恶阻等妇科疾病的经验体会。

【现代研究】

甘草泻心汤护肝机制　赵氏等[12]研究报道甘草泻心汤能缩短 CCl₄ 致肝损小鼠入睡时间,降低 CCl₄ 和扑热息痛(对乙酰氨基酚)致肝损后的 GPT、ALP 活性和 TG 含量,表明本品对上述实验性肝损害所具有的保护作用可能与它激活或促进肝微粒药酶生成,增强肝脏转化毒物或药物的功能有关。　　　　　　　(曲丽芳)

【参考文献】

[1]　杨光成.2007.甘草泻心汤治疗复发性口腔溃疡 42 例.现代中西医结合杂志,16(33):4925

[2]　高余武.2003.甘草泻心汤治疗小儿口疮 34 例.辽宁中医杂志,11(30)

[3]　朱豫珊.2002.甘草泻心汤治疗急性胃肠炎 200 例.湖北中医学院学报,3(4):51

[4]　季晓军.2007.甘草泻心汤加味治疗反流性食管炎 62 例.浙江中西医结合杂志,5(17):309

[5]　王聪一.2001.甘草泻心汤加味治疗糖尿病胃轻瘫 32 例.国医论坛,5(16):9

[6]　张丽,徐承德.2006.甘草泻心汤治疗胃肠神经官能症.浙江中医杂志,4(41):190

[7]　李荣.2000.甘草泻心汤加减治疗肠易激综合征 18 例小结.甘肃中医,(4):41

[8]　李恒,樊振.2006.甘草泻心汤加味治疗消化性溃疡寒热错杂型 65 例.甘肃中医学院学报,4(23):19

[9]　陆智义.2004.甘草泻心汤佐治急性盆腔炎 28 例疗效观察.四川中医,11(22):59

[10]　于式翠,仇兆丰.2005.甘草泻心汤治疗胃虚便秘 2 例体会.中华医学写作杂志,4(12):297

[11]　马大正.2006.三泻心汤在妇科临床的应用.浙江中医学院学报,1(30):46

[12]　赵江宁等.1998.甘草泻心汤对实验性肝损伤的保护作用.中药药理与临床,14(5):13

10. 赤小豆当归散

【经典概述】

赤小豆当归散出自《金匮要略·百合狐惑阴阳毒病证治第三》,本方用于治疗狐惑酿脓及近血病证。方中赤小豆渗湿清热,解毒排脓;当归活血,去瘀生新;浆水煎药加强清热解毒作用。《金匮要略心典》称本方"赤小豆能行水湿,解热毒,当归引血归经,且举血中陷下之气……赤小豆、当归乃排脓血,除湿热之良剂也。"

【临床应用】

伍氏[1]等报道目前主要以该方治疗小肠热毒流于大肠,先血后便(后世称为脏毒、痔疮、肠风下血类)及蓄血、肠痈便脓等。也常用于渗出性皮肤病(传染性湿疹样皮炎、接触性皮炎、生漆过敏、暑疖、急性湿疹、脓疱疮等)的治疗。具体运用时,肛门疮疡、痔疮、便血者加槐花、银花、紫花地丁、桔梗。若便血日久不止者,加炒椿根白皮、侧柏炭、紫草炭;若湿热偏重者,加黄柏、苦参、知母。痔疮且热重者,加马齿苋、槐花、地榆、黄芩。治疗皮肤病,如表现为灼热、潮红明显者,加银花 15 g,连翘 10 g,丹皮 10 g;疼痛甚者,加皂角刺 15 g;瘙痒甚者,加荆芥 10 g,蝉蜕 6 g;渗液较多者加苍术 15 g,川芎 6 g。洪氏[2]报道用加味赤小豆当归汤(赤小豆 30～60 g,当归、连翘各 30 g,升麻 10 g)治痔血 37 例,肛裂 23 例,止血有效率达 85％,服 2～4 剂,即获捷效。

(杨文喆)

【参考文献】

[1] 伍炳彩,伍建光.2001.《金匮要略》方的临床应用.江西中医药,32(1):4—5

[2] 洪德华.1990,加味赤小豆当归汤治疗近血体会.浙江中医杂志,(2):61

11. 升麻鳖甲汤

【经典概述】

升麻鳖甲汤出自《金匮要略·百合狐惑阴阳毒病脉证治第三》,主治疫毒蕴于血脉之阴阳毒证。疫毒在阳分者,可见面部起红斑明如锦纹之阳征,谓之阳毒;疫毒在阴分者,则见面目暗青之阴征,故谓之阴毒。本方重用升麻,借其升散之力,配以甘草,可并散咽喉之邪毒;鳖甲既可行血散瘀,又可领诸药入阴分以搜毒。蜀椒既可解毒止痛,又可导火归源,以降上壅之热。当归活血,雄黄、甘草解毒,共为治阴阳毒之主方。

《金匮要略浅注》曰:"妙在蜀椒辛温,使以雄黄苦寒,禀纯阳之色,领诸药以解阳毒;其阴毒去雄黄、蜀椒者,以邪毒不在阳分,不若当归、鳖甲,直入阴分之为得也。"

【临床应用】

1. **急性肾小球肾炎血尿** 急性肾小球肾炎是以血尿、蛋白尿、高血压、水肿、少尿及氮质血症为常见临床表现的疾病。王氏[1]以升麻鳖甲汤(升麻 5 钱,鳖甲 2 两,仙鹤草 2 两,生地 1 两,茯苓 1 两,当归 1 两,视病情可加藕节、石膏、牡蛎、大枣等。)治疗急性肾小球肾炎 51 例,大部分痊愈或好转,有 7 例血尿不止,停用西药后单用升麻鳖甲汤治疗,均获良效。

2. **过敏性紫癜并发肾炎** 过敏性紫癜是一种较常见的微血管变态反应性出血性疾病,可一定程度影响肾脏功能,出现血尿、蛋白尿、高血压等。查氏[2]以升麻鳖甲汤加减,治疗过敏性紫癜并发肾炎 15 例,方以炙鳖甲 30 g,当归 12 g,升麻 9 g,蜀椒、甘草、雄黄末(分冲)各 6 g。顿服取汗,每日 1 剂,1 剂 2 煎。以血尿为主者,加凤尾草、鲜茅根各 12 g,小蓟 10 g,川牛膝 8 g,瘀斑严重者,加赤芍、丹皮、益母子各 10 g,以蛋白尿和管型为主者,加川仲、黄芪、六月雪、赤芍各 12 g,赤豆衣 18 g,浮肿为甚者,加防己、猪苓、茯苓、车前子、泽泻 12 g。11 例痊愈(紫癜消退,浮肿消失,半年内尿检正常),无效 4 例(虽有近期疗效,但紫癜仍反复发作,尿检异常。)

3. **慢性荨麻疹** 慢性荨麻疹是一种常见的皮肤病。由各种因素致使皮肤黏膜血管发生暂时性炎性充血与大量液体渗出。造成局部水肿性的损害。常氏[3]以升麻鳖甲汤治疗慢性荨麻疹 96 例,药物组成:升麻 3 g,炙鳖甲 10 g,地骨皮 30 g,当归 15 g,黄芪 10 g,浮萍 15 g,蝉蜕 15 g,地肤子 15 g,白蒺藜 15 g,乌梅 10 g,生龙骨、牡蛎各 30 g。加减:口渴者,加天花粉 15 g,麦冬 15 g;烘热汗出者,加生地黄 15 g,五味子 15 g;大便干者,加玄参 10 g;瘙痒甚者,加蛇蜕 10 g;失眠者,加夜交藤 30 g,珍珠母 30 g。水煎服,4 周为 1 个疗程。疗效判定标准:痊愈:无瘙痒,无风团出现。显效:无瘙痒或轻度瘙痒,偶有风团出现,可迅速消退。有效:瘙痒减轻,风团减少,风团持续时间小于 5 分钟。无效:皮损症状均无变化。痊愈 87 例,显效 6 例,有效 3 例,无效 2 例,总有效率占 97.9%。

4. **多发性肌炎** 多发性肌炎是以对称性四肢近端、颈肌、咽部肌肉无力,肌肉压痛,血清酶增高为特征的弥漫性肌肉炎症性疾病。马氏[4]治一患者,王某,男,28 岁,3 年前感冒后出现四肢无力,双下肢大腿内侧皮肤疼痛,红斑大小不一,大者如钱币,小者如蚕豆,继则上肢及面额部亦出现红斑,经某医院检查血沉 46 mL/h,谷丙转氨酶 126 U/L,诊断为多发性肌炎、皮肌炎,经激素治疗易反复,遂求中医诊治。诊见患者四肢及面额部多发性散在红斑,以大腿内侧尤为明显,局部有压痛,四肢无力,活动障碍,低热以夜间为甚,四肢关节疼痛,口干苦,纳呆,尿黄。舌质红、苔薄黄、脉细数无力。辨证为血热亢盛,阴血耗伤,治拟清热解毒,凉血化斑,滋阴养血。升麻鳖甲汤加减:生地、仙鹤草各 30 g,升麻 15 g,紫草、炙鳖甲、金银花各 20 g,当归、丹皮、玄参、竹叶各 10 g,赤芍 18 g,川连 3 g,7 剂。复诊时发热已退,关节疼痛减轻,红斑亦有所减轻,继续以上方为主加减出入调治 3 月,病情稳定。

5. 系统性红斑狼疮　系统性红斑狼疮是一种弥漫性、全身性自身免疫性疾病,主要累及皮肤黏膜、骨骼肌肉、肾脏及中枢神经系统,同时还可以累及肺、心脏、血液等多个器官和系统,表现出多种临床表现;血清中可检测到多种自身抗体和免疫学异常。曾治一患者,赵某,女,26 岁,面部红斑 2 年,确诊为系统性红斑狼疮,今年 3 月感冒后面部红斑加重,并出现高热,体温达 40℃,四肢关节疼痛,双下肢亦出现散在红斑,经泼尼松及多种抗生素治疗半月余,其间用大剂量氟美松(地塞米松)每日 150 mg,连续冲击 3 天,关节疼痛虽有所缓解,但高热始终不退,遂求治于中医。诊见患者面部及双下肢红斑散在,无瘙痒及脱屑,高热,体温在 39.2℃～40℃,一般发热从午后开始,持续到翌日上午,不恶寒,轻微汗出,口微渴,不喜饮,胃纳尚可,小便略黄,大便正常。舌质红、苔薄,脉细数。辨证为热毒入于阴分,血热亢盛,治拟清热解毒,凉血化斑。升麻鳖甲汤合犀角地黄汤化裁:升麻、炙鳖甲各 15 g,当归、丹皮、麦冬各 10 g,赤芍、生地、金银花、紫草各 20 g,水牛角片 30 g,生石膏 60 g,3 剂。复诊时体温降至 38.5℃,且发热持续时间较原来缩短,上方去石膏,水牛角片量加至 40 g,再服 5 剂。三诊时体温降至 37.7℃,下肢红斑消失,面部红斑减轻,关节疼痛消失,原方水牛角片量减至 20 g,并加生黄芪 20 g,炒白术 10 g,防风 7 g,续服 10 剂后,体温已经降至正常[4]。

【现代研究】

王氏[5]等认为,对于具有传染性的发斑性疾患,如烂喉丹痧(猩红热)、流行性出血热、咽部化脓性感染继发败血症等可归属于阳毒;而斑疹伤寒(栓塞型)、包括无传染性的急性播散性血管内凝血(DIC)的某一类型等可归属于阴毒。但有更多实例,某些发斑性伴发热的病症并非具有传染性。在临床的长期观察中,如过敏性紫癜、皮肌炎、硬皮病、混合性结缔组织病、血小板减少性紫癜、SLE 及免疫系统疾病,均无传染性,且治疗上有难度。而应用本方为基础的清热解毒,活血化瘀法治疗,确有一定的疗效。

(杨文喆)

【参考文献】

[1] 王生殿.1979.升麻鳖甲汤可治肾炎血尿.新医学,(1):57

[2] 查龙华.1982.加减升麻鳖甲汤治疗过敏性紫癜并发肾炎 15 例初步报道.安徽中医学院学报,(3):27

[3] 常贵祥.2007.升麻鳖甲汤治疗慢性荨麻疹 96 例.中医研究,20(9):40

[4] 马济佩.2001.升麻鳖甲汤治杂病发斑.浙江中医杂志,(2):80—81
[5] 王雪华等.2010.升麻鳖甲汤与系统性红斑狼疮的理论研究.中医药学报,38(3):3—5

$12.$ 白虎加桂枝汤

【经典概述】

白虎加桂枝汤出自《金匮要略·疟病脉证并治第四》,本方为温疟之证治。原文为"温疟者,其脉如平,身无寒但热,骨节疼烦,时呕,白虎加桂枝汤主之。"该方由知母、甘草、石膏、粳米、桂枝组成。方中石膏、知母清热除烦;甘草、粳米益气生津;佐桂枝通经达表引邪外出,以除骨节疼烦。具有清热生津,解毒和营之效。唐容川曰:"身无寒但热,为白虎之正证,加桂枝者,以有骨节烦疼证,则有伏在于筋节,故用桂枝以逐之也。"以白虎加桂枝汤治其表寒内热。《金匮要略心典》曰:"温疟者,邪内藏肾中,至春夏而始发,为伏气外出之证,寒蓄久而变热,故亦不作寒也。脉如平者,病非乍感,故脉如其平也。骨节烦疼时呕者,热以肾出,外舍于其合而上并于阳明也。白虎甘寒除热,桂枝则因其势而达之耳。"

【临床应用】

现代临证,本方常用于热病伤津,尚遗有表证者,如肺炎、乙型脑炎,以及风湿热等。

1. 类风湿性关节炎　类风湿性关节炎是一个累及周围关节为主的多系统炎症性的自身免疫性疾病,其特征性症状为对称性、周围性多个关节慢性炎性病变,临床表现为受累关节疼痛、肿胀、功能下降、病变呈持续、反复发作过程。其病理为慢性滑膜炎,侵及下层的软骨和骨,造成破坏。赵氏[1]选择白虎加桂枚汤加减治疗类风湿性关节炎急性期患者60例,药用生石膏30 g,知母20 g,甘草、桂枝各6 g,黄柏、炒苍术、秦艽各10 g,威灵仙20 g,薏苡仁、金银花、黄芩各15 g,桑枝30 g,符合临床缓解的患者共55例,总有效率为91.7%。

2. 痛风　用白虎加桂枝汤治疗痛风的经验不少,主要是适用于痛风急性期患者属热痹范畴,以清热祛风,通络利水为治疗原则。印氏[2]报道用四妙白虎桂枝汤配合中药外敷治疗急性痛风性关节炎45例并与用痛风利仙(苯溴马隆)、芬必得(布洛芬)治疗的32例进行疗效对比。结果:治疗组治愈17例,显效16例,有效10例,无效2例,治愈率37.7%,总有效率95.56%。对照组治愈5例,显效18例,有效 7 例,无效 2 例,治愈率 15.62%,总有效率 93.75%。两组疗效比较,总有效率无显著性差异,治愈率有显著差异。治疗组受累关节红肿热痛消失时间平均为3.2 天,对照组为 5.7 天。

3. 急性风湿性关节炎 急性风湿性关节炎属中医学"热痹"、"行痹"的范畴。由 A 组链球菌的免疫复合物引起关节结缔组织的急性炎症。曾氏[3]报道,运用桂枝白虎汤临床加减,效果尚可。所治 60 例急性风湿性关节中,显效 30 例,有效 21例,无效 9 例,总有效率 85%。

4. 外感证 吴氏[4]报道用白虎加桂枝汤治疗中暑患者 1 例,症见面色苍白,呼吸急促,烦躁不安,无汗。用本方加减治疗,1 日服 2 剂后,汗出热退。周氏[5]报道用白虎加桂枝汤加羌活治疗 1 例外感,1 剂后,微微汗出,热退,头身疼痛及口渴大减。守前方去羌活加黄芪,3 剂后体温正常。

5. 风疹 吴氏[4]报道用白虎加桂枝汤治疗 1 例风疹患者,伴恶寒发热,胸脘痞塞,腹胀,大便 6 日未行。方药为知母、黄芩、槟榔、生大黄、防风、竹叶、制香附、生石膏、生山药、薏苡仁、滑石、桂枝、薄荷。3 剂后,疹点渐消,大便通畅。

(杨文喆)

【参考文献】

[1] 赵一宇.2005.白虎加桂汤治疗类风湿性关节炎急性期 60 例.辽宁中医学院学报,7(5):463

[2] 印苏昆.1999.四妙白虎桂枝汤配合药物外敷治疗急性痛风性关节炎 45 例.山东中医杂志,18(4):154

[3] 曾友长.1989.桂枝白虎汤加减治疗急性风湿性关节炎 60 例.福建中医药,20(4):18

[4] 吴沛田.1987.白虎加桂枝汤的临床应用.浙江中医杂志,22(3):140

[5] 周汉清.1984.白虎加桂枝汤在外感病中的应用.新中医,(9):48

13. 鳖甲煎丸

【经典概述】

鳖甲煎丸出自《金匮要略·疟病脉证并治第四》,主治疟母。疟病迁延日久,反复发作,势必耗伤正气,疟邪乘虚而入,假血依痰,结成癥块,居于胁下而成疟母,证属徵瘕积聚,故见胁下肿大,有包块;阻滞气机,故胁腹痞满胀痛,食少纳呆,久病正虚,故面黄肌瘦,独腹胀大;疟邪不去,则疟病不解,故寒热时作。治当攻补兼施,行气化痰,消瘀除癥。鳖甲软坚散结,养阴清热;射干、黄芩、柴胡、大黄、干姜、芍药、桂枝、葶苈子、石韦、厚朴、牡丹皮、瞿麦、紫葳、半夏、赤硝、桃仁除寒热,行气血,化痰逐痰,更用虫类药鼠妇、䗪虫、蜂窝、蜣螂破瘀消癥,用人参、阿胶补益气血,以缓猛攻之势,全方重在化痰活血软坚。

【临床应用】

1. 慢性乙型肝炎肝纤维化　胡氏[1]等不用抗病毒及免疫调节药物,用凯西莱(硫普罗宁)联合鳖甲煎丸治疗慢性中度乙型肝炎 110 例,肝功能改善和肝纤维化指标的下降优于常规治疗组。

2. 慢性血吸虫病肝纤维化　方氏[2]用鳖甲煎丸合乌鸡白凤丸治疗早期慢性血吸虫病肝纤维化 46 例,3 个月为 1 个疗程,临床症状消失,肝功能恢复正常为显效,39 例,临床症状明显好转,AKP、γ - GT 正常,A/G 比值增高为有效,有效7 例。

3. 高脂血症　丁氏[3]等用鳖甲煎丸加减治疗原发性高血脂气滞血瘀型 18 例,血清总胆固醇>5.72 mmol/L,三酰甘油>1.70 mmol/L,药用鳖甲 6 g,射干 9 g,黄芩 12 g,干姜 6 g,桂枝 9 g,厚朴 6 g,柴胡 9 g,白芍 9 g,芒硝 6 g,桃仁 9 g,半夏 9 g,葶苈子 9 g,枳实 15 g,制大黄 6 g,虎杖 12 g,丹参 12 g,川芎 6 g,降香 6 g,山楂 15 g,4 周 1 个疗程,临床控制 6 例,显效 7 例,有效 4 例,无效 1 例,总有效率94.44%。

4. 肝血管瘤　叶氏[4]以鳖甲煎丸为主合逍遥丸治疗肝血管瘤 11 例,8 周 1 个疗程,停药 4 周后 B 超示血管瘤消失者 2 例,瘤体缩小者 6 例,无效 3 例。

5. 心绞痛　金氏[5]用鳖甲煎丸治疗气滞血瘀型心绞痛 38 例,其中稳定性 26 例,不稳定性 12 例,治疗观察 30～45 天,临床症状改善显效 26 例,有效 9 例,无效3 例,总有效率 92.1%,心电图改善显效 7 例,改善 17 例,无效 15 例,总有效率63.2%。

6. 肝硬化腹水　周氏[6]等用加减鳖甲煎丸为主辨证治疗肝硬化腹水 30 例,疗程最短 3 个月,最长 14 个月,临床治愈 11 例,显效 7 例,有效 7 例,无效 5 例,总有效率83.3%。

【现代研究】

药理作用　动物实验表明鳖甲煎丸能促羊红细胞与自身血块的吸收,降低实验性肝硬化大鼠肝胶原纤维和胶原蛋白含量,促进胶原纤维的降解和重吸收[7];对造模 8 周后的肝硬化大鼠的肝脏病理改善作用优于大黄䗪虫丸[8];有效抑制肝纤维化大鼠结缔组织生长因子的表达[9];明显降低肝纤维化大鼠血清丙氨酸氨基转移酶、天冬氨酸转氨酶活性,减轻肝组织纤维化,抑制肝组织转化生长因子 β_1 的表达[10],明显减少实验性肝纤维化大鼠肝组织细胞因子 TGF - β_1 的 mRNA 表达[11];改善肝功能,降低血清透明质酸酶,改善Ⅰ、Ⅲ、Ⅳ型胶原纤维增生,减少组织金属蛋白酶抑制因子的表达[12];对 H22 荷瘤小鼠的抑瘤率达到 31.8%,瘤块生长速度明显减缓[13];降低荷瘤小鼠肿瘤组织微血管计数,抑制肿瘤组织血管内皮因子、增殖细胞核抗原的表达[14];鳖甲煎丸、大黄䗪虫丸及华蟾素联合应用可抑制 2 -乙酰氨基芴诱发大鼠肝癌的发生,减轻肝功能的损害,其作用可能与抑制癌前变细胞 DNA 复制及细胞增殖关[15]。

(汪泳涛)

【参考文献】

［1］ 胡敏涛等.2002.凯西莱联合鳖甲煎丸治疗慢性乙型肝炎疗效观察.中华医学写作杂志,9(23):2028—2029

［2］ 方炎明.2004.鳖甲煎丸合乌鸡白凤丸治疗早期慢性血吸虫病肝纤维化 46 例.时珍国医国药,15(12):846

［3］ 丁宇炜,徐瑛,沈丕安.2003.中医分型治疗高脂血症 45 例观察.陕西中医学院学报,26(5):11—13

［4］ 叶云生,徐文斐.2005.鳖甲煎丸为主治疗肝血管瘤 11 例.中国中医药科技,12(3):199

［5］ 金先红.2003.鳖甲煎丸治疗气滞血瘀型心绞痛 38 例.陕西中医,24(6):516

［6］ 周培奇,高文正.2003.加减鳖甲煎丸为主治疗肝硬化腹水 30 例.安徽中医临床杂志,15(2):98

［7］ 曾凡波等.2002.鳖甲煎丸药理学研究.中成药,24(7):529—532

［8］ 任小巧,卢跃卿,陈永旭.2001.仲景三方对大鼠肝纤维化不同时期胶原Ⅰ、Ⅲ、Ⅳ影响的观察.中国中药杂志,26(4):266—268

［9］ 贺松其等.2005.鳖甲煎丸对肝纤维化模型大鼠结缔组织生长因子的影响.辽宁中医杂志,32(12):1334—1335

［10］ 贺松其等.2006.鳖甲煎丸对肝纤维化模型大鼠转化生长因子 β1 的影响.中国中西医结合消化杂志,14(1):11—13

［11］ 谢世平等.2004.鳖甲煎丸对免疫性肝纤维化模型大鼠 TGF - β1 的 mRNA 表达的影响.中医药学刊,22(8):1405—1406

［12］ 周岳君等.2005.金匮实脾法对肝纤维化大鼠模型胶原纤维的影响.中国中医药信息杂志,12(10):22—24

［13］ 张绪慧,陈达理.2004.鳖甲煎丸活血化瘀抗肿瘤作用的实验研究.血栓与止血学,10(1):25—26

［14］ 陈达理,张绪慧.2004.鳖甲煎丸抗肿瘤血管生成作用的实验研究.浙江中医杂志,(12):32—34

[15] 郝传铮等.2005.鳖甲煎丸大黄䗪虫丸联合华蟾素预防实验性肝癌的研究.现代中西医结合杂志,14(24):3203—3204

14. 桂枝芍药知母汤

【经典概述】

桂枝芍药知母汤方出自《金匮要略·中风历节病脉证并治第五》,主治风湿历节。病因寒湿痹阻关节,湿热流于三焦,郁而化热伤阴,症见关节肿大疼痛,脚肿如脱,头眩短气,恶心欲吐,身体羸弱,发热,烦躁,口干不欲饮。治以祛风渗湿,清热养阴,宣痹止痛。防风、桂枝、麻黄、生姜辛温发汗,祛风渗湿,辛以散邪,辛以通痹;附子辛热散寒燥湿止痛;白术健脾燥湿益气;知母、芍药、甘草清热养阴。如此,痹阻于关节之寒湿去,熏蒸于三焦之湿热清,诸证可愈。

【临床应用】

1. **风湿性关节炎** 苏氏[1]用桂枝芍药知母汤加减治疗风湿性关节炎56例,药用桂枝、当归、赤芍、白芍各12 g,知母、炮附片、秦艽、白术各10 g,黄芪15 g,威灵仙30 g,生姜3片,甘草10 g,关节红、肿、热、痛明显,加忍冬藤、蒲公英各30 g;关节肿痛麻木不仁,加薏苡仁、防己各15 g;关节遇寒痛剧,加制二乌各6 g,乌梢蛇10 g;上肢痛重,加羌活、防风各10 g;下肢痛重,加独活、牛膝、木瓜各15 g;腰背痛重,加独活、续断各15 g;顽痹经久不愈,加全蝎、蜈蚣等虫类药。治疗2月后,治愈40例,显效8例,有效6例,无效2例。

2. **类风湿性关节炎** 余氏[2]等用桂枝芍药知母汤治疗类风湿性关节炎208例,基本用药:桂枝15 g,芍药9 g,炙甘草6 g,麻黄12 g,白术12 g,知母12 g,炮附子10 g,生姜15 g。痛甚加徐长卿、延胡索;风甚加秦艽、独活;湿甚加苍术、薏苡仁;病久入络加僵蚕、全蝎、三七粉;气虚加黄芪、党参;阴虚加生地、葛根;阳虚加仙灵脾,治疗2月后,临床治愈90例,显效51例,有效57例,无效10例,治愈率43.27%,总有效95.19%,ILG、ILA、ILM显著下降。

3. **坐骨神经痛** 张氏[3]用加味桂枝芍药知母汤治疗坐骨神经痛62例,基本药物:桂枝12 g,白术12 g,知母12 g,防风12 g,白芍9 g,炮附子10 g,麻黄6 g,甘草6 g,生姜10 g,独活12 g,牛膝12 g,细辛6 g,透骨草12 g,鸡血尾12 g,疼痛剧烈,遇寒加重,加制川乌、草乌;疼痛重浊沉重加防己、木瓜、薏苡仁;串痛游走加威灵仙、红花;气虚明显加黄芪;拘挛掣痛不可屈伸重用白芍、甘草,加全蝎、乌蛇。治愈36例,显效23例,无效3例,总有效率95%。

4. 夏季痹痛 覃氏[4]等用乌头汤合桂枝芍药知母汤治疗夏季痹痛40例,患者均表现为不同程度的腰背或髋、膝、踝等关节酸痛,肿胀,活动不利,均排除风湿、类风湿疾病。药用桂枝、麻黄、赤芍、甘草、白术、知母、防风、生黄芪、制川乌、当归、制乳香、制没药、忍冬藤、鸡血藤,患部皮温高加黄芩,胃脘不适加生姜、大枣。疗程最短5天,最长20天,治愈29例,显效10例,无效1例,总有效率97.5%。

5. 股骨头坏死 臧氏[5]用桂枝芍药知母汤加味治疗非创伤性股骨头坏死42例,均表现为不同程度的髋部疼痛,活动时加剧,37例伴有不同程度跛行,5例存在轻度展髋畸形,12例患肢肌肉萎缩,8例有严重静息痛,药用桂枝15 g,白芍15 g,甘草13 g,麻黄10 g,生姜20片,白术20 g,知母18 g,防风18 g,炮附子10 g,加人参、黄芪、丹参、乳香、没药、牛膝,疼痛剧烈加细辛10 g,附子15 g;舌苔厚白腻,脉浮滑者加半夏、陈皮、苍术、厚朴;舌绛红,脉浮弱细者,加生地、竹叶、天冬、玉竹,治疗随访6~29个月,临床1~2期,治疗效果优良率为86.2%,3~4期优良率为20%,缓解率为60%。

6. 颞下颌关节紊乱综合征 侯氏[6]用桂枝芍药知母汤配合针刺治疗颞下颌关节紊乱综合征38例,患者均表现为局部疼痛,颞下颌关节活动弹响,口开合不利,咀嚼动作受限,药用桂枝10 g,白芍10 g,知母10 g,麻黄10 g,甘草6 g,白术12 g,防风12 g,炮附子6 g,生姜5 g,穿山甲10 g,威灵仙15 g,鸡血藤15 g,寒盛加制川乌、全蝎,湿盛加苍术、茯苓,夹瘀加乳香、川芎;气虚加黄芪;血虚加当归;化热加石膏、黄柏,治疗2~20天后,36例痊愈,2例好转,有效率100%。

7. 肩关节周围炎 李氏[7]用桂枝芍药知母汤治疗肩关节周围炎31例,药用桂枝15 g,白芍15 g,知母16 g,白术15 g,防风12 g,麻黄10 g,附子12 g,生姜5片,疼痛遇寒加重者,生姜易干姜,加羌活、细辛;疼痛剧烈如针刺,日轻夜重,选加丹参、红花、没药、乳香、延胡索、鸡血藤,15天为1个疗程,治愈28例,好转3例,有效率达100%。

8. 湿疹 张氏[8]等撰文介绍海上名医彭培初治疗湿疹的经验,认为湿疹急性期多因风、湿、热客于肌肤蕴郁而成,宜凉血祛风清热利湿,药用桂枝芍药知母汤加减,能取得较为满意的疗效。   (汪泳涛)

【现代研究】

药理作用 桂枝芍药知母汤可以明显抑制醋酸所致小鼠扭体反应和大鼠棉球肉芽肿组织增生,降低小鼠腹腔毛细血管通透性,降低佐剂性关节炎大鼠炎性组织中的前列腺素 E_2 的含量,抑制炎症反应的白细胞游走,抑制原发性足肿胀及继发性关节炎[9]；以桂枝芍药知母汤为基础的通痹灵能明显降低胶原诱导性关节炎小鼠关节明胶 A 和 B 的表达，改善类风湿性关节炎的软骨和骨质破坏[10]；抑制白细胞介素 2 合成及刀豆蛋白激活的白细胞介素 2 受体 a 链 CD25 信号转导通路，减轻局部关节的炎症[11]；抑制胶原诱导性关节炎大鼠滑膜血管内皮生长因子的表达，改善关节滑膜炎症[12]；通痹灵的有效成分总生物碱能抑制 T 淋巴细胞转铁蛋白受体的表达，抑制异常增殖的 T 淋巴细胞[13]；桂枝芍药知母汤可降低 Ⅱ 型胶原诱导性关节炎大鼠血清中异常增高的肿瘤坏死因子 a 和白细胞介素 1β，减少踝关节肿胀程度和关节炎指数[14]。

（汪泳涛）

【参考文献】

[1] 苏仁意.2006.桂枝芍药知母汤加减治疗风湿性关节炎 56 例.新疆中医药,24(1)：24

[2] 余阗等.2005.桂枝芍药知母汤治疗类风湿性关节炎临床疗效观察.中华临床医学研究杂志,11(13)：1873

[3] 张建功,王兴凯.2005.加味桂枝芍药知母汤治疗坐骨神经痛 62 例临床报告.时珍国医国药,16(9)：907—908

[4] 覃彬森,林涌波,李雅男.2004.乌头汤合桂枝芍药知母汤治疗夏季痹痛 40 例.实用中医内科杂志,18(4)：346

[5] 臧新开,臧红亚.2002.桂枝芍药知母汤加味治疗股骨头坏死.现代中西医结合杂志,11(17)：1695—1696

[6] 侯洪妍,蔡英奇.2001.桂枝芍药知母汤配合针刺治疗颞下颌关节紊乱综合征 38 例.中国民间疗法,9(7)：15—16

[7] 李忠超.2002.桂枝芍药知母汤治疗肩关节周围炎 31 例.河北中医,24(9)：662

[8] 张明,王怡.2005.彭培初应用桂枝芍药知母汤治疗湿疹经验简介.山西中医,21(3)：14

[9] 许家骝,罗霄山,张诚光.2003.桂枝芍药知母汤抗风湿的药效学研究.中药材,26(9)：662—664

[10] 沈晓燕等.2003.通痹灵对抗胶原诱导性关节炎小鼠骨质破坏的作用研究.广州中医药大学学报,20(1)：13—16

[11] 陈光星等.2005.通痹灵对于白细胞介素 2 及其受体 a 链影响的体内外实验.中国临床康复,9(15)：239

[12] 陈纪藩等.2003.通痹灵对胶原诱导性关节炎大鼠滑膜组织血管内皮生长因子表达水平的影响.广州中医药大学学报,20(1)：4—7

[13] 陈光星等.2003.通痹灵总碱对大鼠机体细胞免疫的调节作用.广州中医药大学学报,20(1)：1—4

[14] 赵慧等.2005.桂枝芍药知母汤对 Ⅱ 型胶原诱导性关节炎大鼠血清肿瘤坏死因子 a 和白细胞介素 1β 活性的影响.中国中医药信息杂志,12(11)：27—29

15. 乌头汤

【经典概述】

乌头汤出自《金匮要略·中风历节病脉证并治第五》,原文:"病历节不可屈伸疼痛,乌头汤主之。"方中用乌头温经散寒,除湿止痛,麻黄宣散透表,以除寒湿,芍药宣痹行血,并配甘草缓急止痛,黄芪益气固卫,助麻黄温经止痛,白蜜甘缓,以解乌头之毒。诸药合用,使寒湿去而阳气宣通,关节疼痛解除而屈伸自如。近年来常用于风湿性关节炎、类风湿性关节炎、坐骨神经痛、腰椎间盘突出症等疾病的治疗。

【临床运用】

1. 类风湿性关节炎 类风湿性关节炎是一种慢性,反复发作性、非特异性和多发性关节炎,它是全身结缔组织和胶原纤维组织病变的局部表现。是一种自身免疫性疾病。归属于中医"痹证"范畴。① 王氏[1]以乌头汤原方加减,治疗类风湿性关节炎取得了较好的效果。基本方为川乌、草乌、黄芪、麻黄、芍药、防己、鸡血藤、甘草、伸筋草。共 132 例,临床症状完全消失为 26 例(19.7%);临床症状基本消失为 83 例(62.8%);自觉症状减轻为 11 例(8.3%);症状未见改善的为 12 例(9%);总有效率为 90.9%。② 秦氏[2]运用加减乌头汤治疗类风湿性关节炎属中医寒湿痹证者 56 例,显效 29 例,有效 24 例,无效 3 例,总有效率 94%。

2. 风湿性关节炎 风湿性关节炎属变态反应性疾病,多以急性发病及关节疼痛起病。典型表现是轻度或中度发热,游走性多关节炎。受累关节多为膝、踝、肩、肘、腕等大关节。赵氏[3]采用乌头汤加味治疗风湿性关节炎 118 例,并与西药对照组进行临床观察。基础方由川乌、草乌、麻黄、白芍、黄芩、蜈蚣、细辛、乌梢蛇、生薏苡仁、牛膝、当归、甘草等药组成,该方有祛风散寒,通络胜湿止痛之功。经 3 个疗程治疗后,治疗组 118 例,治愈 62 例(52.2%),好转 42 例(36%),无效 14 例(11.8%),总有效率 88.2%。对照组 40 例中治愈 16 例(40%),好转 11 例(27.5%),无效 13 例(32.5%),总有效率 67.5%。

3. 腰椎间盘突出症 腰椎间盘突出症是一种以腰腿痛为主的临床常见疾病,轻者腰痛腿酸楚无力,重者丧失劳动能力,痛苦极大。① 蔡氏[4]运用乌头汤治疗腰椎间盘突出症 68 例,方由川乌、黄芪、麻黄、白芍、生薏苡仁、甘草、苍术、黄柏、知母、牛膝、杜仲、羌活、独活、络石藤组成。汤剂煎服。结果:治愈 21 例(30.9%),好转 42 例(61.8%),未愈 5 例(7.3%),总有效率达 92.7%。由此认为在绝对卧床休息的同时,服用复方乌头汤治疗腰椎间盘突出症是有效的。② 夏氏[5]等应用乌头汤治疗腰椎间盘突出症 32 例,取得了满意的疗效,尤其止痛效果特别明显。在应用乌头汤时,考虑到乌头有毒,故因人因病之宜,掌握剂量和煎药的火候,为慎重起见,应用制川乌时从小剂量开始,首次用 6 g,然后增加到 9 g,个别年轻体实者增加到 12 g,不再继续增加,7 天为 1 个疗程,5 个疗程结束作疗效评定,一般在服药 5～7 剂时腰腿痛即可减轻,其他临床症状也随之缓解。蔡氏认为乌头汤的镇痛效果不逊于目前常用的非甾体类西药解痉镇痛的效果。医嘱患者,在服药期间。如患者出现头晕、唇麻、心跳增快等症状时停止服药。同时掌握煎药的时间和火候极为重要,因川乌有毒,必须先煎,药沸后加入蜂蜜一汤匙,再用文火慢煎半小时。然后纳入其他中药共煎而成。③ 周氏[6]在乌头汤原方基础上加入威灵仙祛风,鸡血藤活血,取名加味乌头汤,为腰椎间盘突出症常见类型寒湿证而设。对于疼痛较剧且痛有定处、拒按偏瘀者上方可加活血药如制乳香、制大黄等,取"通则不痛";甚者可加槟榔破气,取"气行则血亦行"之义,诸药合用,寒除络通,气血畅行,痹痛自止。并以此治疗寒湿痹痛诸证近百例,疗效满意。

4. **坐骨神经痛** 隶属于中医学"痹证"的范畴。此病乃由风寒侵袭,经脉受阻,气血瘀滞而引起,即"不通则痛"而引发。坐骨神经痛发病原因主要由感染或中毒直接损害坐骨神经,也叫坐骨神经炎,常和肌炎、肌纤维组织炎同时发生。受寒、受潮可诱发发病。① 马氏[7]等采用煎服中药乌头汤加减,针刺环跳穴治疗取得了满意的效果。基本方为制川乌、黄芪、麻黄、芍药、川芎、川牛膝、蜈蚣、炙甘草、防风、桂枝、独活、鸡血藤。治疗结果本组 78 例患者中治愈 39 例(51%),显效 27 例(34%),进步 8 例(10%),无效 4 例(5%)。② 张氏[8]等以乌头汤加减治疗坐骨神经痛 30 例。基础方为:生麻黄、制川乌、制草乌、防风、羌活、独活、丹参、川芎、赤芍、乳香、没药、威灵仙、川续断、木瓜、红花、黄芪、甘草。30 例患者中,16 例服 1 个疗程,症状完全消失,12 例服 2 个疗程症状消失,随访 1 年无复发:2 例服 2 个疗程症状基本缓解,又因淋雨涉水而复发,经用同法治疗 2 个疗程后痊愈。③ 刘氏[9]报道乌头汤加味治疗坐骨神经痛 85 例。基本方为制川乌、麻黄、黄芪、白芍、当归、川芎、川牛膝、木瓜、乌梢蛇、甘草、蜂蜜。85 例中治愈 44 例(51.8%);显效 26 例(30.6%);有效 8 例(9.4%);无效 7 例(8.2%);总有效率为 91.8%。

5. **肩关节周围炎** 肩关节周围炎,俗称"漏肩风"、"五十肩",是中老年人的常见病、多发病。临床上以痛处固定,肩部活动受限,或有肩背部肌肉萎缩,关节僵直,遇冷加重为特点。究其病因乃肝肾亏损,内伤劳损或外受寒湿,营卫失和,气血瘀阻,筋脉失养为患。属中医学的"痹证"、"历节"等范畴。王氏[10]等运用乌头汤加味治疗肩关节周围炎 37 例。37 例中,治愈 33 例(89.2%);好转 4 例(10.8%)。总有效率为 100%。因乌头汤散寒除湿,通阳蠲痹,使风寒湿邪随微微汗出而解,所以能达到祛邪通脉之目的。同时运用乌头汤治疗肩周炎,要分清病因主次,风盛者应参以祛风;寒盛者应参以祛寒;日久有瘀血者应加活血化瘀药。另须注意乌头有大毒,用量应由小渐大,每剂药量可用到 20 g 左右,先煎 20 分钟,并配伍同等量的生姜以取减毒增效之功。治疗期间用中药药渣煎汤外敷再配合适当的功能锻炼、推拿、按摩、理疗或针灸等辅助疗法,将有助于患者早日康复。

(杨文喆)

【参考文献】

[1] 王绍海.2000.乌头汤加味治疗类风湿性关节炎.天津中医学院学报,19(3):27

[2] 秦玮.1994.加减乌头汤治疗寒湿痹证 56 例.湖南中医杂志,10(3):36

[3] 赵阿林.2003.乌头汤加味治疗风湿性关节炎 118 例临床体会.中华新医学,4(8):722

[4] 蔡峻.1998.复方乌头汤治疗腰椎间盘突出症 68 例.实用中西医结合杂志,11(12):1128

[5] 夏建龙,孙玉明,周福贻.1998.乌头汤治疗椎间盘源性腰腿痛 32 例临床小结.中医药信息,(2):37

[6] 沈杰枫.1999.周福贻教授运用乌头汤的经验.中医正骨,(7):55

[7] 马思中,马爱琴,翟雁宾.2003.中西医结合治疗坐骨神经痛 78 例.医药论坛杂志,24(20):64

[8] 张世华,刘玉兰.2001.乌头汤加减治疗坐骨神经痛 30 例小结.甘肃中医,14(6):38

[9] 刘太平.2002.乌头汤加味治疗坐骨神经痛 85 例疗效观察.中医正骨,14(11):8

[10] 王春成,刘书琴.2005.乌头汤加治疗肩关节周围炎 37 例.国医论坛,20(1):6

16. 黄芪桂枝五物汤

【经典概述】

黄芪桂枝五物汤出自《金匮要略·血痹虚劳病脉证并治第六》,专为治血痹而设。方中桂枝通阳,芍药行血宣痹,姜枣调和营卫,且生姜又可增强桂枝温煦之力,助桂枝走表以散外邪。全方旨在用益气方法来补虚行气,温煦活血,共奏益气通阳温脉、调畅营卫气血之功,气行血行,则血痹自愈。诚如明代徐彬《金匮要略论注》

云:"此由全体风湿血相搏,痹其阳气,使之不仁。故以桂枝壮气行阳,芍药和阴,姜、枣以和上焦荣卫,协力驱风,则病原拔,而所入微邪亦为强弩之末矣。此即桂枝汤去草加芪也,立法之意,重在引阳,故嫌甘草之缓小,若黄芪之强有力耳"。本方因其用药精当、组方严谨、配伍巧妙,长期以来备受关注,已成为临床常用之名方。目前临床应用证明,该方具有较广泛的适应证和较好的临床疗效。

【临床应用】

1. 糖尿病周围神经病变 糖尿病周围神经病变临床表现多种多样,其中以麻木、四肢对称性疼痛为主要表现,西药多采用镇静止痛或神经营养治疗,效果常不理想。中医学认为糖尿病主要病机为阴虚为本,燥热为标,气阴两虚,久则耗津灼液而成瘀血,或后期阴损及阳,阳虚寒凝而成瘀血,瘀阻络脉不通则痛。黄芪桂枝五物汤益气温经,和营通痹。现代药理研究亦证明黄芪桂枝五物汤有抗炎、镇痛之良效,临床辨证加味治疗糖尿病周围神经病变有明显止痛效果。刘氏[1]等以本方为主治疗糖尿病周围神经病变42例。将患者随机分为观察组、对照组,观察组用本方加当归、丹参,对照组服用维生素 B_{12}、维生素 B_6,总疗程2个月,结果显示观察组神经传导速度明显改善($P < 0.05$),红细胞山梨醇含量降低($P < 0.01$),对照组则无明显变化。

2. 末梢神经炎 主要表现为对称性的感觉障碍,发病之始,患者仅有四肢麻木,刺痛或蚁走感,逐渐发展成手套样、袜套样感觉障碍,运动无力,肌肉萎缩,重者甚至出现足下垂、腕下垂,后期可出现畸形。中医属"痿证"、"痹证"范畴。根据临床表现的不同特点,气血不足兼有外感者,采用黄芪桂枝五物汤进行随证加减效果较好,如刘氏[2]以本方为基础方治疗末梢神经炎136例,阳虚者加制附片,疼痛重者加制乳没,病久不愈、血阻脉络者加蟅虫、全蝎,结果痊愈98例,基本痊愈26例,好转11例,无效1例。

3. 雷诺病 又称肢端动脉痉挛症,是周围血管疾病中少见而且难治的病,其病因不明。多侵犯四肢末端,为对称性两手或两足苍白、青紫、潮红、发凉、怕冷、麻木、针扎样疼痛和酸胀不适,病情缠绵难愈。中医无此病名,从临床表现可归属于"血痹"、"寒痹"、"四肢厥寒"等范畴。用黄芪桂枝五物加味治疗雷诺病临床获效例证较多。金氏[3]等报道运用本方加减治疗结缔组织病雷诺现象40例,阳虚型加柴胡、独活、川芎、当归、鸡血藤、皂角刺、牛膝、路路通,阳虚兼肝郁型加柴胡、黄芩、鸡血藤、延胡索、水蛭、威灵仙,阳虚兼心阴虚型加柴胡、黄芩、鸡血藤、丹参、威灵仙、麦冬、五味子,总有效率为97.5%。

4. 类风湿性关节炎 此病是一种原因尚未肯定,具有关节炎病变的全身性疾病。本病早期有游走性的关节肿胀和运动障碍,晚期有关节僵硬和畸形,并有骨和骨骼肌萎缩。一般认为气血营卫内虚是其内因,风寒湿诸邪及外伤是其外因,气候变化,居住环境及过老体虚是诱发因素。程氏[4]等报道用本方加白术、防风、知母治类风湿性关节炎活动期30例,偏寒者加制川乌或熟附子、白芥子;偏热者加生石膏、忍冬藤、羚羊角粉,阴亏者加生地黄、玄参、麦冬,血瘀者加桃红、鸡血藤;湿重者加苍术、薏仁。结果28例类风湿因子转阴(93.3%),2例由阳性转为弱阳性。治疗后血流变各项指标亦有明显改善($P<0.05$)。

5. **肩周炎** 临床症状主要为肩痛,活动受限,日久可致肩周肌萎缩,甚至肩关节强直。孟氏[5]以本方加姜黄、桑寄生、羌活、地龙、当归、山茱萸、葛根治疗老年性肩关节周围炎40例,若便溏者加白术,关节疼痛较甚者加制川乌、草乌,血瘀明显者加生地黄、赤芍,关节灼痛、遇冷则舒者加黄柏,肝肾亏损明显者加川续断、杜仲。结果治愈18例,显效14例,好转5例,无效3例,总有效率92.5%。

6. **骨伤科麻木症** 王氏[6]等报道治骨伤科麻木症30例,以本方为主,麻甚者加法夏、枳壳、皂角刺、白芥子、地龙,木甚者加附子、皂角刺、白芥子、地龙,桂枝改用肉桂,兼肢体重着、阴雨天麻木甚者、口渴不欲饮者加薏苡仁、萆薢、草果、细辛等,兼有肢体刺痛、舌黯红有瘀点或斑、脉涩紧者加炮甲珠、鸡血藤、当归等,麻木走窜、蚁行感加乌蛇、防风、络石藤、蜈蚣等,兼肢体困倦、舌红苔黄腻、脉弦滑数者加防己、三妙丸等,兼肢体肿胀者加赤小豆、木通等。结果痊愈17例,显效10例,有效1例,无效2例。王氏强调重用黄芪30~50 g以上,白芍用量在30 g以上。

7. **增生性骨关节病** 王氏[7]以本方加穿山甲、山茱萸、当归治增生性骨关节病253例,证属瘀血痹阻加三七、红花,肾虚加杜仲、川断、巴戟天,湿热肿胀加薏苡仁、防己、黄柏,窜痛加防风、独活,寒痛加附子、细辛,痛甚加全蝎、蜈蚣,药渣加醋和水再煎熏洗患处,显效86例,良好85例,有效61例,无效21例,总有效率为91%。

8. **颈椎病** 颈椎病是指颈椎间盘退行性病变及其继发性的一系列病理改变,刺激或压迫了邻近的神经根管、脊髓、椎动脉及交感神经等组织。并引起各种各样症状和体征的综合症候群。黄芪桂枝五物汤具有温经通络、养血活血、调和营卫、通达腠理、行滞化瘀、解痉止痛之功效。临床运用有很好的效果。① 舒氏[8]治神经根型颈椎病300例,以本方加桃红、当归、川芎、姜黄配合手法,治愈246例,好转54例,有效率为100%。② 詹氏[9]治疗椎-基底动脉血液循环障碍性眩晕45例,以本方加丹参、葛根、川芎、僵蚕、当归、怀牛膝,气虚者加红参(或西洋参),眩晕甚者加地龙、钩藤、石菖蒲,恶心呕吐甚者加法半夏、茯苓、淡竹茹、炒白术,上肢麻木者加忍冬藤、桑枝、姜黄,头痛明显者加羌活、蔓荆子、菊花、柴胡、天麻,血压较高者加草决明、珍珠母、生牡蛎。基本治愈11例,有效25例,无效9例,有效率为80.0%。

9. **下肢不宁综合征** 又称多动腿综合征、不安腿综合征,尽管现代医学推测与腿血液循环障碍引起的组织代谢产物蓄积有关,且有些患者与精神因素、缺铁性贫血、维生素缺乏、糖尿病等有一定关系,但具体原因至今未明。中医学认为,是由于阳气不足,感受外邪,血行不畅,阳气痹阻而引起,属"血痹"范畴。周氏[10]等以本方加味治疗 31 例,另设针刺治疗组 25 例作为对照,治疗组以黄芪桂枝五物汤加木瓜、牛膝,针刺组先用双侧血海、三阴交、足三里为主穴,中药组治愈率 67.7%,总有效率 100%,针刺组治愈率为 48%,总有效率为 88%。两组治愈($\chi^2 = 6.741$,$P < 0.01$)、总有效率($\chi^2 = 3$)中药组大于针刺组。

10. **腰背痛** 姜氏[11]用本方随症加味治疗劳损性腰背痛 50 例,脊骨痛加鹿角胶、狗脊,腰痛甚加川断、牛膝,背冷者加淡附片、饴糖,不仁者加当归、川芎,肌肉痉挛硬结者加葛根、鸡血藤。痊愈 34 例,好转 12 例,无效 4 例,总有效率达 92%。

11. **哺乳期血痹** 梁氏[12]用本方加味治疗哺乳期血痹,证属气虚者重用生黄芪至 60 g,加当归,血虚者加熟地、当归、川芎,形寒肢冷、手指发紫者,夏日生黄芪用至 50 g,加麻黄,冬日加生麻黄、熟附子,治疗 100 例,痊愈 34 例,显效 62 例,无效 4 例,总有效率达 96%。

12. **多汗症** ① 孙氏[13]等以本方配伍瘪桃干、炒白术、炒防风、五味子、煅龙牡,治疗小儿多汗症 80 例,有效率达 97.75%。而西药对照组予阿托品、维生素 B、谷维素,疗程与治疗组相同,有效率为 32.55%。统计检查 $\chi^2 = 37.3$,$P < 0.01$。② 何氏[14]以本方原方治疗药物性多汗症 50 例,对照组 50 例,口服复合维生素 B溶液。治疗组有效率为 96%,对照组有效率为 28%($P < 0.01$)。

13. **荨麻疹** 中医又称瘾疹,是一种常见的瘙痒性过敏性皮肤病。以皮疹发无定处,时隐时现,瘙痒无度为特点。罗氏[15]报道治疗慢性荨麻疹,用本方加川芎、乌梢蛇、蝉蜕、白鲜皮。表虚型加白术、防风,血虚型加当归、制首乌,风寒型加荆芥、白芷,风热型去桂枝、生姜加蝉蜕、鱼腥草。30 例患者痊愈 12 例,显效 8 例,有效 6 例,无效 2 例,总有效率达 93.3%。

14. **老年性皮肤瘙痒症** 西医学认为本病系由患者皮肤萎缩,皮脂腺分泌不足而致皮肤干燥所致。明代沈之问在《解围元薮·痒风体鉴》中称:"血不荣腠理,以致作痒"。老年人五脏俱衰,气血俱亏,营血不荣,卫不固表;感受风邪,肌腠血脉运行不畅,皮肤失却营卫濡养温润,化燥生风而作。故当调和营卫,益气活血,兼以祛风通络。杨氏[16]等以黄芪桂枝五物汤加味治疗 40 例,16 例痊愈,20 例显效,3例有效,1 例无效,总有效率 97.5%。

15. **急性脑梗死** 属于中医"中风"、"类中风"、"偏风"范畴。病理机制与血瘀、肝肾阴虚、肝阳上亢有关。活血化瘀,通经活络为其主要治法。范氏[17]以黄芪桂枝五物汤加川芎、水蛭、当归、石菖蒲、三七粉水煎鼻饲配合脉络宁注射液静点治疗急性脑梗死 68 例,另设对照组仅用脉络宁静点,结果显示:无论是痊愈率还是有效率,治疗组明显优于对照组($P < 0.05$)。

16. **脑外伤后头痛** 汤氏[18]治脑外伤后头痛 80 例,以本方合四物汤加丹参、石菖蒲、炙龟板、炙鳖甲,头痛甚者加细辛,气虚懒言者加炒党参,舌质红阴虚者加沙参,舌质淡阳虚者加淫羊藿,食欲不振者加炒山楂、鸡内金,6 周为 1 个疗程。治疗1个疗程后,80例中,痊愈48例,有效29例,无效3例,总有效率为96.2%,痊愈率为60%,疗效显著。

17. 胃脘痛 凌氏[19]以黄芪桂枝五物汤化裁治疗胃脘痛89例。基本方为炙黄芪、炒白芍、煅牡蛎各30 g,桂枝、石菖蒲、乌药、白及各15 g,百合、蒲公英各20 g,炙甘草5 g。3周为1个疗程,一般治疗2个疗程。89例中,显效53例,有效28例,无效8例。显效率59.6%,总有效率91.0%。并认为胃脘痛因"不荣则痛"、"不通则痛",取黄芪补中益元气,温三焦,壮脾胃,生血生肌为主药;白芍、甘草是治疗胃脘痛的常用药物,具有抗炎、抑制胃酸分泌及解痉止痛的作用;桂枝温经脉、温阳化气;石菖蒲化湿和胃。现代药理研究表明,内服石菖蒲能促进消化液分泌,抑制胃肠异常发酵,弛缓肠管平滑肌的痉挛;煅牡蛎制酸止痛;乌药走三焦,宽中行气,与百合配合能阻断H_2受体的传导,抑制胃酸的分泌;枳实消痞除胀。现代药理研究表明,枳实对胃肠有调节作用,能增强胃肠蠕动;白及收敛止血,消肿生肌。现代药理研究表明其具有强大的促进胃黏膜再生和溃疡面愈合的作用。胃镜的检查可见溃疡或黏膜糜烂,从微观辨证考虑及近年来对幽门螺杆菌的认识,加蒲公英以清热杀菌,促进溃疡愈合,平衡药性。诸药合用,具有培补脾胃,宽中止痛,理气通滞,散寒化湿,养土平肝,消瘀生肌,解毒生新等作用,切中胃脘痛之病机证候特点。

18. 白细胞减少症 姜氏[20]等报道用本方加鸡血藤、白术、当归、黄精治疗白细胞减少症216例,其中中药组110例,西药对照组106例,治疗后中药组总有效率为97.27%,对照组总有效率为88.7%,经统计学处理有显著差异($P<0.01$)。

19. 原发性低血压 王氏[21]报道用本方治疗原发性低血压60例,显效33例,有效25例,无效2例,总有效率为96.8%。

【现代研究】

分析表明,应用黄芪桂枝五物汤方80%以上疾病辨证系气血不足,营卫失调,症见肢体、局部皮肤麻木、不仁或不用等。故凡现代医学疾病中辨证属气血不足、营卫不和、寒凝经脉者,皆可用黄芪桂枝五物汤治之。其中重用黄芪,亦是其临床应用要点之一。黄芪桂枝五物汤由桂枝汤化裁而来。实验室观察[22]证实桂枝汤具有扩张血管和促进发汗作用、解热作用、镇痛镇静作用。黄芪有增强肌体免疫功能、扩张血管等作用。据本文中所报道的病例可看出,属营卫不调的各类疾病,用本方取效甚捷。实验室研究[23~26]提示:黄芪桂枝五物汤对氧化刺激有抑制作用。黄芪桂枝五物汤及加味方对活性氧应激引起的生物物质障碍有抑制作用,与抗氧化作用相同。由于脑神经组织容易接受活性氧氧化的应激,诱发多种神经疾病,因此黄芪桂枝五物汤及其加味方的抑制作用与临床报道有密切联系。还报道黄芪桂枝五物汤对铜引起的脂质过氧化和蛋白质氧化有抑制作用,而对蛋白质的碎片化无抑制作用。因此本方对免疫系统疾病及脑血管疾病亦有较好疗效(可参阅有关临床报道部分)。另外,还有实验室报道用黄芪桂枝五物汤加红参对胆固醇 7a-羟化酶、肝素释放性心脏脂蛋白脂酶及肝素化后血浆脂蛋白脂酶、乙酰辅酶 A-胆固醇酰基转移酶活性有影响,有抗高胆固醇血症作用。这为我们在临床上扩大黄芪桂枝五物汤的应用提供了一定的实验基础。

(杨文喆)

【参考文献】

[1] 刘江华等.1998.以黄芪桂枝五物汤为主治疗糖尿病周围神经病变的临床研究.衡阳医学院学报,(1):47

[2] 刘江霞.2000.黄芪桂枝五物汤治疗末梢神经炎 136 例.河南实用神经疾病杂志,(6):56

[3] 金璧君等.1996.辨证治疗结缔组织病雷诺氏现象 40 例.陕西中医,(6):253

[4] 程金仓等.1999.黄芪桂枝五物汤加味治疗类风湿性关节炎活动期 30 例.安徽中医学院学报,(2):13

[5] 孟来保.1999.加味黄芪桂枝五物汤治疗老年性肩周炎 40 例.河北中医,(5):164

[6] 王力等.1996.黄芪桂枝五物汤治疗骨伤科麻木症 30 例.江西中医药,(6):39

[7] 王民晨.2000.黄芪桂枝五物汤加味治疗增生性骨关节病.北京中医,(1):23

[8] 舒谦.2000.黄芪桂枝五物汤配合手法治疗神经根性颈椎病 300 例.中医药研究,(4):19

[9] 詹箐.1999.黄芪桂枝五物汤加减治疗椎-基底动脉血液循环障碍性眩晕 45 例.安徽中医临床杂志,(2):90

[10] 周世杰.1993.黄芪桂枝五物汤加味治疗不宁综合征 31 例.河南中医,(4):165

[11] 姜阳丹.1997.劳损性腰背痛从血瘀论治 50 例.湖南中医药学报,(4):62

[12] 梁天贤.1999.黄芪桂枝五物汤治哺乳期血痹 100 例疗效观察.新中医,(4):19

[13] 孙轶秋.1992.黄芪桂枝五物汤治疗小儿多汗症.江苏中医,(8):18

[14] 何丽元.1995.黄芪桂枝五物汤治疗药物性多汗症:附 50 例疗效分析.右江医学,(2):76

[15] 罗淑文.2000.桂枝加黄芪五味饮治疗慢性荨麻疹.实用中医药杂志,(4):19

[16] 杨光升等.2004.黄芪桂枝五物汤加味治疗老年人皮肤瘙痒 40 例.中国民间疗法,12(6):54

[17] 范建军.1999.加味黄芪桂枝五物汤配合脉络宁注射液治疗急性脑梗塞 68 例.中国中医药信息杂志,(12):50

[18] 汤夏珍.1997.四物汤合黄芪桂枝五物汤加减治疗脑外伤后头痛.浙江中医学院学报,(6):41

[19] 凌卫国.2002.黄芪桂枝五物汤化裁治疗胃脘痛 89 例.江苏中医药,23(5):26

[20] 姜春壮等.1997.黄芪桂枝五物汤加减治疗白细胞减少症 216 例观察.实用中医内科杂志,(3):25

[21] 王永培.1991.黄芪桂枝五物汤治疗原发性低血压 60 例.陕西中医,(10):464

[22] 杨百茀等.1996.实用经方集成.北京:人民卫生出版社.341

[23] 户田彭男.1998.黄芪桂枝五物汤对氧化刺激的抑制作用.国外医学·中医中药分册,(5):36

[24] 户田彭男.1998.黄芪桂枝五物汤对氧化刺激的抑制作用.国外医学·中医中药分册,(5):36

[25] 户田彭男.1999.黄芪桂枝五物汤对铜引起的脂质过氧化和蛋白质氧化的抑制.国外医学·植物学分册,(1):33

[26] 赵晖.2000.黄芪桂枝五物汤加红参抗血脂作用的实验研究.国外医学·中医中药分册,(2):83

17. 桂枝加龙骨牡蛎汤

【经典概述】

桂枝加龙骨牡蛎汤出自《金匮要略·血痹虚劳病脉证治第五》,原文为"夫失精家,少腹弦急,阴头寒,目眩发落,脉极虚芤迟,为清谷亡血、失精。脉得诸芤动微紧,男子失精,女子梦交,桂枝龙骨牡蛎汤主之。"方由桂枝、芍药、生姜、甘草、大枣、龙骨、牡蛎组成,为桂枝汤之化衍方。桂枝汤主治表虚,有调和营卫之功,佐以龙骨、牡蛎有潜阳固脱之效。《金匮要略论注》曰:"桂枝芍药通阳固阴,甘草姜枣和中上焦之营卫,使阳能生阴,而以安肾宁心之龙骨牡蛎为辅阴之主,后世喜用胶麦而畏姜桂,岂知阴凝之气非阳不能化耶。"因此本方能调和阴阳,潜阳入阴,阳能固,阴亦能守,精不致外泄。本方为阴阳两虚而致之遗精、梦交证治。夫有梦而遗者,谓之遗精;无梦而遗者,谓之滑精。肾主蛰藏,肝主疏泄,肾失蛰藏,肝疏泄太过,易精液亏损。肾阳虚衰,阳气不能温煦下焦,阴寒凝结,故见症少腹弦急,下利清谷。前阴为宗筋之所会,真阳随精而耗损,故阴头寒。目为肝之窍,发乃血之余,久病肝肾亏损,精衰血少,故目弦发落。脉极虚芤迟为虚象,可见于亡血、失精等症。如徐忠可所言:桂枝汤外证得之,能解肌祛邪气,内证得之,能补虚调阴阳。加龙骨、牡蛎者,以失精梦交为神情病,非此不足以敛收其浮越也。

【临床应用】

现代临床应用于神经官能症,神经衰弱,遗溺,冠心病,脱发症,肠炎,产后出汗,小儿夜啼,神经过敏,低热、易疲、自汗、盗汗、心悸、神经衰弱、健忘、妇女月经不调、阳痿、遗精、梦交、尿频等病证。

1. 出汗异常 ① 卢氏[1]以桂枝加龙骨牡蛎汤治疗盗汗 96 例,体虚感冒 12 例,支气管炎 10 例,支气管肺炎 5 例,胃炎 4 例,产后 3 例,失眠 2 例,其他如胃癌手术放疗后、心肌炎、肺结核、乙型肝炎、荨麻疹等 20 例,不明原因 30 例。治疗基本方药为:桂枝、白芍、炙甘草、生龙骨、煅牡蛎、生姜、大枣。结果为痊愈 80 例,好转 13 例,无效 3 例,总有效率为 96.88%。② 骆氏[2]以本方治疗心衰之汗证 52 例,病程最短者 2 个月余,最长 10 余年。均以"醒时出汗,动则为甚,汗出如浴,衣衫濡湿,汗后恶风"为主要症状,少数病例伴有盗汗。出汗部位或为全身,或为局部。基本方药:煅龙骨、煅牡蛎、桂枝、白芍、生姜、大枣、炙甘草。结果:治愈 30 例,显效 18 例,好转 3 例,无效(症状无变化)1 例(患者因心衰死亡),总有效率 98.1%。

2. 心悸 ① 王氏[3]治疗室性早搏患者,以桂枝加龙骨牡蛎汤加丹参、党参、黄芪、赤芍、酸枣仁、茯苓等,连服 20 余剂,室性早搏完全消失,心肌缺血改善,随访未复发。② 王氏[4]以本方治疗惊恐症 3 例,多梦易惊,惊恐不安,在本方基础上酌加山药、女贞子、仙灵脾、黄柏、炒枣仁等药内服,服药 10 剂左右均获痊愈。

3. 不寐 姚氏[5]以桂枝加龙骨牡蛎汤治疗虚证不寐 72 例,72 例患者中,属心脾两虚者 20 例,阴虚火旺 18 例,心肾不交者 16 例,心胆气虚者 18 例。基本方药为:桂枝、白芍、生龙骨、生牡蛎、生姜、大枣、生甘草、当归、炒酸枣仁、夜交藤、琥珀粉、远志。结果,治愈 20 例,显效 22 例,有效 22 例,无效 8 例,总有效率 88.9%,比用其他中成药的对照组总有效率 69.0%差异有非常显著性。

4. 尿频、遗尿 ① 王氏[6]报道,以桂枝加龙骨牡蛎汤合交泰丸治疗尿频症 36 例,多伴有心悸、失眠、盗汗等症。基本方:桂枝、生姜、白芍、甘草、黄连、龙骨、牡蛎、大枣、肉桂。服药 10～20 剂后,痊愈 27 例,好转 5 例,无效 4 例,总有效率 88.89%。② 成氏[7]以桂枝加龙骨牡蛎汤化裁治疗小儿下元虚冷型遗尿 104 例。经 X 线检查,发现 13 例患有隐性脊柱裂,约占全部病例的 12.5%。所有病例尿常规检查均在正常范围。临床表现为:睡中遗尿,出而不禁,量多次频,甚则一夜数遗,醒后方觉,神疲乏力,面色苍白,肢冷畏寒,手足欠温,腰膝酸软,智力较差,平时小便清长,舌质淡,苔薄白,脉象沉细或沉迟。治疗基本方:桂枝、白芍、炙甘草、煅龙骨、煅牡蛎、巴戟天、补骨脂、益智仁、桑螵蛸、乌药、大枣、生姜。结果,治愈 83 例;好转 16 例;未愈 5 例;总有效 95.2%。

5. 甲亢 ① 陈氏等[8]用桂枝加龙骨牡蛎汤加味治疗甲状腺功能亢进,服药 40 余剂病愈。② 阳氏[9]治疗甲亢 38 例,诊前曾服他巴唑(甲巯咪唑)等西药 29 例,全部病例均具有甲亢典型症状。基本方为桂枝、甘草、龙骨、牡蛎。每日 1 剂,30 天为 1 个疗程,持续服药 3～5 个疗程。治愈 19 例,好转 16 例,无效 3 例。总有效率 92.1%。疗程最短 45 天,最长 150 天,平均 77 天。

6. 不育症 ① 吴氏[10]等治疗不育症 25 例,以桂枝加龙骨牡蛎汤为基本方,气虚者加四君子汤、黄芪、淮山药等,血虚者加当归补血汤、首乌、枸杞子、黄精、龙眼肉等,阴虚者加左归饮、柏子仁、楮实子等,阳虚者加右归饮、菟丝子、肉苁蓉、巴戟等,湿阻精窍加滑石、车前子等,瘀阻精窍加炒穿山甲、王不留行等。25 例患者,其中无精 2 例,治愈 1 例;不射精 5 例,治愈 4 例;精子数量不足或成活率低 18 例,治愈 16 例。治疗时间最长 1 年半,最短 4 个月。② 何氏[11]治疗遗精 50 例,病程最长者 6 年,最短者 1 年。以桂枝加龙骨牡蛎汤为主方。若遗精日久,时常滑泄者,加菟丝子、芡实、枸杞子;夜眠不佳,以梦遗为主者,加酸枣仁、茯神、远志、夜交藤;遗精兼口渴心烦,小便短数者,重用白芍、甘草,加麦冬、黄柏、知母。经治 20 日,35 例痊愈,12 例显效,3 例无效。③ 张氏[12]采用桂枝加龙骨牡蛎汤(桂枝、白芍、生姜、甘草、大枣、龙骨、牡蛎)加减治疗遗精 49 例。结果:治愈 45 例,显效 2 例,无效 2 例,总有效率 95.9%,并提出本方具有调和阴阳,固涩敛精的功效。

7. 妇科疾患　① 刘氏等[13]以桂枝加龙骨牡蛎汤治疗慢性宫颈炎 60 例,阴道分泌物色白清稀者 30 例,色黄质稠者 15 例,黄白相兼者 10 例,赤白相兼者 5 例;带下臭秽者 6 例,带下腥臭者 30 例,带下无味者 24 例;伴腰酸头晕者 32 例,心悸者 28 例,身疲乏力者 55 例,面色无华者 48 例,汗出者 30 例,阴痒者 8 例,五心烦热者 15 例。每日 1 剂,经期停服,1 个月为 1 个疗程。结果,痊愈 41 例,有效 16 例,无效例,总有效率 95%。② 段氏[14]以桂枝龙骨牡蛎汤加味治疗崩漏 80 例,均为功能失调性子宫出血症。患者除阴道大量长期出血外,伴有月经先后不定期,月经期延长,腰酸,腹部坠胀,周身萎软无力,自汗盗汗,夜卧不安或寐则乱梦纷纭,头痛头晕,耳鸣,纳呆,大便溏稀,舌苔薄白,舌质暗有瘀斑,或舌质淡,舌体胖,脉沉细或弦濡。治疗方药:桂枝、白芍、生姜、大枣、煅龙骨、煅牡蛎、川续断、丝瓜络、金樱子、杜仲。每月在月经来潮前 1 周服药 6～12 剂,疗程 3 个月经周期。结果,痊愈60 例,显效 10 例,好转 2 例,总有效率 97.5%,明显优于服用西药妇康片或妇宁片(醋酸甲地孕酮)的总有效率 75% 的对照组。

8. 更年期综合征　马氏[15]报道,以桂枝加龙骨牡蛎汤治疗更年期综合征 32例,均有潮热、出汗、情绪波动大、月经不规则症状,伴头晕、头胀、头痛 20 例,伴四肢麻木 18 例,伴失眠 22 例,中下腹下坠感 12 例。基本用药:桂枝、白芍、干姜、生甘草、大枣、龙骨、牡蛎、淮小麦、炒酸枣仁。15 剂为 1 个疗程,总疗程为 45 天。结果,治愈 20 例,好转 8 例,无效 4 例,总有效率 87.5%。

9. 儿童多动症　儿童多动症是一类颇为常见的儿童行为问题,宜早期治疗,否则会出现某些严重的症状,如学习困难、心理异常、反社会行为等问题。张氏[16]用桂枝加龙骨牡蛎汤加味治疗本病 28 例,疗效满意,基本方为桂枝 9 g,白芍、龙骨、牡蛎各 15 g,大枣、酸枣仁、莲子心、百合、佛手各 10 g,甘草 2 g。经 2～6 个疗程后,治愈 18 例,显效 6 例,无效 4 例,总有效率 86%。

10. **肠易激综合征** 肠易激综合征(IBS)是胃肠道常见的功能性疾病,多因精神因素的躯体症状化而常有腹痛、腹泻、便秘等症状,又缺乏形态学和生化指标异常改变可以解释的症状群,其特征是肠道功能的激惹性。王氏[17]选取门诊患者106 例,治疗组 66 例,对照组 40 例两组均予心理疏导,饮食调节,生活规律。治疗组予桂枝加龙骨牡蛎汤加味治疗:桂枝 12 g,白芍 12 g,生姜 12 g,甘草 6 g,大枣15 g,龙骨 15 g,牡蛎 15 g。对照组予匹维溴铵 50 mg,每日 3 次口服;丽珠肠乐胶囊(双歧杆菌活菌)1 粒,每日 3 次口服。两组疗程均为 30 d。随访 6 个月。两组近期临床疗效比较,治疗组痊愈 15 例,显效 23 例,有效 22 例,无效 6 例,总有效率60%。对照组治愈 5 例,显效 9 例,有效 13 例,无效 13 例,总有效率 27%。6 个月后治疗组复发率较低,总有效率仍高于对照组($P<0.05$)。

【现代研究】

药理作用 实验显示[18]桂枝加龙骨牡蛎汤所试 3 个剂量组均能明显减少小鼠的自主活动,并有明显量效关系。桂枝汤小、中剂组亦显示出抑制小鼠自主活动的作用,但作用弱于桂枝加龙骨牡蛎汤。桂枝加龙骨牡蛎汤还能降低发生惊厥的小鼠数,而桂枝汤在所用剂量下对戊四氮所致惊厥发生率无明显抑制作用。

(杨文喆)

【参考文献】

[1] 卢昌义.2002.桂枝加龙骨牡蛎汤治疗盗汗 96 例.吉林中医药,2(22):20

[2] 骆新生.2001.桂枝加龙骨牡蛎汤治疗心衰之汗证 52 例小结.甘肃中医,6(14):21

[3] 王翠荣.1995.桂枝加龙骨牡蛎汤新用.河南中医,1(15):14—15

[4] 王义忱.1999.桂枝加龙骨牡蛎汤治惊恐症验案三例.北京中医,4(18):36

[5] 姚杰.2001.桂枝加龙骨牡蛎汤治疗虚性不寐 72 例.河北中医,9(23):690—691

[6] 王景福,贾东强.1995.桂枝加龙骨牡蛎汤合交泰丸治疗尿频症 36 例.河北中医,(2):61

[7] 成立长.1999.桂枝加龙骨牡蛎汤化裁治疗小儿下元虚冷型遗尿 104 例.安徽中医临床杂志,4(11):99

[8] 陈国恩,黄显达.1985.桂枝加龙骨牡蛎汤临床应用.陕西中医,1(6):25—26

[9] 阳怀来.1996.桂枝甘草龙骨牡蛎汤治疗甲状腺功能亢进症 38 例.实用中医药杂志,12(3):3

[10] 吴有超,李民键.1995.桂枝加龙骨牡蛎汤治疗不育症 25 例.吉林中医药,(3):25—26

[11] 何克哲.1990.桂枝加龙骨牡蛎汤治疗遗精 50 例.浙江中医杂志,25(1):5

[12] 张苍.2010.桂枝加龙骨牡蛎汤治疗遗精 49 例.湖南中医,(9):19

[13] 刘冬岩,董联玲.1998.桂枝加龙骨牡蛎汤治疗慢性宫颈炎 60 例临床观察.山西中

医,6(14):11

[14] 段宗英.1998.桂枝龙骨牡蛎汤加味治疗崩漏 80 例临床分析.北京中医,4(17):27—28

[15] 马汝超.2000.桂枝加龙骨牡蛎汤治疗更年期综合征 32 例.安徽中医临床杂志,3(12):204

[16] 张晓华.2003.桂枝加龙骨牡蛎汤治疗儿童多动症 28 例.四川中医,21(10):75—76

[17] 王继建.2010.桂枝加龙骨牡蛎汤治疗肠易激综合征 66 例.中国中医急症,19(7):1126—1127

[18] 贺玉琢,李晓琴,郭淑英.1991.桂枝汤和桂枝加厚朴杏子汤、桂枝加龙骨牡蛎汤的药理作用比较.中药药理与临床,7(1):1—3

$18.$ 小建中汤

【经典概述】

小建中汤见于《金匮要略·血痹虚劳病脉证并治第六》,用于治疗"虚劳里急,悸,衄,腹中痛,梦失精,四肢酸疼,手足烦热,咽干口燥"之证。里急,悸,衄,腹中痛是阳气虚寒之症,梦失精,四肢酸疼,手足烦热,咽干口燥是阴虚内热之症,证属阴阳两虚,寒热错杂。补阳散寒不可太热以免重伤阴血,养阴清热不可太寒以免重伤阳气,故小建中汤中以桂枝汤温阳散寒,犹恐太热伤阴,倍芍药养血滋阴清热,并加饴糖补中健脾,甘温扶阳,以复中焦气血生化之职,俾阳生阴长,阴平阳秘。

【临床应用】

1. 肠易激综合征 杨氏[1]用小建中汤加减治疗肠易激综合征 36 例,基本方桂枝、炙甘草各 6～9 g,大枣 4 枚,白芍 15～18 g,生姜 9 g,饴糖 40～60 g,血虚明显者加当归,自汗、盗汗明显者加浮小麦、茯神,便秘严重者加火麻仁、瓜蒌,治疗后总有效率达 88.9%。

2. 消化系统溃疡 周氏[2]用小建中汤治疗消化系溃疡 80 例,均经胃镜检查确诊,其中胃溃疡 23 例,十二指肠球部溃疡 55 例,幽门螺杆菌均为阳性,小建中汤加徐长卿为基本方,脾胃虚弱加黄芪、山药、党参,肝郁加川楝子、柴胡、佛手,气滞加木香、砂仁、枳壳,血瘀加丹参、三棱、莪术,郁热加黄连、蒲公英,寒湿重者改生姜为干姜,加吴茱萸,食滞加神曲、谷芽、麦芽,4 周为 1 个疗程,36 例溃疡消失,幽门螺杆菌转阴,好转 39 例,总有效率为 93.75%[2]。

3. **习惯性便秘** 张氏[3]用小建中汤加白术治疗习惯性便秘 20 例,临床表现为腹满痞胀,大便秘结,病程在 2～20 年不等,2 剂 1 个疗程,1～4 个疗程后,大便通畅,腹满消失,停药 1 月未复发者 16 例,有效 4 例。

4. **室性早搏** 刘氏[4]以《伤寒论》102 条"伤寒二三日,心中悸而烦者,小建中汤主之"为依据,用小建中汤治疗室性早搏 60 例,结合症状和心电图检查,排除缺血性心脏病、高血压性心脏病、风湿性心脏病、原发性心肌病等心血管系统其他疾病可能,对于心率在 60～75 次/分的病例疗效显著,心悸、胸闷、呼吸困难明显减轻,心电图显示早搏明显减少,缓解 3 个月内无复发,有效率达 90.6%,而对心率在 75～90 次/分的病例有效率只有 35.7%,所有有效病例见效时间都在服药后的 7 天之内,提示小建中汤治疗室性早搏服用越早,疗效越好。 (汪泳涛)

【参考文献】

[1] 杨军.2005.小建中汤加减治疗肠易激综合征 36 例.陕西中医,26(9):920
[2] 周光前.2004.小建中汤治疗消化系溃疡 80 例.实用中医内科杂志,4(17):492
[3] 张春蓉.2004.小建中汤加白术治疗习惯性便秘 20 例.新中医,36(2):61
[4] 刘涛.2005.小建中汤治疗室性早搏 60 例临床观察.中国实验方剂学杂志,11(6):50

19. 黄芪建中汤

【经典概述】

黄芪建中汤出自《金匮要略·血痹虚劳病脉证并治第六》,本方由黄芪一两半,桂枝三两(去皮),芍药六两,炙甘草三两,生姜三两,大枣十二枚,饴糖一升所组成。方中重用饴糖为君,以建中气,温中补虚;芍药酸甘,滋阴敛营,补阴之虚又可助饴糖,缓急止痛;桂枝温阳通阳,得饴糖辛甘养阳,与芍药同用又可调营卫,燮理阴阳;生姜、大枣调营卫;甘草补中调脾胃与芍药同用甘酸化阴。综观全方有温中补虚,调和阴阳,调营卫之功。其目的在于建立中气,调补脾胃,使中气立,气血生,并能得以四运,又能从阴引阳,从阳引阴,使阴阳得以协调。主治虚劳里急,诸不足。目前其方临床应用范围不断增加,在治疗胃十二指肠疾患、溃疡性结肠炎、肠易激综合征、慢性肝炎等疾病方面取得了很好的疗效,而且还广泛应用于治疗其他多种病症。

【临床运用】

1. 胃、十二指肠疾患

（1）消化性溃疡：自质子泵抑制剂（PPI）问世以来，消化性溃疡的治疗又前进了一步，但由于其价格较贵，且具有一定的毒副反应，故临床上更多的人倾向于选择中西医结合治疗。溃疡病多属于中医学中"胃脘痛"的范畴，乃"本虚标实"之病，其多属脾不升清，不荣则痛。治以温中健脾，祛寒降逆。① 刘氏[1]用黄芪建中汤加减治疗十二指肠球部溃疡 66 例，服药 60 天后胃镜复查显示溃疡面完全愈合 46 例，溃疡面明显缩小 19 例，无变化 1 例，有效率为 98.4%。② 何氏[2]等用黄芪建中汤加减治疗消化性溃疡 45 例，45 例患者中服药 2 周后 41 例自觉症状消失，有效率 91%，其中 36 例经胃镜检查已愈合。③ 刘氏[3]以本方加减治疗顽固性十二指肠溃疡 36 例，显效 17 例，好转 16 例，无效 3 例，总有效率 91.2%。治疗后胃镜复查溃疡愈合情况：显效 16 例，好转 16 例，无效 4 例，总有效率 88.8%。④ 朱氏[4]等采用加味黄芪建中汤联合雷尼替丁治疗消化性溃疡 68 例（治疗组），并与单用雷尼替丁治疗的 52 例作对照。结果表明治疗组对临床症状、溃疡的愈合、幽门螺杆菌的清除均明显优于对照组（$P < 0.05$）。

（2）慢性萎缩性胃炎亦属中医学中的"胃脘痛"范畴，多因饮食不节、劳倦过度、忧思郁结所致，久病则损及中焦，升降失调，肝胃阴虚，营卫不和。此时非甘温不能扶其衰，不和营不能缓其急，故可用黄芪建中汤加减。① 崔氏[5]运用加味黄芪建中汤治疗慢性萎缩性胃炎 24 例，结果显效 15 例，有效 7 例，未愈 2 例，总有效率 91.7%。② 陈氏[6]采用本方加减治疗慢性胃炎 86 例，结果治愈 40 例，显效 23 例，有效 18 例，无效 5 例，总有效率 94.2%。而对照组治愈 5 例，显效 12 例，有效 15 例，无效 10 例，有效率 76.2%，两组有显著差异（$\chi^2 = 192, P < 0.01$）。

（3）胃轻瘫综合征：① 魏氏[7]运用本方和四逆散治疗胃轻瘫综合征 23 例，用吗丁啉（多潘立酮）作对照组。结果经统计学处理，观察组与对照组相比，治愈率提高 42.75%，有极显著差异（$P < 0.01$），有效率提高 39.13%，有显著差异（$P < 0.05$）。② 张氏[8]以加味黄芪建中汤治疗溃疡型胃癌 32 例，显效 12 例，有效 12 例，无效 8 例。③ 朱氏[9]用本方合补中益气汤治疗胃下垂 100 例，痊愈 78 例，好转 14 例，无效 8 例，有效率 92%。

2. 溃疡性结肠炎 溃疡性结肠炎的常用药为水杨酸类制剂（如柳氮磺吡啶）和肾上腺皮质激素（如氢化可的松），但由于其用量较大，副反应明显，患者多不能耐受，往往中途停药，而且多数患者停药后易复发。中医认为溃疡性结肠炎病位在脾胃与大小肠，与肝、肾密切相关，治疗上多从调理脾胃、肝肾、大小肠等方面着手。黄芪建中汤中黄芪益气托毒生肌，白芍、炙甘草缓急止痛，生姜、大枣、饴糖调和营卫，醒脾健胃，桂枝温经通阳。黄芪建中汤除了纠正免疫功能（免疫功能异常是溃疡性结肠炎的发病原因之一)低下之外,还有防止和减少复发的作用。何氏[10]用黄芪建中汤合柳氮磺吡啶、氢化可的松治疗溃疡性结肠炎 100 例,治疗组 50 例用黄芪建中汤、柳氮磺吡啶、氢化可的松治疗,对照组 50 例仅用柳氮磺吡啶、氢化可的松治疗。结果:治疗组临床疗效明显优于对照组($P<0.05$),且副反应的发生率低于对照组($P<0.05$)。

3. **肠易激综合征(IBS)** 是较为常见的疾病,其机制尚未完全清楚,一般认为饮食、情志、气候、劳累、药物和某些消化系统的炎症诱发中枢神经和植物神经功能紊乱,引起肠管运动和分泌功能失调所产生,其主要症状是腹痛、腹泻,其次是腹胀或便秘与腹泻交替出现,或伴有消化不良症状。IBS 属中医"泄泻"范畴,黄芪建中汤意在益气健脾,执中央以运四旁,脾得健运,则水湿消矣。据药理研究,黄芪有镇静、镇痛、提高免疫作用,同时对动物在位、离体肠管有明显抑制作用,使肠蠕动变慢;白芍对肠管有明显的解痉镇痛作用;甘草亦有解除肠管痉挛和镇痛作用,与白芍配合效果更好;桂枝亦有较好的镇痛、镇静和抗惊厥作用;生姜可使动物肠管松弛,蠕动减弱,大枣亦有镇静、镇痛作用。因此黄芪建中汤对 IBS 具有止痛、减缓肠道蠕动而止泻的功效,所以能取得良好的疗效。宋氏[11]用黄芪建中汤治疗 IBS 患者 69 例,治愈 60 例,显效 4 例,好转 3 例,无效 2 例,有效率为 97%。

4. **肝炎** 乙肝病毒携带者,在临床上虽无任何症状和体征,但对人身健康危害极大。不少学者认为其由病毒感染及湿热之邪侵袭肝胆而成,故常采用利湿清热为大法,但在临床应用中效果不甚理想。《难经·七十七难》云:"见肝之病,则知肝当传之于脾,故先实其脾气。"黄芪建中汤具有益气建中作用。据现代药理研究,益气健脾活血药具有抑制病毒复制、调整免疫功能、促进抗体形成的作用。所以黄芪建中汤加味对 HBsAg、HBeAg 阳性转阴和预防转化有效好的作用。① 李氏[12]用本方加金钱草、丹参、木瓜、黄芩、白术、郁金,每日 1 剂水煎服,治疗乙肝病毒携带者 100 例,3 个月为 1 个疗程。空白对照组 50 例,治疗 1 个疗程。结果:两组HBsAg 分别转阴 60 例(60%)、5 例(10%);HBeAg 转阴 68 例(68%)、7 例(14%)。两组比较有非常显著性差异($P<0.01$)。② 承氏[13]用黄芪建中汤加味,治疗慢性肝炎,亦获得良效。

5. **白细胞减少症** 王氏[14]用黄芪建中汤合黄连解毒汤治疗白细胞减少症 26例,效果满意。所有病例白细胞 3 次检查均在 $4.0×10^9$/L 以下,中性粒细胞百分比正常或稍低。多表现头晕乏力,四肢酸软,失眠心悸,反复感冒等。结果:17 例痊愈,6 例好转,3 例无效。痊愈病例 1 年随访,4 例复发,复采用基本方治疗,2 例痊愈,1 例好转,1 例无效。

6. **便秘** 班氏[15]应用黄芪建中汤治疗虚症便秘 50 例。结果:治愈 31 例,显效 15 例,好转 4 例。总有效率为 100%。班氏认为本方有益气润肠,养血润燥,温阳通便之功,对虚症便秘确有良效。

7. **妇科疾患** ① 许氏[16]用黄芪建中汤加香附治疗原发性痛经 32 例,结果治愈 27 例,好转 5 例。② 许氏[17]用黄芪建中汤合复方红藤散治疗盆腔炎 75 例,同时用妇科千金片作为对照组,结果治疗组显效 43 例,有效 29 例,无效 3 例,总有效率 96%;对照组显效 16 例,有效 30 例,无效 6 例,总有效率 88.4%。两组经统计学处理差异显著($\chi^2 = 8.89$,$P < 0.05$)。③ 章氏[18]等用黄芪建中汤治慢性盆腔炎、不孕症、子宫内膜异位症,获得良效。④ 王氏[19]用黄芪建中汤合理中汤治经前便血,均取得良效。

8. **儿科疾病** ① 沈氏[20]用黄芪建中汤加当归、陈皮治疗少年、儿童春秋季手足脱皮症 66 例,治愈 56 例,有效 10 例。② 刘氏[21]用黄芪建中汤治疗小儿厌食症 32 例,痊愈 26 例,好转 6 例。

9. **其他** ① 班氏[22]用本方加减治疗黧黑斑 17 例,痊愈 15 例,显效 2 例。钟氏[23]用本方加减治疗眩晕、失眠等;② 温氏[24]用本方加减治疗胃倾倒综合征、乳腺癌放疗后致消化障碍;③ 权氏[25]应用黄芪建中汤治愈鼻衄症见面黄少气、脉沉细无力,均取得满意临床疗效。

【现代研究】

在实验研究方面:① 任氏[26]认为黄芪建中汤可通过抑制胃酸分泌,降低胃蛋白酶活性,调节血清胃泌素而对脾虚大鼠胃脘痛有较好疗效。② 王氏[27]通过观察黄芪建中汤对大鼠胃黏膜组织细胞中 Mg - ATPase、SDH 和 CA 等酶活性的影响,发现脾虚组大鼠的上述酶组织化学指标明显低于正常组;黄芪建中汤可使之提高至正常水平。③ 王氏[28]认为对脾虚大鼠模型,通过用黄芪建中汤防治,可使红细胞计数、血红蛋白(HB)量、血浆白蛋白含量、红细胞 C3b 受体花环率(C3bRR)、红细胞免疫复合物花环率(IcRR)、淋巴细胞转化率趋于正常,表明黄芪建中汤有增强机体免疫力的作用。④ 万氏[29]为探讨脾虚证的免疫学变化及黄芪建中汤的免疫药理作用,采用小鼠大黄脾虚模型,用核素掺入法测定白细胞介素 - 2(IL - 2)活性、核素标记靶细胞测定自然杀伤细胞(NK)活性、微量细胞病变法测定免疫干扰素(IFN - γ)水平。结果脾虚小鼠的免疫指标明显低于正常组;黄芪建中汤可使之提高至正常水平,而对正常小鼠免疫指标无明显影响。 （杨文喆）

【参考文献】

[1] 刘谦.1999.黄芪建中汤为主治十二指肠球部溃疡 66 例疗效观察.江西中医药,30(1):26

[2] 何永宜,何智芳.2003.黄芪建中汤为主治疗消化性溃疡 45 例.南华大学学报,31(2):235

[3] 刘良福,王舞.2002.黄芪建中汤加减治疗顽固性十二指肠溃疡 36 例.湖南中医药导

报,8(12)：748

[4]　朱荣琪,叶家栋,朱雄雄.1999.黄芪建中汤联合雷尼替丁治疗消化性溃疡疗效观察.苏州医学院学报,19(2)：1323

[5]　崔美中,王海燕.1999.加味黄芪建中汤治疗慢性萎缩性胃炎.山东中医杂志,18(3)：120

[6]　陈彩国.2002.黄芪建中汤合左金丸加减治疗慢性胃炎86例.中国医师杂志,4(8)：899

[7]　魏承昌,刘连堂.1995.黄芪建中汤合四逆散治疗胃轻瘫综合征23例.山东中医杂志,14(6)：246—247

[8]　张书林.1993.加味黄芪建中汤治疗溃疡型胃癌32例.内蒙古中医药,12(4)：6

[9]　朱正云.1998.补中益气汤合黄芪建中汤治疗胃下垂100例.安徽中医临床杂志,10(2)：9

[10]　何家桐.2002.黄芪建中汤合用柳氮磺吡啶、氢化可的松治疗溃疡性结肠炎疗效观察.广东医学院学报,20(2)：128

[11]　宋海兵.1999.黄芪建中汤治疗肠道易激综合征.吉林中医药,21(3)：35

[12]　李祥松.1995.黄芪建中汤加味治疗乙肝病毒携带者100例.浙江中医学院学报,19(3)：26

[13]　承忠委.1986,黄芪建中汤临床应用举隅.吉林中医药,8(3)：22

[14]　王景举,贾东强.1995.黄芪建中汤合黄连解毒汤治疗白细胞减少症26例.浙江中医杂志,30(10)：443

[15]　班养锋.1996.黄芪建中汤治疗虚症便秘50例.新中医,28(3)：30

[16]　许扬斌.1996.黄芪建中汤治疗原发性痛经.实用中医药杂志,12(6)：16

[17]　许萍.2002.黄芪建中汤合复方红藤散治疗盆腔炎75例疗效观察.中国中医药科技,9(1)：29

[18]　章勤.2000.何少山用黄芪建中汤治妇科病三案.江苏中医,21(7)：23

[19]　王有章.1985.黄芪建中汤加减治疗经前便血.中医杂志,26(10)：27

[20]　沈道成,秦其兴.2002.黄芪建中汤加味治疗少年、儿童春秋季手足脱皮症66例.安徽中医临床杂志,14(5)：397

[21]　刘宇.1998.黄芪建中汤治疗小儿厌食症.河南中医,18(2)：51

[22]　班养锋.1995.加减黄芪建中汤治疗黧黑斑17例.山西中医,11(1)：33

[23]　钟金梨.1998.黄芪建中汤临床应用体会.浙江中医学院学报,22(2)：26

[24]　温桂荣,高广飞.2002.黄芪建中汤临床应用三则.深圳中西医结合杂志,12(6)：23

[25]　权依经.1981.古方新用.兰州：甘肃人民出版社.65

[26]　任光荣.1998.黄芪建中汤治疗溃疡病的机制.南京中医学院学报,13(1)：18

[27]　王雪萍,刘旺根,王玎玎.2003.黄芪建中汤对脾虚大鼠胃黏膜组织代谢的影响.河南中医学院学报,18(3)：25

[28]　王红伟,刘旺根,丁瑞敏.2002.黄芪建中汤对脾虚大鼠血液成分及细胞免疫功能的影响.河南中医药学刊,17(6)：16

[29] 万幸,刘倩娴,陈妙欢.1984.黄芪建中汤和补中益气汤对脾虚模型小鼠免疫调节作用的实验研究.中国实验方剂学杂志,4(5):24

20. 八味肾气丸

【经典概述】

肾气丸,又称金匮肾气丸、崔氏八味丸,可见于《金匮要略》多处。书中分别用肾气丸治疗脚气、虚劳、痰饮、男子消渴、妇人转胞等病证,体现了《金匮要略》异病同治的治疗思想。临床证候表现有:"脚气上入,少腹不仁","虚劳腰痛,少腹拘急,小便不利","短气有微饮,伴畏寒足冷,小便不利,可见咳喘肢肿","消渴,小便反多,饮一斗,小便一斗"或"妇人转胞不得溺,烦热不得卧,饮食如故,反倚息,舌淡,脉沉细"等。诸证病机皆属肾气虚弱,气化不利。

肾气丸用少火生气法来振奋肾气,其中三补三泻的配伍堪称经典。主药干地黄即现之生地,性甘苦寒,功能补肾填髓,是补肾阴首选药。泽泻入肾经,消水泄热,利小便,并防地黄过于滋腻。山茱萸酸微温,归肝肾经,补益肝肾,收涩固精,可治肾虚所致的小便多、遗精。配以丹皮凉肝清血热,活血散瘀,并制约吴茱萸的温涩之性,又可消肾水不足引起的虚火。怀山药甘平,补益脾肾之阴,兼涩精,配茯苓健脾利水,使补而不腻。桂枝与泽泻、茯苓配伍通阳化气利水,炮附子温肾阳,助肾气化,二药有"少火生气"之意。诸药相合,肾阴得补,肾阳得助,水饮得消,而肾气复。因其疗效确切,配伍精当,后世医家一直将它作为补肾的基础方沿用。六味地黄丸、知柏地黄丸、杞菊地黄丸、左归丸、右归丸等皆由此方衍生而来。至今此方仍是临床常用的名方之一,且应用范围不断扩大。

【临床应用】

1. **慢性心力衰竭** 谭氏[1]等对金匮肾气丸治疗慢性心力衰竭进行对比观察。62例慢性心衰患者随机分为2组,观察组口服金匮肾气丸(北京同仁堂),对照组给予地高辛。两组疗程各3个月,开始时两组均服利尿剂安体舒通(螺内酯)20 mg,每日3次,连用14天。治疗结果:观察组总有效率84.4%,对照组总有效率80%,无显著差异。经超声心动图检测,治疗后两组的射血分数(EF)和输出量(CO)均显著高于治疗前,组间比较无差别。但观察组心胸比例缩小明显优于对照组,有显著差异。说明金匮肾气丸能抑制或逆转心脏重构的发展,而增强心脏的代偿能力,延长患者的存活时间。并且服用该药后,畏寒肢冷、腰酸腿软等肾阳虚症状也消除或减轻,而对照组却未见到这方面作用。不良反应在观察期间尚未发现。结论认为,应用金匮肾气丸治疗心衰值得临床推广,或者与洋地黄类药物交替使用,尽量减少后者的用药时间和累积剂量。

2. 缓慢性心律失常 傅氏等[2]采用金匮肾气丸(浓缩丸),每日 3 次,每次 16 粒,治疗缓慢性心律失常 60 例,同时与生脉饮组 30 例、心痛定(硝苯地平)组 30 例作对照观察,3 组治疗均以 30 日为 1 个疗程。结果显示:肾气丸组显效 2 例,好转 35 例,无效 23 例,总有效率为 61.60%,明显高于生脉饮组(总有效率 23.33%)和心痛定组(总有效率 30.00%),组间比较有显著性差异。

3. 高血压 从氏[3]报道使用金匮肾气汤加龙骨、牡蛎治疗 52 例较难治的高血压患者,取得满意疗效。处方:干地黄、淮山药、山茱萸、泽泻、丹皮、茯苓、制附子、桂枝、生龙骨、生牡蛎。李氏[4]等用金匮肾气丸治疗高血压病 68 例,患者血压在 150～180/90～120 mmHg 之间波动。取浓缩金匮肾气丸,早、中、晚各服 10 丸,60 天为 1 个疗程,治疗 3～4 个疗程判断疗效。总有效率 91.25%。认为凡症见肾阳不足,高血压患者可服仲景牌金匮肾气丸以治其本。如果属肾阴不足,肝阳上亢型高血压可服杞菊地黄丸治疗效果也佳。服法、疗程同本组治疗方法。

4. 高血压合并稳定型心绞痛 陈氏等[5]观察自拟肾气丸加减方治疗虚证高血压病合并稳定型心绞痛的临床疗效。将 64 例患者随机分为治疗组(44 例)和对照组(20 例),治疗组采用自拟肾气丸加减方:附子 9 g,杜仲 15 g,山药 10 g,山茱萸 9 g,茯苓皮 15 g,泽泻 15 g,汉防己 15 g,地龙 9 g 等。头晕明显加天麻、夏枯草;失眠加酸枣仁;项强加葛根;畏寒肢冷、小便清长加肉桂;胸闷加益母草。每日 1 剂,早晚各 150 mL。对照组采用珍菊降压片联合消心痛(硝酸异山梨酯)片治疗。珍菊降压片每日 3 次,每次 1～2 片,口服;消心痛每日 3 次,每次 5～10 mg,口服。观察 2 组治疗者前后的心绞痛疗效、心电图疗效和血压变化情况。结果:2 组治疗后血压均明显降低($P<0.05$);治疗组心绞痛和心电图疗效分别为 81.8%、65.9%。统计上组间无差异。

5. 2 型糖尿病 刘氏[6]报道以金匮肾气丸治疗阴阳两虚型 2 型糖尿病 62 例。治疗结果:显效 13 例,有效 35 例,无效 14 例,总有效率 77.42%。且治疗后空腹血糖(FBG)、餐后 2 小时血糖(P2BG)、糖化血红蛋白(HbAlc)、胰高血糖素水平均明显降低。($P<0.05$);胰岛素-C 肽(C-P)释放实验 60 分钟时段胰岛素及 C 肽水平有明显提高。结论:金匮肾气丸治疗阴阳两虚型 2 型糖尿病有明显降糖作用,其作用机制与改善胰岛素分泌有关。

6. 糖尿病肾病 何氏[7]以金匮肾气丸为主治疗糖尿病肾病 46 例。结果显效 17 例,有效 21 例,无效 8 例。总有效率 82.6%。按中医辨证分型:肝肾气阴两虚

15 例,总有效率 73%,脾肾阳虚型 26 例,总有效率 84%,阴阳两虚型 5 例,总有效率 60%。基本方:熟地、益母草、黄芪各 20 g,山药 15 g,山茱萸、茯苓、牛膝、泽泻、当归、水蛭各 12 g,丹皮、附子、桂枝各 5 g。加减:肝肾气阴两虚型,加女贞子、天麻;脾肾阳虚型,加党参、白术;阴阳两虚型,加冬虫夏草、补骨脂等。若血压高,加钩藤、珍珠母;胸闷恶心者,加法半夏、陈皮;皮肤瘙痒者,可加地肤子、蝉蜕;湿热内盛者,加黄芩、蒲公英、薏苡仁等。治疗 4 周为 1 个疗程,2 个疗程后评定疗效。

7. 糖尿病周围神经病变 王氏[8]以金匮肾气丸合用常规西医治疗糖尿病周围神经病变 33 例作为治疗组,另外常规西医治疗 32 例作为对照组。结果:总有效率 72.7%(27/33),总有效率 25%(8/32),治疗组总有效率明显优于对照组($P<$0.05)。结论:金匮肾气丸治疗糖尿病周围神经病变的疗效满意。方药组成:制附片 5 g,桂枝 20 g,淮山药 10 g,枣皮 10 g,丹皮 10 g,生地 15 g,茯苓 15 g,葛根15 g,细辛 5 g,黄芪 30 g。随证加减:瘀血重者加丹参 12 g,鸡血藤 15 g;阴虚重者加枸杞 15 g,麦冬 15 g;气阴两虚者加党参 15 g,麦冬 15 g,五味子 10 g。疗程 12 周。

8. 尿崩症 彭氏[9]报道用金匮肾气丸治疗脑外伤后尿崩症 30 例。方药:干地黄 30 g,山药、山茱萸各 15 g,泽泻、茯苓、丹皮各 12 g,桂枝、炮附子各 4 g。水煎服,日 1 剂,同时注意维持水和电解质平衡,治疗 2 周为 1 个疗程。治疗结果:服药 1 个疗程后治愈 21 例,好转 8 例;未愈的病例再服药 1 个疗程后治愈 8 例,未愈 1 例,治愈率 96.7%。

9. 甲状腺功能减退症 ① 卢氏[10]以金匮肾气丸加味(车前子、木通),水煎服每日 1 剂,配合应用小剂量甲状腺激素(甲状腺片,20～40 mg/d)治疗甲状腺功能减退症 20 例,总有效率 95%;与单纯应用西药的对照组 14 例,甲状腺片 60～120 mg/d,总有效率 63%相比,组间存在显著性差异($P<$0.05)。② 周氏[11]以加味金匮肾气丸加甲状腺素片治疗甲状腺功能减退患者 34 例,制附片 10 g,肉桂、山茱萸 10 g,山药 30 g,茯苓 15 g,泽泻 10 g,丹皮 6 g,巴戟天10 g,补骨脂 10 g,淫羊藿 10 g,当归 10 g,炙甘草 6 g。反应呆钝者加郁金、石菖蒲各10 g;胸闷、心包积液者加葶苈子 15 g,大枣 10 g;厌食消瘦者加陈皮 10 g,砂仁10 g。甲状腺片每日 30 mg,原服用甲状腺片者,剂量减半,再逐渐减至每日30 mg。2 个月为 1 个疗程。结果:显效 22 例,有效 10 例,无效 2 例,有效率 94%。

10. 痛风 钟氏等[12]以金匮肾气丸汤剂治疗 33 例痛风急性发作患者,取得较好疗效:33 例中治愈 14 例,好转 18 例,无效 1 例,总有效率 97%。方药:干地黄 15 g,山药 15 g,山茱萸 15 g,泽泻 20 g,茯苓 20 g,丹皮 12 g,桂枝 10 g,熟附子 15 g。复煎 1 次混合,早晚分服。

11. 脂肪肝 杨氏等[13]报道以肾气丸化裁治疗脂肪肝 62 例。治疗组 62 例,方药:生地黄 30 g,熟地黄 15 g,牡丹皮 10 g,山药 30 g,熟附子 10 g,桂枝 6 g,茯苓 30 g,泽泻 10 g,广陈皮 30 g。对照组 58 例,方药:绞股蓝 30 g。用法:2 组患者均为每日 1 剂,水煎,分 2 次服。每周服药 6 天。休息 1 天,女性月经期停服。服药天数均为 30 天。结果治疗组总有效率 85.5%,对照组总有效率 31%。

12. 肾病综合征 ① 蔡氏[14]报道采用金匮肾气丸合玉屏风散加五加皮,配合西医常规治疗 55 例肾病综合征患儿。疗程均为 10~12 个月,治愈 48 例,好转 7 例,无效 0 例,死亡 0 例。治愈率 87.27%,有效率 100%。结论:中西医结合治疗儿童肾病综合征效果优于单纯西医治疗,能增强疗效,增强机体免疫力,减轻西药的毒副反应,减少病情复发,使激素减量顺利完成。并发现上述方法对单纯性肾病治疗效果很满意,对其他类型的肾病如膜性肾病伴节段肾小球硬化,疗效还并不满意,复发率较高,尚待进一步研究。② 吕氏[15]等观察金匮肾气丸在肾病综合征患者激素撤减阶段的临床疗效。将 80 例患者随机分为治疗组和对照组,治疗组 40 例,激素撤减阶段加服金匮肾气丸;对照组 40 例,强的松按常规减量服用。结果:治疗组在中医证候积分、24h 尿蛋白定量、尿 17－OH 及血皮质醇浓度方面与对照组比较,差异均有显著性($P<0.05$)。结论:金匮肾气丸在肾病综合征患者激素撤减阶段有减轻激素不良反应,防止病情复发和加重的作用。

13. 前列腺增生 佩氏[16]报道以金匮肾气丸加减治疗 64 例前列腺增生。方药:熟地、黄芪、怀牛膝各 30 g,桂枝、丹皮各 10 g,附子 6 g,茯苓、泽泻各 20 g,桔梗 5 g,丹参 15 g。下焦湿热炽盛去附子,加墓头回、鸭跖草、半边莲、黄柏;瘀浊阻塞加琥珀、五灵脂、蒲黄;肝郁气滞加柴胡、枳壳、青皮;膀胱结右伴尿血加海金沙、鸡内金、白茅根、茜草。日 1 剂水煎服,10 日为 1 个疗程。症状消失后,每周 2 剂,用 3 个月。结果:治愈 33 例,好转 24 例,无效 7 例。总有效率 89%。

14. 慢性前列腺炎 杨氏[17]报道以前列合剂治疗慢性前列腺炎 30 例。采用中药前列合剂(金匮肾气丸加减):熟地、薏苡仁各 30 g,山药、茯苓、仙灵脾、萆薢各 15 g,山茱萸、丹皮、泽泻、桃仁、苍术、黄柏、甘草各 10 g,肉桂、炮附子各 6 g,琥珀 5 g。结果:总有效率 90%,对照组前列康总有效率 66.7%。两组疗效比较有显著差异($P<0.05$)。提示:本方具有补肾利湿,清热通淋的功效。

15. 复发性膀胱炎 李氏[18]等报道用金匮肾气丸治疗反复发作膀胱炎 218 例。其中治疗组 218 例,以金匮肾气丸(北京同仁堂制药厂)口服,每次服 1~2 丸。每日 2 次,连续服药半个月为 1 个疗程。服药期间忌食辛腻之物,劳遇适度,并停用各类中西药物。对照组 30 例,口服氟哌酸(诺氟沙星)0.2 g,每日 3 次,环丙沙星 200 mg,每日 3 次,连服半个月。结果:治疗组:218 例,基本控制 145 例(66.5%),显效 70 例(32.1%),总有效率 98.6%。对照组 30 例,基本控制 12 例(40.0%),显效 18 例(60.0%)。总有效率 100%。两组的基本控制率相比较有非常显著差异($P<0.01$)说明治疗组疗效优于对照组,且治疗组服药期间未见任何毒副反应。而对照组患者出现二重感染、药疹、耐药等毒副反应。

16. 复发性泌尿系结石 杨氏[19]以金匮肾气丸加味治疗复发性泌尿系结石

102 例,并与结石通治疗的 80 例作对照观察。结果:治疗组治愈 70 例,显效 20 例,有效 6 例,无效 6 例,总有效率为 94%。对照组治愈 43 例,效 12 例,有效 10 例,无效 15 例,总有效率 81%。两组疗效比较,差异有显著性意义($P<0.05$)。方药:金钱草、海金沙、鸡内金、郁金、山药、熟地、山茱萸各 30 g,茯苓、泽泻、丹皮各 20 g,桂枝、白附片各 15 g,牛膝 10 g。每天 1 剂,水煎取液 1500 mL,分 3~4 次服用,治疗 1 个月为 1 个疗程。

17. 脑梗死后尿频 刘氏[20]报道观察金匮肾气丸治疗脑梗死所致皮层性尿频的疗效。症状表现:患者的症状在急性中风后 1~2 天内出现,临床上以尿频为主诉,频频去厕,每次排尿量少,轻者每日排尿 10 余次,严重者昼夜排尿 30 余次。多患者伴有面色苍白或黧黑、腰膝酸冷、精神不振、头晕乏力、舌淡胖、脉虚弱、尺脉沉微等表现。方法:对 60 例脑梗死所致皮层性尿频患者随机分为两组,治疗组用金匮肾气丸合治疗脑梗死常规药物,对照组单用治疗脑梗死常规药物。结果:治疗组有效率 83.33%,对照组有效率 46.70%,两组间具有显著性差异。结论:金匮肾气丸治疗脑梗死所致皮层性尿频疗效显著。

18. 尿道综合征 ① 李氏[21]报道以金匮肾气丸加味治疗女性尿道综合征 31 例。其中治疗组方药:熟地黄 24 g,山药、山茱萸、茯苓各 12 g,牡丹皮、泽泻、杜仲、怀牛膝、车前子各 10 g,桂枝、炮附子各 3 g,每日 1 剂,水煎,分早晚服。病情缓解后,以金匮肾气丸(浓缩丸)巩固疗效,每天 3 次,每次 10 粒。对照组:口服谷维素、氟哌酸、安定(地西泮)。2 组患者治疗期间均停服其他药物,14 天为 1 个疗程。共治疗 3 个疗程。治疗结果:治疗组治愈 19 例,好转 9 例,无效 3 例,总有效率 90.32%。对照组治愈 7 例,好转 7 例,无效 14 例,总有效率 50.00%。两组有效率比较,有显著性差异($P<0.05$)。治疗组效果优于对照组。② 邱氏[22]等以加味金匮肾气丸(党参、桑寄生、熟地黄、杜仲各 20 克,山茱萸、山药、茯苓各 15 克,牡丹皮、泽泻、怀牛膝、车前子各 10 克,桂枝、制附子各 6 克)治疗老年性尿道综合征 60 例,总有效率为 91.67%,对照组 60 例用安定、谷维素、维生素 E,治疗有效率 53.83%,1 年后复发率治疗组 33.33%,对照组复发率 80.00%,两组比较有显著差异($P<0.01$)。

19. 小儿遗尿 杜氏[23]等报道以金匮肾气丸治疗小儿遗尿 39 例。经 2~4 周单纯服用金匮肾气丸的治疗,治愈 31 例(79.5%),好转 5 例(12%),无效 3 例(7%),总有效率 92%。

20. 肾阳虚型不育症 何氏[24]等报道选择符合肾阳虚型少精症、弱精症诊断标准的男性不育症患者 38 例,予以金匮肾气丸口服治疗。治疗前后作精液分析,并检测促卵泡激素(FSH)、黄体生成素(LH)、睾丸酮(T)、泌乳素(PRL)和雌激素(E2)。结果:38 例患者显效 29 例,有效 6 例,无效 3 例,总有效率 92.1%。患者精子活率、精子活力、精子总数均明显提高。FSH、LH 和 T 均有明显上升。结论:

金匮肾气丸能改善精子质量,有效治疗肾阳虚型不育症。

21. **男性乳房发育** 石氏[25]报道采用肾气丸合小金丹治疗男性乳房异常发育症100例。结果:临床治愈78例,占78%,显效13例,有效1例,无效5例,总有效率95%。

22. **咳喘** 黄氏[26]认为运用金匮肾气丸治疗肾阳虚弱,肾气不足所引起的哮喘,咳嗽,假咳等病证上有明显的优势。他使用金匮肾气丸(北京同仁堂),成人剂量普遍为25粒每次,早晚各1次。配合治疗的240例哮喘(冷哮)患者中,早期未使用金匮肾气丸,只采用常规抗炎、止咳、平喘治疗的有60例,由于愈后复发,后加入金匮肾气丸配合治疗者180例。治愈率75%。364例咳嗽患者,382例假咳患者服药3~4个月以上都取得较好的疗效。

23. **肾阳虚型胃下垂** 林氏[27]等对64例胃下垂肾阳虚证患者运用肾气丸治疗。处方:熟附子、茯苓、泽泻、牡丹皮各10 g,肉桂(后下)5 g,熟地黄30 g,山药20 g,山茱萸15 g。腹坠痛明显者加枳壳10 g,久病者加桃仁10 g,便秘者加白术、枳实各10 g。用法:水煎服,每天1剂,复煎。1月为1疗程。治疗3个疗程观察疗效。结果:治愈23例,好转34例,无效7倒,总有效率89.06%结论:肾阳虚是胃下垂疾病发病过程的证候之一,采用补肾益气疗法对胃下垂的治疗有确切疗效。

24. **肠易激综合征** 何氏[28]报道以金匮肾气丸治疗50例肠易激惹综合征50例获得良效。患者经确诊后停用其他药物,服金匮肾气丸(浓缩)8粒,每日3次。50例患者服药2~3周,大便开始成形连续服用3个月后停药。36例未复发,占72%,12例停药后2周有反复,经巩固治疗2个月后未复发,占24%。

25. **老年退行性椎管狭窄症** 宋氏[29]报道以金匮肾气丸加减治老年退变性椎管狭窄症48例。药用:熟地30 g,山药、山茱萸各20 g,丹皮、茯苓各15 g,附子、肉桂各10 g,泽泻、地龙、牛膝各15 g,赤芍20 g,鸡血藤30 g,红花、续断各15 g,寄生20 g。适应证为寒偏胜,证见:腰腿痛剧烈,肢冷喜热,转侧不利,夜不能寐,舌淡苔白,脉沉迟。若湿偏胜,以上方散寒祛湿药再加独活20 g,萆薢30 g,苍术15 g,去续断;若风偏胜,上方加除风祛湿的秦艽20 g,威灵仙、防风各15 g,若麻木加全蝎、乌梢蛇各10 g;间歇性跛行加黄芪30 g,蝉蜕6 g,僵蚕10 g;脉细数无力,便结溺赤,虚火时炎,则减桂附,防灼其阴。每1个疗程21天,休3天后再服第2个疗程。治疗结果:优:用药1个疗程,腰腿痛基本消失,无间歇性跛行,恢复原来工作39例;良:用药2个疗程,腰腿痛部分消失,连续步行1 km以上,基本恢复工作6例;可:连续用药3个疗程,有轻度腰腿痛,步行500 m时,需弯腰休息,部分恢复工作2例;差:用药3个疗程以上,腰腿痛无好转,不能继续工作1例。

26. **腰椎增生性脊椎炎** 刘氏[30]等报道以金匮肾气汤治疗腰椎增生性脊椎炎36例。方药:熟地20 g,山药15 g,茯苓15 g,泽泻10 g,丹皮12 g,枣皮10 g,炙附片30 g,桂枝20 g。伴有下肢关节疼痛,可酌加独活15 g,牛膝15 g,蜈蚣2条;腰部疼痛遇天阴下雨加重,可酌加威灵仙15 g,独活15 g,细辛6~8 g,乌梢蛇20 g。每2日1剂,10日为1个疗程,3个疗程后结果:显效30例,好转6例。

27. 牙周炎　冯氏[31]以金匮肾气汤治疗52例牙周炎患者。结果治愈34例,好转12例,无效6例。药用:熟地、山茱萸、山药、枸杞子各8 g,丹皮、茯苓、泽泻各6 g,熟附子(先煎)、肉桂各3 g,水煎服,每日1剂。夏季可减少附子、肉桂的用量到1~2 g,如伴有牙周脓肿,上方去肉桂、附子,加入当归、黄连各6 g,生地10~20 g,口臭者,加石膏20 g,知母8 g。1个月为1个疗程。52例最短1个疗程,最长3个疗程。

28. 复发性口腔溃疡　卢氏[32]等报道用金匮肾气丸加减治疗复发性口疮64例,选用金匮肾气丸改为汤剂,每日1剂。方药如下:熟地12 g,淮山药15 g,丹皮9 g,茯苓9 g,山茱萸9 g,泽泻10 g,附片6 g,肉桂3 g。加减法:兼脾阳虚者加干姜、白术;口干明显者,生地易熟地,再加麦冬、元参;兼有心火者,去附片加黄连以反佐;兼胃火者加知母,肝肾阴虚者加女贞子、旱莲草。治疗结果:痊愈52例(复发口疮愈合,随访2年未复发)占81%,显效9例(复发口疮愈合加快,复发间歇期延长,再发症状明显减轻)占14%,无效3例(治疗前后症状无变化),占5%,总有效率95%。

29. 阳虚型鼻衄　傅氏[33]报道以金匮肾气汤加减治疗肾阳虚型鼻出血32例。基本方:肉桂(冲)2~3 g,制附子10 g,熟地10 g,山药10 g,山茱萸10 g,茯苓10 g,丹皮10 g,泽泻10 g,三七(冲)3 g,茜草10 g,藕节10 g,煅龙骨24 g,煅牡蛎24 g。加减法:大便秘结者加大黄10 g;高血压者加夏枯草15 g,牛膝10 g;出血较多而见面色苍白者加阿胶(另烊)10 g;鼻黏膜糜烂者加炮山甲6 g,乳香3 g,没药3 g。15岁以下儿童用量酌减。服药期间戒烟酒、忌食生冷腥荤及辛辣燥热之品。临床随访半年。治疗结果:本组32例患者中治愈27例,有效3例,无效2例,总有效率93.8%。

30. 中心性浆液性脉络膜视网膜病变　王氏等[34]报道用金匮肾气丸治疗中心性浆液性脉络膜视网膜病变124例。方药以金匮肾气丸方为基础:附子5 g,桂枝5 g,干地黄30 g,茯苓15 g,泽泻15 g,山药20 g,山茱萸20 g,牡丹皮15 g。结合季节、病情、全身症状及眼底改变进行加减,夏季附桂少用,冬季附桂用量由小到大逐渐增加,若感到身体发热,咽干失眠,附子肉桂用量酌减,牡丹皮加倍,并加入菊花、桔梗,以患者自觉视物好转且又未出现不良反应为附子肉桂最佳用量。结果:124例127只眼中,治愈87只眼,占68.5%;好转24只眼,占18.9%;无效16只眼,占12.5%;有效率为87.4%。其中用药1个疗程治愈者17只眼,2个疗程56只眼,3个疗程33只眼,4个疗程21只眼。

31. 化疗后白细胞减少症　姜氏[35]以金匮肾气丸加味治疗化疗后白细胞减少症53例,疗效较好,一般服中药6~8剂后白细胞恢复正常,严重的5例,服14剂后白细胞也恢复正常。方药:熟地黄 30 g,山茱萸 12 g,干山药 12 g,泽泻 9 g,茯苓 15 g,丹皮 9 g,女贞子 30 g,鸡血藤 30 g,何首乌 15 g,附子 12 g,肉桂 15 g。每日 1 剂,分早晚 2 次温服。

除上述诸病外,金匮肾气丸还可用于多种疾病,如:泌尿生殖系统:慢性肾炎,肾积水,糖尿病性膀胱炎,慢性尿道炎,产后尿潴留,老年尿失禁,顽固性遗尿,阳痿,早泄,遗精,不孕,性交不射精,白带增多,希恩综合征,功能性子宫出血,高催乳素血症,月经不调,滑胎小产,崩漏,结扎术后腰痛。心血管系统:动脉硬化,冠心病。内分泌系统:肾上腺皮质功能低下。消化系统:胃炎,胃溃疡,胃肠神经官能症,慢性乙肝。五官科:白内障,青光眼,喉痹失音,牙痛,视神经萎缩,口舌生疮,眼睑抽搐症。其他还有黑变病面部黑斑,骨质疏松,足跟痛,寒冷型荨麻疹,冷球蛋白血症,再生障碍性贫血,失眠,更年期综合征,小儿夏季热,唾涎,肝硬化腓肠肌痉挛,骨质疏松,骨结核,抑郁症,精神失常等。

【现代研究】

1. 神经系统作用机制 ① 降低副交感神经兴奋性,具激活意志和抗焦躁的双向作用,能明显增强阳虚小鼠和老年大鼠的学习记忆功能,可对抗氢化可的松造成小鼠脑组织线粒体脂质过氧化物水平的提高[36]。② 明显降低耳毒豚鼠脑干听觉诱发电位,保护听功能,减轻耳蜗听毛细胞损伤,抗庆大霉素所致豚鼠肾和耳损害[37]。③ 金匮肾气丸对惊恐刺激大鼠丘脑、海马中 c-fos 基因表达有控制和降低的作用趋势[38]。④ 能显著降低慢性束缚应激大鼠下丘脑 β-EP(β 内啡肽)免疫反应阳性强度,减少下丘脑 β-EP 免疫反应阳性细胞数目,减小下丘脑 β-EP 免疫反应阳性细胞平均总面积。⑤ 上调慢性束缚应激大鼠皮层和海马的神经营养蛋白(NT3)水平。⑥ 降低海马前强啡肽 mRNA 的表达,对慢性束缚应激可能引起的大脑海马损伤有一定的保护作用[39~41]。

2. 泌尿生殖内分泌系统作用机制 ① 改善肾功能,影响垂体肾上腺皮质功能,且能拮抗外源性激素的反馈性抑制作用,防止肾上腺皮质萎缩,利尿消肿。② 升高肾阳虚患者的糖皮质激素受体水平,ACTH 及 ACTH 基因表达水平及雄激素受体水平[42~45]。③ 观察拆方肾气丸对肾阳虚模型大鼠 HPA 轴的影响,从结果可见,阴阳双补组能增加肾阳虚模型大鼠体重,抑制下丘脑、垂体、肾上腺组织萎缩,提高血浆 ACTH、COR 含量,其作用显著优于补阳组或补阴组。补阳组与补阴组比较,在增加模型大鼠体重,抑制下丘脑、垂体、肾上腺组织萎缩方面,补阴组作用好于补阳组,这说明补阴药在仲景原方中占有重要地位,是运用二者(补阳、补阴)共同滋补肾中之精气从而达到微微生火,鼓舞肾气即"少火生气"的作用。实验结果显示,补阳组疗效最差,这提示对于肾阳虚的病证,单一补阳,不但效果不好,还可能有劫阴之弊。至于三泻(泽泻、茯苓、丹皮)在方中的作用,实验可见阴阳双补组提高模型大鼠 ACTH 的作用优于阴阳双补组(无三泻),说明此三泻有协助方中其他药物提高血浆 ACTH 含量的作用[46]。④ 肾气丸能上调肾阳虚小鼠的血清 T3、T4 水平,认为是治疗肾阳虚的机制之一[47]。⑤ 改善性功能,明显提高老年雄性大鼠血清睾丸酮及老年雌性大鼠血清雌二醇的水平[48],增加雄性大鼠附睾重量,提高精子数,活动精子百分比。明显提高大鼠受损睾丸中 cAMP 水平[49,50]。⑥ 肾气丸能够明显促进幼龄雄性大鼠睾丸、附睾组织发育,提高幼龄大鼠睾丸组织环磷酸腺苷(cAMP)水平,并能促进糖原和 DNA 的合成,说明肾气丸确能促进睾丸生精功能和性腺发育[51,52]。⑦ "劳倦过度,房事不节"肾阳虚动物模型研究发现,睾丸组织乳酸脱氢酶(LDH)总活性和精子特异酶 LDH－X 同工酶下降,雌鼠的妊娠率和每窝平均活胎数均明显降低,精子活率和精子密度明显下降,精子畸形率显著升高。金匮肾气丸治疗后,雌鼠的妊娠率和每窝平均活胎数明显升高,精子活率和精子密度明显升高,LDH,LDH－X 活力上升[53,54]。

3. 对心血管系统作用　延长心肌耐缺氧时间,抗心律失常,抗动脉硬化,抑制血小板聚集,降压[55]。

4. 对糖、脂质、氨基酸代谢作用　改善糖代谢降糖,降血脂,提高晶状体中 GSH(还原型谷胱甘肽)与 GSSG(氧化型谷胱甘肽)的含量,延缓白内障发生[56,57]。

5. 对免疫造血系统作用机制　① 增强免疫抑制小鼠腹腔吞噬细胞功能,能增加其胸腺重量,提高其溶血素含量,能促进其淋巴细转化功能,并能提高血中红细胞数[58]。② 对抗环磷酰胺造成的免疫与造血系统抑制[59]。③ 升高阳虚大鼠 IL－2 水平,胸腺指数、脾指数及淋巴细胞转化率[60,61]。④ 可抑制实验性免疫低下小鼠胸腺细胞凋亡拮抗胸腺细胞增殖抑制上调 CD28 分子表达,下调 Fas 基因的蛋白表达,下调正常小鼠 Fas 基因的蛋白表达,结论"温肾补阳方"可以通过促进免疫低下小鼠胸腺免疫细胞的增殖分化与活化,减少胸腺免疫细胞凋亡以及下调促凋亡基因 Fas 的表达以达到恢复机体的正常免疫功能[62]。⑤ 能拮抗或调节孕期惊恐引起的子代鼠 NKCA 的异常增高,有助于改善子代鼠本能行为失常,升高子代鼠 IL－2 水平[63]。

6. 对呼吸系统作用　可减轻平阳霉素所致肺纤维化大鼠的肺泡炎及纤维化程度[64]。

7. 对骨骼系统作用机制　能促进骨细胞增殖,减少骨吸收陷窝数,加速胶原的合成与分泌,促进钙盐的沉积,加快骨折局部凝血块的吸收。抑制骨吸收亢进[65]。

8. 抗衰老及突变机制　① 抑制血清脂质过氧化反应,提高血中 SOD 水平,降低 MDA 水平,抗自由基,使细胞凋亡率显著降低,提高机体抗骨髓细胞 DNA 损伤能力,升高血中 NO 水平,从而抗衰老[66,67]。② 抗突变,抑制环磷酰胺造成姐妹染色单体互换(SCE)[68]。

9. 其他　抗疲劳,抗辐射,提高谷胱甘肽(GSH)含量,过氧化氢酶(CAT)活力,抗肿瘤,增加末梢循环等。　　　　　　　　　　　　　　　　　　　　　　(刘俊)

【参考文献】

［1］　谭梅英等.2005.金匮肾气丸治疗慢性心力衰竭对比观察.华夏医学,18(1):100—101

［2］　傅华洲,童燕玲,朱祥俊.1996.金匮肾气丸治疗缓慢性心律失常 60 例临床观察.浙江中医杂志,31(5):196—197

［3］　从鹏.2001.辨证使用金匮肾气汤加龙骨、牡蛎治疗高血压体会及疗效观察.医学理论与实践,14(8):751—752

［4］　李秉涛,张居运,张晓萌.2003.金匮肾气丸治疗高血压病 68 例.中医杂志,44(10):757

［5］　陈丽英,张蓓莉,张曼韵.2005.自拟肾气丸加减方治疗虚证高血压病合并稳定型心绞痛 44 例.上海中医药杂志,39(11):18—19

［6］　刘得华.2004.金匮肾气丸治疗阴阳两虚型 2 型糖尿病 62 例临床观察.新中医,36(7):31—32

［7］　何少霞.2004.金匮肾气丸为主治疗糖尿病肾病 46 例临床观察.湖北中医杂志,26(5):40

［8］　王池凤.2005.金匮肾气丸加减治疗糖尿病周围神经病变临床观察.中华临床医学研究杂志,11(14):2013—2014

［9］　彭建.2001.肾气丸治疗脑外伤后尿崩症 30 例.实用中医药杂志,17(12):12

［10］　卢承德.1997.中西医结合治疗甲状腺功能减退症 20 例.陕西中医,18(10):448—449

［11］　周文献,朱志军.2001.加味金匮肾气汤治疗原发性甲状腺功能减退症.光明中医,(4):41—42

［12］　钟铁锋,张翼翔.1998.《金匮要略》肾气丸治疗急性痛风 33 例体会.按摩与导引,14(1):47

［13］　杨际芳,高秀娟,李爱珠.2006.肾气丸化裁治疗脂肪肝 62 例.福建中医药,37(1):7

［14］　蔡绍兴.2005.中西医结合治疗儿童肾病综合征 55 例.中华现代儿科杂志,2(8):710

［15］　吕勇,王亿平.2004.金匮肾气丸对肾病综合征脾肾阳虚证患者激素撤减的疗效.安徽中医学院学报,23(3):15—17

［16］　佩军.2001.肾气丸加减治疗前列腺增生 64 例.中华实用中西医杂志,1(14):471

［17］　杨明.2003.前列合剂治疗慢性前列腺炎 30 例.陕西中医,24(4):319

［18］　李英新,扬安婷,曲旻.2002.金匮肾气丸治疗膀胱炎 218 例临床观察.黑龙江医药,15(2):138

［19］　杨学信.2003.金匮肾气丸加味治疗复发性泌尿系结石 102 例观察.四川中医,21(9):51

［20］　刘儒盛.2005.金匮肾气丸治疗脑梗死所致皮层性尿频 30 例临床分析.中华实用中

西医杂志,18(7):955

[21] 李桂琴.2003.金匮肾气丸加味治疗女性尿道综合征 31 例.新中医,35(8):20

[22] 邱明英,何淑贞.2008.加味金匮肾气丸治疗老年性尿道综合征 60 例疗效观察.新中医,40(6):57

[23] 杜少华,赛尔格玲.2004.金匮肾气丸治疗小儿遗尿 39 例疗效分析.中国实用医学研究杂志,3(2):200

[24] 何清湖,郑毅春,李儇羽.2003.金匮肾气丸治男性不育症临床观察.天津中医药,20(1):18—20

[25] 石妙莉.2001.中药治疗男性乳房异常发育症 100 例.陕西中医,22(9):521—521

[26] 黄多术,张玉菁.2004.金匮肾气丸治疗咳喘的疗效观察.中国医药学报,19(11):700—701

[27] 林少辉等.2001.肾气丸治疗胃下垂 64 例疗效观察.新中医,33(9):29

[28] 何杭,何欣.1998.金匮肾气丸治疗肠易激惹综合征 50 例.浙江中医杂志,(8):340

[29] 宋承彦.1997.金匮肾气丸加减治老年退变性椎管狭窄症 48 例.辽宁中医杂志,24(3):119

[30] 刘国跃,刘丽斌.2005.金匮肾气汤治疗腰椎增生性脊椎炎 36 例疗效观察.云南中医中药杂志,26(3):28

[31] 冯长寿等.1998.金匮肾气汤治疗牙周炎 52 例观察.中国中医药信息杂志,5(8):40

[32] 卢普纯,戴陆庆.1997.报道用金匮肾气丸加减治疗复发性口疮 64 例.赣南医学院学报,17(3):254

[33] 傅东海.2000.金匮肾气汤加减治疗鼻出血 32 例.福建中医药,31(5):33—34

[34] 王跃进,杨爽,何建华.2003.金匮肾气丸治疗中心性浆液性脉络膜视网膜病变.河南中医,23(1):16—17

[35] 姜书敏.2001.金匮肾气丸加味治疗化疗所致白细胞减少症.河南中医药学刊,16(5):47—48

[36] 程嘉艺等.1992.肾气丸易化阳虚小鼠及老龄大鼠学习记忆能力的实验研究.中成药,14(10):33—34

[37] 王东方等.1997.金匮肾气丸拮抗庆大霉素耳毒性作用的机制研究.南京中医药大学学报,13(5):284—286

[38] 袁世宏等.2001.金匮肾气丸对"恐伤肾"大鼠丘脑、海马 c-fos 基因表达的影响.北京中医药大学学报,24(6):34—36

[39] 陈家旭等.2004.慢性束缚应激大鼠下丘脑β-内啡肽变化及中药复方对其的影响.中国医药学报,19(2):83—85

[40] 陈家旭等.2004.三种中药复方对慢性束缚应激大鼠行为及皮层和海马 NT3 的影响.北京中医药大学学报,27(2):19—23

[41] 陈家旭,李伟,赵歆.2005.慢性束缚应激大鼠海马脑啡肽 mRNA 和前强啡肽 mRNA 表达及中药复方的影响.中国应用生理学杂志,21(2):121—125

[42] 姚连初.2000.肾气丸对原发肾病综合征患者外周血糖皮质激素受体水平的影响.中

成药,22(10)：704—705

[43]　杨宏杰,郑敏.2001.阳虚患者糖皮质激素受体改变及金匮肾气丸作用的研究.第二军医大学学报,22(11)：1084

[44]　郑小伟,宋红,李荣群.2003.金匮肾气丸对肾阳虚大鼠 ACTH 影响的实验研究.中国医药学报,18(5)：280—284

[45]　郑小伟等.2004.金匮肾气丸对肾阳虚大鼠垂体 ACTH 基因表达的影响.中国中西医结合杂志,24(3)：238—240

[46]　高洁等.2007.从拆方肾气丸对肾阳虚模型大鼠 HPA 轴的影响初探"阴中求阳"配伍机制.四川中医,25(7)：15—17

[47]　陈辉,李震,陶汉华.2008.肾气丸对肾阳虚小鼠血清 T3、T4 的影响.四川中医,26(5)：6—7

[48]　程嘉艺等.1993.金匮肾气丸对老龄大鼠性激素水平的影响.中国中药杂志,18(10)：619—620

[49]　夏蓉西等.1993.肾气丸恢复受损睾丸功能的实验研究.中成药,5(11)：25—26

[50]　狄俊英等.1998.肾气丸与六神丸对靶组织 cAMP 含量影响的实验研究.天津中医,15(4)：180—181

[51]　刘红潮等.1997.肾气丸对幼龄雄性大鼠生殖系统的影响.天津中医,14(6)：270—271

[52]　张柏丽等.1995.肾气丸对大鼠睾丸组织内 DNA 和 RNA 含量的影响.天津中医,12(4)：30

[53]　朱庆均,张丹,李震.2008."劳倦过度、房事不节"肾阳虚小鼠生精功能的改变及金匮肾气丸的治疗作用.山东中医药大学学报,32(3)：239—241

[54]　李震,刘黎青,颜亭祥.2008."劳倦过度、房室不节"肾阳虚模型小鼠睾丸乳酸脱氢酶- X活性的测定.天津中医,25(2)：136—138

[55]　张建新等.1994.八味地黄丸口服液药理作用研究.中成药,16(3)：32—33

[56]　谢金龙.1993.金匮肾气丸的抗衰老作用.中成药,(11)：24

[57]　朱力摘译,1985.八味地黄丸和谷胱甘肽的代谢.中成药研究,(8)：47

[58]　马红等.2000.金匮肾气丸免疫调节作用的实验研究.中药药理与临床,16(6)：5—6

[59]　颜亭祥,李震,陶汉华.2007."劳倦过度、房室不节"肾阳虚模型小鼠免疫功能的观察.山东中医药大学学报,31(1)：78—81

[60]　冯璞等.1998.金匮肾气丸对免疫缺陷小鼠免疫造血功能的影响.中药药理与临床,14(1)：9

[61]　李伟,陈家旭,杨建新.2003.疏肝、健脾、补肾复方对慢性束缚应激大鼠行为学和免疫功能的影响.中国实验动物学报,11(1)：33—37

[62]　杨丹丹,詹瑧.2005.温肾补阳方对实验性免疫低下小鼠胸腺免疫细胞分化影响的实验研究.江苏中医药,26(3)：51—53

[63]　王宇等.1998.惊恐孕鼠对子代小鼠 IL-2 活性的影响.成都中医药大学学报,21(1)：29—30

[64] 宋建平等.2001.栝蒌薤白汤、麦门冬汤及肾气丸对平阳霉素所致肺纤维化的影响.国医论坛,16(4):40—41

[65] 石印玉等.2001.补肾中药防治原发性骨质疏松症的细胞学研究.中医杂志,42(10):621—623

[66] 王新玲,徐希国,张桂.2006.金匮肾气丸抗衰老作用临床观察.山东医药,46(16):82

[67] 张莹雯,陈友香,夏振信.2003.金匮肾气丸对老年雌性大鼠一氧化氮、性激素的影响.中成药,25(3):252—253

[68] 王明艳等.2000.4种方药对环磷酰胺诱发的SCE的抑制作用.中成药,23(3):212—214

21. 薯蓣丸

【经典概述】

薯蓣丸是张仲景治疗虚劳病的代表方,出自《金匮要略·血痹虚劳病脉证并治第六》,原为"虚劳诸不足,风气百疾"而设,由薯蓣(山药)、人参、白术、茯苓、干姜、豆黄卷、大枣、甘草、神曲、当归、川芎、芍药、干地黄、麦冬、阿胶、柴胡、桂枝、防风、杏仁、桔梗、白蔹等21味药物组成。方中薯蓣、人参、白术、茯苓、甘草等补益脾胃,其中重用薯蓣、甘草、大枣为君,助后天生化之源,以生气血;当归、阿胶、地黄补血养阴;桂枝温阳兼解肌;干姜温阳暖中;白芍、川芎调营和血,补中有通;神曲、豆黄卷宣通运化,又助参术苓草薯蓣等健脾,使补而不滞;柴胡、防风、白蔹、杏仁、桂枝宣肺祛风。综观本方补气养血,滋阴助阳,重在补益脾胃,化生气血;又具调和营卫,疏风散邪之功。故本方为扶正补虚,匡正祛邪之方。凡正虚邪盛,气血虚弱为主者,皆可用之。在《备急千金要方》、《外台秘要》、《太平惠民和剂局方》等方书中均有该方疗诸虚百损的记载。近年来,临床用于治疗心功能减退、肺源性心脏病、慢性肾炎、白细胞减少症等多种慢性虚弱性病证,取得了较为满意的效果。

【临床运用】

1. 心功能减退 绍氏[1]等以薯蓣丸,用于113例心功能减退的恢复治疗,从临床症状来判断心功能,其中提高1级者57例,提高2级者35例,提高3级者12例,无效者9例,用超声心动图测定心功能,共观察37例,治疗前每分搏量、每搏量、射血分值、射血指数、小轴缩短率均低于正常值,治疗后5项指标均有不同程度提高。心电图、胸片复查结果显示 81 例心律恢复正常,37 例心脏回缩。绍氏认为从中医角度讲,治疗心脏诸疾,特别是对心气不足、心阳衰微的慢性心功能减退者如果单用当归、胶滋腻之品纯补有形之血,远不如以疏导、温运、益气、调和等法激发无形之气,薯蓣丸则囊括诸法,方中除以四君益气运脾,当归、白芍、地黄、阿胶、大枣滋阴养血外,更以桂枝、干姜激发心中阳气,柴胡、防风、桂枝调和营卫,疏散祛邪,杏仁、桔梗、白蔹理气开郁,豆卷、神曲除湿运痰,而君药薯蓣(即山药)尤擅补"心气不足"且"镇心神",有"补虚羸,除寒热邪气,益气力"之功,诸药合用,使心气复,心阳旺,患者得以康复。另外,根据现代药理学研究提示,方中的不少药物,特别是人参、桂枝、干姜等,具有明显扩张血管、兴奋心肌、刺激冲动、增加心率等作用,可使整个心脏的传导、搏血功能大大改善。

2. 肺源性心脏病　肺源性心脏病,简称肺心病属中医"喘咳"、"虚劳"、"心悸"、"支饮"、"水肿"范畴。多由于肺部久病和年老脏气衰弱,命门火衰,不能温煦心肺,抗病力薄弱,易受风寒外邪侵袭导致。阳衰气滞,血行不畅,脾失健运,营血虚少,阳虚生内寒,寒则血凝,阴寒内盛则厥。李氏[2]以薯蓣丸化裁治疗肺心病 72 例。随机分为 2 组。治疗组以薯蓣丸每次空腹酒服 1 丸,每日 2 次。对照组用利尿剂、扩血管药物多巴胺、多巴酚丁胺及小剂量洋地黄药物等。治疗组 6 天显效 21 例,有效 12 例,无效 3 例,总有效率 92%。对照组 10 天显效 15 例,有效 10 例,无效 11 例,总有效率 69%。两组有非常显著性差异($P<0.05$)。李氏认为基本方中山药专理脾胃,人参、黄芪、五味子益气固脱生津,具有较强的抗应激作用,是肺心病急救中之圣药,熟附子、干姜甘温扶阳,辛温入心、脾、肾经,是治疗肺心病阳虚暴脱、亡阳汗出、四肢厥冷、脉微欲绝之臣药;白术、茯苓、豆黄卷、炙甘草益气调中;当归、川芎、白芍、地黄、麦冬、阿胶养血活血滋阴,柴胡、桂枝、防风祛风散邪,杏仁、桔梗、白蔹理气开郁,诸药合用,切中病机,共奏益气、温阳、化瘀、祛邪、理气开郁,以达到急则治其标、缓则治其本、标本兼治的目的。通过临床治疗观察证实,薯蓣丸治疗肺心病的效果明显,对久病体虚者疗效可靠,经随访观察,疗效持久,服用方便,无任何副反应,很值得推荐。

3. 慢性肾炎　涂氏[3]用薯蓣丸加味治疗慢性肾炎 24 例,治愈 8 例,显效 12 例,无效 4 例,总有效率 83.3%。将本方引入治疗慢性肾炎,主要是由于慢性肾炎患者卫表不固,常因外感风邪诱发宿疾,这与薯蓣丸所治病证之病机吻合。

4. 白细胞减少症　骨髓抑制是恶性肿瘤化疗过程中最常见的毒性反应,首先表现为白细胞减少,继而血小板减少,严重时全血象减少,成为化疗的剂量限制性毒性,化疗常因此而被迫中断,直接影响肿瘤的治疗和患者的生存质量。常用的西药升白类药物较多,但疗效往往欠佳或毒性较大,集落刺激因子虽然对升白细胞有特效,但价格昂贵,难以普及应用。而用中医药治疗则具有明显的优势。高氏[4]用薯蓣丸(原方减去桂枝、防风、白蔹、柴胡、麦冬,加鹿角胶、补骨脂、枸杞子等)加减配合黄芪注射穴液穴位（足三里穴）注射治疗恶性肿瘤因化疗导致白细胞减少症30例，取得较好疗效。治疗组用薯蓣丸加减，对照组用利血生、鲨肝醇、维生素。两组疗效经统计学处理有非常显著性差异，治疗组明显优于对照组。中医认为化疗后骨髓抑制是由于药毒内侵，耗气伤血，脏腑功能受损，肺、脾、肾亏虚所致。属"虚劳"范畴。薯蓣丸，善治"虚劳诸不足，风气百疾"。现代药理研究证明，薯蓣含有皂苷、糖蛋白、自由氨基酸、维生素C、甘露聚糖等有效成分，甘露聚糖已被临床广泛用于免疫增强及升白细胞。人参茎叶提取物人参皂苷能刺激骨髓造血功能，具有明显的升白细胞作用，此外还有调节中枢神经系统，改善植物神经功能，增加食欲，抗疲劳和强壮身体的作用。八珍汤能升高白细胞，显著促进网织红细胞成熟。鹿角胶、阿胶、枸杞子、黄芪、补骨脂等均可升高白细胞。足三里穴为强壮要穴，黄芪注射液足三里注射对升白细胞及改善化疗的其他毒副反应疗效均十分显著。

5. 慢性乙型肝炎患者反复感冒　　高氏[5]对46例慢性乙型肝炎反复感冒患者常规治疗肝病的同时，用张仲景名方薯蓣丸防治其感冒，疗效满意，总有效率为93.48％。《素问·评热病论篇》说；"邪之所凑，其气必虚"。慢性乙型肝炎患者反复感冒，多因肝病日久，邪毒留恋，耗伤气血阴阳，以致正气内虚，反复感受六淫外邪引起。防治之法在于缓图于平时，以期匡扶正气，提高机体抗病能力，使邪无所凑。薯蓣丸，具有益气健脾、滋阴养血、祛风散邪、理气开郁之功，主治气虚阴阳不足，兼外感风邪之疾。于证、于法、于药均与慢性乙型肝炎反复感冒患者病情相符，故取效应在情理之中。

6. 荨麻疹　　中医学称荨麻疹为"瘾疹"，俗称"风团"。根据病程的长短分为急性和慢性两种。慢性荨麻疹常反复发作，顽固难愈，患者除全身风团反复发作外，常兼见面色无华，神瘦体倦，侵风自汗等气血阴阳不足之象。发病机制以气血阴阳不足为本，风邪外袭为标。高氏[6]等以薯蓣丸治疗该病52例，取得较好疗效。治愈27例，显效18例，无效7例，总有效率为86.5％。因薯蓣丸具有益气调中、滋阴养血、祛风散邪之功，主治"虚劳诸不足，风气百疾"之患。故对于慢性荨麻疹患者尤为适合。

【现代研究】

对于薯蓣丸的实验研究，蔡氏[7]等研究发现薯蓣丸能明显增强免疫功能受抑制小鼠血中碳粒廓清能力，从而提高机体识别抗原能力和宿主排异能力。故该方能提高机体的非特异性免疫功能。薯蓣丸能提高正常小鼠外周血T淋巴细胞数，并能拮抗氢化可的松所致的外周血中T淋细胞数的下降。进一步的实验表明：薯蓣丸能增强PHA诱发的小鼠体内外周血淋巴细胞转化，并能使氢化可的松诱发淋巴细胞转化率的下降恢复到正常水平，从而提高机体免疫力。实验还表明，薯蓣丸对体液免疫功能有一定作用。因此,薯蓣丸对机体免疫功能的改善作用,可能是其治疗虚劳诸疾的重要机制之一。

(杨文喆)

【参考文献】

[1] 绍桂珍,张益群.1994.薯蓣丸治疗心功能减退 113 例.河南中医药,(6):257

[2] 李水廷,彭佰波,王巨虎.2004.薯蓣丸化裁治疗慢性肺源性心脏病疗效观察.现代中西医结合杂志,13(1):42

[3] 涂钟馨.1994.薯蓣丸加味治慢性虚证.新中医,(4):62—63

[4] 高晓红.2002.薯蓣丸合穴位注射治疗白细胞减少症 30 例.国医论坛,17(5):8

[5] 高学清.2001.薯蓣丸防治慢性乙型肝炎患者反复感冒.辽宁中医学院学报,3(2):120

[6] 高学清,刘仁斌.2001.薯蓣丸治疗慢性荨麻疹.湖北中医杂志,23(11):39—40

[7] 蔡美,周衡.1997.《金匮要略》薯蓣丸对小鼠免疫功能的影响.湖南中医药导报,3(6):31

22. 酸枣仁汤

【经典概述】

酸枣仁汤出自《金匮要略·血痹虚劳病脉证并治第六》,主治虚劳虚烦不得眠。证由劳神过度,阴血暗耗,心神失养,症见心烦失眠,难睡易醒,多梦早醒,伴心悸盗汗,神倦形瘦,舌淡红,脉弦细。治以养阴安神,清热除烦。酸枣仁汤方中重用酸枣仁,益阴血,养心神,血不虚,神得养,阴能涵阳,神魂得藏为君药,以之为方名,足见其重要性。茯苓健脾利湿,使三焦无阻,则阳能入阴,助酸枣仁宁心安神。知母滋阴,清热除烦,与茯苓共为臣药,与君药枣仁相配,以助君药安神除烦。川芎调畅气血,疏达肝气,与酸枣仁相伍,一酸收,一辛散,相反相成,养血调肝,安神敛魂为佐药。甘草清热,调和诸药。全方药物配伍以酸敛为主,辛散为辅,兼以甘缓,功能补血滋阴,养心调肝,安神敛魂,清热除烦,体现了《素问·藏气法时论》的"肝欲酸"、"肝欲散,急食辛以散之,用辛补之,酸泻之"和"肝苦急,急食甘以缓之"等配伍原则和用药理论,是临床治疗各种失眠证及其相关病证的主方和经典用方。

该方主药酸枣仁又名枣仁,性平味甘酸,归心、脾、肝、胆经,有养心安神,敛汗之功。然其味酸入肝,故又有敛肝摄魂之用,功兼心肝两脏。现研究认为其有抑制中枢神经系统的作用,有较恒定的镇静作用,是临床用治虚烦不眠、惊悸、怔忡、健忘及各种精神心理疾病中出现失眠、不眠、眠差的常用药物。枣仁有炒用生用两说,《本草正义》:"生用不眠,炒则宁心。"《本草纲目》:"酸枣实味酸性收,故主肝病、寒热结气、酸痹久泄、脐下满痛之证。其仁甘而润,故熟用疗胆虚不得眠,烦渴虚汗之证。"《本草求真》:"生则能导虚热,故疗肝热好眠,熟则收敛津液,故疗胆虚不眠。"《汤液本草》:"胆虚不眠寒也,酸枣仁炒香,胆实多睡热也,酸枣仁生用末。"有医家观察失眠患者,用炒酸枣仁其烦躁不安,夜不能眠等诸症日渐减轻。调用生枣仁后烦躁不眠症即复[1]。证实确如前人之说。

此方本为心肝血虚,虚热内扰,心神失养,肝魂失藏所致的"虚劳虚烦不得眠"而设,然方中酸敛、辛散、甘缓、清利诸法同用,对后世医家发展运用此方治疗产生了深远的影响,该方因此也为历代医家所推崇并衍化应用。如《张氏医通》载本方治"盗汗"证。明代李时珍在《本草纲目》中针对老年人劳心过度,阴虚火旺,睡眠不佳等特点,将酸枣仁汤等滋阴安神之品用于延年益寿,体现了《内经》养生以养神为要的理念。

【临床应用】

1. 失眠 以酸枣仁汤为主加减治疗失眠,包括各种躯体疾病和精神心理疾病中出现的睡眠障碍均有良效。① 喻氏[2]报道运用自拟"百合酸枣仁汤"治疗单纯性失眠 67 例。临床诊断符合《中国精神疾病分类与诊断标准》第 3 版有关"单纯性失眠的诊断标准",并排除严重肝、肾功能不全,妊娠或哺乳期女性,酒精依赖者。百合酸枣仁汤药物:百合、酸枣仁各 30 g,当归、五味子、知母各 9 g,川芎、麦冬、远志各 6 g,辰灯心草 1 g,辰茯苓 24 g,琥珀末(分吞)3 g,炙甘草 6 g,红枣 12 g,黄连 2 g。睡前半小时口服。总有效率 92.1%。② 袁氏[3]报道用加味酸枣仁汤治疗更年期不寐 40 例。诊断标准按病情分度,全部病例均参照"绝经前后诸症"和"不寐"的诊断标准:a. 发病年龄在 42~60 周岁前后;b. 以不寐为主诉,轻者入寐困难,或寐而易醒,醒后不寐,重者彻夜难寐;c. 或伴有不同程度的烦躁不安、多梦、潮热面红、烘热汗出、心悸气短、神疲健忘等症状。酸枣仁汤加减:酸枣仁 15 g,知母 15 g,茯苓 15 g,川芎 10 g,五味子 5 g,麦冬 15 g,甘草 6 g。气血不足者加黄芪 15 g,当归 10 g;血不养心者加阿胶 10 g,白芍 10 g;心胆俱虚者加朱砂 3 g,琥珀 6 g,夜交藤 15 g;心肾不交者加熟地、生地各 12 g;肝肾阴亏者加龟板 15 g,龙骨 12 g,枸杞 10 g;心脾两虚者加白术 12 g,陈皮 8 g。总有效率 90%。③ 陈氏等[4]治疗 54 例均经病理学和(或)细胞学证实为恶性肿瘤,并具有不同程度的睡眠障碍。临床症状:不寐多梦,心悸盗汗,头目眩晕,咽干口燥,舌红,脉弦或细数。证属肝血不足,虚火内扰,心神不宁之虚烦不眠证。均给予酸枣仁加味治疗:酸枣仁 15 g,川芎 10 g,茯苓 12 g,知母 10 g,远志 12 g,夜交藤 30 g,合欢皮 15 g,甘草 6 g。经治后显著改善 6 例,改善 39 例,无改善 9 例。有效率为 83.3%。④ 张氏等[5]观察加味酸枣仁汤治疗慢性乙型肝炎肝郁血虚伴失眠症患者的临床疗效。失眠诊断辨证标准参照 1994 年国家中医药管理局发布的《中医病症诊断疗效标准》所定的失眠诊断标准。慢性肝炎诊断参照 2000 年第十次全国病毒性肝炎与肝病学术会议修订的病毒性肝炎诊断标准。治疗组予以加味酸枣仁汤:酸枣仁 30 g,茯神 15 g,知母 9 g,川芎 6 g,甘草 3 g,白花蛇舌草 15 g,五味子(打碎)10 g,麦芽 15 g,虎杖 15 g;对照组予以舒乐安定(艾司唑仑)治疗 2 mg。结果显示两组均能有效改善患者的睡眠症状及肝功能,加味酸枣仁汤组患者经治疗 1 个月后睡眠的Ⅰ期、Ⅱ期睡眠明显减少,Ⅲ期、Ⅳ期、REM 睡眠时间明显增加,睡眠结构与治疗前比较有显著性差异($P<$0.05)。两组均能明显改善患者的肝功能,但在改善 AST 方面治疗组则明显优于对照组($P<0.05$)。结论:加味酸枣仁汤对改善患者的睡眠结构具有明显调节作用,因而提高睡眠质量,副作用较少且有护肝作用,适用于慢性肝病合并失眠症患者。⑤ 吴氏等[6]将入选的 400 例慢性重度失眠患者随机分成 A、B、C 组。A 组为加味酸枣仁汤联合阿普唑仑治疗组,患者 260 例;B 组为加味酸枣仁汤治疗组,患者 70 例;C 组为阿普唑仑治疗组,患者 70 例。中医诊断标准参照《中药新药临床研究指导原则》:a. 有失眠的典型症状,即入睡困难,时常觉醒,睡而不稳或醒后不能再睡;晨醒过早;夜不能入睡,白天昏沉欲睡;睡眠不足 6 小时;b. 有反复发作史。西医诊断标准参照《中国精神障碍分类与诊断标准》第 3 版(CCMD-3)失眠症诊断标准:a. 凡以睡眠障碍为几乎唯一的症状,其他症状均继发于失眠,包括难以入睡、睡眠不深、易醒、多梦、早醒、醒后不易再睡、醒后感不适、疲乏或白天困倦;b. 上述睡眠障碍每周至少发生 3 次,并持续 1 个月以上;c. 失眠引起显著的苦恼,或精神活动效果下降,或妨碍社会功能;d. 不是任何一种躯体疾病或精神障碍症状的一部分。A 组:阿普唑仑每天 0.2~0.6 mg,睡前 30 分钟口服;自拟加味酸枣仁汤:炒酸枣仁 20 g,川芎 15 g,茯苓 15 g,夜交藤 20 g,合欢皮 20 g,知母 15 g,生地 15 g,百合 15 g,丹参 15 g,当归 15 g,甘草 10 g 等。结果显示:加味酸枣仁汤联合阿普唑仑治疗组总有效率为 95.0%,明显高于加味酸枣仁汤组(91.43%)($P<$0.05)和阿普唑仑组(72.9%)($P<0.01$),且副反应明显小于阿普唑仑组($P<$0.01)。说明加味酸枣仁汤联合阿普唑仑治疗慢性重度失眠症疗效确切,副作用小。

2. 早泄 酸枣仁汤清、补、涩并举,心、肝、肾并调,与早泄的病机相符,有医家用此方加减治疗早泄。王氏[7]以酸枣仁汤为主治疗早泄 63 例,排除慢性前列腺炎患者。酸枣仁汤加味:酸枣仁 30 g,知母 12 g,川芎 10 g,黄柏 10 g,茯苓、枸杞子、熟地黄各 15 g。肾气不固加淫羊藿、沙苑子等;相火偏旺加丹皮、泽泻;病久者,补者酌加党参、黄芪;涩者加龙骨、牡蛎、覆盆子,药量随症加减。治疗 1 个疗程(20 天)后,显效 32 例,有效 21 例,无效 10 例,总有效率 84%。

3. 焦虑症　焦虑症属中医情志病范畴。心为情欲之腑,又为情欲之主。酸枣仁汤养心调肝,调畅气血,有医家用治焦虑症。李氏[8]临床采用酸枣仁汤化裁治疗广泛性焦虑症常获效满意,并进行了与氯硝西泮的比较性临床观察。门诊病例符合中国精神障碍分类与诊断标准第3版(CCMD-3)广泛性焦虑症诊断标准的患者66例,汉密尔顿焦虑量表(HAMA)分≥14分;排除躯体疾病、精神分裂症、抑郁症。治疗组用酸枣仁汤加减:炒制酸枣仁10~30 g,川芎9 g,知母10 g,五味子12 g,夜交藤10 g,大枣3枚,甘草3 g。肝气郁结者加柴胡、郁金、香附;气郁化火者加丹皮、栀子、黄芩;阴虚火旺者加生地、玄参、竹叶;心虚胆怯者加朱砂、远志、龙齿。用药4周,中药酸枣仁汤的总有效率与氯硝西泮无明显差异;以HAMA量表评分结果分析,酸枣仁汤用药2周始呈现疗效,比氯硝西泮起效缓慢,但4周后两组评分相当,说明酸枣仁汤与氯硝西泮疗程总疗效没有显著差异。但酸枣仁汤的副反应明显少于氯硝西泮,而且无白天困倦感,从而可提高患者的依从性。

4. 心血管神经症　心血管神经症患者常伴有不同程度的睡眠障碍,心藏神,神藏则眠安。酸枣仁汤加减治疗可获良效。任氏[9]用甘麦大枣汤合酸枣仁汤治疗心血管神经症30例,收到良好效果。临床表现:心悸,气短,心前区痛,疲乏无力,多汗、手足冷、两手震颤等自主神经功能紊乱症状,以及不同程度的失眠、多梦、低热、食欲不振、头晕头痛等。心率可能较快,偶有期前收缩,部分患者可有心音增强、短促收缩期杂音或脉压稍增大等现象。心脏X线检查无异常,心电图可示窦性心动过速,偶有期前收缩或伴非特异性ST-T异常。治疗前1周停用治疗心悸相关药物,予甘麦大枣汤合酸枣仁汤加减:浮小麦30 g,石菖蒲15 g,陈皮、半夏各3 g,甘草6 g,大枣10枚,知母6 g,生酸枣仁25 g,朱茯神12 g。临床应用可加百合、生地等。显效:心悸、气短、心前区痛、四肢无力症状消失或发作频率明显下降18例;有效:治疗后心悸、气短、心前区痛、四肢无力症状明显减轻,发作频率下降14例;无效:用药前后症状无改变3例。总有效率80%。

5. 阻塞性睡眠呼吸暂停低通气综合征　阻塞性睡眠呼吸暂停低通气综合征(OSAHS)是一种由于在睡眠时多因素引起的上气道狭窄或阻塞导致反复呼吸减慢或暂停,继发低氧血症和高碳酸血症,致使患者睡眠质量较差,夜里频繁觉醒,白天嗜睡,与《内经》的"昼不精,夜不瞑"相似,也属睡眠障碍范畴。酸枣仁汤有良好的安神作用,辨证加减可用治此病。古氏[10]等以酸枣仁汤加味合生脉胶囊治疗经多导睡眠图(PSG)检查,确定为OSAHS的34例患者。OSAHS诊断依据按阻塞性睡眠呼吸暂停低通气综合征诊治指南(草案)。合并高血压15例,冠心病4例,同时合并高血压、冠心病4例。6例患肥厚性鼻炎,2例鼻中隔偏曲。酸枣仁汤加味方:酸枣仁20 g,川芎10 g,茯苓15 g,知母10 g,甘草10 g,陈皮10 g,半夏10 g。生脉胶囊2粒,每日3次。1个月为1个疗程。34例患者口服酸枣仁汤加味方及生脉胶囊均能很好耐受,治疗后呼吸紊乱指数(AHI),最低血氧饱和度,总睡眠时间,觉醒次数均有明显的改善,治疗后差异有显著意义。

6. 脑出血后躁狂　脑出血后躁狂患者常伴有失眠,酸枣仁汤加减治疗可有效改善睡眠症状。① 高氏[11]使用加减酸枣仁汤治疗脑出血后躁狂状态 50 例住院患者,经 CT 证实为脑出血,诊断标准符合脑出血的诊断,且在发病 1 月内出现狂躁症状者,临床表现有以下全部或部分症状:情感不协调,情绪不稳,易激惹,兴奋,语言动作多,冲动行为,夸大妄想,思维松弛,无自知力。患者常伴有自我感觉良好、失眠、兴奋、话多、面红目赤,大便干结、舌苔黄厚或腻,脉滑或滑数。对照组 25 例使用氟哌啶醇片 2 mg,每日 2 次口服,疗程为 1 周。治疗组 25 例使用加减酸枣仁汤:酸枣仁 15 g,茯苓 12 g,知母 9 g,黄连、大黄各 6 g,甘草 3 g。疗程为 1 周。结果在改善症状和预后的程度上,治疗组疗效优于对照组($P<0.05$)。② 袁氏[12]等临床观察 65 例 CT 证实为脑出血的患者,诊断标准符合脑出血的诊断,且在发病 1 个月内出现狂躁症状者,临床表现有以下全部或者部分主要症状,如情感高涨,易激惹,表情欣快,情感不稳,爱管闲事,动作、语言增多,冲动行为,夸大妄想,被害妄想,思维散漫等。患者常伴有自我感觉良好,失眠,昼夜颠倒,面红目赤,大便干结。舌苔黄厚或腻,脉滑或滑数。治疗组 32 例使用加减酸枣仁汤:酸枣仁 15 g,茯苓 12 g,知母 9 g,黄连 6 g,大黄 6 g,甘草 3 g;对照组 33 例,使用地西泮 5 mg。两组均常规脱水、护脑、降压等对症支持处理。结果显示两组均见明显疗效($P<0.01$),在改善症状和预后的程度上,治疗组疗效优于对照组($P<0.05$)。证实加减酸枣仁汤能显著改善脑出血急性期合并狂躁症患者的相应症状。

7. 月经稀发　女子月经与心肝肾三脏均相关,酸枣仁汤清、补、涩并举,心、肝、肾并调,有医家以此方加减治疗月经稀发。王氏[13]采用自拟百四枣仁饮(百合地黄汤、四逆散、酸枣仁汤)加减治疗本病 36 例。方药组成:百合、白芍、龙骨各 30 g,生地 20 g,知母、酸枣仁、茯神、莲子、桂圆肉各 15 g,柴胡、枳实、巴戟天、牛膝、泽兰各 10 g,甘草 5 g。加减:面色萎黄不华加黄芪、党参、当归;兼心烦易怒、乳房胀痛加延胡索、川楝子、山栀、丹皮;小腹胀痛加桃仁、红花、香附;瘀血重加三棱、莪术;肾虚腰痛加杜仲、川断、枸杞、菟丝子;失眠多梦加夜交藤、合欢皮。1 月为 1 个疗程,连服 1～3 个疗程。结果 36 例患者中,治愈 19 例,好转 12 例,无效 5 例,总有效率 86.1%。

8. 性病恐怖症　性病恐怖症多因患者有过 1 次以上的性乱史而自疑患有性病或性病未治愈,与性心理不健康有关。有报道用此方合导赤散治疗该症。黄氏[14]采用酸枣仁汤合导赤散治疗性病恐怖症 30 例,其中曾患淋病 10 例,非淋菌性尿道炎 8 例,尖锐湿疣 3 例,生殖器疱疹 3 例,24 例患者均经过系统治疗,大部分病例为超剂量治疗,但尿道不适等自觉症状不消失。另 6 例自疑性病,经实验室反复检查,性病诊断不成立。诊断依据:a. 病史及症状无特定某种性病表现;b. 有抑郁焦虑、恐惧猜疑等精神障碍;c. 经多次体格与实验室检查无性病阳性改变;d. 心理行为和异常影响了正常的工作和生活,病程超过 3 个月。投酸枣仁汤合导赤散:酸枣仁 15 g,茯苓 30 g,川芎 6 g,知母 9 g,生地黄 15 g,木通 12 g,淡竹叶 12 g,甘草 6 g。5 天为 1 个疗程,一般服 2 个疗程判定疗效。结果 30 例中痊愈 24 例,好转 4 例,无效 2 例。

9. 慢性重型肝炎   慢性肝病患者存在着不同程度的睡眠障碍,肝病越严重,睡眠障碍越突出,甚者出现长期失眠或异常兴奋。酸枣仁汤养心调肝,清热安神,可用于此症的辅助治疗。朱氏等[15]将符合重型肝炎诊断标准的 60 例患者随机分为治疗组和对照组,每组各 30 例。对照组采用对症支持、抗感染、人工肝血浆置换等综合治疗;治疗组在此治疗基础上,加用酸枣仁汤(酸枣仁 18 g,知母 9 g,茯苓 9 g,川芎 9 g,甘草 6 g)口服治疗 2 周。结果显示:酸枣仁汤治疗组的睡眠状况有显著改善,治疗后 BIL、TNF-Qt 和 IL-1 血清浓度较治疗前明显降低。治疗组好转率 66.7%(20/30 例),显著高于对照组的 40.0%(12/30 例)。证实酸枣仁汤可改善慢性重型肝炎患者的睡眠状态,减轻炎症细胞因子对肝细胞的损害,且无明显的毒副作用。

10. 其他   ① 王氏[16]报道用此法治疗梦游症(夜游症)、梦叫症、严重汗证,临床疗效满意。② 另有学者[17]综述报道酸枣仁汤加减可用治精神神经系统疾病(顽固性失眠、抑郁症、焦虑性神经症、妄想型精神分裂症、肝豆状核变性并发精神障碍、带状疱疹、三叉神经痛)、更年期综合征、心血管系统疾病(心绞痛、顽固性频发的室性早搏、各种器质性心脏病及植物神经功能紊乱所致的房性或室性早搏、心动过速、心房纤颤等)、先天性非溶血性黄疸、皮肤科疾病(胆碱能性荨麻疹、神经性皮炎以及手足湿冷的多汗症)、男科病症(血精症、遗精症)。

【现代研究】

1. 镇静、安神机制   ① 李氏等[18]通过药效学研究对酸枣仁汤剂提取工艺进行筛选,观察不同提取工艺样品对小鼠自主活动和时阈上剂量戊巴比妥钠所致睡眠时间的影响。结果显示:酸枣仁汤水煎液和 95%醇提液均有镇静、催眠作用。确定水煎法为酸枣仁汤较为理想的提取工艺。② 冼氏等[19]采用均匀设计的方法,以旷野法的自发活动次数为指标对酸枣仁汤的拆方进行研究,发现方中除酸枣仁外,四味药对自发活动次数影响贡献大小依次为:茯苓,川芎,知母,甘草。选择了酸枣仁汤的最优化配方比为酸枣仁∶甘草∶知母∶茯苓∶川芎(12∶1∶2∶10∶2)。实验值与理论预测值相近。此配比与传统中药方解较为一致,与《金匮要略》原方的配比较为接近,为本方的药理研究和临床应用提供剂量依据。③ 镇静催眠效应机制:1983 年日本学者大和田滋等[20]首先观察并报道了酸枣仁汤对健康成人睡眠脑电图的影响,结果表明在整个实验期间服药者的入睡度、熟睡度、觉醒爽快感均较好。④ 谢氏等[21]研究报道由酸枣仁汤加减所得的眠得安煎剂可明显抑制小鼠自主活动,为本方镇静安神作用提供了初步的药理学依据,同时发现该方具有较强的镇静作用而单用无明显的催眠效果。可显著延长小鼠戊巴比妥钠的睡眠时间,但加大剂量并不能加强此种作用。提示治疗失眠时此煎剂与巴比妥类药物合用可大大减少后者的用药量,从而明显降低其副作用的发生,减轻药物依赖性与成瘾性的发生率,使用较大剂量也不会出现困倦嗜睡等副作用,与传统镇静剂有所不同。

2. 抗焦虑、抑郁机制 ① 王氏等[22]用行为学结束后取 EPM 大鼠全脑,提取总 RNA,用 RT - PCR 扩增产物进行半定量分析方法,研究酸枣仁汤(SZRT)对高架十字迷宫焦虑模型(EPM)大鼠 GABA 受体 mRNA 表达的影响。结果:SZRT组 GABA 受体 mRNA 表达水平参数明显高于模型和 DZP 组。结论:SZRT 能明显提高 EPM 焦虑大鼠脑组织 GABA 受体 mRNA 表达水平,推测 SZRT 可能通过增加脑组织 GABA 受体量来提高 GABA 受体 mRNA 能的功能,发挥其抗焦虑作用;而 DZP 不能提高 EPM 焦虑大鼠脑组织 GABA 受体 mRNA 的表达水平,表明其对脑组织 GABA 受体的量无明显作用,推测 sZRT 与苯二氮草类(安定等)药物对 GABA 具体作用途径和环节可能有所不同。② 杨氏等[23]报道,孤养结合慢性不可预见性的温和刺激可制备比较理想的抑郁症模型,酸枣仁汤可显著改善抑郁模型大鼠的行为学异常,增加脑内单胺递质含量,且呈一定的量效关系。酸枣仁汤的抗抑郁作用可能与增加脑内单胺类神经递质含量有关。③ 王氏等[24]以高浓度皮质酮诱导 PC12 细胞凋亡模拟焦虑症神经细胞损伤状态,激光共聚焦显微镜检测$[Ca^{2+}]i$浓度、免疫细胞化学染色法测定 Caspase - 3 的表达,探讨酸枣仁汤含药血清对皮质酮诱导 PC12 细胞凋亡的钙信号转导通路的影响。认为胞内钙超载可能是皮质酮诱导 PC12 细胞凋亡的主要原因之一,酸枣仁汤含药血清可能通过减轻胞内钙超载、减少 Caspase - 3 表达、拮抗皮质酮诱导的 PCI2 细胞凋亡、减少焦虑症可能伴有的高皮质酮状态对神经细胞的损伤,发挥抗焦虑作用。

3. 影响睡眠的机制 ① 朱氏等[25]制备小鼠急性肝衰竭模型,研究酸枣仁汤对小鼠试验性急性肝衰竭的影响,发现酸枣仁汤可减轻 D - Gal - N/LPS 所致的急性肝衰竭,提高小鼠的存活率,其作用机制可能与它影响睡眠从而影响炎性细胞因子(如 TNF - α,IL - 1)的释放和机体氧化能力的改变有关。② 王氏等[26]将 100 只小鼠随机分为酸枣仁汤大、中、小剂量组、安定组、生理盐水组共 5 组,各组分别灌胃给予相对应药物,再将每组小鼠分为 A 组和 B 组(B 组注射戊巴比妥钠)。观察各组药物对所有 A 组小鼠自主活动次数的影响及对 B 组小鼠睡眠时间的影响和各组小鼠的大脑重量。结果显示:大剂量的酸枣仁汤能减少 A 组小鼠自主活动次数,但与生理盐水组相比,差异并不显著;中剂量的酸枣仁汤能显著延长 B 组小鼠的睡眠时间,增加所有小鼠大脑重量。表明酸枣仁汤在不同剂量时发挥不同的药效。③徐氏等[27]通过对 ICR 品系小鼠 ig 复方酸枣仁汤药液,观察该供试药品临床用于治疗失眠、焦虑、神经系统异常兴奋、神经官能症、分裂症等与功能主治有关的主要药效学作用。结果显示:复方酸枣仁汤大、中、小剂量组均对小鼠自主性活动行为具有显著的抑制作用;对小鼠 CNS 异常兴奋具有显著的安定作用;对小鼠睡眠百分率(％)及睡眠持续时间(min)具有显著的延长作用,且显示出量效关系。说明复方酸枣仁汤对小鼠自主性活动行为具有显著的镇静作用,对中枢神经系统异常兴奋具有类似氯丙嗪样的安定作用,与镇静催眠药合用具有延长睡眠持续时间作用。

(曲丽芳)

【参考文献】

[1] 黄维英,谢柳青.2003.枣仁生用与炒用临床应用辨识.实用中医内科杂志,17(2):127

[2] 喻炳奎.2006.百合酸枣仁汤治疗单纯性失眠 63 例.浙江中西医结合杂志,9(16):580

[3] 袁珊.2006.加味酸枣仁汤治疗更年期不寐 40 例临床观察.四川中医,9(24):62

[4] 陈衍智,李萍萍,杨华.2007.酸枣仁汤加味治疗肿瘤患者失眠症 54 例体会.中医药临床杂志,2(19):3

[5] 张诗军等.2007.加味酸枣仁汤治疗慢性乙型肝炎失眠症临床疗效观察.中药材,11(30):1482

[6] 吴立明,张须学,程晓卫.2008.加味酸枣仁汤联合阿普唑仑治疗慢性重度失眠症 260 例.时珍国医国药,1(19):202

[7] 王万里.2005.加味酸枣仁汤治疗早泄 63 例.实用中医内科杂志,9(4):359

[8] 李明放.2007.酸枣仁汤治疗广泛性焦虑症的临床观察.中华现代内科学杂志,4(4):350

[9] 任宏伟.2006.甘麦大枣汤合酸枣仁汤治疗心血管神经症 30 例.辽宁中医杂志,33(1):78

[10] 古立新,黄美杏.2005.酸枣仁汤加味合生脉胶囊治疗阻塞性睡眠呼吸暂停低通气综合征 34 例.广西中医药,28(5):14

[11] 高孟英.2006.中西医结合治疗脑出血后躁狂状态临床观察.中医药学刊,24(5):975

[12] 袁梦石,卢芳,陈向良.2004.加减酸枣仁汤治疗脑出血急性期狂躁型精神障碍 32 例临床观察.湖南中医药导报,10(6):22

[13] 王双乾.2007.百四仁饮治疗月经稀发 36 例.陕西中医,28(7):819

[14] 黄灿.2000.酸枣仁汤合导赤散治疗性病恐怖症 30 例.广西中医药,23(4):24

[15] 朱海鹏等.2007.酸枣仁汤辅助治疗慢性重型肝炎的临床观察.中国中西医结合杂志,27(4):303

[16] 王健雄.1998.酸枣仁汤治疗杂证举隅.湖南中医杂志,14(5):44

[17] 王欣,王守勇.2003.酸枣仁汤临床与实验研究评述.中成药,25(5):414

[18] 李玉娟等.2001.不同提取工艺酸枣仁汤的药效学研究.中药材,12(24):884

[19] 冼鸿,黄芳,窦昌贵.2002.酸枣仁汤处方的配比研究.中国药科大学学报,33(1):21

[20] 大和田滋等.1983.酸枣仁汤对健康成人睡眠脑电图的影响.国外医学·中医中药分册,(6):48

[21] 谢伟等.1996.眠得安煎剂的药理作用研究.宁夏医学院学报,3(18):7

[22] 王欣,谢鸣.2006.酸枣仁汤对EPM大鼠脑组织GABAA受体mRNA表达的影响.中医药学刊,24(1):84

[23] 杨新年,张业,李霏.2007.酸枣仁汤对抑郁模型大鼠行为学和脑组织单胺类神经递质的影响.河南中医学院学报,22(7):14

[24] 王欣等.2007.酸枣仁汤含药血清对皮质酮损伤的PC12细胞[Ca^{2+}]i、Caspase-3的影响.山东中医药大学学报,31(9):425

[25] 朱海鹏等.2007.酸枣仁汤对小鼠试验性急性肝衰竭的影响.中国中药杂志,8(32):718

[26] 王育虎,吕征,王欣.2006.不同剂量酸枣仁汤的镇静催眠作用比较.山西中医学院学报,7(6):19

[27] 徐小平,胡锐,南志芳.2002.复方酸枣仁汤的药效学研究.西北药学杂志,17(5):210

23. 大黄䗪虫丸

【经典概述】

大黄䗪虫丸出自《金匮要略·血痹虚劳病脉证并治第六》,主治虚劳干血。食伤、忧伤、饮伤、房室伤、饥伤、劳伤、经络营卫气伤,日久不复,渐成虚劳,气血两亏,五脏虚损,脾气虚弱,无力运化,故见腹满不能饮食;脾虚复不能化生气血,气血益亏,气虚不能行血,血行瘀滞,瘀血不去,新血不生,渐成干血,着而不去,阻滞气机,气愈弱,血愈虚,故形销骨立,神疲乏力,少气懒言;干血内结,故见面色晦暗,两目黯黑;干血内结,耗伤新血,肌肤失养,故肌肤甲错。治当润燥破瘀,尤在泾所谓"润以濡其燥,虫以动其瘀"。药用杏仁、芍药、干地黄、甘草、白蜜养血补虚润燥,俾血结易消易散,;大黄、黄芩、桃仁、干漆活血化瘀;瘀血内停而为干血,真气运行而难以推动,非灵动之虫类药不足以破其结,故用虻虫、水蛭、蛴螬、䗪虫破血逐瘀。全方攻补兼施,峻剂丸服,意在缓攻。

【临床运用】

1. 活动性肝硬化 吴氏[1]在常规治疗肝硬化基础上加用促肝细胞生长素和

大黄䗪虫丸治疗活动性肝硬化 18 例,肝炎后肝硬化 13 例,酒精性肝硬化 3 例,胆汁淤积性 1 例,脂肪肝性 1 例,3～4 周为 1 个疗程,显效 3 例,有效 8 例,无效死亡 6 例,总有效率 83.3%,死亡率 11.1% 单纯西药对照组显效 3 例,有效 7 例,无效死亡 6 例,总有效率 62.5%,死亡率 31.3%。

2. 脂肪肝　张氏等[2]用大黄䗪虫丸治疗脂肪肝 50 例,疗程 6 个月,结果乏力胀满,肝区不适或疼痛等症状消失或缓解,肝脏 B 超下的形态或实质明显改善,15 例恢复正常,28 例显著好转,体重、血清胆固醇含量显著降低,血清 ACT、AST、GGT 的复常率分别达到 94.4%、83.9%、85.7%。

3. 痤疮　李氏等[3]用维胺脂联合大黄䗪虫丸治疗重度痤疮 179 例,Pillsbury 分类法Ⅲ度 107 超例,Ⅳ度 72 例,6 周后,西药组有效率 70.5%,不良反应出现率 21.57%,中药组有效率 70.21%,无不良反应,中西医结合组有效率 87.65%,不良反应 19.75%。

4. 乳腺增生　王氏[4]用大黄䗪虫丸治疗乳腺增生 22 例,病程在 2 个月～4 年不等,体检肿块呈块状者 13 例,条索状 7 例,结节状 2 例,用药 1 个半月后,治愈 15 例,好转 6 例,无效 1 例,总有效率为 95.5%。

5. 扁平苔藓　牟氏[5]用大黄䗪虫丸合用维甲酸维 A 酸治疗扁平苔藓 12 例,8 例为泛发性扁平苔藓,3 例为单侧线状苔藓,1 例为巨大型扁平苔藓,均有时间不等的外用皮质激素治疗史,大黄䗪虫丸合用维甲酸维 A 酸治疗 2 个月内,全部治愈。

6. 肝硬化后门脉高压　余氏[6]用心得安(普萘洛尔)长效硝酸甘油联合大黄䗪虫丸治疗肝炎肝硬化后门脉高压 29 例,B 超示门静脉≥1.5 cm,脾大;或门脉压≥1.3 KPa,经 42 周治疗,与单纯西药治疗组比较,门静脉内径和脾脏厚度明显减小。

7. HBsAg 携带者　王氏等[7]用大黄䗪虫丸治疗 HBeAg 阳性,并 HBsAg 或 DNA 阳性患者 138 例,口服大黄䗪虫丸每次 3 g,每天 3 次,配合车前草 15 g,茵陈蒿 30 g,仙鹤草 15 g,益母草 15 g,五味子 15 g 煎剂,服药 30～60 天,少数延长为 90 天,HBsAg 转阴率 56.5%,HBeAg 转阴率 75.95,抗- HBC 转阴率 50.5%,而西药治疗组无一例一项转阴。

【现代研究】

动物实验研究表明大黄䗪虫丸有抗心肌缺氧,改善微循环,降血脂,保肝,保肾等作用[8];抗血小板聚集,抗血栓形成,降低全血黏度,提高血浆纤溶酶原活性[9];对造模 4 周后的实验性肝纤维化大鼠肝脏胶原Ⅰ、Ⅲ、Ⅳ形成有抑制作用,对造模 8 周后的肝纤维化的治疗效果不如鳖甲煎丸[10]。

(汪泳涛)

【参考文献】

[1] 吴秋珍,王霞.2003.促肝细胞生长素并大黄䗪虫丸治疗活动性肝硬化的临床体会.中华临床医药,4(23):57

[2] 张艳霞,王秋.2003.大黄䗪虫丸治疗脂肪肝50例临床观察.中华临床医学研究杂志,(77):86—87

[3] 李红梅,李荣.2005.维胺脂联合大黄䗪虫丸治疗重度痤疮.中国美容医学,14(4):487—488

[4] 王金翠.2004.大黄䗪虫丸治疗乳腺增生22例.实用中西医结合杂志,4(17):2658

[5] 牟宽厚等.2002.大黄䗪虫丸合用维甲酸治疗扁平苔藓12例.江苏中医药,23(7):31

[6] 余祖江等.2002.心得安长效硝酸甘油联合大黄䗪虫丸治疗肝炎肝硬化后门脉高压疗效观察.新乡医学院学报,19(6):470—471

[7] 王为群等.2002.中医药治疗276例HBSAG携带者HBEAG、抗-HBC系列变化的疗效观察.邯郸医学高等专科学校学报,15(4):405

[8] 杨缙,张艺芳,倪亚会.2003.大黄䗪虫丸药物的应用.医学信息,16(4):4

[9] 巩海涛等.2002.大黄䗪虫丸抗栓作用及其机制的研究.山东医药工业,21(4):57—58

[10] 任小巧,卢跃卿,陈永旭.2001.仲景三方对大鼠肝纤维化不同时期胶原Ⅰ、Ⅲ、Ⅳ影响的观察.中国中药杂志,26(4):266—268

24. 甘草干姜汤

【经典概述】

甘草干姜汤出自《伤寒论》和《金匮要略》。此方在《金匮要略·肺痿肺痈咳嗽上气病脉证治第七》中用于治疗上焦阳微,肺气虚冷之肺痿,症见肺痿吐涎沫,头眩,不渴,遗尿,小便频数,舌淡苔白,而多涎唾之证。在《伤寒论》中用于伤寒阳虚误汗,而手足厥冷吐逆之证。(《金匮要略》为炮干姜,《伤寒论》为干姜)。除《金匮要略》所论虚寒性肺痿外,就临床来看,本方还用于包括脾胃虚寒之胃脘疼痛,喜温喜按,吐酸、腹泻;脾阳虚衰,失于统摄所致吐血、衄血、便血;脾虚肺寒之咳嗽,其特点是痰多稀白,咳而遗尿等。舌象多见舌质淡苔白而润,脉象多沉弱迟涩。本方证以中焦阳虚,脾弱肺寒为主要病机,治以振奋中阳,温肺复气。本方取甘草之甘,干姜之辛,甘辛化合为阳,药味为理中汤之半,重在专复中焦脾胃之阳气,中阳振奋,则肺冷可温。李时珍说:"干姜能引血药入血分,有阳生阴长之意。"甘草干姜汤药性温热,作用类似理中汤而稍逊,故称其为"理中之半"。《外台秘要》引《备急千金要方》曰:"疗吐逆,水米不下,用本方。"《仁斋直指方》云:"本方加大枣治脾中冷痛,呕吐不食"。又云:甘草干姜汤治男女诸虚出血,胃寒不能引气归元,无以收约其血。《朱氏集验方》言:二神汤(即本方)治吐血极妙。

《实用中医内科学》认为"举凡各种原因所致的慢性咳嗽,如西医的慢性支气管炎、支气管扩张症、慢性肺脓疡后期肺纤维化、肺不张、肺硬变、矽肺等经久不愈,咳唾稠痰、脓痰或涎沫,或痰中带血丝,咯血者,均可参照肺痿的辨证论治"。

【临床应用】

1. 泌尿系统疾病

(1) 遗尿:① 彭氏[1]用温肺益气法治疗遗尿,效果甚佳。陈某,男,16岁,患遗尿病史5年余,来诊时,饮食尚可,面无华,口淡多唾,舌淡,苔白,脉沉细。询及患者喜冷饮,且冷饮后加重,治以温肺益气止遗,用甘草干姜汤加味:炙甘草、炙黄芪各15 g,炮干姜12 g,党参、炒白术、云苓、芡实、煨益智仁各10 g。② 李氏[2]用甘草干姜汤治疗成人遗尿顽疾1例。诊见患者形瘦,精神委顿,神志清,面白无华,气短乏力,口不渴,口中时吐涎沫,口淡,纳谷不香,大便溏。小便清长,舌白润无苔,脉细弱,诊为遗尿。治宜温肺健脾固肾,方用甘草干姜汤加味:药用炙甘草18 g,炮干姜12 g,炙黄芪24 g,桑螵蛸、山药、白术各15 g,8剂后药尽诸证悉除。随访至今已2年余。病未复发。③ 李氏[3]用甘草干姜汤合缩泉丸加味治疗小儿尿床43例,效果显著。

(2) 尿失禁:吴氏[4]用甘草干姜汤治疗产后小便失禁。赵某,38岁。产后月余,夜间遗尿频繁,昼日亦然,咳则遗出,苦恼至极。来诊时其脉沉细无力,舌淡苔白润。观病者自汗气短,肢倦乏力。诊为脾肺气虚,津液不摄。投甘草干姜汤:炙甘草30 g,干姜30 g。2剂后,遗尿显减,再进5剂而痊愈。

(3) 劳淋:谢氏[5]临床用甘草干姜汤治疗老年性劳淋11例,均取得可喜疗效。典型病例:余某,女,56岁,小便频数已月余,但无尿痛,多次验尿(包括尿糖)均为阴性。来诊证见,舌淡而嫩,脉虚弱以右寸为甚,确诊为肺气虚寒,水液失制。治以温肺摄津。拟方:干姜10 g,甘草20 g。3剂。6月11日,患者诉说,尿次明显减少,日7~8次,守方再加党参15 g,3剂后尿次减为5~6次,再守方巩固疗效。效好。

2. 消化系疾病

(1) 胃脘痛:① 李氏[6]报道应用甘草干姜汤治疗寒性胃脘痛28例,疗效满意。均见脉迟,口不渴,舌淡,苔白。药用:甘草9~15 g,干姜9~15 g,煎汤温服并随症加减。总有效率96%,治愈率89%。② 李氏[6]报道如典型十二指肠溃疡病例。李某,男,48岁,患者胃脘痛断续发作多年,经西医钡餐造影确诊为十二指肠溃疡病。现症胃脘痛,腹胀,大便色黑,脉迟,舌淡,苔白,口不渴。诊为寒性胃脘痛。治以温中散寒,取甘草、干姜各 9 g,加神曲 9 g,煎汤连服 5 剂痛止。

(2)腹泻:有报道[7]用本方加苍术、木香作散剂服,治愈 1 例慢性结肠炎,泄泻 3 年,腹痛作胀,症属中焦虚寒,脾胃运化无权,湿停致泻者。

(3)吐逆:马氏[8]报道用本方加味治疗妊娠恶心、嗳气 1 例。郑某,22 岁,2006 年 2 月 25 日初诊,妊娠 45 天,因大便干结出血初诊治疗。2006 年 3 月 2 日二诊,大便血止,唯恶心 5 天,口淡,嗳气,纳减。见其舌淡红,苔薄白,脉细。宜温中调气降逆,方用甘草干姜汤加味:炙甘草 6 g,干姜 6 g,陈皮 12 g,生姜 5 片,半夏 15 g。4 剂。4 天后复诊,恶心、嗳气均除。

(4)泛酸:刘萍[9]用本方治疗泛酸。李某,女,36 岁,1998 年 7 月 19 日初诊。自诉晨起口中泛酸,甚则吐之。伴纳差、乏力,舌质淡、苔白略滑,脉缓。此为胃中虚冷所致,遂嘱干姜 12 g,炙甘草 8 g,杵棉以纱布包后,以热水淬之片刻服用。二诊,诉口中已和。续服 3 剂。后以香砂养胃调养乃愈。

3. 呼吸系统疾病

(1)肺痿:① 潘氏[10]报道用本方治疗一肺痿病例。孙某,男,53 岁,半年前因支气管扩张反复感染咯血而行肺部手术,继而渐感唾液特别多,频繁吞咽或外吐,诊见患者消瘦面恍白,少气懒言,频吞唾液致语难成句,食纳欠振,腰酸尿频色清,脉滑软,舌润滑无苔,此证示为虚寒性肺痿,以甘草干姜汤温之,以炙甘草 12 g,干姜 6 g,姜半夏 9 g,炙黄芪 15 g,益智仁 15 g,服药 5 剂后唾液大减,继服 5 剂已获全功。② 郭氏[11]报道用本方合苓甘五味姜辛汤治疗一"慢性支气管炎,肺气肿",属虚寒性肺痿者,有较好疗效。

(2)肺炎:① 3 岁女孩,患腺病毒肺炎,因过用寒凉之药,中阳大伤,气弱息微,咳嗽不已,体温尚高而汗冷肢凉,大便泻下清水,脉象细微,舌不红,苔薄白。蒲老诊为寒凉伤阳,肺冷全寒,用甘草干姜汤小量频服,药后泄止厥回,脉象渐起,舌质红润,病势遂转危为安。(节选自薛伯寿《继承心悟》)② 史某,男,1 岁,发热 10 天始出麻疹,出迟而没速,低热久羁不退,咳嗽微喘,喉间有痰,不思饮食,大便日行 1~2 次,色绿如稀水状,脉沉迟无力,舌淡,唇淡,无苔,奄奄一息,病程已逾 1 月,此由先天不足,后天失调,本体素弱,正不胜邪,故疹出不透,出迟而没速,全毒内陷肺胃,又因苦寒过剂,以至脾胃阳衰,虚阳外浮,急扶胃阳为主,若得胃阳回复则生。药用炙甘草 6 g,干姜(炝,老黄色)3 g,党参 3 g,粳米(炒黄)9 g,大枣 2 枚,2 剂。每剂煎取 120 mL,分 6 次服,4 小时 1 次。药后稍思进食,脉渐有力,苔亦渐生,手足见润汗,此胃阳渐复,正气尚虚,易方用四君子汤加干姜,药后体温正常,大便亦不再清稀,纳增,精神亦振。(节选自《蒲辅周医案》)

(3)咳嗽:① 欧氏[12]报道用本方治疗咳嗽病例。男,1 岁 2 月,咳嗽昼夜不停,中西医诊治 1 周无效。证见阵咳无痰,不发热,咳时鼻涕清流,苔华润,指纹淡淡红,辨为肺胀虚寒咳嗽,用甘草干姜汤加桂枝、茯苓治之,2剂后咳嗽大减,继用甘草干姜汤原方2剂收功。② 白氏[13]报道用甘草干姜汤加味治疗肺寒咳嗽48例,收到较好的效果。其中,西医诊为上呼吸道感染8例,急慢性支气管18例,支气管肺炎11例,慢性咽喉炎2例,病4例,支气管哮喘2例,不明原因咳嗽3例。病程最长者达半年,最短者3天。对此48例患者,又辩证分为风寒、寒饮、寒湿、虚寒四种类型,用甘草干姜汤加味治疗。治愈28例,显效15例,好转3例,无效2例,总有效率95.8%。

(4)冷哮:李氏[14]报道运用甘草干姜汤加味治疗冷哮1例。中医辨证属肺脾不足,痰浊蕴肺,外感风寒,肺失宣降,发为冷哮。以健脾温中、回阳补肺、疏表散寒、降气化痰为治则。处方:生甘草30 g,干姜30 g,茯苓30 g,麻黄6 g,炒莱菔15 g。3剂,水煎服。药后哮喘已止,续服以巩固疗效。效果明显。

(5)鼻炎:曾氏[15]报道龙瑞敏教授运用甘草干姜汤合桂枝汤治疗过敏性鼻炎一例。杨某,男,49岁。患过敏性鼻炎多年,遇风受凉或衣着单薄时诱发,发时鼻塞不通,流清涕如水,喷嚏频作,服多种感冒中成药及抗过敏药无效,诊时舌质淡红,苔薄白,脉平。先投桂枝汤加黄芪、辛夷3剂。后又复发,故去生姜,改加甘草干姜汤,加重炙甘草量,服药6剂痊愈,随访3年未复发。疗效巩固。

4. 出血

(1)崩漏:赵氏[16]报道其运用甘草干姜汤温经止血治疗崩漏。阎某,女,16岁,学生,1987年9月4日初诊。不规则阴道出血至今不断,有时出血如崩,有时淋漓不净,色淡不鲜,质稀,白带清稀量多,腹冷,疼痛喜暖,面黄无华,腰背酸痛,溲清长。曾先后服益气升提固冲摄血中药汤剂及口服西药泰舒滴丸(氯烯雌酚醚)等药无效。诊见:舌质淡嫩,苔薄白,脉沉迟。证属胞宫虚寒,冲任不固。治拟温经止血。方用甘草干姜汤加味:炙甘草10 g,炮姜10 g,血余炭10 g。患者服药3剂后血量明显减少,续服6剂后诸证消失。随访至今,病无复发。

(2)咯血:① 张氏[17]报道李孔定用甘草干姜汤治疗一支气管扩张症咯血。症见反复咳嗽,吐痰,咯血,血色暗淡,舌淡红,苔薄白,脉沉细缓。诊为脾不统血证。方用甘草干姜汤加味治之,炮姜30 g,甘草15 g,仙鹤草50 g,白茅根50 g,黄芩30 g,枳壳15 g。2剂血止。仍咳嗽,吐痰,再于原方加南星12 g,浙贝30 g,5剂痊愈。② 严氏[18]报道运用甘草干姜汤加味治疗晚期肺癌咯血20例,取得较好疗效。20例晚期肺癌咯血患者中,男12例,女8例;年龄45~72岁,平均年龄58.5岁。以甘草干姜汤为主方,根据证的变化分别选用益气药(如党参、黄芪、白术等)、化痰软坚药(如半夏、川贝母、穿山甲等)、活血药(如水蛭、蟅虫等)、清热药(如白花蛇舌草、白茅藤等)。水煎剂口服,每日1剂,分2次服。其临床疗效评定,完全缓解者(咯血控制,症状消失)6例占30%,部分缓解者(咯血减少,症状改善)14例占70%。总有效率为100%。20例患者未见不良反应,甘草干姜汤加味对晚期肺癌咯血患者安全可靠。

（3）鼻衄：阎某，男性，21 岁。素患鼻衄，初未介意，某日，因长途出车，车发故障，修理 3 日始归家，当晚 6 时许开始鼻衄血，势如涌泉，历 5 个多小时不止，家属惶急无策，深夜叩诊，往视之，见患者头倾枕侧，鼻血仍滴沥不止，炕下盛以铜盆，血盈其半，患者面如白纸，近之则冷气袭人，抚之不温，问之不语，脉若有若无，神志已失，急予甘草干姜汤：甘草 9 g，炮干姜 9 g。即煎令服，2 小时后手足转温，神志渐清，脉渐起，能出语，衄亦遂止，翌晨更与阿胶 12 g，水煎日服 2 次，后追访，未复发。

5. 其他

（1）流涎、多涎唾：① 江氏[19]治疗一例不自主流涎患者，症见不自主流涎，口角时有唾液流出，大便溏薄，口淡，纳减，苔白润，右脉寸关尺皆弱，当温肺摄涎，以本方治之，炙甘草 15 g，干姜 9 g，日 1 剂，日服 2 次。服上方半余月，诸症悉除。② 党氏[20]报道用本方治疗小儿脾虚滞颐，获效满意。患儿口中流涎，终日淋漓，不思饮食，大便溏薄。诊见形体消瘦，精神不振，面色不华，舌淡苔白，脉缓弱。用甘草干姜汤合六君子汤治之，连服六剂病愈。③ 李氏[21]报道用本方治疗顽固性口中多涎唾 1 例。患者，口中泛吐涎沫绵绵不止 2 月余，且茶水不思，别无不适。诊见舌淡红苔白润，脉沉。以甘草干姜汤加茯苓、白术、党参治之。仅服 1 剂，病告愈。

（2）眩晕：内耳性眩晕是临床上常见病。现代医学认为大多与内耳迷路积水、内耳淋巴回流障碍有关，迷路内压力增高，刺激平衡器而产生其眩晕症状。多归属于中医学痰浊中阻型眩晕。① 杜氏[22]运用甘草干姜汤治疗内耳性眩晕，取得较好疗效。典型病例，患者，男，45 岁，有眩晕病史 2 年。诊见其眩晕，不欲睁眼，伴耳鸣、恶心，时有呕吐。精神差，面色㿠白，舌质淡苔白腻，脉沉迟无力，以甘草干姜汤为主加姜半夏、生大黄、泽泻、制附子、胆星治疗，3 剂后诸症全部消失，查舌质淡苔薄白，脉沉细弱。守方 3 剂巩固疗效。② 周氏[23]报道运用甘草干姜加减治疗内耳性眩晕 48 例，取得了较好疗效。48 例患者中，女 28 例，男 20 例。药用炙甘草 30 g，干姜 10 g，姜半夏 6 g，生大黄 3 g，泽泻 30 g；肾阳虚者加制附子 4 g；痰湿盛者加制胆南星 10 g。日 1 剂，水煎 2 次，早晚分服。经上述治疗，临床治愈 30 例，好转 15 例，无效 3 例。疗效较好。

（3）寒湿腰痛：何氏[24]报道采用温针配合内服加味甘草干姜汤治疗寒湿腰痛 50 例，取得满意疗效。痊愈 41 例，显效 5 例，无效 1 例，总有效率 98%。如李某，女，56 岁，腰部正中及两侧冷痛重着 1 周，遇阴雨天气加重，弯腰、仰卧、下蹲困难，行动不便，生活起居要他人帮助。检查：腰部前屈小于 65°，第四腰椎左侧明显压痛，苔白腻，脉沉紧。属寒湿腰痛，以温针配合内服甘草干姜汤治疗，每日 1 剂。经两次治疗服药后，疼痛消失，腰部活动灵活，行动如常人，随访 1 年未复发。

(4) 花粉症：盛氏[25]用本方治疗花粉症,有效3例。3例女性患者均出现花粉症属于寒证者,于花粉期出现流涕,喷嚏,目痒等症状。用甘草末、干姜末口服,症状改善。

以上疾病种类多,见症虽异,但多有脉迟、舌淡、苔白不渴等寒证之象,都属于寒证。有是证,用是药,故用甘草干姜汤异病同治。

【现代研究】

1. 甘草药理作用研究　甘草煎剂所含黄酮苷类对兔、豚鼠的离体肠管呈抑制作用,使收缩次数减少,紧张度降低,对氯化钡,组胺引起的离体肠管平滑肌痉挛有解痉作用。甘草中解痉的主要化学成分为黄酮类化合物,其中异甘草素镇痉作用最强。甘草黄酮、甘草次酸及其衍生物有镇咳作用其镇咳作用是通过中枢产生的。甘草能促进咽喉支气管的腺体分泌,具有祛痰作用,由于促进腺体分泌,把浓痰稀释,使痰容易咳出,而呈祛痰作用。甘草的醇提取物及甘草次酸钠在体外对金黄色葡萄球菌,结核杆菌,大肠杆菌,阿米巴原虫及滴虫均有抑制作用[26]。

2. 干姜药理作用研究　干姜具有镇痛抗炎,抗缺氧和保护心肌细胞等作用。干姜的不同提取物具有抗血小板聚集、降血脂、抗动脉硬化、抗病原微生物、保护胃黏膜、抗溃疡等作用。干姜浸剂对小鼠自发运动具有抑制倾向,在醋酸法中有明显镇痛作用,并可延长环己巴比妥的催眠作用。对应激性溃疡有抑制倾向,其作用可能与其分泌及胃酸的抑制作用有关[27]。

3. 甘草干姜汤的药理作用研究　甘草与干姜配伍应用,可对抗副交感神经兴奋,并能缓解平滑肌痉挛[28]。　　　　　　　　　　　　　　　　　　　　　（姚佳音）

【参考文献】

[1] 彭世桥,王耀献.2001.从肺论治二便疾患举隅.河南中医药学刊,16(1):59—60

[2] 李红杰,朱春兰.2004.甘草干姜汤加味治疗成人遗尿顽疾例析.实用中医内科杂志,18(1):32—33

[3] 李昌德.2004.温肺缩泉法治疗小儿尿床43例.四川中医,22(2):71

[4] 吴雪华.2003.妇科疾病治验3则.国医论坛,18(4):18—19

[5] 谢雄姿.1995.甘草干姜汤治验.江西中医药,26(2):63

[6] 李兰舫.1985.甘草干姜汤的临床运用.黑龙江中医药,(5):21

[7] 王琦等.1982.经方应用.银川:宁夏出版社.41

[8] 马大正.2006.运用仲景小方治疗妊娠恶阻验案六则.甘肃中医,19(12):7—8

[9] 刘萍.2002.临床"拾贝".新疆中医药,20(6):85

[10] 潘勇.2006.仲景经方治验案例报道.黑龙江中医药,(1):39—40

[11] 郭淑珍.1994.肺痿病机及辨治初探.新中医,(11):5—6

[12] 欧阳新.2000.对提高中医临床疗效的再认识.陕西中医函授,(3):6—7

[13] 白慧.2000.甘草干姜汤加味治疗肺寒咳嗽48例.云南中医中药杂志,21(4):31—32

［14］ 李惠德.1991.甘草干姜汤治疗冷哮一得.北京中医杂志,(4):43

［15］ 曾琳.1998.龙瑞敏教授临证运用经方的思路初探.贵阳中医学院学报,20(3):13—14

［16］ 赵圣文.1997.经方治疗血证验案3则.山西中医,13(4):51

［17］ 张耀.1996.李孔定经方应用举隅.中国农村医学,24(6):59

［18］ 严娟.2006.甘草干姜汤加味治疗晚期肺癌咯血20例临床疗效观察.辽宁中医杂志,33(11):1443—1444

［19］ 江伟.1996.《伤寒论》方治验.四川中医,14(1):38

［20］ 党建科.1996.从脾辨证治滞颐.四川中医,14(11):46

［21］ 李华.1996.经方临证偶拾.河南中医,16(1):21

［22］ 杜约孔.1999.甘草干姜汤加减治疗内耳性眩晕.河南中医,19(1):16

［23］ 周齐娜.1998.甘草干姜汤加减治疗内耳性眩晕48例临床报道.河南中医药学刊,13(3):41

［24］ 何汝益.1997.温针加中药治疗寒湿腰痛临床观察.中国针灸,(5):279—280

［25］ 盛冈赖子.1998.甘草干姜汤治疗花粉症有效3例.国外医学·中医中药分册,20(4):40—41

［26］ 徐国钧.1987.生药学.北京:人民卫生出版社:2351

［27］ 中村理惠.2005.甘草中抗溃疡作用的主要成分.国外医学·中医中药分册,27(1):50

［28］ 杨百弗,李培生.1996.实用经方集成.北京:人民卫生出版社,86—87

25. 麦门冬汤

【经典概述】

麦门冬汤出自《金匮要略·肺痿肺痈咳嗽上气病脉证治》。"火逆上气,咽喉不利,止逆下气者,麦门冬汤主之。"本方由麦冬、半夏、人参、甘草、粳米、大枣六味药组成。重用麦门冬为主药,滋养肺胃之阴,使阴复而火降;辅以人参、甘草、粳米、大枣养胃益气生津,助麦冬生阴;更用少量半夏降逆下气,化痰开结。方中大量麦冬配半夏,无滋腻碍胃生痰之弊;少量半夏得麦冬,则无温燥伤阴,助火之嫌,可谓相得益彰。本方主治虚热肺痿证。因其病机关键在于肺胃阴虚,虚火上逆。目前此方已广泛地运用于治疗呼吸系统及消化系统方面的疾病。

235

【临床运用】

1. 咳嗽

（1）感染后咳嗽：吴氏[1]采用加减麦门冬汤治疗感染后咳嗽 38 例，治疗组总有效率 89.5%。因感染后咳嗽已无表证，治疗之法当以清肃肺胃痰气为主，加减麦门冬汤养肺生津，清肺化痰，故能取得良好效果。

（2）喉源性咳嗽：是临床常见病，多发病之一。常以咽痒咽干，干咳无痰，痉咳为主，易成慢性咳嗽，一般的寻常止咳剂治之效果较差。刘氏[2]以麦门冬汤加味治疗喉源性咳嗽 52 例，总有效率为 91%。此类咳嗽干咳无痰，不热不喘，内无痰阻，外无表证，多因燥邪之气伤肺，娇脏有失清肃。治须清润收敛结合，复其清肃之性。麦门冬汤清润能使阴津复，虚火降，痰涎化，气逆止。

（3）血管紧张素转换酶抑制剂（ACEI）引发咳嗽：是临床治疗高血压常见的副反应。临床应用时有些患者出现刺激性干咳，轻者给患者带来不适，重者致患者不能耐受，需停药换药，常会影响降压疗效。黄氏[3]用麦门冬汤治疗 ACEI 致干咳副反应 30 例，并与咳必清（枸橼酸喷托维林片）治疗 30 例进行对照观察。治疗组总有效率 80%，对照组总有效率 33.3%（$P < 0.01$）。

2. 胃炎

（1）慢性浅表性胃炎：是一种常见病、多发病。对其治疗目前尚无特效药。赵氏[4]运用麦门冬汤加减治疗胃阴虚型慢性浅表型胃炎 46 例，其中治疗 1~3 个月后，经胃镜复查，18 例均较治疗前有所好转。赵氏认为如辨证属于胃阴虚型的慢性浅表性胃炎病例，用滋养胃阴之麦门冬汤加减，确有良好效果。若患慢性浅表性胃炎后，导致胃津亏耗，腑气上逆，升降失调而出现胃脘疼痛，虚痞不食，咽干口渴，便秘不畅，舌红多裂等症。用本方滋养胃阴，降逆和中，最合病机。并认为方中尤妙在有半夏一味，在人参、麦冬、甘草、大枣、粳米等甘润滋胃阴之品中，起到振胃气，下气降逆，滋而不腻的作用，正适其用而免其弊。

（2）慢性萎缩性胃炎（简称 CAG）：是消化系统常见病，其主要病理表现为胃黏膜萎缩性变化，主要临床表现为贫血和癌前病变，并伴有一系列胃部不适的症状。孔氏[5]等以麦门冬汤加味治疗慢性萎缩性胃炎 30 例为治疗组，30 例三九胃泰为对照组。治疗结果在 HP 清除率、病理形态改善方面均有显著差异。

（3）感染 HP 性胃炎：此病患者常表现为胃脘痛、痞闷、胃脘灼热不适、嗳气、纳差、口干等，其病机的关键在于胃阴虚，胃津枯，邪气（HP）乘虚而入。黄氏[6]将 160 例 HP 性胃炎患者随机分为麦门冬汤治疗组 100 例，三联用药治疗对照组 60 例治疗，2 周停药后观察 2 个月。结果：症状总有效率治疗组为 94.0%，对照组为 78.3%；胃黏膜炎症改善率治疗组为 93.0%，对照组为 75.6%，两组比较，差异均有显著性意义（均 $P < 0.05$）。总抑菌率治疗组为 83.0%，对照组为 81.7%，两组

相似($P>0.05$)。

3. 儿科疾病

(1) 咳嗽变异性哮喘(CVA):是引起儿童慢性顽固性咳嗽最常见的疾病之一,又名隐匿性哮喘或过敏性哮喘。褚氏[7]等运用麦门冬汤加减治疗儿童咳嗽变异性哮喘34例,基本方为麦门冬、姜半夏、太子参、甘草、薏苡仁、红枣。总有效率91.2%。

(2) 小儿感染后迁延性呛咳:是指小儿呼吸道急性感染,经抗生素治疗,感染基本控制后出现的以气逆而呛为特征,且迁延不愈的咳嗽。此种呛咳继用抗生素及止咳祛痰药多无明显疗效,治疗颇为棘手。王氏[8]报道运用麦门冬汤加味治疗小儿感染后迁延性呛咳860例,基本方为麦门冬、清半夏、太子参、炙甘草、炙枇杷叶、乌梅、大枣。结果:呛咳全部缓解,呼吸均匀,无气逆感。服药最少为3剂,最多为12剂。平均为8剂。

【现代研究】

在实验研究方面,熊本大学的宫田氏[9]总结了近年来日本有关麦门冬汤治疗慢性炎症性呼吸道疾病的药理学研究成果。从个体、器官、细胞和分子水平探讨麦门冬汤的药效结果显示:a. 麦门冬汤对可待因耐药性、难治性咳嗽(ACEI抑制药副反应所导致的咳嗽等)疗效佳,其镇咳作用机制是在对咳反射触发部位速激肽受体(NK1和N受体)水平拮抗作用的基础上,对速激肽的生成、游离和分解等变化的综合作用,即对速激肽的调控作用。b. 麦门冬汤具有自由基清除作用、支气管收缩缓解作用、肺表面活性剂分泌调节作用等多种对呼吸道的类固醇样药理作用,因此可作为慢性闭塞性呼吸系统疾病的基础治疗药。由此可见麦门冬汤不是单一的镇咳药,而是对咳痰、呼吸道过敏、炎症引起的呼吸道病变有修复作用的药物。

(杨文喆)

【参考文献】

[1] 吴学苏. 2003. 加减麦门冬汤治疗感染后咳嗽38例. 陕西中医,24(10):868—869

[2] 刘朝芳. 2001. 麦门冬汤治疗喉源性咳嗽临床观察. 光明中医,16(94):45

[3] 黄敏. 2004. 麦门冬汤治疗血管紧张素转换酶抑制剂致干咳副反应30例. 河北中医,26(3):199

[4] 赵学魁. 2004. 麦门冬汤加减治疗慢性浅表性胃炎的体会. 上海中医药杂志,38(4):3

[5] 孔繁林,赵文善. 1998. 麦门冬汤加味治疗慢性萎缩性胃炎临床观察. 实用中西医结合杂志,11(7):631

[6] 黄配宜. 2004. 麦门冬汤加味治疗幽门螺杆菌性胃炎疗效观察. 上海中医药杂志,(5):24

[7] 褚东宁,杜勤. 2003. 麦门冬汤加减治疗儿童咳嗽变异性哮喘34例. 浙江中西医结合杂志,13(10):643

[8] 王玉玺.1996.麦门冬汤加味治疗小儿感染后迁延性呛咳 860 例.实践医学杂志，9(4)：34

[9] 黄欣.2001.第 51 次日本东洋医学会学术总会简介.国外医学·中医中药分册，23(1)：3—6

26. 葶苈大枣泻肺汤

【经典概述】

葶苈大枣泻肺汤出自《金匮要略·肺痿肺痈咳嗽上气病脉证治第七》，用于治疗"肺痈喘不得卧""肺痈胸满胀，一身面目浮肿，鼻塞清涕出，不闻香臭酸辛，咳逆上气，喘鸣迫塞""支饮不得息"本方开肺逐邪，方中葶苈子性滑利，开泄肺气，排痰去饮，佐以大枣扶正安中，使邪去而不伤正。历代应用如《幼幼新书》治小儿水气腹肿兼下利脓血，小便涩。《外科精义》治男子妇人头面手足虚肿。本方不仅限于治疗肺痈，凡肺部及气管病变，中医辨证属于痰浊水湿邪热壅阻于肺，以致肺失肃降者，皆可选用随症变化加减。

【临床运用】

1. **心力衰竭** 现代医学研究葶苈子可改善心肌缺氧状态。加人参、黄芪均可补气益肺。① 杨氏[1]等以葶苈大枣泻肺汤，泻痰行水，下气平喘祛邪，治疗 36 例心力衰竭的住院患者，其中肺源性心脏病 19 例，冠心病 8 例，风湿性心脏病 5 例，高血压性心脏病 3 例。治疗方药：葶苈子 30 g，大枣 10 枚，人参(另煎)15 g，黄芪 15 g，丹参 20 g，猪苓 20 g，白术 10 g，制附子 6 g，甘草 6 g。水煎服，每日 1 剂，连服 15 剂为 1 个疗程。随症加减。结果：服药后 1 周内显效 21 例，2 周内有效 13 例，无效 2 例，总有效率 96%。方中人参大补元气，使心气充沛，周流全身。医学研究证实，人参有强心作用，使心肌收缩力增强，并能减慢心率。黄芪的主要功能是益气健脾胃，李时珍认为黄芪能"逐五脏间恶血"、"补五脏诸虚"，称为补药之长。现代医学研究黄芪能加强心肌的收缩力，增加心排血量，改善心功能。此二药协助葶苈子辅正祛邪，强心利尿。猪苓、白术健脾和胃，利尿消肿，以减心脏之负担。附子大辛、大热，以强心阳，温肾阳，补肺水。丹参活血化瘀，现代医学研究证明丹参能扩张血管，增加冠脉血流量，改善心肌供血，加强心肌收缩力，调整心律。大枣、甘草二药均为补气宁心安神调和诸药之品。此方既能泻肺又能补气活血,温煦化湿利水,从而达到控制心力衰竭的目的。② 婴幼儿肺炎合并心力衰竭,在临床上较为常见,病情急、变化快,治疗不及时,病死率较高。李氏[2]采用中西医结合的方法治疗,以参附注射液回阳救逆振奋心肾之阳,配以葶苈子、大枣、车前子泻肺水、利肺气。84 例住院患儿随机分为两组,治疗组 44 例,在常规西药治疗的基础上加用参附注射液 1 mL/kg,每日 2 次,静脉滴注,同时口服加味葶苈大枣泻肺汤,另设西医治疗对照组。结果治疗组与对照组总有效率分别为 98% 和 82%。中西医结合治疗组疗效明显优于对照组($P < 0.05$)。结论:中西医结合治疗婴幼儿肺炎合并心力衰竭,在抗感染、改善微循环障碍、强心利尿等方面,均比单用西药治疗效果好。

2. **支气管哮喘** 支气管哮喘属呼吸系统急重病症,常反复发作,缠绵不愈。解痉、抗炎之西药常奏效快而反跳明显。中医学认为,哮喘有虚有实,有寒有热,但病变重心在肺部。临床多表现为虚实夹杂之证。以泻肺汤、葶苈大枣汤、三子养亲汤三方加减化裁为基本方,方中用葶苈子、桑白皮、地骨皮、莱菔子泻肺、降气、平喘、祛痰;虚者加党参、黄芪、五味子,以益气养肺,固其根本。① 刘氏[3]治疗支气管哮喘 50 例,排除心源性哮喘及支气管哮喘继发肺源性心脏病者,中药:地骨皮、桑白皮、葶苈子、莱菔子、苏子、大枣、甘草为基本方。随症加减。西药:左旋咪唑75 mg,每天 1 次,口服,服 1 周后停药 3 日,继服。或以常规抗生素对症处理。治疗结果痊愈(1 年以上未复发者)17 例;显效(哮喘症状完全控制,体征消失)20 例;有效(哮喘症状减轻,发作次数明显减少)11 例;无效(症状无变化或加重)2 例。总有效率为 96%。② 崔氏[4]应用葶苈大枣泻肺汤加味治疗重度支气管哮喘,随机分为治疗组 86 例,其中男 56 例,女 30 例;病程 1~29 年,平均 12 年。治疗组以中药葶苈大枣泻肺汤加味治疗,对照组以地塞米松 10 mg 加入 5% 葡萄糖液 250 mL 静滴,每日 1 次,治疗 3 天后观察疗效。治疗组显效 72 例,有效 12 例,无效 2 例,总有效率为 97.67%。对照组显效 9 例,有效 11 例,无效 10 例,总有效率为 66.67%。两组有效率有非常显著性差异($P < 0.01$)。方中葶苈子泻肺行水,化痰平喘,专攻肺中伏饮,用于哮喘急重者尤宜。③ 小儿邪热闭肺型支气管炎,符合小儿稚阴稚阳之体,感邪后易以热化火,热病居多的生理病理特点而临床常见。发病较急,气喘为主,症见发热,咳嗽,气喘尤甚,喉中痰鸣,甚者鼻煽,烦躁不安,面色发青,喘息夜间或晨起较甚,饮食减退,尿黄,舌质红苔薄黄或黄腻,脉细滑数,指纹青紫多伸达气关。朱氏[5]等用定喘汤合葶苈大枣泻肺汤加减以清热化痰,降逆平喘。收效良好。

3. **外感咳嗽** 吴氏[6]等认为本方具有攻补兼施的作用,方中葶苈子苦寒能开泄肺气,具有泻下逐痰之功,治疗实证效捷。大枣甘温安中,缓和药性,使葶苈子泻而不伤正。外感后久咳不愈有虚有实,虚证可减少葶苈子量加大大枣量,实证则加大葶苈子量而减大枣量。133 例总有效率 96%,其中以燥热型治疗效果最佳。咳嗽无论外感及内伤,其病机不外肺失宣降,肺气上逆,故治疗重点在肺。本组病例,以此为基本方,结合临证的不同表现,加入相应药物。收效显著。

4. **胸腔积液** 恶性胸腔积液是恶性肺癌的常见并发症之一,多为渗出液,在晚期肺癌中较常见,治疗十分困难,预后差,属中医学"悬饮"、"支饮"范畴。① 孙氏[7]等应用复方葶苈大枣泻肺汤合用顺铂,可泻肺逐水,辛开苦泄,导水利尿,治疗肺癌致恶性胸腔积液 38 例,总有效率为 85%,优于单纯化疗组的 78.1%。② 张氏[8]治疗肺癌癌性胸水,口服葶苈大枣泻肺汤加味配合顺铂腔内灌注治疗肺癌恶性积液 45 例,3 周后观察疗效。结果:总有效率为 88.9%。采用胸腔置管负压引流,并在胸腔内灌注顺铂,直接抑杀癌细胞,并刺激胸膜造成化学性胸膜炎致胸膜粘连,达到控制胸水的作用。葶苈大枣泻肺汤用以泻肺平喘,行水消肿。加味共奏渗湿利水,解毒抗癌之效,对控制胸水,减轻顺铂的毒性反应,以改善症状,稳定病情,防止复发起重要作用。③ 倪氏[9]等运用羟基喜树碱胸腔内化疗,配合中药苓桂术甘汤和葶苈大枣泻肺汤加减治疗恶性胸水 64 例,取得一定疗效。方法:64 例恶性胸腔积液患者随机分为治疗组和对照组,两组患者先将胸水抽尽,之后,予以羟基喜树碱 20 mg+地塞米松 10 mg 胸腔内注射。治疗组同时予以中药苓桂术甘汤和葶苈大枣泻肺汤加减。结果:治疗组有效率为 87.5%.对照组为 50%($P<0.01$)。葶苈中所含葶苈子醇在动物实验中证实有强心苷样作用,可增强心肌收缩力,减慢心率。甘草、大枣有增强免疫作用。此时,配合利尿,增强血液循环,促进炎性水肿、渗出物的排泄、吸收,增强免疫功能等作用的苓桂术甘汤,可以强心利尿,增强食欲,而且可以增强机体免疫,抑制肿瘤发展。

5. **渗出性胸膜炎** 渗出性胸膜炎,属中医"悬饮"范畴,常用十枣汤、控涎丹治疗悬饮,药力峻猛,用之不慎,易出差错。而葶苈大枣泻肺汤加味,虽用于实证,但药力较和平。方中葶苈子、桑白皮都有泻肺平喘,利水消肿作用;葶苈子味辛、苦、性大寒,归肺、膀胱经,具有泻肺平喘,利水消肿之功效。现代药理研究发现,葶苈子可解除支气管平滑肌痉挛,故有明显的止咳、平喘、消炎、降脂、强心、利尿作用。因此,在临床辨证论治的基础上,加用葶苈子起到事半功倍的作用。陈氏[10]等治疗结核性渗出性胸膜炎 35 例,对照组采用抗结核,治疗组在对照组治疗基础上,加用葶苈大枣泻肺汤加味。治疗组的临床治愈率明显高于对照组。表明葶苈大枣泻肺汤加味与抗结核药联合应用治疗结核性渗出性胸膜炎,可加快胸水吸收,防止胸膜粘连肥厚,提高临床治愈率。

6. **结核性胸膜炎** 结核性胸膜炎属中医"悬饮"、"胸痹"范畴。本病多因正气不足,外感瘵虫之邪,致胸阳不振,水湿停滞成饮,日久化热,痰热互结,闭阻胸胁而成。王氏[11]治疗之 48 例,应用葶苈大枣泻肺汤,以清热化痰,宽胸散结,化痰逐饮。经治疗显效 26 例,好转 9 例,无效 2 例,总有效率 95.83%。

7. **急性氯气中毒** 急性氯气中毒临床表现,除眼部有氯气刺激症状外,均表现为呼吸道刺激反应,如咳嗽,气急,吐白痰,部分患者有恶心,呕吐,心悸,两肺呼吸音粗,少数可闻及哮鸣音,其他无特殊异常。由于邪气向内传播入肺,影响肺气的宣降,气不化津,津聚成痰,痰浊内蕴,壅塞气道,肺管狭窄,通畅不利,清肃失司,肺气上逆而咳喘。根据"异病同治"的理论,董氏[12]等在葶苈大枣泻肺汤的基础上加旋覆花缓解支气管平滑肌的痉挛,并有糖皮质激素的作用,用于预防和治疗急性氯气中毒所致的气管炎,中毒性肺炎,肺水肿的疗效。380例群体氯气吸入反应患者中,仅有8例因哮喘症状不缓解而住院治疗,其余患者均治愈。

8. 小儿病毒性肺炎   小儿病毒性肺炎是婴幼儿较常见的呼吸道感染性疾病,呼吸道合胞病毒是最常见的病原体。病机特点为本虚标实、痰热袭肺、肺气郁闭。谢氏[13]等应用葶苈大枣泻肺汤加抗感染、祛痰止咳、吸氧及对症支持治疗之86例,治疗组总有效率为97.83%。显示了葶苈大枣泻肺汤泻肺水、利肺气的作用。

【现代研究】

对血流动力学的影响   中医肺脾肾阳气不足,运化蒸腾功能障碍,不能温化水液,以致凝而化痰成饮,痰饮停滞,阻塞心肺,肺气胀满,不能肃降,又妨碍肺朝百脉的功能,使其血脉失于鼓动,行血功能减退,葶苈子泻肺气之闭以开其水源,行三焦之水以通调水道,对痰饮停蓄之证,有较好疗效,其性虽寒,但泻肺逐饮,下气平喘效佳,目前国内外颇多文献报道认为血流动力(包括右心房、右心室、肺动脉收缩压、舒张压及平均压)的变化,是衡量肺心病并右心衰时肺、心功能的重要指标。江氏[14]等建立兔肺心病模型,以浓缩备用的苓桂术甘合葶苈大枣泻肺汤药液灌胃给药后观察其对实验性肺心病并右心衰阶段血流动力学的影响,结果发现经温阳涤饮方预防给药或治疗给药后,治疗组血流动力学改变较模型组明显好转。可见苓桂术甘合葶苈大枣泻肺汤对预防和治疗肺心病合并右心衰的发生发展有一定的疗效。其组成温而不燥,泄而不峻,既辛通心脉,温复肺阳,健运脾气,又温振肾阳,温化三焦痰饮,如此温阳涤饮,标本兼顾,使阳复饮散。

现代药理研究证明,葶苈子有强心、利尿、祛痰、平喘作用,大枣缓和葶苈子之烈性,使泻肺而不伤肺,必要时辅以茯苓、猪苓、泽泻等利水渗湿,茯苓兼能健脾和中,其抗肿瘤成分腺嘌呤,可以防止肿瘤化疗所致白细胞减少。其所含的真菌多糖还可非特异地刺激网状内皮系统和血液系统功能,从而提高对癌细胞特异抗原的免疫能力,激发机体的抗癌能力,三药均有利尿作用。如此共奏泻肺、逐水、平喘之功。配合薏苡仁、白花蛇舌草,共奏渗湿利水,解毒抗癌之效,对控制胸水,减轻顺铂的毒性反应,以改善症状,稳定病情,防止复发起重要作用。 (叶进)

【参考文献】

[1] 杨爱香,崔爱平.2003.葶苈大枣泻肺汤加味治疗心衰36例.中国社区医师,19(7):

32—33

　　[2]　李奇梅.2000.中西医结合救治婴幼儿肺炎合并急性心力衰竭.广东医学,7(21)：611—612

　　[3]　刘继花.2002.中西医结合治疗支气管哮喘100例.湖北中医杂志,24(6)：10

　　[4]　崔悦.2001.葶苈大枣泻肺汤加味治疗重度支气管哮喘86例.实用中医药杂志,17(12)：16

　　[5]　朱生全,冯桂华.2003.中医辨证为主治疗小儿喘息型支气管炎78例.现代中医药,4：22—24

　　[6]　吴国伟,徐文君,胡云英.2002.葶苈大枣泻肺汤化裁治疗外感久咳133例.中国民间疗法,10(8)：44—45

　　[7]　孙在典,张爱琴.2005.复方葶苈大枣泻肺汤合用顺铂治疗肺癌恶性胸腔积液38例.浙江中医学院学报,29(2)：21—24

　　[8]　张小玲.2003.葶苈大枣泻肺汤合顺铂腔内灌注治疗肺癌癌性胸水45例.上海中医药杂志,39(9)：22—23

　　[9]　倪敏.2003.羟基喜树碱配合中药治疗恶性胸腔积液的临床观察.实用医技杂志,10(4)：399—340

　　[10]　陈斯宁.2002.葶苈大枣泻肺汤合抗结核药治疗结核性渗出性胸膜炎35例——附抗结核药治疗35例对照.浙江中医杂志,5(2)：57

　　[11]　王晓平.2002.葶苈大枣泻肺汤合小陷胸汤治疗结核性胸膜炎48例.中国民间疗法,10(12)：48

　　[12]　董桂军,王春胜.2001.葶苈大枣泻肺汤加味预防治疗急性氯气吸入中毒380例.中医杂志,12(5)：313—314

　　[13]　谢梅华,吴虹.2003.葶苈大枣泻肺汤为主治疗小儿病毒性肺炎.湖北中医杂志,25(6)：21

　　[14]　江泳等.2004.温阳涤饮法对实验性肺心病血流动力学的影响.成都中医药大学学报,27(2)：20—23

27. 射干麻黄汤

【经典概述】

　　射干麻黄汤出自《金匮要略·肺痿肺痈咳嗽上气病脉证治第七》,本方由射干、麻黄、生姜、细辛、紫菀、款冬花、五味子、大枣、半夏9味药组成。其中射干《神农本草经》载:"主咳逆上气……散结气",此方取其开痰降逆之功,麻黄宣肺开喘。生姜、细辛温散祛邪降逆,半夏、紫菀、款冬花温肺化饮止咳,共为射干、麻黄之助。五味子敛肺,以防细辛、麻黄、生姜等辛散太过而伤肺气;大枣安中,与生姜同用能和胃气,皆为佐使。发表、降气、润燥、化痰四法,集于一方。《金匮要略》用来治疗"咳而上气,喉中水鸡声",属寒饮郁肺的咳喘证。射干麻黄汤虽是为寒哮而设,但是在中医的整体观念和辨证施治原则的指导下,凡是以喉中痰鸣为主要表现的呼吸系统疾病,都可以在随证加减的基础上用射干麻黄汤进行治疗。

【临床运用】

1. 支气管哮喘　现代医学认为支气管哮喘是由嗜酸性粒细胞、肥大细胞和T淋巴细胞等多种炎症细胞参与气道慢性炎症,引起气道高反应性导致气道缩窄。临床表现和哮证相同。西药治疗哮喘的药物主要有3类:支气管舒张剂、糖皮质激素和抗过敏药,但是存在一定的副反应。而中医中药对于哮喘的治疗有一定的优势。① 李氏[1]以射干麻黄汤为基本方,加减治疗支气管哮喘39例,分为寒饮郁肺和痰热蕴肺两型。寒饮郁肺型加生姜、细辛、五味子、制半夏、泽漆、陈皮;痰热蕴肺型加沥半夏、桑白皮、黄芩、柴胡,服法为每日1剂,连服14剂为1个疗程。结果,临床控制23例,减轻13例,无效3例,总有效率92%。寒饮郁肺型的总有效率82%,痰热蕴肺型的总有效率92%。通过观察认为,射干麻黄汤是化瘀、降气、平喘的良方,通过加减。即可用于寒饮郁肺的证治,也可用于痰热蕴肺的证治。② 张氏[2]以射干麻黄汤为基本方,冷哮型选加附子、肉桂、淫羊藿;热哮型选加生石膏、桑白皮、鱼腥草、鲜竹沥等。哮喘症状缓解后选加补骨脂、钟乳石、黄芪、紫河车粉等,每日1剂,水煎分2次服,连服14天为1个疗程,同时配合耳穴贴敷治疗。结果,显效35例,好转57例,无效8例,总有效率92%。治疗哮喘对冷哮、热哮两型皆可用之。使用本方需是实喘有邪,虚喘证不能投用本方。③ 陈氏[3]用射干麻黄汤加减治疗82例小儿寒喘。近期疗效,凡咳嗽、气促喉喘鸣及痰鸣音消失,肺部无罗音,舌质转红者为达到目的,28例显效,50例好转。4例无效,总有效率95.12%;远期疗效,随访跟踪治疗39例,每发必服至有效,间隙期不服药,连续5次该项症状明显减轻,舌脉转为正常者28例,占71.79%,其中有11例随访3年未再复发,占28.21%。④ 王氏[4]等将100例小儿哮喘患者随机分为观察组和对照组。观察组口服射干麻黄冲剂(射干、麻黄、细辛、半夏、款冬花、紫菀、五味子、生姜、大枣)每袋10 g,每克含生药1 g,1岁以内每次1/3袋,1~3岁每次1/2袋,3~7岁每次2/3袋。7岁以上每次1袋,每日3次,温开水冲服。对照组予先锋Ⅳ。24小时予25~50 mg/kg,每日4次口服,甘草片每次1/2~1片,每日3次口服,合并病毒感染或病毒感染为主者,加用病毒灵片每次1/2~1片,每日3次口服。两组疗程均为1周,治疗结果显示,观察组的痊愈率为42%,总有效

92％,而对照组则分别为 18％、56％。经统计学处理,观察组疗效显著高于对照组(P＜0.01),结果提示,射干麻黄冲剂治疗小儿寒饮郁肺型的哮喘疗效可靠,在改善咳、喘、痰鸣症状,清除肺部啰音及控制感染等方面均有明显效果。⑤ 张氏[5]等用阳和汤合射干麻黄汤加减治疗产后寒哮急发 68 例,均有哮证发作史,但至少 2 年未发。每天 1 剂,久煎 1 小时,分早晚两次温服。治疗结果,临床控制(症状完全缓解)35 例。显效(症状明显减轻,但仍有少许咳嗽、无哮鸡音及气促)29 例,无效及临床症状无减轻 4 例,总有效率 94％。其中服药最少 6 剂,最多 13 剂。⑥ 黎氏[6]等用射干麻黄汤加杏仁、僵蚕、地龙、蝉蜕治疗小儿支气管哮喘 82 例,年龄 2～13 岁,病程 1～12 年,用法每日 1 剂,水煎早、晚两次分服,根据全国慢性支气管炎临床专业会议制订的"慢性支气管炎诊断标准",控制 32 例,显效 29 例,好转 18 例,总有效率 96.3％。⑦ 巴氏[7]用射干麻黄汤加茯苓、杏仁、炒莱菔子、厚朴、生赭石治疗哮喘,用法连服 9 剂,后以牡荆油胶丸调理数月,4 年来未见复发,认为射干麻黄汤证都有较强季节性,多因风寒外束,在辨证上掌握痰多、咳重、胸闷、不渴、脉或滑或弦或濡,喉中闻水鸣声,不得卧,卧则喘甚之要点。⑧ 康氏[8]用射干麻黄汤加减治疗哮喘,每获良效,认为射干麻黄汤治疗哮喘,只要见有喉中痰鸣声即可随证加减治之。

2. 支气管炎 支气管炎是气管、支气管、支气管黏膜及其周围组织的非特异性炎症,临床表现为咳嗽、咳痰、喘息。① 陈氏[9]等将 147 例慢性喘息型支气管炎急性发作期的患者随机分为中药组和西药组,中药组 78 例,服用复方地龙片,每日 3 次,每次 4 片,日剂量相当于生地龙 20 g,制南星 12 g,干姜 2 g,黄芩 6 g,配合射干麻黄汤化裁的中药汤剂,按常规煎服。西药组按照慢性支气管炎喘息型急性发作期诊疗常规,选用抗菌消炎、止咳化痰平喘西药随证施治,两组均于治疗 2 周后,按统一标准评估疗效。结果表明,复方地龙片合射干麻黄汤治疗慢性喘息型急性发作期的支气管炎疗效确切。其综合疗效除临床控制率略低于西药组(但经 t 检验 P＜0.05),而总有效率与西药组基本相同。此外,中药组的副反应主要是胃肠道反应占 6.2％,而西药组副反应率为 23.1％,除胃肠道反应外。还可见心悸、皮疹、血压升高等副反应。认为射干麻黄汤为诸多平喘方中之平剂,最宜于慢性支气管发炎喘息型急性发作期。② 蓝氏[10]用射干麻黄汤加减治疗小儿喘息型支气管炎 28 例,年龄 1.6～5 岁,水煎服,每日 1 剂,早晚各服 1 次,3 天为 1 个疗程,治疗期间不使用其他药物。经 1～2 个疗程,治愈 21 例,好转 6 例,因心衰转中西医结合治疗 1 例(此例判定为无效),有效率为 96.4％。③ 刘氏[11]用射干麻黄汤加减治疗小儿喘息型支气管炎 38 例,年龄 6 个月～6 岁,水煎服,日 1 剂。结果,治愈 34 例,好转 2 例,无效 2 例,总有效率 94.7％。35 例发热病儿,均于服药两天后体温恢复正常。治愈 34 例患儿中,咳嗽、喘憋消失时间最短 3 天,最长 9 天,平均 5.5 天。④ 许氏[12]用射干麻黄汤加桔梗、地龙治疗小儿喘息性支气管炎 298 例。同时配合西药治疗,如用抗生素抗感染,解热剂解热等。根据《实用儿科学》小儿喘息性支气管炎诊断标准为依据,痊愈 290 例,好转 8 例,临床总有效率 100%。

【现代研究】

药理作用 ① 黄氏[13]等观察了射干麻黄汤对过敏性哮喘豚鼠肺超微结构的影响,采用 Hutson、吕国章的方法进行造模。实验结果显示:在停止吸入卵蛋白后的第 1 天肺部毛细血管充血,Ⅱ型肺泡细胞分泌十分活跃,嗜酸性粒细胞增加,这是致敏源——卵蛋白诱发哮喘急性发作所致。肺部毛细血管扩张、渗出,Ⅱ型肺泡细胞分泌旺盛导致肺部分泌物增多,肺部嗜酸性白细胞浸润是该病的主要病理特征之一。停止卵蛋白喷雾吸入后的第 8 天,肺毛细血管基底膜增厚,胶原纤维增多,这多与较长时间肺部炎症刺激有关,这种病理变化影响气体交换,即称之为Ⅱ型肺泡细胞增生,而用射干麻黄汤治疗 8 天后过敏性哮喘豚鼠的肺部组织则没有Ⅱ型肺泡细胞增多,其分泌正常。毛细血管无充血,基底膜无增厚,胶原纤维无增多,肺泡腔见不到嗜酸性粒细胞。该实验为射干麻黄汤治疗哮喘提供了可靠的超微结构依据。② 刘氏[14]等为进一步说明射干麻黄汤的作用机制,用放免法对实验各组的肺部组织的环磷酸腺苷(cAMP)、环磷酸鸟苷(cGMP)含量的变化进行比较研究发现:治疗后中药组和西药组的 cAMP、cAMP/cGMP 均较模型组提高,cGMP 降低。但是中药组和西药组间的 cAMP/cGMP 无显著性差异。cAMP 是胞质内信息传递途径中的信使物质。肺组织中 cAMP 水平升高,可抑制肥大细胞脱颗粒,舒张支气管平滑肌而扩张支气管。cGMP 则与之相反,支气管平滑肌细胞的稳定状态和肥大细胞活性介质的释放有赖于 cAMP/cGMP 比值的平衡。由此可知射干麻黄汤可能通过调节 cAMP 与 cGMP 的失衡从而抑制炎症细胞浸润,取得平喘良效。③ 艾氏[15]等分别以豚鼠体内诱生 IL-2 的数量,各实验组肥大细胞脱颗粒的比值和豚鼠血清总 IgE 含量为指标研究射干麻黄汤治疗哮喘的机制,实验结果表明:射干麻黄汤可明显促进 IL-2 的产生,抑制肥大细胞脱颗粒和血清 IgE 的产生,从而增强机体的免疫功能,抑制和预防 I 型变态反应的发生。现代许多实验研究发现:射干能消除上呼吸道的炎性渗出,并有止痛、解热作用;麻黄含有麻黄碱,具有平喘、松弛支气管平滑肌、增强肺灌流量的作用;细辛、五味子皆可抑制炎性细胞释放炎性介质,五味子还有增强免疫的作用;大枣具有抗变态反应的作用。总而言之,射干麻黄汤组方具有祛痰、抗过敏、抗感染等功效,可减少气管分泌物,解除平滑肌痉挛。

现代许多实验研究发现,射干能消除上呼吸道的炎性渗出,并有止痛、解热作用;麻黄含有麻黄碱,具有平喘、松弛支气管平滑肌、增强肺灌流量的作用;细辛、五味子皆可抑制炎性细胞释放炎性介质,五味子还有增强免疫的作用;大枣具有抗变态反应的作用。总而言之,射干麻黄汤组方具有祛痰、抗过敏、抗感染等功效,可减少气管分泌物,解除平滑肌痉挛[16]。

(杨文喆)

【参考文献】

[1] 李雅琴.1997.射干麻黄汤的临床应用.中成药,(9):25

[2] 张欲囡.1997.射干麻黄汤加减配合耳穴贴敷治疗哮喘100例.实用中医药杂志,13(5):14

[3] 陈培英.1999.射干麻黄汤加味治疗82例小儿寒喘的近期及远期疗效.浙江中医杂志,34(9):388

[4] 王雪华.1992.射干麻黄冲剂治疗小儿寒饮咳喘50例疗效观察.中医杂志,(1):30

[5] 张忠禧等.2000.阳和汤合射干麻黄汤加减治疗产后寒喘68例.新中医,32(6):43

[6] 黎明柱,陈健玲.1999.经方治疗小儿支气管哮喘82例.国医论坛,14(2):9

[7] 巴哈尔.1996.射干麻黄汤临床应用举隅.新疆中医药,(3):58

[8] 康连智.1982.射干麻黄汤加减治疗哮喘的体会.吉林中药,(4):20

[9] 陈晓宏.1999.复方地龙片合射干麻黄汤治疗慢性喘息型支气管炎78例观察.实用中医药杂志,15(8):5

[10] 蓝子胡.1998.射干麻黄汤加减治疗小儿喘息性支气管炎28例.实用医学杂志,14(8):616

[11] 刘昌海.1996.射干麻黄汤治疗小儿喘息性支气管炎38例.山东中医杂志,15(11):499

[12] 许乐平.1997.射干麻黄汤加减治疗小儿喘息型支气管炎298例.陕西中医,18(8):361

[13] 黄真言等.1998.加味射干麻黄汤对过敏性豚鼠肺超微结构变化的电镜观察.中医药研究,14(2):27—28

[14] 刘小红等.2001.射麻止喘液对哮喘模型大鼠环核苷酸变化的影响.广东中医药大学学报,18(4):339—340

[15] 谭素娟等.2000.射干麻黄汤化裁方抗过敏性哮喘的实验研究.中医杂志,41(5):282

[16] 陈若冰,袁清思.2003.射干麻黄汤治疗哮证的实验与临床研究探要.中医药学刊,21(10):1677

28. 皂荚丸

【经典概述】

皂荚丸出自《金匮要略·肺痿肺痈咳嗽上气病脉证治第七》,该方由一味药物皂荚酥炙而成。主要用于痰浊壅肺所致的咳嗽上气病。其证候特点是以频频吐出胶稠的浊痰、只能端坐,无法安眠为其特点。

皂荚丸的组成尽管只有皂荚一味,但其势虽单但力却不薄。皂荚味辛入肺,除痰力量峻猛,所以能够涤痰开窍,但皂荚药性剽悍,又有微毒,故用酥炙,这样不仅使之酥脆易于研末,也可减少其毒性。此外,皂荚丸的服用方法也值得注意,要以枣膏调开水送服,目的是为了顾护脾胃,以免损伤中气。"日三夜一服",是取"峻药缓攻"之意,既能够利窍涤痰,缓解病情,又能够不损伤正气。

关于本方证,程林(云来)在《金匮要略直接》中指出:"皂荚味辛咸,辛能散,咸能软,宣壅导滞,利窍消风,莫过于此。故咳逆上气,时时浊唾,坐不得卧者宜之。然药性剽悍,故佐枣膏之甘,以缓其药势也。"徐彬在《金匮要略论注》中指出"……至不得眠,非唯壅,且加闭矣。故以皂荚一味开之,合枣膏安胃,以待既开之后,另酌保肺之药也。"尤怡在《金匮要略心典》中也指出"浊,浊痰也。时时吐浊者,肺中之痰,随上气而时出也。然痰虽出而满不减,则其本有固而不拔之势,不迅而扫之,不去也。皂荚味辛入肺,除痰之力最猛,饮以枣膏,安其正也。"

【临床应用】

本方主要适用于临床表现为咳嗽痰多,稠黏如胶,但坐不得眠,咯痰不爽,胸满或痛连胸胁,大便难,脉滑苔黏等病证。另外,中风、痰饮、喉风等证属于痰涎壅盛,形气俱实的,也可酌情运用,但须掌握剂量和服法。

1. 慢性阻塞性肺病 周氏[1]等曾经于 1992～1996 年应用皂荚丸治疗 60 例慢性阻塞性肺部疾病(COPD)痰浊阻肺型取得显著疗效。共治疗 90 例患者 COPD发作期患者。90 例患者随机分为治疗组和对照组,治疗组 60 例,对照组 30 例,治疗时对照组给以抗感染、解痉平喘、氧气疗法、积极处理并发症等西医治疗,治疗组则在对照组用药的基础上加服皂荚丸每日 3 次,每次 3 丸,两组疗程均为 7 天。结果治疗后治疗组肺功能各项指标明显改善,对照组各项指标亦有所改善,但治疗后,治疗组肺功能指标明显优于对照组。

2. 肺结核 刘氏[2]用自制皂荚丸治疗肺结核 14 例,其中有 8 例配合了大蒜素注射液,但其他抗痨药物都未使用。结果显示:单服皂荚丸的 6 例痰阴转率为100%,血沉下降率 66.66%,临床症状基本消除的 4 例,显著减轻的 2 例,有效率为100%。口服皂荚丸为主,配合大蒜注射液的 8 例,痰阴转率 100%,血沉下降率87.5%,基本治愈的 1 例,基本消除的 4 例,显著减轻的 3 例。

3. 小儿疳积、厌食症 汪氏[3]报道用皂荚丸治疗小儿厌食症 110 例,其临床特点主要为食欲低下,脘腹胀满,食少饮多,或食少便多。经实验室检查无任何异常。结果:痊愈 86 例(78.1%),好转 18 例(16.4%),无效 6 例(5.5%)。制法:皂荚放入铁锅内火煅存性,研细为末,用糖拌匀吞服。1～2 岁每日 1 g。3 岁及 3 岁以上每日 2 g。经多年临床验证,本方无损胃气,亦无其他不良反应。

4. 肺泡蛋白沉着症 李氏[4]报道,以皂荚丸为主随证加减治疗肺泡蛋白沉着症18例,结果:12例临床痊愈,4例好转,2例无效。

另外,皂荚丸在临床上对其他呼吸系统疾病也有治疗作用[5],如支气管哮喘、支气管扩张等临床见症属痰浊壅肺的,均可用皂荚丸随证加减进行治疗。

【现代研究】

皂荚含三萜皂苷,能刺激胃黏膜,反射性的促进呼吸道分泌,有良好的祛痰作用[1]。另外,皂荚有溶血的副反应,但高等动物一般对其吸收很少,故口服并无溶血毒性,而主要表现为局部黏膜刺激作用,但如服用量过大或有胃黏膜损伤,则可产生溶血和其他组织细胞毒作用。特别是中枢神经系统,可致先痉挛后麻痹,最后呼吸衰竭死亡[5]。国内曾报道因服大剂量皂角煎剂(200 g,混以老醋1杯)而中毒死亡者。

(宋红普)

【参考文献】

[1] 周庆伟,李素云.1997.《金匮要略》皂荚丸治疗慢性阻塞性肺病痰浊阻肺型的临床研究.中国医药学报,12(4):35—36

[2] 刘虔.1960.中药皂荚丸治疗肺结核的疗效观察.广东中医,(11):506

[3] 汪贻魁.1987.皂荚散治疗小儿厌食症110例.湖北中医杂志,(1):25

[4] 李登美.1995.金匮皂荚丸为主治疗肺泡蛋白沉着症18例.浙江中医杂志,(2):59

[5] 傅志红.2001.《金匮要略》皂荚丸在肺系病中的应用.中国医药学报,16(4):42—44

29. 厚朴麻黄汤

【经典概述】

厚朴麻黄汤出自《金匮要略·肺痿肺痈咳嗽上气病脉证治第七》,主治咳喘脉浮,病由外邪犯表,肺失宣降,气逆所致。主症有咳嗽喘逆,胸满烦躁,咽喉不利,痰声漉漉,但头汗出,倚息不能平卧,脉浮苔滑等。厚朴麻黄汤功善宣肺解表,化痰降逆,止咳平喘,是治疗咳喘的常用效方。该汤方以脉浮为纲,主药厚朴,功在下气化痰,行气开壅;麻黄开泄腠理,散寒解表,宣肺平喘,二药为君药。干姜、细辛、半夏、杏仁,温化寒痰,降气止咳;石膏辛开沉降,既助麻黄宣降气机,又可清热除烦。五味子酸收,既可收敛津液,减少痰涎阻肺,又可收敛肺气,防止耗散太过。

《备急千金要方·咳嗽门》载"咳而大逆上气,胸满,喉中不利如水鸡声,其脉浮者,厚朴麻黄汤主之"可补本条症状表现之不足。

关于本方之病位,徐忠可的《金匮要略论注》认为:"咳而脉浮,则表邪居多,但此非在经之表,乃邪在肺家气分之表也。故以小青龙汤去桂枝、芍药,甘草三味,而加厚朴以下气,石膏以清热,小麦以戢心火而安胃。"

关于本方之配制,黄竹斋认为:"此方即小青龙汤之变方,治表邪不除而水寒射肺,乃表里寒水两解之剂也。"《金匮要略集注》云:"此皆聚于胃,关于肺。盖土能制水,地道壅塞则水不行,故君厚朴以疏敦阜之土,俾脾气健运而水自下泄,麻黄开皮毛之结以散表寒,杏仁、半夏、干姜、细辛,以化痰涤饮而祛肺逆,石膏反佐,领热药入寒水中,使水饮得遂就下之性而防上逆水火相击之患。"而尤怡在《金匮要略心典》中认为:"厚朴麻黄汤与小青龙加石膏汤大同,则散饮逐邪之力居多,而厚朴辛温,亦能助表;小麦甘平,则同无味敛安正气者也。仲景之意,盖以咳皆肺邪,而脉浮者气多居表,故驱之使从外出为易,脉沉者气多居里,故驱之使从下出为易,亦因势利导之法也。"

关于本方之病机,黄树曾的《金匮要略释义》认为:"咳而脉浮为表邪激动内饮,饮气上凌,则心肺之阳为之蒙,故宜解肌表之邪,降逆上之饮。"

【临床应用】

支气管哮喘　李氏等[1]将 168 例符合中华医学会呼吸系统病支气管哮喘定义、诊断标准、严重度分级及 1997 年卫生部《中药新药治疗哮证的临床研究指导原则》发作期寒哮证的诊断标准的患者,按随机数字法分为两组。治疗组 126 例,给予厚朴麻黄汤:厚朴、麻黄、干姜、细辛、五味子、半夏、杏仁、生石膏等;对照组给予桂龙咳喘宁胶囊(山西桂龙医药有限公司生产)。结果发现该方能改善哮喘患者的肺通气功能,缓解临床症状,总有效率占 89.68%,优于对照组($P < 0.05$)。说明厚朴麻黄汤具有缓解哮喘症状,改善肺功能的作用。

周氏[2]报道运用本方治疗哮喘,疗效非凡。

【现代研究】

现代药理学研究证明,厚朴煎液有广谱抗菌作用,体外实验证明,厚朴对葡萄球菌、溶血性链球菌、肺炎球菌、百日咳杆菌等革兰阳性菌及炭疽杆菌、痢疾杆菌、伤寒杆菌、副伤寒杆菌、霍乱弧菌、大肠埃希菌、变形杆菌、枯草杆菌等革兰阴性菌均有抗菌作用,对小鼠实验性病毒性肺炎有某些改善实质性病理损害的作用[3]。

(曲丽芳)

【参考文献】

[1] 李建军,庞志勇.2007.厚朴麻黄汤治疗支气管哮喘 126 例.中医研究,10(20):42
[2] 周嵘.2007.经方治哮喘验案举隅.国医论坛,3(22):7
[3] 黄河清,严桂珍.2004.厚朴麻黄汤证初探.光明中医,3(19):42

30. 泽漆汤

【经典概述】

泽漆汤出自《金匮要略·肺痿肺痈咳嗽上气病脉证治第七》,原文记载:"咳而脉沉者,泽漆汤主之。"方中泽漆泻水逐饮为主药,紫参清热祛湿,治咳喘;桂枝、生姜、半夏、白前温阳化饮,止咳平喘;人参、甘草健脾益气扶助正气;饮邪内结,阳气郁久可化热,故用黄芩苦寒以清泻肺热。诸药合用,逐水消饮,以治饮结胸胁,而偏于里之证。目前临床以泽漆汤加减治疗肺系疾患,一般能取得较好的疗效。

【临床运用】

1. **各种肺系疾病** 肺系疾病中的咳嗽、咯痰、喘息、哮喘诸症,反复发作或迁延不愈,往往与其肺脾肾气化功能失常有关,从而引生宿痰伏饮隐患,每因体虚感邪而引动痰饮宿邪,阻于气道而为病。王氏[1]报道以泽漆汤加减治疗多种肺系疾患(慢性支气管炎、急性支气管炎、支气管哮喘、支气管扩张症)120 例。主要方药组成:泽漆 15~90 g,紫菀 15 g,款冬花 15 g,沥半夏 10~30 g,白前 15 g,前胡 10 g,柴胡 15~30 g,枳壳 9 g,桔梗 9 g,生甘草 9 g。同时按痰量多少及有无胃病加泽漆片,并随证加减。治疗结果总有效率 93.34%,分析各肺系病与疗效关系,急性支气管炎疗效最好,依次为支气管哮喘、支气管扩张症、慢性支气管炎。分析中医辨证与疗效关系,以偏寒证最佳,依次为偏热证、寒热错杂证。

王氏继承了名老中医王吉赓的经验,认为泽漆汤是一张适用于虚实寒热错杂的痰饮病证的方剂,集扶正、祛邪、温清于一方,对于本虚标轻的病情尤为适宜。王氏还观察了泽漆对脾胃的副反应,其剂量在 15~90 g,与国内文献中所报道的副反应相类似。

2. **咳嗽** 石氏[2]对于急、慢性支气管炎以咳嗽为主,或以痰多为主的情况,按中医的寒热辨证方法,分别采用止嗽散或泽漆汤加减获得较好的疗效。并且进一步证实了止嗽散侧重治咳,泽漆汤侧重化痰的功效。同时进一步分析认为,泽漆汤临床用于痰饮咳喘病标实阶段时,同样要着重区分寒热,进行加减应用。同时,根据黄吉赓老中医的经验:当痰饮渐化时,此乃从标证转入本虚标实证阶段,则可减肃肺化痰药,加益气健脾的药,如六君子汤;若病情进入本虚为主,又可在健脾方中按偏阴虚或偏阳虚的不同,选用滋阴补肾的左归丸或温阳助阳的右归丸之类药物,尤其对慢性支气管炎患者要进行较长时间的调理,才能巩固已取得的疗效。

(杨文喆)

【参考文献】

[1] 王余民,陈晓宏.2000.《金匮要略》泽漆汤加减治疗肺系疾病120例分析.中国中医急症,9(2):54

[2] 石素华.2002.止嗽散与泽漆汤加减治疗咳嗽病临床观察.黑龙江中医药,3(16):16—17

31. 越婢汤(越婢加术汤、越婢加半夏汤)

【经典概述】

越婢汤见于《金匮要略·水气病脉证并治第十四》,是治疗风水的基本方。风水,因外感风热,闭郁肺气,肺失宣肃,出现头面部先肿,并迅速发展至全身的水肿,伴发热恶风,汗出,脉浮等症,治当清热宣肺,发汗利水。越婢汤中石膏清热,麻黄发汗利水,为风水正治之方。

【临床应用】

1. **急性肾小球肾炎** ① 徐氏用越婢汤加减治疗急性肾炎31例,全部病例均见不同程度的浮肿,尿蛋白和尿红细胞,基本方为:麻黄6～12 g,杏仁6～12 g,炙甘草6～10 g,石膏20～30 g,防风6～12 g,防己6～12 g,白术6～12 g,茯苓6～12 g,赤小豆15～20 g,车前子6～12 g,伴高血压者,加菊花、枸杞子,尿红细胞(＋＋)以上者,加小蓟、仙鹤草,尿蛋白(＋＋)以上者,加石菖蒲,重用防己,咽痛者,加银花、连翘,皮肤疮疡者,加紫花地丁、蒲公英,23例症状及体征消失,1个月内尿常规检查连续 3 次阴性,好转 7 例,总有效率 96.77%[1]。② 邓氏报道越婢汤治疗肾炎的体会,急性肾炎用越婢汤合麻黄连翘赤小豆汤;慢性肾炎急性发作,越婢汤合防己黄芪汤;紫癜肾炎,越婢汤合银翘散[2]。

2. 特发性水肿 曹氏用越婢汤治疗特发性水肿 81 例,症见反复发作面部、手甚至全身发紧,乳房发胀不适,腹部膨胀,身体下垂部位水肿,晨起眼睑浮肿、鼻梁变厚,续而移行至下半身、足、脚踝及小腿,甚则周身肿胀,按之凹陷,傍晚或夜间活动后明显加重,昼夜体重变化超过 1.4 公斤,立卧位试验阳性,但心电图、B 超、血尿常规、肝功能及甲状腺功能等检查可排除心源性、肾源性、肝源性及甲状腺功能减退等因素,基本方为:麻黄 18 g,石膏 24 g,生姜 9 g,甘草 6 g,大枣 5 枚,恶风怕冷加附子 9 g,形体肥胖加白术 12 g,2 周 1 个疗程,症状消失,随访 3 月无复发者 48 例,显效 10 例,有效 28 例,总有效率 96.3%[3]。

3. 风湿热痹 李氏用越婢加术汤治疗风湿热痹 48 例,症状表现为发热,关节疼痛,风胜加防风、薏苡仁、防己、赤茯苓,湿热偏胜加赤芍、虎杖、秦艽、忍冬藤,上肢疼加桂枝、桑枝,下肢疼加海桐皮、牛膝,治疗 1～2 周后,显效 40 例,有效 6 例,总有效率为 95.83%[4]。　　　　　　　　　　　　　　　　　　　　　　　　（汪泳涛）

【参考文献】

[1]　徐菊芳.2004.越婢汤加减治疗急性肾炎 31 例.江苏中医药,25(1):26
[2]　邓沂.2001.越婢汤治疗肾炎的体会.甘肃中医学院学报,18(4):24～26
[3]　曹生有.2005.越婢汤治疗特发性水肿 81 例.新中医,37(4):76～77
[4]　李志芹.1998.越婢加术汤治疗风湿热痹 48 例.陕西中医,19(5):206

32. 奔豚汤

【经典概述】

奔豚汤出自《金匮要略·奔豚气病脉证治第八》,本方治"奔豚气上冲胸,腹痛,往来寒热者"。方中重用李根皮苦咸而寒,入足厥阴肝经,清热下气,《长沙药解》谓其"下肝气之奔冲,清风木之郁热"。肝欲散,以生姜、半夏、生葛根辛以散之;肝苦急,以甘草甘以缓之;肝为藏血之脏,中有相火,又以当归、白芍、川芎养血调肝,黄芩清泄郁热。诸药合用,共奏清热平肝,降逆止痛之效。故对肝郁化热,冲气上逆之奔豚气病,实为主治之方。近年来中医临床对此方的临床运用又有所扩展,用于治疗内脏神经官能症、肠易激综合征、小儿发热等病,卓具疗效。

【临床运用】

1. **胃肠神经官能症**　又称胃肠道功能紊乱,是一组胃肠综合征的总称,以胃肠道运动功能紊乱为主,最常见的症状有阵发性腹痛、腹胀、肠鸣、大便秘结不通等,许多患者同时伴有失眠、焦虑、头痛、注意力不集中等精神症状,各项检查无器质性病变。此病发病率较高,且常反复发作,严重影响了患者的生活和工作。西药治疗效果不佳。金氏[1]等近5年来用奔豚汤加味治疗胃肠神经官能症28例,获得良好疗效。此28例患者均有不同程度的腹痛、腹胀、大便秘结不通及失眠、头晕、健忘等症状,经查肝功能、全消化道钡餐透视、胃镜、结肠镜等,均未发现器质性病变,经医院诊断为:胃肠神经官能症。治疗方法采用当归、川芎、白芍、李根白皮、葛根、半夏、黄芩、甘草、生姜。若无李根白皮,可用桑白皮代之,胸胁苦满、身发寒热者,加柴胡、陈皮;冲气上逆甚者加代赭石;脐下悸动者加云苓、槟榔片;便干难下者加酒军、蜂蜜(冲服)。1个疗程6天,治疗最长者2个疗程,最短者4天。结果治愈20例(71.4%);好转7例(25.0%);无效1例(3.6%);总有效率96.4%。笔者认为,现代医学所称的某些神经官能症,如胃肠神经官能症,其病机和奔豚气病相同,亦应属于奔豚气病范畴,故用奔豚汤能收到良好疗效。另外,在临床上,一些患者无典型的"气上冲"及"往来寒热"的症状,仅表现为腹部胀痛,容易误诊为其他疾病。作者建议:对一些伴有忧思恼怒等情志变化的腹部胀痛的患者,排除其他器质性疾患,诊断为"胃肠神经官能症"者,可试用此方治之。

2. **肠易激综合征**　常见的肠道功能性疾病,本病反复发作,迁延难愈。病因还未完全明了。现代医学认为,主要与精神因素及饮食和药物等因素有关。属中医的"腹痛、泄泻"范畴,病在肝脾。陆渊雷《金匮要略今释》中指出:"奔豚盖沉重之胃肠病,因肠胃积气过多,遂发此症。""惊发者,惊恐刺激之谓,验之奔豚者,亦多有情志不舒之事实。"陈氏[2]等受此启发,用奔豚汤为主方加减配合艾灸治疗本病。40例患者临床表现不同程度的腹痛,腹满,神疲乏力,性情急躁,或大便黏液等症状。化验室检查:仅有黏液或少量红白细胞。肠镜检查:结肠黏膜充血或水肿。X线提示结肠袋清晰或增多,或结肠袋变细,未见器质性病变。治疗以奔豚汤加减,葛根15 g,黄芩10 g,白芍24 g,川芎10 g,当归12 g,干姜3 g,煮半夏10 g,李根皮15 g,党参24 g,薏苡仁10 g,炙甘草6 g,腹痛甚加延胡索、乌药,肠鸣、腹胀甚加木香、枳壳,完谷不化加神曲、山楂,脾肾虚者加四神丸,脾虚湿滞者加平胃散或猪苓、茯苓,湿郁化热者加野麻草、黄连,反复不愈加乌梅、诃子。7天为1个疗程,一般2个疗程。配合艾灸足三里、神阙、天枢,每日1次,温和灸,每次15分钟,以患者能忍受为度。治疗结果根据1986年11月全国慢性腹泻学术讨论会制订的肠道易激综合征的疗效标准。治愈：症状消失,大便成形,每天1～2次,无黏液便,无阳性体征(19例)。显效：症状消失,大便次数接近正常,偶有黏液便,无阳性体征者(15例)。有效：部分症状减轻(4例)；无效：服药后仍不减轻(2例)。

3. **小儿发热** 为临床儿科最为常见的症状之一。现代医学认为小儿发热多因细菌或病毒感染所致,加之婴幼儿中枢神经系统发育未臻完善,体温调节功能较差,抵抗力弱,因而很多疾病可伴有发热症。常见的有气管炎、肺炎、腮腺炎、水痘、过敏性紫癜等。但以外感发热和内伤积食发热多见。临床表现为起病较急,体温过高,变化多端,病势急骤者,常继发惊风、抽搐、气逆痰厥之候,亦可发烧不甚,病势较缓,长期低热,缠绵难愈,精神不振,食欲欠佳等。马氏[3]曾报道用加味奔豚汤治疗热毒感染发热性小儿疾病69例,发热3～5天内退者56例,2周左右为10例,效果不明显者2例,无效1例。处方：葛根18 g,黄芩9 g,白芍9 g,杏仁9 g,当归9 g,钩藤9 g,甘草3 g,川芎3 g,半夏3 g,石膏15 g,羚羊角(若无可用山羊角代)18 g,丹皮9 g,银花15 g,板蓝根15 g,李根白皮10 g,生姜4片。笔者认为凡因病毒感染而引起的具有典型发热症状且证候属于风热、气营两燔、肝风欲动、疫毒内炽、三焦热盛者均为本方适应范围随证加减。

(杨文喆)

【参考文献】

[1] 金翠香,曹力博,杨静.2004.奔豚汤加味治疗胃肠道神经官能症疗效观察.中华实用中西医杂志,22(17)：3413

[2] 陈肖琼,陈正芳.1996.奔豚汤治疗肠易激综合征40例.福建中医药,27(2)：27

[3] 马云贵.1996.加味奔豚汤治疗病毒感染发热性小儿疾病69例.江西中医药(S2),19

33. 苓桂草枣汤

【经典概述】

苓桂草枣汤出自《金匮要略·奔豚气病脉证治第九》,原文描述为："发汗后,脐下悸者,欲作奔豚,茯苓桂枝甘草大枣汤主之"。由茯苓、桂枝、甘草、大枣组成。方中重用茯苓利水宁心,治邪上逆,桂枝平冲降逆,炙甘草温中扶虚,大枣健脾益阴津。共奏培土制水与利水不伤津之功,为上虚下盛欲作奔豚之要方。本方在《伤寒论》中亦有所记载,主证为"脐下悸"。患者下焦有水饮停留,复感风寒,发汗太过水气易上冲,水与气相搏,所以脐下筑筑而动悸。仲景论证,含数条以尽其变,言奔豚由惊发之,言汗后脐下悸,言核起而赤诱发奔豚,又言腹痛而往来寒热之伴随等,同为奔豚一证,病因证治酌治微妙,浅深了然,无复剩义。如徐忠可所言:"苟不会仲景立方之意,则峻药畏用,平剂寡效,岂古方不宜于今耶。"

【临床应用】

现代临证常用于神经性心悸、神经衰弱症、慢性胃炎、胃酸过多、慢性肠狭窄等。

1. 奔豚气　陈氏[1]运用茯苓桂枝甘草大枣汤治脐下悸者 10 余例,效果良好。周氏[2]治疗 1 例脐悸动,疗效颇佳。王氏[3]报道,治疗 1 例食从少腹上冲咽,伴睡眠不佳患者,用苓桂草枣汤加白术、合欢皮、夜交藤、知母、川芎。服用 5 剂,诸症消失。

2. 眩晕　金氏[4]报道用苓桂甘枣汤加夏枯花、钩藤治疗痰饮眩晕,效果显著。苓桂甘枣汤配伍夏枯草、钩藤,与半夏白术天麻汤方异义同,一为健脾利水,一为平肝息风,两者对耳源性眩晕有效。

(杨文喆)

【参考文献】

[1] 陈伯涛.1982.加味苓桂甘枣汤治疗脐下悸的经验.辽宁中医杂志,(12):27
[2] 周文川.1980.略述奔豚气的证治.河南中医,(1) 38
[3] 王占玺.1984.张仲景药法研究.上海:科学技术出版社.563
[4] 金维.1981.金慎之老中医治疗痰饮眩晕用药经验的探讨.浙江中医杂志,(5):216

34. 栝蒌薤白白酒汤（栝蒌薤白半夏汤）

【经典概述】

栝蒌薤白白酒汤出自《金匮要略·胸痹心痛短气病脉证治第九》,是用于胸痹病典型证治的代表方。症见喘息咳唾,胸背痛,短气,舌淡,苔白腻,寸口脉沉而迟,关脉紧弦,有时可见数脉。其主要病机为胸阳不振,阴邪痹阻,属虚实夹杂,本虚标实。本方用治胸痹偏实的类型。根据胸痹病机,治疗原则为温阳并通阳行痹。栝蒌薤白白酒汤方中栝蒌即全瓜蒌,可开胸涤痰散结。《本草思辨录》云:"瓜蒌实之长,在导痰浊下行,故结胸胸痹,非此不治"。薤白,辛温,理气宽胸,通阳散结。叶天士称之为治胸痹主药。二药相伍通阳涤痰散结,是治疗胸痹的基本药对。白酒为初熟的米酒,性轻扬,既可助药力上行,又具通阳行痹之功。三药组合,通阳散结,豁痰下气,阴邪得散,而诸症解。

又该篇以此方为基础,有系列加减方如栝蒌薤白半夏汤,在栝蒌薤白白酒汤的基础上加半夏以增加燥湿化痰降逆的功效,并且加大白酒用量,变日二服为日三服。用治由于过多痰涎壅塞,胸阳痹阻之甚胸痹重证,主症在栝蒌薤白白酒汤证基础上见不得卧,心痛彻背。

【临床应用】

栝蒌薤白类方临床多用于心肺系统的疾病,且栝蒌薤白白酒汤、栝蒌薤白半夏汤方常在临床合用。但其中栝蒌薤白白酒汤多用于心血管系统疾病,栝蒌薤白半夏汤更多用于呼吸系统疾病。

1. 冠心病、心绞痛 ① 陕西省防治冠心病协作组[1]用本方加味(瓜蒌 30 g,薤白 15 g,丹参 15 g,赤芍 15 g,红花 15 g,川芎 15 g,降香 15 g)治疗 44 例冠心病心绞痛患者,按中医辨证分型,日服 2 次,每次 200 mL,水煎剂,4 周为 1 个疗程,心绞痛症状缓解显效者 23 例,改善 20 例,心电图改善总有效率 24.2%。② 雷氏[2]报道以加味瓜蒌薤白汤(瓜蒌、薤白、丹参、红花、赤芍、川芎、降香)治疗冠心病心绞痛 104 例,显效 36.53%,总效率为 95.19%,84 例心电图有效率 40.4%;并观察到疗效与量关系不大。③ 杨氏[3]报道用瓜蒌薤白白酒汤加味治疗 32 例冠心病。心电图示:心肌缺血 13 例,房性早搏 3 例,室性早搏 5 例,房颤 4 例,房颤伴房室传导阻滞,心动过缓 4 例。方药:全瓜蒌 30 g,薤白 6 g。兼有气虚者加党参、黄芪各 30 g;胸阳不振、气机痹阻者加桂枝 9 g,附子 10~30 g;痰浊者加姜半夏 15 g,陈皮 3 g;心脉瘀阻者蒲黄、五灵脂、全当归各 10 g;心阴亏虚者加五味子 10 g,麦冬、玄参各 15 g,生地黄 30 g;1 个月为 1 个疗程。在服中药同时予复方丹参 20 mL 加入 5%GS 中静滴,每日 1 次,2 周为 1 个疗程。除 4 例无效外,18 例为有效,余为显效。④ 周氏[4]用栝蒌薤白白酒汤加减治疗冠心病 40 例,药物组成:瓜蒌皮、酸枣仁各 15 g,薤白、郁金、桂枝、赤芍、三七各 10 g,丹参 30 g,炙甘草 10 g,米酒 1 碗(约 200 mL),加清水 2 碗半(约 500 mL)同煎。每天 1 剂,复煎不加酒。加减:心气不足加党参 20 g,黄芪 30 g;痰浊壅盛加法半夏、枳实各 10 g;心肾阴虚加何首乌 20 g,生地黄、熟地黄各 15 g。治疗结果:显效 18 例,有效 19 例,无效 3 例。总有效率为 92.15%。

2. 心律失常 ① 徐氏[5]对诊断为心肌炎后遗症,且以室性早搏为主症的心律失常患者,辨证分为 3 型。对 18 例气滞血瘀型,症见胸膈闷痛,心悸气短,舌有瘀斑或色紫,脉弦细或小弦,治拟瓜蒌薤白白酒汤合丹参饮加减,并配合气功治疗。结果显效 7 例,有效 5 例,无效 6 例,总有效率为 86%。② 王氏[6]等报道以炙甘草汤合栝蒌薤白白酒汤治疗病毒性心肌炎 30 例取得93.33%的有效率,优于使用常规西药治疗的对照组。

3. 心脏神经官能症 嵇氏[7]报道以栝蒌薤白半夏汤加味治疗 36 例心脏神经官能症,基本方为瓜蒌 15 g,薤白、半夏、陈皮、香附、枳壳各 12 g,大枣 6 枚,炙甘草 6 g。煎服,每日 1 剂。随证加减:脾气不足,纳差乏力,加党参、白术、茯苓;血瘀较重,舌有瘀点,加赤芍、川芎、丹参;焦虑失眠者加酸枣仁、合欢花、五味子。结果痊愈 25 例(70%),显效 6 例(17%),有效 3 例(8%),无效 2 例(5%)。总有效率 95%。

4. 窦性心动过缓 李氏[8]等观察栝蒌薤白半夏汤加减方治疗窦性心动过缓的临床疗效。方法:将 66 例符合入选标准的患者随机分为两组,治疗组 35 例,对照组 31 例。治疗组服用栝蒌薤白半夏汤,处方组成:瓜蒌 30 g,薤白 12 g,半夏 10 g,枳实 30 g,制附子 10 g,桂枝 30 g,赤芍 15 g,丹参 30 g,桃仁 15 g,仙灵脾 15 g,巴戟天 10 g,甘草 6 g。每日 1 剂,水煎,分早晚 2 次服用。临证加减:口干,舌质红,舌苔黄者加黄连 10 g;大便干加大黄 10 g;面色萎黄,头晕乏力,加黄芪 30 g,党参 15 g;小便不利,双下肢水肿,加泽兰 15 g,益母草 30 g,茯苓 30 g;心悸不寐,加炒枣仁 30 g,茯苓 30 g;口燥咽干,舌红少苔,加沙参 30 g,麦冬 15 g。对照组服用阿托品 0.3~0.6 mg,每日 3 次,两组均以 4 周为 1 个疗程。结果:治疗组显效率为 80.0%,总有效率为 97.1%;对照组显效率为 41.9%,总有效率为 67.7%,两组比较($P<0.05$)。结论:栝蒌薤白半夏汤加减方可增加窦房结的兴奋性,恢复正常心率。

5. 高脂血症 铁氏[9]采用栝蒌薤白半夏汤加三七粉、何首乌、黄精、草决明、泽泻、生山楂等治疗患者 31 例,其中高胆固醇血症Ⅱ型 12 例,高三酰甘油血症Ⅳ型 8 例,联合高脂血症 11 例。其中合并高血压、冠心病、糖尿病、高脂血症或陈旧性心梗等。结果栝蒌薤白半夏汤加味治愈 12 例,显效 7 例,有效 11 例,总有效率 96.18%。其中服药最短 7 天,最长 92 天。

6. 慢性阻塞性肺病 奚氏[10]等用栝蒌薤白半夏汤加味制成的复方薤白胶囊,治疗慢性阻塞性肺病 36 例,与对照组比较,对咳痰、喘息及哮鸣音等症状和体征的改善有显著性差异,总有效率为 91.7%。

7. 创伤性气胸 赵氏[11]以栝蒌薤白半夏汤加减治疗创伤性气胸 37 例,治愈 27 例,好转 10 例。药物组成:瓜蒌 30 g,薤白、半夏、柴胡、郁金、红花、延胡索、丝瓜络各 10 g,桃仁 6 g。每天 1 剂,水煎服,白酒 6 mL,冲服。加减:外伤血瘀明显者加丹参、乳香、没药;气郁烦躁者加青皮、陈皮、山栀子;失眠多者加钩藤、远志、炒枣仁;血虚者加当归、白芍、鸡血藤;脾气虚者加党参、黄芪。10 例好转患者出院后用栝蒌薤白半夏汤加减治疗,2 周后达痊愈标准。

8. 尘肺 樊氏[12]用栝蒌薤白半夏汤合小陷胸汤治疗尘肺合并肺部感染 33 例。所有患者只服中药,方药:瓜蒌 15 g,半夏 9 g,黄连 6 g,薤白 10 g,桂枝 6 g,生龙骨、牡蛎各 15 g,杏仁 10 g。水煎服,每日 1 剂。20 天为 1 个疗程,一般治疗 2~

3 个疗程。结果表明,33 例患者,显效 28 例(84.84%),好转 3 例(9.09%),无效 2 例。总有效率 93.93%。显示宽胸散结化痰对改善尘肺症状、控制肺部炎症改变、提高机体免疫力等均为显效。

9. 肋软骨病及肋间神经痛　曹氏[13]用栝蒌薤白汤合小柴胡汤加减治疗肋软骨病 36 例,痊愈 34 例(94.4%)。基本方:柴胡、法夏各 10 g,党参 6 g,黄芩 12 g,瓜蒌 30 g,薤白 12～15 g,红花 9 g,板蓝根 10 g,丹参 15 g,生姜 6 g,大枣 3 枚。加减:有外伤或疼痛加延胡索、郁金、枳壳;湿重加藿香、佩兰、薏苡仁;肝郁加青黛;有寒加细辛、川草乌;阴虚加生地。每日 1 剂,水煎服,治疗最短 3 天,最长 19 天。

10. 胸胁外伤顽固性疼痛　李氏[14]以栝蒌薤白汤合四逆散治疗胸胁外伤顽固性疼痛 126 例,结果:97 例治愈,21 例好转,8 例无效。基本处方:全瓜蒌、牛膝各 15 g,薤白、当归、白芍各 12 g,川桂枝、柴胡、枳壳、光杏仁、白芥子、郁金、桔梗各 10 g,细辛 5 g。每日 1 剂,水煎分服。也可根据个人饮酒量在煎液中加入黄酒 10～30 mL 服用。

11. 慢性胆囊炎　周氏[15]等报道用化痰汤治疗慢性胆囊炎 50 例,治疗结果痊愈 33 例(66%),显效 12 例(24%);无效 5 例(10%)。化痰汤组成:瓜蒌、薤白、法半夏、厚朴、茯苓、陈皮、砂仁各 12 g,白芍 15 g。水煎服,每日 3 次,每次 150～200 mL。1 个月为 1 个疗程,用药 1 个疗程后统计疗效。

另外还用栝蒌薤白类方治疗支气管哮喘、慢性胃炎、食道癌、贲门癌、渗出性胸膜炎、胸部软组织挫伤,陈旧性胸内伤,食管炎,十二指肠溃疡,纵隔恶性肿瘤,食道或膈肌痉挛导致的呃逆等报道。

【现代研究】

1. 对心血管系统的作用机制　① 现代药理研究表明,瓜蒌有扩张冠状动脉,改善心肌缺血,改善微循环,抗心律失常,提高耐缺氧能力,提高心肌 $Na^+ - K^+$ - ATP 酶、$Ca^+ - Mg^+$ - ATP 酶活性的作用,并可抑制血小板聚集,抗癌,抗溃疡,抗菌,抗衰老,祛痰,抑制过敏反应作用。薤白有降脂,预防动脉粥样硬化,抑制血小板聚集,抗氧化,抗菌,延长耐缺氧能力,平喘,抗肿瘤的作用。二药配伍既可降脂,抑制血小板聚集,又可扩张冠状动脉,增加心肌耐缺氧能力,可缓解支气管痉挛,降低肺动脉压等。对心血管系统和呼吸系统都有较明显作用。② 研究提示复方能明显拮抗去甲肾上腺素或氯化钾引起的主动脉平滑肌收缩,能显著降低心肌乳酸脱氢酶、磷酸肌酸激酶释放,减少脂质过氧化产物丙二醛的生成,保护机体抗氧化酶系统,缩小心肌梗死范围,对心肌缺血再灌注损伤有保护作用。表明复方有抗氧化,降低膜脂质过氧化反应作用,从而维持膜的正常结构和功能。这可能是它们缩小梗死范围,发挥抗心肌缺血作用的主要机制。③ 实验认为复方的整体作用较单味药有增强趋势。复方灌注豚鼠离体心脏,可扩张冠状动脉,增加冠脉流量;大剂量(>10 mg/mL)对心脏有抑制作用,可使离体心脏收缩力明显减弱,心率明显减慢,量效关系成正比。瓜蒌也显示相似的作用。薤白对冠脉流量和心缩力无明显影响,大剂量可减慢心率,特大剂量则使心脏完全抑制,心跳停止。大鼠心功能实验认为:复方及瓜蒌均可显著降低 HR,SBP,MAP,LVSP,dp/dtmax,Vmax 和Vpm 等心功能指标,薤白对上述指标有降低趋势[16~20]。研究发现[21]栝蒌薤白白酒汤可抗心肌缺氧、缺血,薤白与栝蒌的比例以 1∶1.5 为最好。而栝蒌薤白醇提物 EE[22]可明显延长小鼠在常压缺氧情况下的存活时间,而相同剂量的栝蒌薤白水提物 WE 则无效;相同剂量的 EE 及 WE 对离体豚鼠心脏均具有明显的扩张冠状动脉作用,并均可抑制由 ADP 诱导的血小板聚集。结论:相同剂量的 EE 的药理作用略优于 WE。④ 多项药理实验指标表明瓜蒌的作用力强,薤白的作用力次之,这与瓜蒌为瓜蒌薤白汤的君药这一观点相符。在抑制血小板聚集,促进血小板解聚和提高动物耐缺氧能力等方面,瓜蒌与薤白有一定的协同作用。急性毒性实验表明瓜蒌与薤白有一定的相克关系。这些关系进一步说明了中药配伍、整体用药的科学性与先进性[23]。⑤ 张氏[24]研究表明:栝蒌薤白半夏汤能对抗心肌缺血大鼠血浆内皮素 ET 的升高,提高一氧化氮 NO 的水平,从而调节 ET 和 NO 分泌的失衡,能改善心肌缺血大鼠的内皮功能及心肌损伤。

2. 对呼吸系统的作用机制　① 宋氏[25]等观察到栝蒌薤白汤等 3 方可减轻平阳霉素所致的大鼠肺泡炎及纤维化程度,其作用强弱趋势为:栝蒌薤白汤>麦门冬汤>肾气丸。② 栝蒌薤白汤可降低支气管肺泡灌洗液(BALF)中层粘连蛋白(LN)、Ⅲ型前胶原(PC-Ⅲ)含量的增高[26]。能抑制肺纤维化模型肺组织中去甲肾上腺素 NE、多巴胺 DA 含量的增高,降低 BALF 中的炎症细胞数量[27]。抑制肺组织中 TGF-β_1过度表达[28]。③ 栝蒌薤白半夏汤加减有止咳祛痰,改善左心室舒张功能作用,能明显升高缺氧性肺动脉高压大鼠血中 NO,降低 PAF(血小板激活因子),且大鼠肺小动脉管壁增厚、管腔狭窄程度显著减轻,并明显降低肺动脉高压大鼠的脂质过氧化反应,纠正失衡的抗氧化酶[29~31]。

（刘俊）

【参考文献】

　　[1]　陕西省防治冠心病协作组.1974.加味栝蒌薤白汤治疗冠心病心绞痛 44 例小结.陕西新医药,(1):16

　　[2]　雷忠义.1983.加味瓜蒌薤白汤治疗冠心病心绞痛 104 例.陕西中医,4(4):23

　　[3]　杨晓兰.1996.瓜蒌薤白白酒汤加味治疗冠心病 32 例.上海中医药杂志,(8):10

　　[4]　周艳梅.2007.栝蒌薤白白酒汤加减治疗冠心病 40 例疗效观察.云南中医中药杂志,28(6):27

　　[5]　徐建玉.1996.中医辨证配合气功治疗心律失常 135 例.陕西中医,17(9):394

　　[6]　王建军,孙玫.2004.炙甘草汤合栝蒌薤白白酒汤治疗病毒性心肌炎 30 例.河南中医,24(6):7—8

［7］ 嵇克刚.1999.栝蒌薤白半夏汤加味治疗心脏神经官能症36例.四川中医,17(3)：29

［8］ 李廷荃,王爵星.2003.栝楼薤白半夏汤治疗窦性心动过缓36例临床观察.中西医结合心脑血管病杂志,(9)：497

［9］ 铁萱.1997.瓜蒌薤白半夏汤治疗高脂蛋白血症31例.陕西中医,18(3)：114

［10］ 奚肇庆等.2000.复方薤白胶囊治疗慢性阻塞性肺病36例临床与实验研究.中医杂志,41(4)：218—220

［11］ 赵洪普.1996.栝蒌薤白半夏汤加减治疗创伤性气胸37例.新中医,(3)：53

［12］ 樊智勇.1994.小陷胸汤合栝蒌薤白半夏汤治疗煤工尘肺合并肺部感染33例.北京中医药大学学报,17(1)：37

［13］ 曹长恩.1999.小柴胡汤合栝蒌薤白汤加减治疗肋软骨病36例.实用中医药杂志,15(1)：9

［14］ 李杰.2004.栝蒌薤白汤合四逆散治疗胸胁外伤顽固性疼痛126例.浙江中医杂志,(8)：336

［15］ 周继福,葛孝培.2004.化痰汤治疗慢性胆囊炎50例.实用中医药杂志,20(12)：680

［16］ 屠婕红,余菁,陈伟光.2004.瓜蒌的化学成分和药理作用研究概况.中国药师,7(7)：562—563,572

［17］ 贝伟剑,赵一.1989.瓜蒌薤白汤的药理作用.中国医药学报,4(5)：341—343

［18］ 张卿,高尔.2003.薤白研究进展.中国中药杂志,28(2)：105—107

［19］ 陈彬等.1997.瓜蒌薤白药对大鼠心肌缺血及再灌注损伤的保护作用.中国中西医结合杂志,17(增刊)：1—2

［20］ 陈彬等.1996.瓜蒌薤白药对对大鼠心功能及血液流变学的影响.南京中医药大学学报,12(2)：26—28

［21］ 吴波等.2000.瓜蒌薤白白酒汤提取物抗心肌缺血缺氧及最佳处方的筛选.中草药,31(11)：844—845

［22］ 曹红等.2001.不同制备工艺的瓜蒌薤白提取物药效学比较.中成药,23(11)：814—816

［23］ 巢志茂,何波.1999.瓜蒌薤白汤研究概况.中国实验方剂学杂志,5(1)：57—60

［24］ 张炳填等.2005.栝蒌薤白半夏汤对心肌缺血大鼠内源性血管活性因子及心肌病理形态学影响.中华现代中西医杂志,3(3)：193—195

［25］ 宋建平等.2001.栝蒌薤白汤、麦门冬汤及肾气丸对平阳霉素所致肺纤维化的影响.国医论坛,16(4)：40—41

［26］ 宋建平等.2002.栝蒌薤白汤对肺纤维化大鼠支气管肺泡灌洗液中层粘连蛋白、Ⅲ型前胶原含量的影响.北京中医药大学学报,25(4)：29—30

［27］ 宋建平等.2003.栝蒌薤白汤对肺纤维化大鼠肺组织 NE、DA、5－HT 含量及 BALF 中细胞分类计数的影响.北京中医药大学学报,26(6)：36—38

［28］ 宋建平等.2005.瓜蒌薤白汤对肺纤维化大鼠肺组织中转化生长因子 β1 表达的影响.北京中医药大学学报,28(2)：40—43

［29］ 徐长胜.1997.栝蒌薤白方加味止咳祛痰作用的实验研究.中国中医基础医学杂志,

3(3):28

[30] 郭书文,王国华.2001.栝蒌薤白半夏汤制剂对缺氧性肺动脉高压 NO、PAF 的影响.北京中医药大学学报,24(2):37

[31] 刘建秋等.1997.栝蒌薤白半夏汤对肺动脉高压氧自由基的影响.中医药学报,25(2):55

35. 枳实薤白桂枝汤

【经典概述】

枳实薤白桂枝汤出自《金匮要略·胸痹心痛短气病脉证治第九》,治疗胸痹病位由胸扩展到胃脘部,并旁及胁。除胸痹病的主证外还可见心中痞,胁下有气上冲,胸满,伴腹胀,大便不通,苔厚腻,脉紧弦。病机为痰浊壅塞,阴寒内结,气滞不通,上冲横逆。治以枳实薤白桂枝汤通阳开结,泄满降逆。方中除瓜蒌、薤白这对治疗胸痹的药对外,还加枳实消痞除满,厚朴宽胸下气,桂枝既可通阳,又可平冲降逆。去白酒因其性上扬,不利于降逆。瓜蒌薤白系列三方中此方下气力最强。

【临床应用】

本方治疗范围较广,除治疗心血管系统病证外还可以治疗胃肠胆疾病。

1. 冠心病、心绞痛　①倪氏等[1]以枳实薤白桂枝汤治疗冠心病 58 例,并与同期西药治疗的 26 例对照观察,60 天为 1 个疗程。基础方为:枳实 12 g,厚朴 12 g,薤白 12 g,桂枝 12 g,瓜蒌 15 g。随证加减:气虚甚者加黄芪 20 g,阴虚甚者加水蛭 12 g,舌苔厚者加胆南星 12 g,滑石 12 g,舌光滑少苔者加黄精 20 g,女贞子 12 g。对照组选用地奥心血康。结果治疗组在缓解心绞痛疗效、心电图改善、血液流变学改善方面均明显优于对照组。②李氏[2]以枳实薤白桂枝汤加味治疗心绞痛 96 例,方中枳实 12 g,厚朴 12 g,薤白 15 g,桂枝 6 g,瓜蒌 12 g,人参 12 g。阴虚者加麦冬、沙参,痰湿者加半夏,阳虚者加鹿角霜,血瘀者加红花、桃仁。对照组 96 例用西医常规治疗方法。结果:心绞痛疗效:治疗组总有效率 95%;对照组总有效率 84%。心电图疗效:治疗组总有效率 76%;对照组总有效率 56%。

2. 急性心肌梗死　高氏等[3]将随机抽取的急性心肌梗死患者分为治疗组和对照组,治疗组运用尿激酶溶栓结合中药治疗急性心肌梗死 102 例临床分析,中药组成为枳实12 g,桂枝9 g,瓜蒌15 g,薤白9 g,厚朴12 g,郁金12 g,红参6 g,黄芪15 g,水蛭6 g,三七粉(冲服)3 g。治疗组血管再通率、4周病死率、出血发生率、心力衰竭的发生率、严重心律失常发生率、休克发生率等疗效评价指标均优于对照组。

3. 糖尿病无症状性心肌缺血 魏氏等[4]采用人参汤合枳实薤白桂枝汤(人参15 g,桂枝、白术、炙甘草、薤白、瓜蒌、枳实、熟地黄、川朴各12 g,干姜、山茱萸各9 g,附子6 g等)观察治疗糖尿病无症状心肌缺血35例的临床疗效,观察治疗前后血糖、糖化血红蛋白、血脂、心肌酶谱及24 h动态心电图监测等指标。临床总有效率为88.16%,治疗前后心肌缺血发作频率、发作累计时间、与活动有关发生率均有明显改善,其余指标治疗前后比较差异无显著性。

4. 心动过缓 王氏[5]用枳实薤白桂枝汤加减方治疗心动过缓患者45例,并设对照组43例,用654-2内服。发现总有效率治疗组(95.5%)明显高于对照组(67.4%),两组比较,有统计学意义($P<0.05$)。认为枳实薤白桂枝汤方可以增加心脏窦房结的兴奋性,对治疗窦性心动过缓有较好的疗效。基础方:枳实20 g,厚朴15 g,薤白15 g,桂枝30 g,瓜蒌20 g,制附子10 g,红参15 g,丹参20 g,桃仁15 g,红花9 g,仙茅15 g,巴戟天12 g,甘草6 g。

5. 慢性心功能不全 杨氏[6]运用瓜蒌薤白桂枝汤加味治疗慢性心功能不全128例,基本方:瓜蒌壳、厚朴、枳壳各15 g,桂枝、薤白、法夏、白术各12 g,淡竹叶20 g,甘草3 g。咳、痰、喘甚者,加竹茹、浙贝各15 g,苏子12 g;紫绀重者,加丹参12 g,川芎、归尾、赤芍各15 g;心血不足、气血两虚者,加黄芪、泡参、阿胶(烊化)各30 g,全当归15 g;水肿甚,或兼胸腹水,则加云苓30 g,猪苓、泽泻各15 g;心前区憋痛较剧,或胁下痞块者,加桃仁、红花各20 g,归尾、赤芍、川芎各15 g;心衰重而持久不愈者,加制附子20 g,肉桂12 g;虚实夹杂、咳吐热痰者,加黄芩15 g,知母12 g。用药期间,停用西药之正性心肌肌力药物、扩血管及利尿剂等药物。服用汤药2个疗程(3天为1个疗程)后,总有效率86.17%。

6. 心律失常 ① 杜氏[7]等以枳实薤白桂枝汤加减治疗室性早搏24例,瓜蒌、薤白、半夏、桂枝、厚朴、丹参、楮实子、生龙齿、枳实、五味子、炙甘草。治疗结果,近期治愈15例,显效6例,有效2例,无效1例。② 胡氏[8]等用化痰通络汤(瓜蒌、鸡血藤、桂枝、薤白、枳实、厚朴、半夏、石菖蒲等)治疗缓慢性心律失常120例。结果:总有效率93.3%。结论:化痰通络汤可以化痰通阳,活血通络,具有提高心率,抗心律失常,改善心肌供血作用,治疗缓慢性心律失常有较好的疗效。

7. 胸肋损伤 ① 谭氏[9]运用以瓜蒌薤白桂枝汤为基础方加减内服,配合活血化瘀,消肿止痛中药外敷治疗24例胸肋损伤。内服方组成:瓜蒌、桂枝、薤白、枳实、厚朴、香附、延胡索各12 g,柴胡、川芎、丹参各9 g,甘草3 g,结果24例中痊愈20例,占83%;显效4例,有效率为100%。② 张氏等[10]以枳实薤白桂枝汤加味治疗外伤后遗胸痛37例。药用枳实10 g,薤白10 g,厚朴10 g,桂枝6 g,全瓜蒌20 g,

当归 20 g,柴胡 10 g,延胡索 10 g。血瘀型加三七粉(冲服)3 g,桃仁 10 g,红花 6 g;伤气型加青皮 10 g,香附 20;痰瘀阻滞型加苏子 10 g,白芥子 10 g,半夏 10 g。若患者有舌红、苔黄、口苦、心烦等热象者,可去桂枝加川楝子 12 g,黄芩 12 g,栀子 10 g。痊愈 19 例,显效 12 例,无效 4 例,总有效率为 89%。

8. 儿童过度呼吸综合征 邱氏[11]用枳实薤白桂枝汤加味治疗儿童过度呼吸综合征:药用枳壳、瓜蒌、薤白、柴胡、香附、郁金、佛手各 10 g,桂枝、川朴各 3 g,青皮 6 g。每日 1 剂,7 天为 1 个疗程。结果治疗 1 个疗程,临床症状全部消失 23 例。8 例胸闷、头昏、心慌等症状消失。偶有深大呼吸出现。5 例胸闷气塞减轻,仍出现深大呼吸。最短 3 天,最长 15 天,36 例全部治愈。

9. 慢性支气管炎 奚氏等[12]用枳实薤白桂枝汤合人参汤(枳实、厚朴、薤白、桂枝、全瓜蒌、党参、干姜等)治疗慢性支气管炎 30 例,并与金匮肾气丸对照组比较。结果表明:治疗组在咳嗽、咯痰、哮鸣音显控率,改善小气道通气障碍等方面,高于对照组($P<0.05$),并有减少感冒发作次数、降低 LPO、提高 SOD 和免疫球蛋白等作用。提示通阳泄浊,健脾益气合方,具有止咳、化痰、平喘和提高免疫功能、改善肺通气障碍和抗氧自由基作用。

10. 其他 姜春华教授对胃痛彻背,气逆上冲,嗳气则舒者,喜用枳实薤白桂枝汤加减,药用桂枝、瓜蒌、薤白头、苏子、枳壳、杏仁、苏罗子等[13]。枳实薤白桂枝汤加减也用于治疗胆胀(慢性胆囊炎)、支饮(肺气肿、肺心病)、胁痛(肋间神经痛)等[14]。

【现代研究】

该方可增加心脏窦房结的兴奋性,改善血液流变,降低 LPO、提高 SOD 和免疫球蛋白等作用[1,5,12]。组方成分药理研究具体参见上篇瓜蒌薤白白酒汤相关内容。

【参考文献】

[1] 倪艺,陈梦麟.2000.枳实薤白桂枝汤治疗冠心病 58 例.国医论坛,15(1):8

[2] 李亚平.2007.枳实薤白桂枝汤加味治疗心绞痛 96 例.现代中西医结合杂志,16(3):331

[3] 高鲜会,席孟杰.2004.尿激酶结合枳实薤白桂枝汤治疗急性心肌梗死 102 例.医药论坛杂志,25(17):66—67

[4] 魏丹蕾,李思宁.2006.人参汤合枳实薤白桂枝汤治疗糖尿病无症状性心肌缺血35 例.陕西中医,27(7):776—777

[5] 王金锁.2005.枳实薤白桂枝汤治疗窦性心动过缓 45 例疗效观察.实用全科医学,3(1):86

[6] 杨旭.2000.瓜蒌薤白桂枝汤加味治疗慢性心功能不全 128 例.四川中医,18(12):19—20

[7] 杜萍格,吴瑞格.1999.枳实薤白桂枝汤加减治疗室早 24 例.河北中西医结合杂志,

8(4)：597

[8] 胡云红,王志栋.2008.化痰通络汤治疗缓慢性心律失常 120 例.陕西中医,29(2)：147—148

[9] 谭工.2000.瓜蒌薤白桂枝汤加减治疗胸肋损伤 24 例.四川中医,18(8)：47—48

[10] 张永红,仝允辉.1999.枳实薤白桂枝汤加味治疗外伤后遗胸痛 37 例.中医正骨,11(6)：32—33

[11] 邱丽萍.1998.经方治疗儿童过度呼吸综合征.四川中医,16(12)：35

[12] 奚肇庆等.1996.枳实薤白桂枝汤合人参汤治疗慢性支气管炎 30 例临床观察.南京中医药大学学报,12(4)：20—21

[13] 戴克敏.2005.姜春华治疗消化性溃疡的经验.山西中医,21(1)：6—8

[14] 郑好贞,尚学瑞.2008.枳实薤白桂枝汤应用体会.实用中医药杂志,24(1)：50

36. 茯苓杏仁甘草汤

【经典概述】

茯苓杏仁甘草汤见于《金匮要略·胸痹心痛短气病脉证治第九》,原文为"胸痹,胸中气塞,短气,茯苓杏仁甘草汤主之。"本方的组成较为简单,由茯苓、杏仁、甘草三味药组成。为胸痹轻证偏于饮阻之证治。方中茯苓渗湿利水,疏通肺气;杏仁利肺,以祛痰饮;甘草扶助中土。三味相伍,水饮去,肺气利,诸证可除。因力量较为轻浅,应根据病情变化作调整,或与其他逐饮方合用。本方同证异治的还有橘枳姜汤,两者皆为胸痹之轻证而设,后者偏于气滞。

【临床应用】

现代临证,本方常用于冠心病、心绞痛、肺气肿、支气管扩张症、肺源性心脏病、慢性支气管炎等。

1. 冠心病　北京西苑医院[1]根据《金匮要略》胸痹理论,以栝蒌薤白半夏汤为主,选用人参汤、橘枳姜汤、茯苓杏仁甘草汤等治疗 31 例冠心病心绞痛,总有效率83.8%,心电图好转率为 52.1%。

2. 风湿性心脏病　谭氏[2]运用枳实薤白桂枝汤合茯苓杏仁甘草汤治疗 1 例风湿性心脏病获效。症见胸满咳嗽,黏沫痰,心悸气促,端坐呼吸,小便不利,下肢浮肿,服药 5 贴,咳喘平。

3. **咳喘证** 刘氏[3]运用茯苓杏仁甘草汤加味治疗一女性患者,辨证为痰湿阻肺,气机不畅,兼有痰瘀阻滞心脉。处方:茯苓、丹参、蒲公英各 12 g,杏仁、百部、陈皮、全瓜蒌、五味子、前胡、郁金各 12 g,甘草 6 g。连服 30 余天,病情逐渐稳定,心肺功能恢复正常。

4. **房中隔缺损** 曾报道[4]本方与赤丸治疗房中隔缺损,患者易于动悸、畏寒、下肢浮肿,有腹水,心下痞坚,投以赤丸与茯苓杏仁甘草汤,药后第一天,动悸减少,洋地黄及利尿药均停服,1～2 周后腹水消失,4 个月后四肢暖可徒步 5 公里而停药。

【现代研究】

现代药理[5]研究表明茯苓杏仁甘草汤中茯苓含有五碳糖和大量果胶,茯苓糖等多糖体,能增强巨噬细胞和 T 淋巴细胞的细胞毒性作用,即增强细胞免疫反应,有抗肿瘤和镇静、利尿作用。杏仁能镇咳平喘。甘草有肾上腺皮质激素样作用,还有抗炎和免疫抑制作用。 (杨文喆)

【参考文献】

[1] 金寿山.1975.《金匮要略》选讲——胸痹讲稿.新医药学杂志,(6):20
[2] 谭日强.1981.金匮要略浅述.北京:人民卫生出版社.46
[3] 刘绍炼.1998.茯苓杏仁甘草汤加味临症举隅.四川中医,16(3):54
[4] 小仓重成.1988.茯苓杏仁甘草汤与赤丸治疗房中隔缺损.北京中医杂志,(4):37
[5] 王筠默.1985.中药药理学.上海:上海科技出版社.112

37. 橘枳姜汤

【经典概述】

橘枳姜汤出自《金匮要略·胸痹心痛短气病脉证治第九》,原文:"胸痹,胸中气塞,短气,茯苓杏仁甘草主之,橘枳姜汤亦主之。"本方为胸痹轻证偏于气阻者,即气滞而水饮停于胃,故除症见胸中气塞、短气之外,尚可伴有心下痞满,呕吐食少等症。方中橘皮宣通气机,化痰行滞;枳实下气宽胸;生姜散水和胃降逆。共用以达宣通降逆,行气散水之功,使痹解气行则病愈。《金匮要略释义》:"若系寒邪搏动内饮,充塞于至高之分,以致气路闭塞,而为胸痹,非重用芳香利气之橘皮,佐以枳实之苦降,则闭塞无由开,胸痹无由除耶。又因气逆于胸膈,不行于四肢,故用生姜以降逆通阳⋯⋯"。《金匮要略直解》曰:"气塞气短,非辛温之药,不足以行之,橘皮枳实生姜辛温,同为下气药也。"

【临床应用】

现代临证,此方多用于心脏病的证治,亦可用于急慢性胃炎、肺气肿、气管炎等见于本方证者。

1. 支气管炎　陈氏[1]运用枳枳姜汤加百合治支气管炎,服 5 剂后痊愈。盛氏[2]用橘枳姜汤加杏仁治感冒后慢性支气管炎,疗效良好。

2. 呼吸窘迫综合征　奚氏[3]认为《金匮要略》橘枳姜汤治疗因饮邪上逆而治的喘息咳唾,胸中气塞,短气难续,呼吸不畅的胸痹证,与现代医学成人呼吸窘迫综合征的临床表现相似,用本方治疗 1 例术后突发呼吸窘迫综合征,疗效良好。

3. 冠心病　李氏[4]以针药合治冠心病,针刺选穴:中脘、至阳。中药以苓桂术甘汤合橘枳姜汤为主加减化裁。56 例患者经临床观察症状改善为 100%。心电图治疗前后对比,缺血情况改善者达 83.92%。运用橘枳姜汤合栝蒌薤白半夏汤治疗冠心病,临床获良效。服药 4 剂,胸痹呕恶均除。

(杨文喆)

【参考文献】

[1] 陈龙跃.1990.橘枳姜汤加百合治胸痹心得.浙江中医杂志,(5):197

[2] 盛克己摘译.1997.橘枳姜汤治疗慢性呼吸系统疾病的经验.国外医学·中医中药分册,19(2):25

[3] 奚肇庆.1998.《金匮要略》胸痹方在呼吸系统疾病中的应用.南京中医药大学学报,14(1):39—40

[4] 李世君.2000.针药合治冠心病 56 例小结.针灸临床杂志,16(8):28

38. 薏苡附子散

【经典概述】

薏苡附子散出自《金匮要略·胸痹心痛短气病脉证治第九》,用于胸痹病的急证。胸痹有轻重虚实缓急的不同,薏苡附子散所适用的胸痹急证,其主要特征是胸背痛等症突然发作,且痛势急剧。其原因主要是因为阴寒凝聚不散,阳气痹阻而不通所致。

该方由薏苡仁十五两、大附子十枚(炮)组成,两味药均具有逐痹的作用。其中,薏苡仁除湿宣痹,可逐风湿之痹。附子温阳逐寒湿之痹痛。由于薏苡仁性凉,胸痹急证又是由寒湿所引起,所以,薏苡仁配伍炮附子也有用温性的附子来制约薏苡仁之寒性的作用。两药合用,温凉相合,辛甘合化,共成扶阳通痹,驱寒逐湿止痛的功效。又由于该胸痹急证痛势急迫,故用散剂,服用方便,且取其药力厚而收效迅速之意。

关于本方,周扬俊在《金匮玉函经二注》中认为"取薏苡逐水为君,附子之辛热为佐,驱除寒结,席卷而下……";尤怡在《金匮要略心典》中认为薏苡仁"舒筋脉"、附子"通阳痹";黄元御在《金匮悬解》中指出"薏苡泄湿而降浊,附子驱寒而破壅也",而吴谦在《医宗金鉴》中指出本方"急通痹气,以迅扫阴邪也。"

【临床应用】

1. **胸痹** 王氏[1]用薏苡附子散加味治疗胸痹62例,其中心绞痛22例,心肌梗死29例,心律失常11例。方药:薏苡仁50 g,附子(先煎)20 g。伴见胸背刺痛、舌苔滞暗或有瘀点瘀斑者,加川芎、丹参;胁痛、太息、烦躁易怒者,加柴胡、白芍;胸脘痞闷、呕恶、痰多、食少、舌苔厚逆者,加苍术、半夏;气短、乏力、纳差、便溏者,加茯苓、白术;面色无华、头晕、心悸、烦热、失眠多梦者,加生地、麦冬;畏寒、肢冷或心悸、浮肿者,加桂枝、茯苓。每日1剂。结果:显效42例,好转15例,无效5例。

2. **胸背痛** 王氏[2]治一患者,胡某,男,55岁。患胸背痛,时轻时重1周余,伴有胃脘不适,时时欲呕,口吐涎沫,苔略腻,脉沉紧。治以薏苡附子散合吴茱萸汤加减:薏苡仁15 g,制附子6 g,吴茱萸4.5 g,党参9 g,干姜3 g,大枣15枚,高良姜、厚朴各6 g。服4剂后,干呕吐涎沫已止,胸背痛缓解,但仍时而急迫,苔略腻,脉沉。再进前药4剂。服后胸痹即愈。

3. **坐骨神经痛** 包氏[3]用薏苡附子散合芍药甘草汤治疗23例坐骨神经痛,疗效满意。在23例坐骨神经痛患者中,病程3个月~1年以内者11例,1~3年者10例,3年以上者2例。均以薏苡附子散合芍药甘草汤加味治疗。基本药物:薏苡仁60~90 g,制附子(先煎)10~30 g,赤芍20~40 g,炙甘草10~30 g,党参15~30 g,当归10~20 g,鸡血藤12 g,秦艽12~18 g,海风藤10 g,川牛膝10 g。每日1剂,水煎,早晚分服。所有病例均观察1年以上,其中痊愈15例,显效7例,无效1例。痊愈的15例中,平均治愈天数为10.5天。

4. **肩关节周围炎** ① 程氏[4]用薏苡附子散合芍药甘草汤加味治疗肩关节周

围炎 50 例,疗效满意。病程 1 个月～2 年。主要临床表现:疼痛 50 例,夜间痛剧者 34 例,伴有不同程度功能障碍 42 例。治疗采用薏苡附子散合芍药甘草汤加味内服,基本方剂:薏苡仁 50～80 g,制附子 13～30 g,赤芍 20～40 g,炙甘草 20～30 g,当归 15 g,川芎 13 g,桃仁 13 g,红花 15 g,黄芪 20 g,桂枝 10 g,姜黄 13 g,制乳没各 10 g,鸡血藤 15 g,青风藤 13 g,络石藤 13 g,海风藤 13 g,秦艽 15 g,羌活 6 g,香附 10 g。每日 1 剂,水煎服,早晚各服 1 次,15 天为 1 个疗程。痛甚者加延胡索 10～15 g,川乌(先煎)10 g;寒胜加干姜 10 g,桂枝 10 g;湿盛加防己 10 g;正虚加党参 20～30 g,茯苓 10～15 g。另配合中药外敷。经治疗后痊愈 40 例,占 80%,有效 10 例,占 20%,总有效率为 100%。② 易氏[5]用黄芪桂枝五物汤合薏苡附子散加味治疗肩关节周围炎 30 例。治疗基本药物:黄芪 50 g,桂枝、桑枝各 20 g,白芍、薏苡仁、制附片(先煎)各 30 g,大枣、牛膝各 15 g,生姜 6 g,乳香 12～15 g。每日 1 剂,水煎,日服 3 次。经治疗,痊愈 21 例,显效 6 例,无效 3 例,占 10%;总有效率 90%。

【现代研究】

对于薏苡附子散药理的研究,文献报道鲜见。多数认为,薏苡附子散为救急而设。但也有人指出[6],薏苡附子散非为救急专设,其理由有三:一从药性、配伍及药物总量看,该方无救急的作用和特点;二从服药法来看,该方"服方寸匕,日三服"为常规服药方法,非为救急而设;三从剂型与所治疾病关系来看,散剂与急证间不存在对应关系。认为薏苡附子散所主之证应为时缓时急,时发时止,病情总属缓证。"缓急"虽为偏义复词且多有偏急之意,但因胸痹总属轻证,故胸痹即使偏"急"而实则不急,类似于"小发作",故治用以薏苡附子散温阳通痹,除湿止痛。该观点如结合临床,有一定的参考意义。　　　　　　　　　　　　　　　　　(宋红普)

【参考文献】

[1] 王庆昌.1993.薏苡附子散加味治疗胸痹 62 例.国医论坛,8(6):17

[2] 王桐萍.1994.薏苡附子散与薏苡附子败酱散临床应用举隅.北京中医药大学学报,17(6):61

[3] 包哲辉.1996.应用薏苡附子散合芍药甘草汤加味治疗坐骨神经痛 23 例.中国乡村医药,3(5):13

[4] 程广里.1993.薏苡附子散合芍药甘草汤加味治疗肩关节周围炎.吉林中医药,(2):20—21

[5] 易显慧.1996.黄芪桂枝五物汤合薏苡附子散加味治疗肩周炎 30 例.四川中医,14(7):33

[6] 李磊.2006.薏苡附子散非为救急专设.国医论坛,21(6):5

39. 乌头赤石脂丸

【经典概述】

乌头赤石脂丸出自《金匮要略·胸痹心痛短气病脉证治第九》,治疗"心痛彻背,背痛彻心"之心痛,此因阴寒痼结,寒气攻冲而成。方中乌头、附子、蜀椒、干姜一派大辛大热之品,峻逐阴寒。乌头可沉寒痼冷,温经祛风,附子温化在脏之寒湿。伍以赤石脂固涩心阳,收敛阳气,共奏温阳散寒,峻逐阴邪之功。

《金匮要略论注》云:"心痛则通彻于背,背痛则通彻于心,明是正气不足,寒邪搏结于中。故以乌附椒姜温下其气,而以赤石脂入心而养血,且镇坠辑浮以安中,邪去而胸中之正气自复,则痛止矣。"

【临床应用】

1. **病态窦房结综合征** 由窦房结及其邻近组织病变引起窦房结起搏功能和(或)窦房传导障碍,从而产生多种心律失常和临床症状。傅氏[1]等以乌头赤石脂丸治疗病态窦房结综合征 20 例,乌头赤石脂丸加减方:制川乌、川椒、干姜各10 g,附子 12 g,赤石脂 20 g。心悸易发者加淮小麦、琥珀、龙骨、牡蛎;口干渴喜饮,多汗,舌红,脉细数加生地、麦冬、柏子仁、阿胶;畏寒肢冷,脉沉缓加桂枝、巴戟天;气短,面色少华,舌淡,脉弱加党参、黄芪、当归;胸闷痛加全瓜蒌、郁金、香附;胸部剧痛如刺,舌边有瘀斑或舌质紫黯加桃仁、红花、川芎、丹参;胸脘闷胀,咽梗泛恶,舌苔黄腻,脉滑加竹沥、半夏、石菖蒲。每日 1 剂,水煎服,15 天为1 个疗程。治疗 3 个疗程后统计疗效,12 例显效(窦性心率升至 60 次/min 以上,症状消失,心电图有不同程度好转);6 例有效(窦性心率升至 50 次/min 以上,症状减轻,心电图无明显好转);2 例无效(症状体征及心电图无变化,同治疗前),总有效率为 90%。

2. **坐骨神经痛** 坐骨神经痛是指坐骨神经病变,沿坐骨神经通路即腰、臀部、大腿后、小腿后外侧和足外侧发生的疼痛症状群。董氏[2]等以乌头赤石脂丸治疗坐骨神经痛 60 例,《金匮要略》乌头赤石脂丸加减方:制川乌、制草乌、川椒、附子、防风各 10 g,干姜、乌梢蛇各 12 g,赤石脂、薏苡仁各 20 g,细辛、甘草各 6 g。加减:气虚明显者加黄芪 30 g,党参 15 g;血虚明显者加当归 15 g,

鸡血藤 20 g；湿邪明显者加防己 20 g；肾虚者加川断 12 g，五加皮 10 g；顽痛不已者加䗪虫、水蛭各 10 g；局部麻木者加白附子 10 g，白芥子 12 g。每日 1 剂，水煎服，15 天为 1 个疗程。痊愈（症状消失，经观察 1 年以上未复发者）43 例；基本痊愈（症状基本消失，过度疲劳后或在阴雨天偶有酸痛，但能自行康复）14 例；无效（同治疗前）3 例。

3. 溃疡病出血 溃疡病是胃溃疡和十二指肠溃疡的总称，因溃疡形成与胃酸/胃蛋白酶的消化作用有关而得名。是一种慢性常见病，治疗的难度较大。多发生于青壮年。主要症状是上腹部疼痛，严重者可引发出血。刘氏[3]治一患者，吕某，男，62 岁。患胃痛 16 年，经常反复发作，X 线拍片诊断为"胃小弯溃疡"。胃脘疼痛严重，大便黑如柏油样，呕黯红色血块半碗，晕倒在地，遂来我院门诊。患者形体消瘦，面色㿠白，口唇淡紫，双手紧抱脘腹，蜷曲侧卧，脘腹板硬不温，手足冰冷，脉沉迟细弱，舌质淡红，苔白如霜，血压 80/55 mmHg，Hb5 g‰，为阳衰气微，气不摄血，血溢胃府。治宜益气固脱，散寒回阳。急予乌头赤石脂丸方加人参主之。川乌头 2 g，蜀椒 10 g，生附子 5 g，干姜 10 g，赤石脂 10 g，红参 5 g，文火煎一小时，少少饮之。两剂后，心背痛止，未再吐血，大便转黄，手足已温[3]。

【现代研究】

王氏[4]用高速液川色谱法（HPLC）对乌头、炮附子及加工附子粉末中乌头碱类生物碱的分析表明，乌头中主要含有 A 类生物碱即乌头碱、新乌碱及次乌头碱，而 B 类生物碱含量很少。炮附子和附子粉末中主要含有 B 类生物碱即脂乌头碱、脂新乌头碱及脂次乌头碱，而 A 类及 C 类（苯甲酰乌头碱、苯甲酰新乌头碱及苯甲酸次乌头碱）含量较少。

对乌头的镇痛成分的分离表明，其主要成分为乌头碱及次乌头碱，集中于 A 类乌头碱中而附子的主要镇痛成分为新乌碱，其镇痛强度为乌头碱的二倍、次乌头碱的三倍。因此附子与乌头并用可增强其止痛效果，这与古人的急痛用附子、而慢性病引起的疼痛用乌头的论断一致。

（杨文喆）

【参考文献】

[1] 傅强,吕长青,李华.2006.乌头赤石脂丸治疗病态窦房结综合征 20 例.浙江中医杂志,41(8)：452

[2] 董恒星,吕长青.《金匮要略》乌头赤石脂丸治疗坐骨神经痛 60 例.四川中医,2001,19(9)：31

[3] 刘熹.1985.乌头赤石脂丸治愈溃疡病出血.四川中医,(4)：41

[4] 王金兰.1988.乌头赤石脂丸的处方研究.中成药研究,(5)：45

40. 厚朴七物汤

【经典概述】

厚朴七物汤出自《金匮要略·腹满寒疝宿食病脉证治第十》,主要用于腹满里实兼表寒的治疗。该方由厚朴三物汤合桂枝汤去芍药而成,厚朴三物汤以行气除满,泻下实热,桂枝汤以解表而调和营卫。本方证以腹胀满为主,故去芍药之酸敛。临床如呕为胃气上逆,可加半夏降逆止呕;如下利为脾气已伤,则去大黄以免苦寒再损中阳;如寒多为表邪较重,可加重生姜用量以求表散。《金匮要略编证》认为"此有表证腹满也。发热十日之久,脉尚浮数,当责风邪在表。然风气内通于肝,肝盛乘胃,故表见发热,而内作腹满;风能消谷,即能食而为中风,所以饮食如故。用小承气荡涤肠胃之热,桂、甘、姜、枣调和营卫,而解在表之风耳。"《张氏医通》指出"此本小承气合桂枝汤,中间裁去白芍之酸收,不致引邪入犯营血。虽同用桂枝、甘草,与桂枝汤泾渭攸分。其厚朴独倍他药,正以泄气之浊逆耳。"

【临床应用】

1. **功能性消化不良** 李氏等[1]观察治疗功能性消化不良患者124例,随机分为治疗组62例与对照组62例,治疗组用厚朴七物汤为主方治疗,随证加减。对照组以西药吗丁啉(多潘立酮)口服治疗。结果显示治疗组与对照组没有显著性差异,治疗效果相近,以厚朴七物汤加减治疗功能性消化不良其效果不比吗丁啉差,且副作用少,不易反跳。

2. **胃痛** 郭氏等[2]用厚朴七物汤治疗胃热里实所引起的胃脘痛53例。且均经上消化道钡餐X光透视及纤维胃镜检查,显示胃黏膜出血、水肿、糜烂等病变。经用厚朴七物汤加减治疗后,除2例中断治疗外,其余51例全部治愈,经X线或纤维胃镜复查正常。治愈率96.2,总有效率100%。

3. **感冒挟伤食** 潘某,男,43岁。先因劳动汗出受凉,又以晚餐过饱伤食,致发热恶寒,头疼身痛,脘闷恶心。单位卫生科给以藿香正气丸和保和丸治疗均无效。经辨证为表邪未尽,里实已成,治以表里双解为法,用厚朴七物汤:厚朴10g,枳实6g,大黄10g,桂枝10g,甘草3g,生姜3g,大枣3枚,白芍10g,嘱服2剂。得畅下后即止服,糜粥自养,上证悉除[3]。

4. **腹满** 曹某,女,30岁。曾患急性肝炎,因久服寒凉攻伐之剂,加肝炎勉强治愈,但脾胃之阳受伤,后遗腹部胀满。胀满呈持续性,1年来,屡治不效,上午较轻,下午较重,饮食不适时更加严重,腹胀时矢气多,消化迟滞,大便不实,手足不温,脉迟缓,舌淡苔薄白。经服厚朴七物汤2剂后,腹胀满大减,数日以后,腹胀如故,又服2剂以后,即去大黄加大桂枝量,继服10余剂而愈[4]。

5. **肠梗阻** 有报道用本方治愈肠梗阻1例[5]:患者为出生3个月的男性婴儿,因原因不明的阵发性哭闹,腹部胀满(可能有腹痛),3日不大便,吐奶不止,以后吐出黄色如大便样物,证情日益加剧而就诊。经西医检查确诊为完全性肠梗阻,经灌肠下胃管及对症治疗,不见好转,决定采用手术疗法。患者家属考虑到小儿仅3个月,不同意手术而来中医处诊治。当时患儿面色苍白,精神委靡,时出冷汗,腹胀拒按,大便不通,脉微,舌苔灰白,系脾阳不运,积滞内停所致。治以行气泄满,温中散寒,用厚朴七物汤:厚朴10 g,桂枝7.5 g,甘草10 g,枳实10 g,大黄2.5 g,生姜5 g。上方1次即见效。药后1～2小时内,排出脓块样大便,以后2小时内,共排出3次稀便,随着腹胀消失,腹痛减轻,经10余日,逐渐恢复如常。   (宋红普)

【参考文献】

    [1] 李孔就,李孔益.2002.厚朴七物汤加减治疗功能性消化不良62例.新中医,34(9):62—63
    [2] 郭春华,赵远勋.1992.厚朴七物汤治疗胃疼53例临床分析.新乡医学院学报,9(3):237—238
    [3] 谭日强.1981.金匮要略浅述.北京:人民卫生出版社.159
    [4] 赵明锐.1982.经方发挥.太原:山西人民出版社.106
    [5] 张有俊.1983.经方临证集要.石家庄:河北人民出版社.308

41. 厚朴三物汤 (厚朴大黄汤)

【经典概述】

厚朴三物汤出自《金匮要略·腹满寒疝宿食病脉证治第十》,主要用来治疗胀重于积的腹满。这种腹满的临床表现为"痛而闭",即腹部胀满疼痛且大便秘结,其病机为实热内结,气滞不行,而且气滞重于积滞。临床上除"痛而闭"以外,还可以见到脉沉实有力,舌苔黄厚的症状。

厚朴三物汤由厚朴、大黄和枳实组成,与小承气汤相同,但在本方中,是以厚朴为君,重用厚朴和枳实以行气除满止痛,用大黄通便以畅通腑气。而小承气汤是以大黄为君,用量最大。所以,两方尽管药味相同,但药量不同,用之临床,其作用也不尽相同,厚朴三物汤重在行气除满止痛,而小承气汤则重在泻热导滞通便。

对于两方的不同之处,历代医家也有许多精辟的论述。如周扬俊在《金匮玉函经二注》中指出"闭者,气已滞也,塞也。经曰:通因通用,此之谓也。于是以小承气通之。乃易其名为三物汤者,盖小承气君大黄以一倍,三物汤君厚朴以一倍者,知承气之行,行在中下也;三物之行,因其闭在中上也。绎此可启悟于无穷矣";尤在泾在《金匮要略心典》中指出"痛而闭,六腑之气不行矣。厚朴三物汤与小承气同,但承气意在荡实,故君大黄;三物意在行气,故君厚朴。"可见,两方尽管用药相同,临床主治侧重点实不同。

另外,《金匮要略·痰饮咳嗽病脉证并治第十二》有厚朴大黄汤,其药物组成与两者亦相同,但厚朴大黄汤重用厚朴、大黄,有开痞满、通大便之功,"荡涤中焦"而下水饮,适用于痰气结实之证。

【临床应用】

1. **不完全性肠梗阻** 杜氏[1]等曾治疗不完全性肠梗阻52例,以厚朴三物汤加味,药用厚朴25 g,枳实、大黄各15 g,全瓜蒌30 g,麻子仁25 g,杏仁、莱菔子各15 g,木香12 g。每剂加水800 mL,煎至400 mL,口服,每日2剂。随证加减并辅用西医支持疗法治疗。结果,临床治愈38例,好转9例,无效5例,有效率为90.38%。

2. **手术后胃肠功能恢复** 高氏[2]等将48例腹部术后患者,随机分为中药组(加用厚朴三物汤加减治疗),西药组(加用新斯的明治疗),对照组(未加用促进胃肠蠕动药),每组16例,以观察术后胃肠功能恢复情况。结果显示,胃肠功能恢复时间(平均肛门排气时间):中药组41.29小时,西药组51.13小时,对照组55.78小时。经统计学处理,有极显著性差异($P<0.01$);同时腹痛、腹胀缓解,肠鸣音的出现,进食时间,饮食量恢复等,中药组明显优于西药组和对照组。提示:厚朴三物汤对于术后胃肠功能的恢复疗效显著。

3. **外伤性腹胀** 符氏[3]自1993年8月~1994年6月曾用厚朴三物汤加味治疗外伤后腹胀患者20例,效果满意。20例患者均为住院患者,胸腰椎骨折14例,骨盆骨折3例,下肢骨折合并腰背部软组织损伤3例。临床体征均见腹部隆起,腹肌紧张,压痛拒按,叩诊呈鼓音,肠鸣音减弱,肛门有便意但无排便者11例,9例无便意感,严重者转侧不利,呼吸困难,其中有2例合并有小便不利。少数病例为经胃肠减压,肛内插管排气及应用开塞露等无效者。方用厚朴24 g,枳实15 g,生大黄12 g,莱菔子12 g。用药水煎温服,不能口服或便秘明显者保留灌肠。给药后平均1.5小时出现腹内气体蠕动感,肠鸣音亢进,口服给药者排气出现早于排便,灌肠给药者排气排便同时出现。药后均以排气为主,排便多为软便或稀软便,无一例出现水样便。腹胀完全缓解时间最短 2.5 小时,最长 10 小时,平均 4.8 小时。两种给药途径各占一半。腹胀便秘呕吐等症状均完全缓解,停药后无 1 例再次出现腹胀。

4. **气滞型胃脘痛** 向氏[4]于 1995~2003 年以加味厚朴三物汤治疗气滞型胃脘痛 65 例,均为门诊患者。其中单纯浅表性胃炎 20 例,慢性萎缩性胃炎 8 例,反流性胃炎 5 例,出血糜烂性胃炎 13 例,胃溃疡 12 例,十二指肠溃疡 7 例。治疗方法:予加味厚朴三物汤。药物组成:厚朴 15 g,枳实 10 g,大黄炭 10 g,木香 10 g,川楝子 10 g,赤芍药 15 g,延胡索 10 g,水煎取汁 300 mL,分 3 次口服,1 个月为 1 个疗程。根据患者不同情况,对药物随证加减。结果 65 例患者中,痊愈 14 例(21.5%);有效 44 例(67.7%);无效 7 例(10.8%)。总有效率为 89.2%。

5. **反流性食管炎** 厚朴三物汤配合小剂量雷尼替丁可以治疗反流性食管炎[5]。汪氏自 1992 年 1 月以来应用厚朴三物汤加味配合小剂量雷尼替丁治疗反流性食管炎 68 例,疗效显著。在治疗的 98 例患者均为门诊患者,其中男 56 例,女 42 例,胃镜检查:中上段食管炎 34 例,下段食管炎 64 例;合并有慢性浅表性胃炎 36 例,慢性萎缩性胃炎 11 例。98 例患者按照就诊先后随机分为治疗组 68 例,对照组 30 例;两组患者的性别、年龄、病程、原发病及合并症基本一致($P>0.05$)。治疗组口服厚朴三物汤加味,药用厚朴 20 g,制大黄 3 g,炒枳实 12 g,柴胡 9 g,白芍 15 g,高良姜 15 g,延胡索 12 g,党参 15 g,茯苓 15 g,甘草 8 g,每日 1 剂,随证加减。配服雷尼替丁 150 mg,每日 1 次,晚上服用。对照组口服胃复安 8 mg,每日 3 次,硫糖铝 1 g,每日 3 次,晚上服用。经治疗后对照发现,两组临床治愈率及总有效率比较均有显著性差异($P<0.01$),治疗组疗效明显优于对照组。

6. **胃扭转** 宁氏等采用厚朴三物汤加减治疗胃扭转 12 例[6],其中,男 8 例,女 4 例,病程 3~5 月,经胃肠钡餐造影 X 线摄片报告,其中纵轴型胃扭转 7 例、横轴型胃扭转 3 例,混合型胃扭转 2 例。治疗以厚朴三物汤为主并随证加减。结果 12 例患者中,8 例服药 9 剂,症状消失,经 X 线复查正常而治愈;4 例服药 15 例,临床症状消失,X 线复查正常而治愈,随访 1 年无复发。

7. **胃石症** 田氏等采用厚朴三物汤加味治疗胃石症 63 例[7]疗效满意。63 例患者中,男 34 例,女 29 例,病程 3 天~3 个月。病因为食柿子 46 例,食生山楂 12 例,食软枣 5 例,合并胃炎 15 例,胃十二指肠溃疡 17 例。胃石最大为 12 cm×12 cm,多个者 19 例。63 例患者均经胃肠钡餐或电子内窥镜检查确诊。给予厚朴三物汤加味:厚朴 15 g,枳实、枳壳、鸡内金、生大黄(后入)各 10 g,焦山楂 30 g,莱菔子、神曲、麦芽、延胡索各 15 g;水煎 300 mL,每日 1 剂,早晚分服,用 20 天。结果本组共治愈 58 例,有效 5 例,总有效率为 100%。

8. **癃闭** 徐氏曾用厚朴三物汤治疗 6 例门诊癃闭患者[8],其中男性 4 例,女性 2 例;年龄最小 65 岁,最大 78 岁;病程最短 12 天,最长 30 天。方用厚朴三物汤加减,药用厚朴、枳实、木通、川明参、石斛各 20 g,大黄 15 g,滑石 30 g 随证加减,结果服药 2 剂而愈者 1 例,4 剂而愈者 5 例。全部治愈,1 个月后随访未见复发。

【现代研究】

有研究表明[9]:厚朴三物汤能促进胃、十二指肠术后患者胃肠功能恢复,缩短排气时间,减少术后消耗并缩短住院时间。提示胃肠道术后患者如能早期应用厚朴三物汤,在促进胃肠蠕动,提前排气、进食,减少消化液流失,防止水、电解质紊乱,减少感染及粘连性肠梗阻等合并症的发生,缩短病程,减轻患者经济负担等方面均具有重要意义。 （宋红普）

【参考文献】

［1］ 杜铁民等.2004.厚朴三物汤加味为主治疗不完全性肠梗阻 52 例.辽宁中医杂志,31(2)：166

［2］ 高庆春等.1996.厚朴三物汤对术后胃肠功能恢复的临床作用观察.中西医结合实用临床急救,3(6)：250

［3］ 符气华.1996.厚朴三物汤加味治疗外伤性腹胀.中国骨伤,9(1)：52

［4］ 向一青.2004.加味厚朴三物汤治疗气滞型胃脘痛 65 例疗效观察.河北中医,26(8)：585

［5］ 汪寿松.2000.厚朴三物汤配合雷尼替丁治反流性食管炎 68 例.时珍国医国药,11(2)：167

［6］ 宁卫国等.1996.厚朴三物汤治疗胃扭转 12 例.安徽中医临床杂志,8(2)：64

［7］ 田萍等.2002.加味厚朴三物汤治疗胃石症.山东医药,42(11)：36

［8］ 徐忠健.2002.厚朴三物汤加味治疗癃闭 6 例.四川中医,20(9)：34

［9］ 李慎贤等.2005.厚朴三物汤空肠给药促进胃十二指肠术后胃肠功能恢复的临床观察.中国中西医结合急救杂志,12(3)：162—164

42. 大黄附子汤

【经典概述】

大黄附子汤出自《金匮要略·腹满寒疝宿食病脉证治第十》,是温下的代表方,该方由大黄、附子、细辛三药组成,具有温阳散寒,通便止痛之效,主治寒积实证。寒积实证由寒实之邪结聚于肠胃,阳气郁滞,腑气不通所致,临床可见腹胀满,大便不通,胁下一侧可有疼痛,发热,脉紧弦,畏寒,肢冷,舌苔白腻等。以大黄附子汤温下。方中大黄泻下通便,附子、细辛温阳散寒,又能止痛。三味共奏温阳散寒,攻下行滞之效。方中寒温配伍颇有特色,《金匮要略心典》说:"大黄苦寒,走而不守,得附子、细辛之大热,则寒性散而走泄之性存。"《金匮要略论注》云:"附子细辛与大黄合用,并行而不悖,此即伤寒论附子泻心汤之法也。"寒温相配,制性取用,值得效法。

后世医家也常用本方治疗多种疾病,如:《张氏医通》以大黄附子汤去细辛加肉桂治因房事过伤,血蓄小腹而发黄,见身黄额上微黑便利,大便黑,小腹连腰下痛。《类聚方广义》治寒疝胸腹绞痛,延及心胸腰部,阴囊㑊肿,腹中时时有水声,恶寒甚者。《时方妙用》疗腹痛连胁痛,脉弦紧,恶寒甚,大便秘者。《柳选四家医案》治阳虚之体,湿痰食滞,团结于内之人,见腹痛拒按,自汗如雨,大便三日未行,舌苔腻,脉沉实。《医学衷中参西录》亦谓本方为开结良方,用治肠结腹疼者甚效。

从近年来临床研究来看,只要病机为寒实,患者虽无腹满大便不通,亦可用之。

【临床应用】

1. 胆道疾病 胆囊炎、胆石症属中医学"胁痛"之范畴,其病因复杂,病机为有形无形之邪气阻遏气机,胆之疏泄功能失常,邪实郁闭,壅滞不畅。临床表现或寒或热,或寒热错杂。胆乃六腑之一,以通为用,大黄附子汤乃寒热互用、刚柔并济之和剂,凡邪气内结成实,症见胁下痛、大便秘结者,非温不能散其结,非下不能驱其实。大黄附子汤中三药配伍,寒热并投,集温通、清利、疏导于一体,且无燥热凝滞之弊,故此类疾病常用本方治之。① 陈氏[1]治疗既有寒温不适,又有内服清热通下之品伤正而生内寒,以致寒热错杂,病情缠绵难愈之胆石症 32 例用大黄附子汤加味,目黄、身黄、尿黄者加茵陈30 g,川楝子 10 g,麦芽 15 g,有严重感染者酌情使用抗生素及支持疗法,临床治愈 23 例,好转 8 例,1 例因胆囊充满结石转外科手术治疗,总有效率96.8%。对照组单用抗生素抗感染,口服舒胆通或消炎利胆片,支持疗法。对照组 17 例中,临床治愈 6 例,好转 8 例,无效 3 例,总有效率为82.4%。两组疗效比较,差异有显著性意义($P<0.05$)。② 万氏等[2]治疗各种原因之胁痛,结果胆囊炎所致者总有效率100%;胆石症所致者总有效率90%;不明原因所致胁痛者总有效率100%,良效均佳。

2. 肾脏疾病 目前肾脏疾病治疗中,大黄附子汤也是常用方剂。如在治疗糖尿病性肾病时即常投之。糖尿病肾病是一种慢性进行性疾病,其病理主要是肾小球毛细血管基底膜增厚。系膜区基底膜样物质沉积引起的肾小球硬化。此病属中医"消渴"、"水肿"范畴。

(1)糖尿病肾病:吕氏等[3]应用之治疗糖尿病肾病 30 例。取得了较满意的疗效。治疗显效 9 例,好转 18 例,无效 3 例,总有效率90%。加味大黄附子汤治疗本病可升降并调、虚实同理。大黄入血分散瘀滞并降浊,与附子相合,益其原而通经解毒。全方阴阳并补,升清降浊,疗效较佳。

(2) 慢性肾功能衰竭:慢性肾功能衰竭属中医"水肿"、"关格"等范畴。① 徐氏等[4]遵"急则治其标"、"去菀陈莝"之旨,用大黄附子汤加减进行治疗。大黄附子汤为温下之祖方,可活血化瘀,改善肾脏的微循环,促进受损细胞的修复或减缓细胞的受损。针对慢性肾功能不全的肾阳亏虚,气化不行,水湿郁结,弥漫三焦的病机,大黄附子汤(生大黄 12 g,制附子 10 g,北细辛 3 g)随症加减,以温阳散寒,泻结行滞,治疗 46 例,结果:显效 16 例,有效 22 例,无效 8 例,总有效率为 82.6%。在治疗后,临床症状、肾功能、血肌酐、尿素氮、小便量都有改善。在治疗中应注意,不可单纯利尿,否则会暗耗阴精,而要着眼于温肾化气以行水,恢复肾脏泌尿的正常功能,方合治病求本之意。② 刁氏等[5]应用大黄附子汤灌肠治疗慢性肾功能衰竭48 例,疗效满意。全部病例均未经腹透、血透治疗,患者血肌酐均低于700 pmol/L;其中,由于肾脏的原发疾患所致肾功能不全者 15 例,由于高血压、糖尿病、系统性红斑狼疮等继发原因所致的肾功能不全者 23 例,大黄附子汤保留灌肠,每日 1次,病重者每日 2 次。处方:生大黄 20 g,生牡蛎 30 g,制附子 10 g。浓煎 150 mL,保留灌肠。予低蛋白饮食,纠正水、电解质酸碱平衡失调,辅以中药益肾泄浊剂口服,定期复查肾功能、二氧化碳结合力。经以上治疗,痊愈 3 例,显效 15 例,有效 21例,无效 9 例,总有效率81.3%。大黄附子汤保留灌肠,能增强肠道氮质的清除值,降低非蛋白氮,缓解氮质血症的症状,通过灌肠使肠黏膜排除体内的代谢残余产物,吸收对机体有用的物质。在此,根据患者不同症状,应用不同方法,使大黄附子汤有用武之地。

(3) 肾绞痛:朱良春先生[6]还以此方化裁治疗不同病机的肾绞痛。用药同原方,用量却大有不同,绞痛由于中虚所致,用制附子 15 g,北细辛、生大黄各 5 g,并及时应用补中益气汤加味,(重用鹿角霜);因湿热所致,则生大黄 10 g,制附子 5 g,北细辛 1.5 g,并合用四妙散加减。如此,在辨证论治的原则指导下,同方异量,效如桴鼓。"大黄附子汤"为温里散寒,通便止痛之剂,方中取细辛之辛散大热,入少阴之经散寒止痛,取辛温宣通之功,助附子以增强散寒,且制大黄之寒,而存其走泄之性,大黄得附子、细辛之温则寒性去,而走泄之性存,故三药合用,使在经之寒邪得散,在腑之寒积得下,乃为张仲景开温下法之先河也。

3. 肠道疾病 大黄附子汤还用于治疗肠道疾病。大黄附子汤有温阳散寒,攻下行滞之功效,对外邪积聚于大肠,腑气不通,气血凝滞,影响脾运;或久病过用寒凉、苦寒之品伤及脾阳、肾阳、寒湿积聚;或寒久化热,湿热蕴结等造成的慢性非特异性溃疡性结肠炎也有良效。尹氏等[8]治疗此病 27 例,病程最短者 1 年,最长者12 年,平均病程 6.3 年。按中医辨证:寒湿积聚 16 例,肝旺脾虚 5 例,脾肾阳虚 4例,湿热蕴结 2 例。治疗结果:寒湿积聚型 16 例,治愈 11 例,好转 4 例,无效 1 例,脾肾阳虚型 4 例,治愈 2 例,好转 2 例,肝旺脾虚型 5 例,治愈 3 例,好转 1 例,无效

1例,湿热蕴结2例,治愈1例,好转1例,总有效率为92.5%。主方方药组成:大黄9~25 g,附片25~50 g开水先煨2小时,细辛3~6 g。加减时随症和证型而论治。可见大黄附子汤在此疾患中有特别疗效。

4.急腹症 大黄附子汤还可以治疗急腹症,如急性肠梗阻。该病起病卒然,以腹痛、腹胀、呕吐、便闭为主要症状,主要病理机制,是升降失常、肠道气血凝滞,阻塞不通所致。① 李氏等[9]用大黄附子汤以荡涤肠道凝滞,行气散结,温里攻下。并在治疗时,全部配合针刺足三里,强刺激,每隔10分钟提插捻转1次,留针2小时。结果21例全部治愈。此处,针药并用,相得益彰。② 曹氏等[10]治疗由于饮食失调,寒湿内阻引起的急性水肿型胰腺炎,急性胆囊炎等也获效。因均为寒湿积滞,蕴结肠胃,腑气通降不利所致,故用大黄附子汤加味治疗,寒热并投,刚柔并用,可避免大黄苦寒凝滞之弊,同时增加疏通之力。疗效颇佳。

5.其他

(1)慢性盆腔炎:该病散见于中医"癥瘕"、"痛经"、"不孕"等病中,多因流产(含人工流产)、产后感染、月经不洁、手术、带环等所致。表现为虚实夹杂。朱氏等[7]认为本病以脾肾阳虚不能化湿,久而生热,或因感受湿热毒邪,脾肾两虚不能抗邪而发展为慢性病,而气滞血瘀是本病的并发机制。观察对象共93例,随机分为2组(按2:1抽样分组)。观察组(中药治疗组)62例,治愈41例,显效12例,有效7例,无效2例,总有效率96.8%;对照组治愈7例,显效9例,有效7例,无效8例,总有效率74.2%。两组对比差异显著($P<0.05$)。热盛者以大黄为君,阳虚寒盛以附子为君,佐以蒲黄、五灵脂活血止痛,促进炎症吸收,辅以夏枯草散结,且本品散结之中兼有和阳养阴之功。全方共呈温阳补虚,清热散结,活血通滞的功效,用其治疗盆腔炎、效果满意。

(2)痹证:① 周氏等[11]应用本方进行104例坐骨神经痛(属寒湿阻滞者)的治疗,总有效率达96.1%。本病治宜温经散寒,通络止痛为主,辅以补阳化瘀清热。② 徐氏等[12]治疗腰椎间盘突出症风寒湿型用温下法,用大黄附子汤加减,方药:大黄9 g,制附子10 g,细辛3 g,独活6 g,防风15 g,当归10 g,温散寒邪,祛风除湿。治疗结果48例中优21例,良15例,可8例,差4例。

以上两证属"痹证"范畴,大黄附子汤方中附子药性刚燥,走而不守,其力能补,上可助心阳通血脉,中可温脾阳以健脾利湿,下可补肾阳以逐寒,与细辛配伍温经止痛,合大黄温阳通瘀;细辛辛散,能散能行,以利气血流畅,因而寒湿自除,痹痛可止。

(3)细菌性痢疾:根据通因通用的治则,本方还用于细菌性痢疾。喻氏[13]治疗因寒湿留滞肠道,阳气窒塞,气血相搏成病,症见下痢无度,畏寒腹痛,治用大黄通因通用,附子温中止痛。

另外,刘氏等[14]在治疗脏毒、寒疝、不孕症时灵活应用大黄附子汤辨证施治,每获捷效。彭氏等[15]在治疗阑尾炎,十二指肠球部溃疡并发肠出血,肠梗阻等急性病中,恰当应用大黄附子汤,疗效亦佳。李虹等[16]治疗由于气虚、气阴两虚、阴阳两虚所致之老年人便秘,应用大黄附子汤以寒热并用,无苦寒之弊,补消并施,无伤正之虞,而疗效颇著。黄氏等[17]治疗慢性肺源性心脏病心力衰竭,病机主要为正虚、痰浊、水饮、瘀血互为影响,相兼为病。大黄附子汤加味(葶苈子、苏子、紫菀等),诸药配伍,具有温阳益气,通下逐瘀,利水平喘之功,可改善心肺功能,促进血液循环,减轻水肿和心脏负荷,有效控制肺源性心脏病心力衰竭的发生。在有机磷农药中毒治疗中辨证应用本方以荡涤肠胃,逐饮祛毒,亦有奇效。

【现代研究】

药理作用 ① 从现代药理上分析,大黄能使肠中吸收的合成尿毒素的原料之一氨基酸减少,使血中必需氨基酸浓度提高,利用尿素氮合成体蛋白,抑制蛋白的分解,从而使血中尿素氮和肌酐含量降低,肝肾组织合成尿素减少等;而附子内含生物碱,附子煎出液能加快血流量,有明显的消炎作用、抑制变态反应作用。② 徐氏等[18]以大黄附子汤为基础,配伍成不同的组方,采用不同的提取工艺,应用紫外分光光度法测定乌头碱的含量。发现在大黄附子汤组方中,大黄能佐制附子的毒性,这主要是因为乌头碱与大黄所含的鞣酸形成鞣酸型乌头碱所致。而解毒作用合煎混合液强于单煎混合液,则反映了中医用药绝不只是单体成分的作用,而是多种成分综合作用的结果。这种综合作用从化学方面考虑可能是同一种中药共存成分之间和多种中药共存成分之间的复合作用,配伍药材中共存组分在共热条件下产生的复杂的理化反应是乌头碱含量产生变化的主要原因。③ 路氏等[19]用大黄附子汤对 SAP(急性出血性坏死性胰腺炎)大鼠模型进行干预,探讨其对细胞因子的影响。研究表明大黄附子汤的成分有大黄素、乌头碱以及细辛醚等。大黄的作用在于治疗与预防胃肠功能衰竭;抑制 TNF-α 基因的表达,拮抗机体炎症反应,对 IL-2、IL-6、IL-8 等细胞因子与内毒素有清除作用。文献报道,附子能够改善循环、降低心率,被用于治疗内毒素休克。目前认为细辛醚的主要功效在于缓解乌头碱的毒性。大黄附子汤通过下调 TNF-α、IL-1p 及 IL-8 等促炎细胞因子的释放,清除循环中已产生的炎性因子,打断 SAP 的"瀑布式"反应,并重建促炎和抗炎细胞因子的平衡,进而减轻组织损伤,阻止 SAP 的发生、发展。④ 因大黄苦寒,走而不守,得附子大热,则寒性散而走泄之性存是也,其清热、抗炎,且能提高机体免疫能力,促进网状内皮系统吞噬能力。现代研究证明附子,细辛有增强免疫功能而达到消炎的作用。药理研究细辛具有镇痛、镇静、抗炎作用。 (叶进)

【参考文献】

[1] 陈瑞林.1998.大黄附子汤加味治疗胆石症 32 例.湖南中医杂志,14(3):57—58
[2] 万清信等.2002.大黄附子汤加味治疗胁痛 64 例.山东中医杂志,21(1):27—28

[3] 吕宏义等.2002.加味大黄附子汤治疗糖尿病肾病30例.中国民间疗法,10(8):41

[4] 徐俊业.1999.大黄附子汤治疗慢性肾功能不全46例.成都中医药大学报,22(2):24

[5] 刁金囡.2004.大黄附子汤灌肠治疗慢性肾功能衰竭48例.四川中医,22(2):49

[6] 邱志济等.2004.朱良春治疗肾绞痛经验的临床运用.辽宁中医杂志,31(5):355—356

[7] 朱文举.1999.大黄附子汤加味治疗慢性盆腔炎.天津中医,16(6):34

[8] 尹德军.1993.大黄附子汤治疗慢性结肠炎27例.云南中医杂志,(2):60

[9] 李进龙等.2002.大黄附子汤治疗肠梗阻21例.陕西中医,23(12):1084

[10] 曹昌霞.2004.大黄附子汤在急腹症治疗中的应用体会.云南中医中药杂志,25(5):15

[11] 周来兴等.1994.骆安邦运用大黄附子汤加味治疗原发性坐骨神经痛.福建中医药,25(1)

[12] 徐阳平.2005."下法"治疗腰椎间盘突出症的临床研究.中国骨伤,18(3):144—145

[13] 喻平瀛.1998.大黄附子汤临证新用.山西中医,14(1):39—40

[14] 刘大平.1994.大黄附子汤临床新用.湖北中医杂志,5(16):51

[15] 彭光超.1989.大黄附子汤加味治疗急证三则.陕西中医,8:(364)

[16] 李虹等.2001.大黄附子汤治疗老年人便秘.中国中医药研究,17(6):30

[17] 黄增峰.2001.大黄附子汤治疗急危重症举隅.中国民间疗法,9(9):29

[18] 徐建东等.2003.大黄附子汤中诸药的不同组合及煎法对乌头碱含量的影响.中国药房,14(10):634—635

[19] 路小光.2004.大黄附子汤对重症急性胰腺炎大鼠细胞因子的影响.中国中西医结合急救杂志,11(6):352—354

43. 附子粳米汤

【经典概述】

附子粳米汤出自《金匮要略·腹满寒疝宿食病脉证治第十》,主要用来治疗脾胃虚寒,水湿内停的腹满痛。其主要临床表现为肠鸣,腹痛,胸胁逆满和呕吐。由于脾胃阳虚,水湿内停,水湿之邪挟阴寒之气奔迫于肠胃之间,所以,肠鸣如雷,疼痛如切;寒气上犯胸胁则逆满,胃失和降则呕吐。本方在临床上其腹痛多喜温喜按,呕吐多为清稀水饮,或可来有不消化食物,另可见四肢厥冷,舌淡苔白滑,脉沉迟等证。本方由附子、半夏、甘草、大枣、粳米等药物组成,方中附子为君药,大辛大热,温阳散寒以止腹痛,伍半夏化湿降逆以止呕吐,粳米、甘草、大枣扶助脾胃而缓急迫。诸药合用,具有温中散寒止痛,和胃蠲饮降逆的作用。

对于本方,尤在泾认为本方"养阳之虚,即以逐阴。"《金匮方歌括》也指出:"腹中雷鸣,胸胁逆满,呕吐,气也。半夏功能降气,腹中切痛。寒也,附子功能祛寒,又佐以甘草、粳米、大枣者,取其调和中土。以气逆为病进于上,寒则为病起于下,而交乎上下之间者土也,如兵法击其中坚而首尾自应也。"

使用本方,要注意与理中汤和小建中汤鉴别。本方证与理中汤均属中焦虚寒,治疗也皆以温中散寒为主,但理中汤证以中气虚陷明显,主要见下利,治疗兼以补气健脾;小建中汤温中补虚,和里缓急,治疗主要偏于腹痛;本方证有水湿内停,气机逆乱,主要见呕逆,治疗重在降逆止呕,散寒通利。

【临床应用】

有报道认为[1]:要掌握本方的运用,应抓住四点:a. 剧烈腹痛,时愈时发;b. 疼痛部位以上、中为主;c. 疼痛时,腹部有明显水波冲击声;d. 呕吐清涎,甚者顷刻间地下成滩溢流。为保证疗效,还应注意:a. 附片生用,重者可达 20 g,半夏生熟均可;b. 附子、半夏用量超过 12 g 时,须先煎 1 小时;c. 一般 2～3 小时服 1 次,每日服 1 剂半,重者每日 2 剂。

1. 腹痛　据报道[2]本方主要用于胃痉挛、肠疝痛、幽门狭窄、胃溃疡、胆石症、胰腺炎、腹膜炎等,亦可用于腹部有块,两腿痛,子宫癌等腹痛肠鸣、呕吐者。以虚寒性剧烈腹痛,并伴有呕吐、肠鸣者为适应证。如有人[3]曾治周某,男,54 岁。1985 年 5 月 15 日就诊。患者十余年来,胃痛频发,近则腹痛加剧,腹中雷鸣,胸闷气逆,腹痛呕吐,喜平卧,起坐则自觉胃部下坠,疼痛较剧,平卧持续小痛,纳差,仅吃少些粉汤,舌苔薄白,脉来细软。此胃阳虚弱,下焦阴寒上逆,脾虚无力抵御寒邪。拟助阳散阴,降逆止呕,用附子粳米汤加味:炮附子 6 g,半夏、粳米各 10 g,甘草 3 g,大枣 10 枚,煅瓦楞子 12 g。服药 2 剂,腹痛减轻,呕吐肠鸣亦止。能起座或下床活动,饮食略增,精神转佳。以后用炮附子 6 g,姜半夏、陈皮各 5 g,生姜 3 片,粳米 10 g,连服 20 余剂,腹痛止而饮食正常。2 个月月后随访,已能上班工作。

2. 泄泻　有报道[4]用本方加减治愈一年轻患者。该患者腹痛泄泻肠鸣 2 年多,时轻时重,入冬更甚,昼夜泄泻十余次,如稀粥状,畏寒肢冷,腹痛雷鸣,气逆欲呕,舌苔白滑,脉细迟无力。处方:炮附子 6 g,半夏 9 g,甘草 9 g,粳米一撮,大枣 6 枚,山楂 30 g,水煎至米熟,去渣服。共服药 7 剂病愈,随访未见复发。

3. 妇科疾病　用本方治疗产后腹痛、妊娠呕吐、习惯性流产、经行腹泻及少女带下等妇科诸疾,每获良效[5],关键在于抓住脾肾阳虚的病机。

【现代研究】

现代研究表明,本方具有兴奋肠管蠕动,兴奋心脏跳动[6]等。其中半夏对急性黏膜损伤有保护和促进修复作用[7],能激活迷走神经传出活动而具有镇吐作用[8],

实验表明甘草甜素能非特异性地增强巨噬细胞的吞噬活性,有较强的补体抑制作用[9],同时其能在胃内直接吸着胃酸,具有抗溃疡的作用[10];粳米具有强壮身体、提高免疫的功能;附子煎液能延迟处于寒冷情况下小鸡和大鼠的死亡时间,减少同一时间内的死亡率,并能延缓小鸡和大鼠的体温下降[11]。附子含有的乌头碱其分解产物具有一定的镇痛作用[11];大枣含有大量的糖类和蛋白质。据此,有人认为[12]附子粳米汤具有镇痛、保护胃黏膜及提高免疫的作用。其治疗脾阳虚的机制可能是:a. 通过调节胃肠道某些致痛物质和细胞因子的含量,来达到止痛效果;b. 使平滑肌舒张缓解其痉挛;c. 直接作用于消化道的神经-免疫-内分泌网络(NEI)系统,从整体上增强机体免疫防御能力。　　　　　　　　　　　　　(宋红普)

【参考文献】

[1]　张廷泮. 1984. 临床应用附子粳米汤的体会. 成都中医学院学报,(3):23

[2]　矢数道明,李文瑞等译. 1983. 临床应用汉方处方解说. 北京:人民卫生出版社. 374

[3]　陈树人. 1989. 厚朴三物汤、附子粳米汤治腹痛. 四川中医,(6):32

[4]　周脉方. 1983. 附子粳米汤加味治泄泻. 山东中医杂志,(4):14

[5]　夏光福. 1992. 附子粳米汤的妇科运用举隅. 河南中医,(3):119

[6]　王付. 1999. 经方学用解毒. 北京:人民军医出版社. 33

[7]　王锐,倪京满. 1995. 中药半夏挥发油成分的研究. 中国药学杂志,30(8):457

[8]　刘守义,尤春来,王义明. 1993. 半夏抗溃疡的实验研究. 中药药理与临床,9(3):27—28

[9]　张罗修. 1988. 甘草皂苷对大鼠腹腔细胞前列腺素 E2 和 CAMP 水平的影响及对某些免疫功能的调节作用. 上海医科大学学报,15(2):101

[10]　栗力杰. 1996. 甘草的药理研究及应用. 湖南中医药导报,12(6):52

[11]　闰爱荣,宋志萍. 1994. 附子的药理研究. 实用中西医结合杂志,7(11):697

[12]　张芸. 2007. 略论附子粳米汤对脾胃的调节作用. 贵阳中医学院学报,29(3):10

44. 大建中汤

【经典概述】

大建中汤出自《金匮要略·腹满寒疝宿食病脉证治第十》,原文:"心胸中大寒痛,呕不能饮食,腹中寒,上冲皮起,出见有头足,上下痛而不可触近,大建中汤主之"。全方由蜀椒、干姜、人参和饴糖组成。蜀椒性大辛大热,温中散寒,下气止痛,且有驱蛔杀虫之功;干姜性亦大辛大热,温中散寒,和胃止呕;人参性甘温,补益脾胃,扶正祛邪;饴糖建中补虚,缓急止痛,并能缓椒、姜之烈性。四味相伍,以奏温中补虚,降逆止痛止功。本方既大热,又大补,是以温健中脏,驱散阴寒之邪,而建中阳,故名大建中汤,主治中焦阳虚,脾胃虚寒所致的腹满痛。目前临床已将大建中汤推广运用到以消化系统为主的全身多系统疾病,疗效卓著。

【临床运用】

1. **肠梗阻**　指肠腔内容物不能顺利通过肠道,其临床特征为腹痛、腹胀、呕吐、停止排气、排便,为常见的急腹证。属中医学"关格"、"肠结"、"腹胀"等范畴。主要病机是气机升降失常,肠道气血凝滞,阻塞不通所致。高氏[1]报道观察53例呈肠梗阻症状克罗恩病患者,经补液、栓剂、灌肠治疗并予大建中汤(5 g/天),口侧肠管扩张组9例肠梗阻症状改善,其中大建中汤治疗组需12.4小时,非大建中汤治疗组需78.7小时;非扩张组全部病例肠梗阻症状改善,其中大建中汤治疗组平均需5.8±2.1小时,非大建中汤治疗组为84.8±30.0小时。表明大建中汤对不伴有口侧肠管扩张的肠管狭窄性肠梗阻有效,反之欠佳。

2. **外科及腹部术后疾病**　① 有人[2]观察112例单纯性肠梗阻患者,给予大建中汤颗粒剂7.5~15 g/天,并用疗法不受限制。结果表明,对腹部术后出现的单纯性肠梗阻有效,特别是对反复性肠梗阻患者BMI(体重指数)呈低值、瘦弱型的有效。② 高氏等[3]对74例单纯性粘连性肠梗阻患者进行回顾性研究表明,在该病急性期尽早使用大建中汤,效果最好,而不要长期使用。③ 植田氏[4]报告用大建中汤治疗23例腹部术后出现腹部不定愁诉的结果,对有食后腹鸣和腹痛不定愁诉者(主诉便秘、下腹痛和腹部胀满)效果较好;④ 报告[5]观察38例胃癌切除术后患者,结果表明术后立即给予本方,能够预防术后粘连性肠梗阻及不完全性肠梗阻的发生。⑤ 冈氏[6]以本方灌肠观察对74例消化系统外科手术后患者排气的影响,将5 g大建中汤溶于100毫升温水中,从全麻手术后第2日开始灌肠,每日3次,结果灌肠组较对照组提前24小时排气。⑥ 有人[7]观察31例胃癌根治术后出现腹部症状(腹痛、腹胀、大便失调等)患者,结果认为术后立即服用大建中汤可抑制腹部症状出现,若服用本方(7.5 g/天)后出现腹部症状时,增加药量(15 g/天)可明显减少有腹部症状的病例。⑦ 日冲氏[8]观察骨科疾病患者37人,腹诊均可见腹部膨隆、鼓胀,平均给予大建中汤提取剂(7.5~15.0 g/天)4.7周,结果有效17例,稍有效14例,无效6例,并认为本方对于骨科长期卧床患者腹部胀满等症状不拘虚实均有效。

3. **慢性浅表性胃炎**　此病是临床常见的疾病,属于中医学"胃脘痛"范畴。多为饮食不节,饥饱不均,纵恣口腹,或不拘寒凉生冷而伤脾胃,朝伤暮损,日积月深,脾气不建，胃失和降。董氏[9]等以大建中汤加味治疗慢性浅表性胃炎 80 例。治愈 58 例，好转 20 例，无效 2 例。因大建中汤能振奋中阳，行气消食，散寒止痛，故对此辨证对证加减，能使胃脘痛止，病遂治愈。

4. **慢性便秘**　川村氏等[10]用大建中汤治疗 72 例慢性便秘患儿，排便明显改善 7 例，改善 50 例，无效 15 例，无恶化例，有用率（安全及有效率）为 79.2%，排便及其有关症状的有用率为 80.6%，均获得较好疗效。

5. **蛔虫性腹痛**　金氏[11]报道用加味大建中汤（加乌梅、苦楝皮、槟榔、炙甘草）治疗胆道蛔虫症 45 例，其中属于寒性者 39 例，寒中见热者 6 例，39 例治愈，4 例进步，2 例缓解。

6. **阳痿**　阳痿是成年男子阴茎不能勃起或勃而不坚，是男性常见的性功能障碍疾病。中医认为其病因主要是肾阳虚衰，心脾受损，恐惧伤肾等。朱氏[12]用大建中汤加淫羊藿、巴戟天、蜈蚣等以温中散寒，温壮肾阳，治疗 80 例年龄 25～59 岁阳痿患者，平均服药 12 剂，65 例治愈。

【现代研究】

药理作用　有关大建中汤的作用机制① 有人[13]认为大建中汤作为强壮、健胃、止痛剂，不仅能够调整消化功能，增进食欲，缓解腹痛，而且能够振奋全身功能，改善机体全身状态。② 工氏等[14,15]认为方中干姜、蜀椒可调整胃肠、促进肠蠕动，人参滋养强壮、促进肠吸收、恢复体力，饴糖镇痛、软化大便，肠蠕动亢进时呈抑制作用，麻痹时可促使恢复正常。全方可促进肠管功能、改善以植物神经为主的消化管运动的恶性循环。③ 有人[16]研究本方对健康人促胃动素、胃泌素和促生长素抑制素 3 种脑肠肽免疫反应物（IS）血浆水平的影响，结果表明大建中汤的药理作用与人血浆中促胃动素 IS 水平的变化密切相关。④ 有人[17]报告本方促进健康人及犬消化管收缩运动作用与黏膜刺激及 IMC（消化间期移动复合波）的发生机制有关。⑤ 黑氏[18]通过体外实验显示大建中汤对豚鼠胃及大肠平滑肌有浓度依赖性舒张及收缩作用，即抑制胃收缩，对肠梗阻以上的消化管有减压作用，促进中、下部肠梗阻狭窄部位以下的消化管蠕动，从而对麻痹性及粘连性肠梗阻起到治疗作用。⑥ 陈氏[19]研究大建中汤对脾阳虚大鼠血浆血栓素 B2、6-腺素的影响。分析实验结果认为大建中汤能通过降低血浆中 TXB2 的含量，使收缩血管和促进血小板聚集作用减弱，损害作用减小；通过升高血浆 TXB2 - 6 - Keto - PGF1a 的含量，使舒张血管和抑制血小板聚集功能加强，保护作用增强。从而改善胃肠系统微循环灌注，迅速清除和缓冲对上皮屏障具有损伤作用的代谢产物，促进损伤黏膜和萎缩腺体的再生和修复，保护胃肠黏膜不受致病因子的损害。结合临床观察已证实大建中汤具有缓解虚寒型腹痛的作用，推测其可能与该方能扩张血管，解除病变部位的血管痉挛，改善血液微循环，促进溃疡愈合，恢复胃黏膜屏障功能有关。⑦ 陈氏[20]

研究大建中汤对脾阳虚大鼠微循环的影响。显示大建中汤能改善大鼠肠系膜微循环,且存在明显量效关系,可能是其建中作用的机制之一。　　　　　　　　　　（张再良）

【参考文献】

[1] 张丽娟摘译.1998.大建中汤对克罗恩病患者肠梗阻的疗效.国外医学·中医中药分册,20(6)：19

[2] 张丽娟摘译.1997.用大建中汤治疗腹部手术后肠梗阻的经验：从 BMI 值探讨其适应证.国外医学·中医中药分册,19(5)：38

[3] 高桥诚等.1998.大建中汤治疗粘连性肠梗阻的回顾性研究.汉方医学,22(6)：20—21

[4] 程宏摘译.1993.大建中汤用于腹部手术后的腹部不定愁诉.国外医学·中医中药分册,15(6)：30

[5] 张丽娟摘译.1997.应用大建中汤对预防腹部手术后肠梗阻的临床意义.国外医学·中医中药分册,19(5)：38

[6] 冈进.1995.大建中汤灌肠疗法在术后护理中的作用.国外医学·中医中药分册,17(4)：25

[7] 白丽摘译.1994.胃癌术后患者口服大建中汤的意义.国外医学·中医中药分册,16(6)：28

[8] 日冲甚生.1996.大建中汤在骨科的使用经验.国外医学·中医中药分册,18(1)：21

[9] 董品军,路康新.2002.大建中汤加味治疗慢性表浅性胃炎 80 例.四川中医,20(6)：45

[10] 川村健儿等.1998.大建中汤对小儿慢性便秘的临床疗效.汉方医学,22(6)：22—23

[11] 金国华.1964.加味大建中汤治疗胆道蛔虫症的体会.浙江中医杂志,(2)：7

[12] 朱树宽.1999.加味大建中汤治疗阳痿 80 例.河北中医,21(1)：43

[13] 宗全和.1995.中医方剂通释.上海：科学技术出版社.257

[14] 工藤明.1994.大建中汤对服用趋精神药频繁出现肠梗阻的使用经验.国外医学·中医中药分册,16(2)：28

[15] 黄欣摘译.1993.大建中汤灌肠法治疗肠梗阻症状.国外医学·中医中药分册,15(5)：15

[16] 刘素等摘译.2000.大建中汤对人血浆 3 种脑肠肽的影响.国外医学·中医中药分册,22(5)：294

[17] 川良幸等.1998.大建中汤对消化系统运动作用的基础研究.汉方医学,22(6)：15—17

[18] 黑泽进等.1998.大建中汤促进消化系统运动的作用机制.汉方医学,22(6)：18—19

[19] 陈学习.2003.大建中汤对脾阳虚大鼠 TXB_2 及 6-Keto-PGF1a 的影响.江苏中医药,24(2)：49—50

[20] 陈学习.2002.大建中汤对脾阳虚大鼠肠系膜微循环功能的影响.辽宁中医杂志,20(10)：632—633

45. 大乌头煎

【经典概述】

大乌头煎出自《金匮要略·腹满寒疝宿食病脉证治第十》,是治疗寒疝的代表方剂,其病机为寒气内结,阳气不行。主要临床表现则以腹部剧烈疼痛,冷汗出,手足厥冷。该方只用大乌头一味,取其一味单行,则力大而厚。大辛大热之品,能散沉寒痼冷而止疼痛。乌头与蜜同煎,来治乌头大热大毒,不仅能缓乌头毒性,而且能延长药效。在煮服法中,本方还强调用量当随体质强弱而增减,"不可一日再服",可见乌头之用宜慎。

在临床使用本方的过程中,还应注意:一是本方应先煎、久煎以去乌头之麻味,减轻乌头的毒性;二是用量不可过大,也不可久服,以免中毒;三是对于素体虚弱,以及孕妇要慎用或忌用本方。

【临床应用】

1. 寒疝 孙氏[1]用乌头煎治疗腹痛寒疝13例,其中男9例,女4例;单纯腹痛7例,腹痛合并呕吐5例,腹痛呕吐合并汗出1例。治疗用制川乌10 g,加水1 kg,文火煮2小时,去渣加蜂蜜300 g,继续煮取70 g,口服,每日1次,每次5 g。结果有效率为100%。

2. 疝瘕 《建殊录》有记载[2],京师界街贾人井筒屋播磨家仆,年七十余,自壮年患疝瘕,十日、五日必一发。壬午秋,大发,腰脚挛急,阴卵偏大,欲入腹,绞痛不可忍,众医皆以为必死。先生诊之,作大乌头煎饮之,(原注:每帖重八钱),斯须,瞑眩气绝,又倾之,心腹鸣动,吐出水数升,即复故,尔后不复发。

【现代研究】

1. 镇痛镇静和局麻作用 川乌无论炮制与否,对小鼠均有镇痛作用,一般在给药30分钟后逐渐显效,60～90分钟时作用最强,9～10分钟后作用开始缓慢减弱。皮下注射乌头碱0.05 mg/kg,对电刺激鼠尾有镇痛作用,东莨菪碱能增强其效力,1.0 mg/kg的镇痛效果强于6 mg/kg。川乌总碱能明显提高小鼠热板痛阈、抑制醋酸引起的扭体反应,证明有明显镇痛作用。次乌头碱和乌头原碱对小鼠有镇痛和镇静作用,乌头碱皮下注射及脑室内注射具有剂量依赖性镇痛作用。乌头的镇痛有效成分为乌头碱类生物碱如乌头碱、中乌头碱、次乌头碱和去甲猪毛菜碱,其镇痛作用表现为中枢性[3]。

2. 抗炎作用　乌头的抗炎作用,国内外报道较多,且以单体生物碱研究为主,其结果为:各单体生物碱对急性炎症模型均有不同程度的抑制作用,且有明显的量效关系。多数研究认为乌头碱对渗出性炎症有抑制作用,长达 5.5 小时,且同时抑制渗出液中白细胞的渗出[3]。

3. 抗肿瘤作用　有实验证明,乌头注射液(每 1 mL 含乌头碱 0.4 mg)对小鼠移植性肿瘤前胃癌 FC 和肉瘤 S_{180} 均有一定抑制作用,并能抑制 lewis 肺癌自发转移[4]。

(宋红普)

【参考文献】

[1] 孙予杰.2006.乌头煎治疗寒疝 13 例.河南中医,26(7):18
[2] 陈存仁.1993.皇汉医学丛书.第十三册·建殊录.上海:上海中医药大学出版社.3
[3] 郭晓庄.1992.有毒中草药大辞典.天津:天津科学技术出版公司.63
[4] 汤铭新等.1986.乌头碱抑瘤及抗转移的研究与治癌的观察.北京中医,(3):27

46. 乌头桂枝汤

【经典概述】

乌头桂枝汤出自《金匮要略·腹满寒疝宿食病脉证治第十》,治疗阴寒内结,邪滞肌表所致的腹痛,症见腹痛、逆冷,手足不仁,身体疼痛,用乌头桂枝汤解表里寒邪。方中乌头温中祛寒止痛,桂枝汤调和营卫,解表散寒。《医宗金鉴·金匮要略注》云:"以乌头攻寒为主,而合桂枝全汤以和营卫,所谓七分治里,三分治表也。"《金匮玉函经二注》言:"寒气非乌头不治。此则全以蜜熬,熬成即膏矣。乃复以桂枝汤解之者,正以桂枝主手足也。况味甘正以扶脾,蜜与桂合,又得建中之意欤。以逆冷不仁身痛,及诸治不效者,似皆中州之惫为之也。"

【临床应用】

1. 尿石症　尿石症是泌尿系统各部位结石病的总称,是泌尿系统的常见病。

根据结石所在部位的不同,分为肾结石、输尿管结石、膀胱结石、尿道结石。属中医"石淋"范畴。王氏[1]等以乌头桂枝汤为主,治疗42例尿石症患者,药用附子10～15 g,桂枝15 g,白芍10 g,胡桃仁20～40 g,牛膝20 g,王不留行20 g,木香10 g,乌药10 g,金钱草30 g,有湿热者加泽泻、车前子。脾胃虚弱加白术、山药。治愈26例(64.7%),有效10例(23.8%)。

2. 强直性脊椎炎 强直性脊椎炎是以脊柱为主要病变的慢性疾病,主要侵犯胸腰椎及骶髂关节、关节突及附近韧带和近躯干大关节,最终导致脊椎的纤维性或骨性强直,属中医学的"骨痹"、"龟背"范畴,每因正气不足,寒邪侵蚀,痰浊内生,流于经络、关节,阻滞气血流通所致。乌头桂枝汤正合此病病机,获效满意。戴氏等[2]以乌头桂枝汤治强直性脊椎炎89例,表现为腰椎前屈、侧弯、后伸活动受限,均有腰背部或腰骶部疼痛,所有患者的胸部扩张活动受限,沿第4肋间隙水平测量≤2.5 cm,X线检查42例为骶髂关节异常,小范围骨侵蚀或硬化,26例为骶髂关节明显异常,中度以上关节骨侵蚀、硬化,关节间隙增宽、狭窄或强直,21例为骶髂关节严重异常,全部关节呈强直状态。全部病例用乌头桂枝汤治疗:制川乌4.5 g,川桂枝9 g,白芍9 g,生姜9 g,炙甘草6 g,大红枣7枚。可随证选加川草薢、薏苡仁、威灵仙、土茯苓、防己等。经55天治疗后(1年后随访),治愈68例,显效16例,好转5例,总有效率100%。

3. 嵌顿痔 嵌顿痔属肛肠科的急症,多见于老年人和孕产妇,由于内痔或混合痔反复脱垂且未得到及时还纳,局部血流瘀滞,水肿加重,出现急性疼痛、坠胀,甚至大小便排出困难。乌头桂枝汤外用可促进活络消肿,又有补正气不能升举之功,常可获疗效。邓氏[3]用乌头桂枝汤熏洗治疗本病,药用川乌25 g,桂枝45 g,白芍45 g,甘草30 g,生姜30 g,大枣7枚(掰开),蜂蜜30 g,上药乘热熏蒸肛门,温时坐浴或蘸取药液洗敷患处,同时轻轻向上托按痔核,以患者能耐受为度。43例全部治愈,其中1天治愈17例,3～5天治愈21例,7天治愈5例。

【现代研究】

镇痛机制 疼痛与多种神经递质的调质有关,ANG－II作为肾素-血管紧张素系统的重要活性物质,其分泌量增多与慢性疼痛相关,DYNA与SP广泛存在于下丘脑、脑垂体等神经系统中,参与体内疼痛的调节,是疼痛的重要调质,TXB2、6-keto-PGF1a是体内血栓素A2和前列环素的稳定产物,TXB2使血小板聚集、收缩血管,诱发血栓,而6-keto-PGF1a作用正相反,两者的相对平衡对维持正常血液循环有重要意义。研究表明,类风湿性关节炎患者ANG－II、SP、TXB2均升高,DYNA、6-keto-PGF1a均降低,说明上述指标都参与了RA的病理生理过程,与疼痛的产生有关。治疗后,对照组仅6-keto-PGF1a有明显恢复,而治疗组上述指标皆趋向正常,说明乌头桂枝汤的镇痛机制与萘普生NSAID药物不同,它通过温里通经,调和营卫,调节 ANG - II,DYNA、TXB2、6-keto-PGF1a 等多种神经递质和调质的水平达到镇痛目的[4]。 （姚佳音）

【参考文献】

　[1]　王德步,丰建武.1998.乌头桂枝汤加减治疗尿石症 42 例.内蒙古中医药,S1：15

　[2]　戴朝寿,贺秀莲.1996.乌头桂枝汤治强直性脊椎炎 89 例.国医论坛,11(2)：16

　[3]　邓艳霞.2008.乌头桂枝汤熏洗治疗嵌顿痔 43 例.中医外治杂志,17(3)：20—21

　[4]　周丽娜,黄敏珠.2000.乌头桂枝汤对类风湿性关节炎镇痛机制的研究.中国药业,9(6)：11—12

47. 当归生姜羊肉汤

【经典概述】

当归生姜羊肉汤,在《金匮要略》中,有两次出现,主要用于血虚寒疝及妇人产后血虚内寒腹痛的证治。本方温养散寒而止痛,由当归、生姜和羊肉组成。其中,当归养血活血,行血中之滞;羊肉温补,为血肉有情之品,两者相配,温养、温补之力强,辛甘,温润,味厚而散内寒,暖经脉。生姜散寒,佐当归则可入厥阴而散血中凝寒,随血肉有情之品可入下焦而温散内寒。寒重者生姜用量还可加倍。

本方不用乌头、附子类辛温散寒之品,而以温阳补虚为治,故其方证属气血虚衰而有内寒。黄树增对本方分析如下："按当归生姜羊肉汤,除为此证之主方外,又主产后腹中疞痛,腹上寒疝,虚劳不足,可知此证由于气血两虚,寒邪乘虚逼迫血分而非阴寒内结,与前节之证不同。"

【临床应用】

1. 产后腹痛　周吉人先生内人,冬月产后,少腹绞痛,诸医称为儿枕之患,去瘀之药,屡投愈重,乃至手不可触,痛甚则呕,二便紧急,欲解不畅,且更牵引腰胁俱痛,势颇迫切……乃临床胎下,寒入阴中,攻触作痛,故亦拒按,与中寒腹痛无异。然表里俱虚,脉象浮大,法当托里散邪,但气短不续,表药俱不可用,而腹痛拒按,补剂亦难遽,防仲景寒疝例,与当归生姜羊肉汤,因兼呕吐,略加陈皮、葱白,一服微汗愈。处方：黄芪、人参、当归、生姜、羊肉(煮汁煎服)。如恶露不尽,加桂行血[1]。

2. 虚寒肌衄　岳某，女，52岁。常因饮冷或遇寒即觉腹痛。1976年12月13日，突然头痛加剧，鼻齿衄血百余毫升，腹中绞痛。全身满布米粒大小之紫癜，尤以躯干为多。于次日住院治疗。诊见面色萎黄，形寒肢冷，紫斑大小不等，不隆起，压之不退色。舌淡，苔白，脉沉细无力。化验：血小板34 000/mm^3。遂诊为血小板减少性紫癜，虚寒肌衄。宜补血温阳，方拟当归生姜羊肉汤：当归50 g，生姜50 g，羊肉100 g。水煎服，每日1剂，服药9剂，诸症悉除，紫斑逐渐消退。化验：血小板14 000/mm^3。1976年12月24日病愈出院。随访3年未见复发。1979年12月化验：血小板170 000/mm$^{3[2]}$。

3. 低血压性眩晕　徐氏用当归生姜羊肉汤加大枣治疗低血压性眩晕，采取羊肉合生姜单熬，当归大枣另煎，分别依次饮服之法，连服1周，血压由90/55 mmHg升至105/70 mmHg，未用他药，诸症悉除[3]。

4. 胃脘痛　患者李某，男，35岁，1988年2月12日诊。胃脘疼痛4年，遇寒或空腹加重，得温得食则减，痛甚时口吐清涎，自觉胃脘部发凉如有一团冷气结聚不散，曾在某医院检查确诊为十二指肠球部溃疡。久服西药及中药理中汤、建中汤之剂，进药则缓，停药则发，终未得除。西医曾劝其手术治疗，因其畏惧而未从。舌淡胖嫩，边有齿痕，脉细弱。辨证为中阳不足，气血虚寒。因观温胃散寒之品前医皆用，遂与当归生姜羊肉汤原方：当归10 g，生姜60 g，羊肉60 g。1剂进，患者自觉腹中温暖舒适，服至10剂，胃部冷感基本消除。后改方中生姜为30 g，又续服40余剂，诸症得平，停药至今，未见复发[4]。

5. 冬季闭经　刘氏应用当归生姜羊肉汤原方治疗冬季闭经属血虚寒凝者，获得良好疗效[5]。

6. 小儿腹泻　冯氏等应用当归生姜羊肉汤治疗脾肾阳虚型小儿腹泻，多获良效[6]。

7. 白细胞减少症　来氏用当归生姜羊肉汤加黄芪治疗白细胞减少症，服药1个月，白细胞总数由2 000~3 000增加到5 000~6 000，且余证随之消失[7]。

【现代研究】

有实验证明，本方能显著延长小白鼠寒冷（−15℃）生存时间，说明能提高动物对寒冷的耐受能力。能显著抑制大白鼠在寒冷下的肾上腺内胆固醇的含量下降，说明该方提高耐寒能力的机制，可能是通过激活棕脂，增加非寒战性产热，来避免过强的应激反应，从而起到保护作用，可能增强对神经系统的习惯作用，从而起到调节作用。本方给小白鼠灌胃后，能显著延长其缺氧生存时间[8]。

药理实验已初步证实了其"温养作用"，而其他方面的研究资料尚未见到。就目前而言，本方除了治疗血虚内寒之证，在寒冷季节对血虚阳弱之人也是一剂值得推荐的食补良方。

（宋红普）

【参考文献】

[1] 谢映庐.1962.谢映庐医案.上海：上海科技出版社.171
[2] 田国栋.1981.治验简介.吉林中医药,(1)：38
[3] 徐有全.1992.当归生姜羊肉汤治疗低血压性眩晕.浙江中医杂志,(1)：33
[4] 宋付荣.1990.当归生姜羊肉汤治验.实用中医内科杂志,(3)：31
[5] 刘爱国.1989.当归生姜羊肉汤治愈冬季闭经二例.国医论坛,(2)
[6] 冯文明等.1993.当归生姜羊肉汤治小儿腹泻.四川中医,(3)：24
[7] 来春茂.1986.当归生姜羊肉汤治验纪实.浙江中医杂志,(1)：21
[8] 李星伟等.1982.当归生姜羊肉汤的实验研究：对应激大小白鼠的作用.成都中医学院学报,(1)：53

48. 旋覆花汤

【经典概述】

旋覆花汤出自《金匮要略·五脏风寒积聚病脉证并治第十一》，由旋覆花、新绛、葱三味药物组成，具有行气散滞，通阳活血的功效。适用于肝气郁滞，着而不行的胸胁痞塞，甚或胀痛、刺痛，苦闷不堪，喜以手捶其胸，苔薄舌绛，脉弦急的肝着证。方中旋覆花微咸性温，其功理气舒郁，宽胸开结，犹善通肝络；葱性辛温，芳香宣泄，行散通阳；新绛活血通络，祛瘀生新，三味相伍，则气行血行，阳通瘀散，肝着可愈。后世应用如《伤寒六书》以本方治妊妇头目眩疼，壮热心躁；《张氏医通》治虚风袭入膀胱，崩漏鲜血不止；《吴鞠通医案》用于治疗肝厥；《临证指南医案》用治胁痛。

【临床应用】

1. 循环系统疾病　印会河老先生认为，肝着即是湿邪着于肝野（或称经脉所过之地），故有"着而不移"之名，肝着之"蹈胸"，常见于左侧，临床每以冠状动脉供血不足者多见类似表现，与冠心病左胸憋闷者极为相似，故常用旋覆花汤配伍其他方药治疗。若寒象明显，配苓桂术甘汤；如有热象，则以葱叶易葱白配以苓杏苡甘汤。实践证明，如此配合，对临床缓解冠心病的胸痹症状，多有成效。有报道认为心绞痛的几个主要表现，如刺痛，病程久，顽固难愈，痞闷等均具有络病的特征，以辛润通络的旋覆花汤治疗常获良效[1]。

2. **肋间神经痛**　肋间神经痛是指肋间神经支配区内的疼痛综合征。陈氏[2]用本方随证加减治疗肋间神经痛 40 例,基本方为旋覆花(包煎)、茜草、延胡索、五灵脂、威灵仙、桂枝、瓜蒌、白芥子、薤白、川芎各 10 g。水煎服,日 1 剂。疼痛主要在胸部者加郁金;疼痛主要在胁部者加柴胡。显效 38 例,有效 1 例,无效 1 例,总有效率 97.5%。

3. **肺炎**　肺炎是指终末气道、肺泡和肺间质的炎症。可由细菌、病毒、真菌、寄生虫等致病微生物,以及放射线、吸入性异物等理化因素引起。左氏等报道一患者,王某,男,47 岁,自诉劳作后不慎受凉而咳嗽,逐渐加剧。经多家医院西医常规抗炎治疗,未见明显好转。后改服中药。先后以麻杏石甘汤、泻白散、苏子降气汤之类加减,至今未愈。近来咳嗽频剧,咳血色痰,偶兼黄稠块状痰,伴有胸痛,胸闷气短,心烦口苦。舌黯红,苔薄黄,脉弦数。胸片提示:左下肺纹理增粗、紊乱,边界模糊。西医诊断为左下肺炎。中医辨证属气血痹阻,痰浊郁肺。予旋覆花汤加减:旋覆花、茜草、栀子、陈皮、前胡、风化硝各 10 g,葱白(三棵)、黄芩、桑白皮、南沙参、瓜蒌皮各 15 g,炙甘草 6 g,药后症减,守方调治 6 剂,康复如常。胸片复查:左下肺部感染灶基本吸收[3]。

4. **外伤瘀血性咳嗽**　林氏[4]以本方治疗 32 例外伤瘀血性咳嗽,西医诊断肋骨骨折 10 例,血气胸 18 例,创伤性湿肺 14 例。均经中西药治疗咳嗽不愈,治疗以本方加桃仁、紫菀、郁金、赤芍、杏仁、当归。肋骨骨折者加骨碎补、川断;胸痛较甚加乳香、没药、丝瓜络、延胡索;胸闷气闭加桑白皮、桔梗;瘀血较重加丹皮、白茅根、生地。结果:32 例全部治愈,其中服药最少者 6 剂,较多者 26 剂,平均 16 剂,多数服药 4 剂即见效。

5. **漏下**　马氏[5]认为漏下的原因往往为半产留有瘀血所致,旋覆花善通肝络而行气散结,新绛活血化瘀,青葱管助通阳气温散结滞。以用旋覆花汤加味,治疗宫内残留而致漏下不止 2 例,服药 3 剂而愈,B 型超声显示宫腔内回声均正常。

本方长于行气活血,宽胸散结,宣通肝络。方中新绛,临床常以茜草、红花代之。叶天士所用著名之"通络法"其基本方即为旋覆花汤,临床用于"久病入络"之证,每取良效。

【现代研究】

目前报道的欧亚旋覆花的化学成分约有 40 多种,主要有黄酮类、倍半萜内酯类和萜类化合物,提取物具有抗炎、抗肝损伤、抗肿瘤和细胞毒等作用[6]。

茜草的化学成分以蒽醌及其苷类化合物为主,具有抗肿瘤、止咳祛痰和抗乙酰胆碱、抗菌、抗自由基、抗辐射、免疫抑制、升高白细胞、促进机体造血功能等作用[7]。

葱白中含有酚类、醛类、内酯类不饱和化合物。有发汗、解热的功效,具有健

胃、利尿、祛痰等功效[8]。 （姚佳音）

【参考文献】

[1] 印会河.1986.对《金匮要略》"二着"新的认识.新中医,(11)：54

[2] 陈维琴.2001.中西医结合治疗肋间神经痛 40 例.湖北中医杂志,23(2)：21

[3] 左明晏,许从莲.2008.旋覆花汤临床应用举隅.湖北中医杂志,30(1)：49—50

[4] 林军梅.1991.旋覆花汤治疗外伤瘀积咳嗽.浙江中医学院学报,(3)：28

[5] 马建中.2000.旋覆花汤治疗宫内残留物的临证体会.河北中医药学报,15(4)：26

[6] 吴一兵等.2006.欧亚旋覆花化学成分研究进展.天然产物研究与开发,18(3)：503—507

[7] 谢红等.2006.茜草的化学成分及生物活性研究进展.中国老年学杂志,26(1)：134—135

[8] 高丽等.2005.中药葱白质量标准研究.时珍国医国药,16(11)：1074—1077

49. 麻子仁丸

【经典概述】

　　麻子仁丸出自《金匮要略·五脏风寒积聚病脉并治第十一》,并见于《伤寒论》,主要用于胃强脾弱的"脾约证"。"脾约"即脾的功能受到制约的意思。由于胃热气盛,耗伤脾阴,致使脾不能为胃转输津液,津液失于输布,偏渗膀胱,而致肠道失濡,出现以小便频数,大便秘结为主的病证。

　　麻子仁丸证在《金匮要略》中仅有一条。该条通过趺阳脉的脉象来间接指出了脾约证的病机是"趺阳脉浮而涩"。趺阳脉主要用来诊察脾胃的状况,若趺阳脉见到"浮而涩",表明脾胃热盛津伤。因为"浮则胃气强",即胃热气盛,脉来举之有作;"涩则小便数",提示脾津不足,脉来按之滞涩而不流利。脾津不足,其转输功能失司,使津液不能四布,而偏渗膀胱,故小便反见频数。"浮涩相搏"则再次强调本证热盛、津伤,不能输津于肠道,以致肠道失于濡润,大便干结。"其脾为约",点出了本证病机的关键,即"脾不能为胃行其津液",从而导致了"大便坚"与"小便数"。

　　本方由麻子仁、芍药、枳实、大黄、厚朴、杏仁组成。方中厚朴、大黄、枳实清泄胃热,以抑"胃强";麻子仁滋阴润肠,芍药养脾阴,杏仁润肠,共扶"脾弱"。另外,厚朴与杏仁两药相协,还能肃肺降气,有助燥结下行。诸药合用,使胃热得泄,脾津渐复,脾约得解,津液四布,二便遂恢复正常。本方以蜜为丸,意在"缓下",使其虽泄胃热而不复伤脾津。

张仲景的麻子仁丸,对后世医家治疗温病因伤阴而便秘具有一定的启发作用,如温病伤阴便秘,而里实明显的用增液承气汤,温病伤阴耗血而便秘,同时里实证也较明显的,用养荣承气汤。

【临床应用】

麻子仁丸临床常用于津液不足,内有燥热大便干结之证。临床上除常用于慢性便秘外,对于因痔疮而引起的便秘,肛肠外科手术后发生的便秘,用之有效且无副反应。

1. 便秘 麻子仁丸可以广泛用于多种原因引起的便秘,如老年性便秘、习惯性便秘、肛肠疾病术后以及其他疾病和某些药物引起的便秘。① 孟氏[1]于 2000 年 11 月～2002 年 3 月用麻子仁丸为基础方加减治疗便秘患者 57 例,其中男 23 例,女 34 例,平均年龄 43.5 岁,平均病程 18 天,其中属气虚 4 例,血虚 9 例,阴虚 11 例,阳虚 8 例,气机郁滞 13 例,阴寒积滞 4 例,胃肠积热 8 例。经 1 个疗程治疗后,57 例病例中,痊愈 16 例,显效 21 例,有效 13 例,无效 7 例,有效率为 87.7%。② 宋氏[2]1997～1999 年曾运用麻子仁丸加减对 40 例顽固性便秘患者进行治疗,这些病例均为住院患者,年龄在 60～69 岁者 19 例,70～79 岁者 20 例,80 岁以上有 2 例。40 例患者均反复用过泻下药,疗效不佳。改用麻子仁丸加减治疗后,40 例患者中,显效 26 例,有效 14 例,取得了满意的疗效。

2. 肛肠病术后并发症 王氏[3]曾将麻子仁汤(丸)用于防治肛肠病术后并发症 327 例(其中肛裂 132 例,痔疮 107 例,肛旁脓肿 40 例),年龄最大 70 岁,最小 14 岁。处方:麻子仁 12 g,大黄(后下)6 g,枳实 12 g,厚朴 12 g,白芍 20 g,蜂蜜 20 mL,白茅根 30 g。用法:除 96 例患者术前有便秘,提前 3～5 天服药外,其余均在术前 1 天服用。服汤者,每日 1 剂,早晚各 1 服;服丸者,每次 6 g,每日 2 次。均以 5 天为 1 个疗程。服药期间,其他药物停用,结肠类患者症见腹泻、大便次数增多、腹痛、下坠者忌服。结果:出现并发症者 16 例,占 4.86%。术后 20 天以内正常愈合者 47 例,占 27.8%。通过两组数据比较发现,证实了麻子仁汤(丸)对肛肠病术后并发症有确切疗效。

3. 脾约证 张氏[4]等曾用麻子仁丸加减治疗具有"小便数、大便坚、趺阳脉浮而涩"等特征的脾约型慢性前列腺炎 75 例取得了较好的疗效。75 例患者中,年龄最小者 26 例,最大者 55 例,平均 36.5 岁;病程最短者 3 个月,最长者 15 年。全部患者以麻子仁丸方加减治疗。药用:麻子仁 12 g,大黄 12 g,萆薢 30 g,厚朴 9 g,白芍 9 g,杏仁 6 g,黄柏 12 g,虎杖 15 g,蒲公英 30 g 并随症加减。每日 1 剂,水煎分 2 次服,2 周为 1 个疗程。1 个疗程后统计发现总有效率为 95.35%。

4. 尿频症 吴氏[5]报道,凡见尿频并经常规方法治疗而不效者,便试用麻仁丸治疗,竟每每获愈。如治周某,男 70 岁。1983 年 2 月 16 日初诊:尿频数 3 载余,屡用常规方法无效。经某医院检查,排除器质性病变;多次小便常规检查,基本正常,间有少量白细胞。近几月来,尿频加重,达每小时 5 次之多,色黄。大便干结,已两天未解。腹满,口苦而干,舌红苔微黄,脉弦数。证属胃中燥热,脾阴不足,方选麻仁丸加味:火麻仁 15 g,杏仁 9 g,生白芍 9 g,生大黄 6 g,厚朴 5 g,枳壳 5 g,黄芩 10 g,生地 15 g,覆盆子 15 g。服药 4 剂后,大便通润,尿频改善,每小时排尿 2 次。原方续服 5 剂后,尿频已止。再予原方 3 剂,以巩固其效。观察半年未见复发。其余 2 例亦皆内有燥热。用本方加固摄之品如覆盆子、桑螵蛸或龙骨而获愈。

【现代研究】

药理作用

(1)麻子仁丸能加强肠管蠕动作用。① 取 25%麻子仁丸液 4 滴作用于离体家兔肠管,发现肠管蠕动波波幅大于正常,频率较大而规则[6]。② 小白鼠致泻实验结果表明[7],给药 4 小时后粪便粒数、重量与对照组及自身前后比较具有非常显著的意义($P<0.01$);小鼠小肠大肠推进实验炭末移动的长度、推进率与对照组、自身前后比较均有非常显著的意义($P<0.01$);豚鼠离体回肠平滑肌活动实验结果表明,不论是在生理状况下或是低温状况下,二者均能增加豚鼠回肠收缩的频率、最大振幅和平均振幅。对平滑肌的收缩力有增强作用。对家兔在体肠实验结果表明,能增加兔在体肠最大振幅和平均振幅,与对照组、自身前后比较亦同样具有显著性意义($P<0.05$)。

(2)麻子仁丸对 STZ 大鼠有一定的降血糖作用,提示本方可以调节糖尿病的糖代谢紊乱,控制糖尿病高血糖[8]。

(3)麻子仁丸可以改善 STZ 大鼠的血脂水平,提示本方可以调节糖尿病的脂代谢紊乱,控制糖尿病高脂血症。麻子仁丸可以改善 STZ 大鼠的肾功,尤其是可以降低血清肌酐、血清尿素氮水平,提示本方对糖尿病肾病有一定的治疗作用[8]。

(宋红普)

【参考文献】

[1] 孟磊.2004.麻子仁丸加味治疗便秘 57 例.河南中医,24(7):15

[2] 宋丽君.2002.麻子仁丸加减治疗老年人顽固性便秘.河南中医,22(4):7

[3] 王胜文等.1965.麻仁丸在肛门疾病手术后的运用.中医杂志,(10):40

[4] 张培永等.2003.麻子仁丸加减治疗慢性前列腺炎脾约型的临床观察.四川中医,21(9):44

[5] 吴小波.1985.麻仁丸治疗尿频症.上海中医杂志,(2):36

[6] 广州中医学院.1979.方剂学.上海:上海科学技术出版社.38

[7] 彭芝配等.1992.麻仁丸与果导片润肠通便药理作用的实验研究.湖南中医学院学报,12(3):44

[8] 李昊霖等.2007.麻子仁丸对糖尿病大鼠影响的实验研究.吉林中医药,27(7)：59—60

50. 甘姜苓术汤

【经典概述】

甘姜苓术汤见于《金匮要略·五脏风寒积聚病脉证并治第十》中,本方主要治疗"肾着"之病,即"肾着之病,其人身体重,腰中冷,如坐水中,形如水状,反不渴,小便自利,饮食如故,病属下焦,身劳汗出,衣里冷湿,久久得之,腰以下冷痛,腹重如带五千钱,甘姜苓术汤主之。"方中重用茯苓淡渗利湿,干姜辛温散寒,配以白术、甘草健脾以运湿。诸药合用,温阳散寒,健脾渗湿。现代临床本方常用于遗尿、小便失禁、泄泻、妊娠下肢浮肿、妇人年久腰冷带下等病属于脾阳不足而有寒湿者。

【临床运用】

1. 寒湿带下 魏氏[1]等治吴某,带下量多2年余。初觉带下绵绵淫溢,体倦纳果,曾间断治疗不效。近2月来带下增,色白清稀,绵绵不断,伴神疲乏力,腰部冷痛,月经尚准,但量多、色暗质稀。舌淡胖、边有齿印,苔薄白,脉博无力。妇检:生殖器无异常。白带常规:念珠菌(一),滴虫(一),清洁度Ⅱ。证属脾虚寒湿淫滞。治当温中散寒,祛湿止带。拟甘姜苓术汤加味。处方:炙甘草6g,干姜、白芷各8g,茯苓12g,白术、莲须、续断各15g。4剂,每日1剂,水煎服。再诊,带下明显减少,诸症减轻,再进6剂,诸症悉除。

2. 泄泻 翟氏[2]等治一患者,患慢性肠炎2年余,大便时溏时泻,轻时大便日行2～3次,重时10余次,每于劳累或食生冷及厚味时发病或加重,伴脘腹隐隐作痛,喜热喜按,身体倦怠乏力,四肢不温,面色无华,肢体消瘦,舌质淡,舌体胖、边有齿印,苔薄白腻,脉沉细无力。证属脾阳虚,水湿不化,下趋大肠。治以温脾散寒,涩肠止泻。药用:炮姜9g,土炒白术15g,茯苓12g,党参15g,肉豆蔻9g,吴茱萸9g,煨诃子9g,炙甘草6g。每日1剂,水煎服。服上方5剂,病情好转,大便每日2次,稀软便,腹痛亦减轻,效不更方。续服上方剂,大便成形,日行1次。予附子理中丸和四神丸巩固疗效,随访至今未复发。

3. 水肿 翟氏[2]等治一患者,女,42岁,农民,2002年7月5日初诊。患者双下肢浮肿月余,初始较轻,逐渐加重,小便减少,伴脘腹胀闷,纳谷不香,肢倦乏力,舌质淡,苔白滑,脉沉缓。经 B 超检查肝、胆、肾及小便常规检查均未见异常。证属脾阳虚,运化无权,水湿内停。治以温阳健脾,利水消肿。药用:茯苓 30 g,炒白术 15 g,干姜 9 g,桂枝 9 g,泽泻 9 g,大腹皮 12 g,车前子(包)15 g,炙甘草 6 g。每日 1 剂,水煎服。服上方 5 剂,水肿大消,唯腹胀纳差,上方去泽泻,加炒莱菔子 12 g,炒麦芽 12 g,再服 5 剂,病情告愈。随访至今未复发。

4. 眩晕 翟氏[2]等治一患者,男,40 岁,农民,1999 年 9 月 13 日初诊。眩晕突然发作 1 天,自觉周身及周围物体旋转不定,不能站立,伴恶心呕吐,吐出清水痰涎及少量食物残渣,头重而痛,胸闷不饥,舌质淡,苔白腻,脉濡滑。先予补液及止吐药,再按中医辨证,属脾阳不振,痰湿中阻,蒙蔽清阳。治以温阳健脾,和胃降逆,祛湿化浊。药用:炒白术 15 g,茯苓 15 g,干姜 9 g,清半夏 9 g,砂仁 9 g,陈皮 9 g,泽泻 9 g,车前子(包)12 g,甘草 6 g。以生姜汁适量为引,每日 1 剂,水煎服。服药 5 剂,眩晕呕吐即止。嘱服人参健脾丸调理善后。

5. 臀上皮神经炎 徐氏[3]治一男性患者述腰臀部冷痛,自裤带以下、裤裆之上时感无物覆盖,如厕每需双手按腰臀部,腰部重着。夜寐卧床,腰臀部冷甚,势如冰块置于其下,以热水袋、电热毯烘烤才卧。西医诊断:臀上皮神经炎。屡以封闭治疗,时休时作。并建议行臀上皮神经切断术,因惧怕手术而来诊,舌淡、苔薄白,脉沉细。证属中阳不足,寒湿内郁,治拟温祛寒湿。甘姜苓术汤加味:炙甘草15 g,炮姜 20 g,茯苓 20 g,白术 20 g,熟附片 15 g,川断 15 g。7 剂。二诊(11 月 13 日):述腰部冷痛大有减轻,上方加桂枝 10 g,当归 15 g,又服三十余剂。随访至今未复发。 (杨文喆)

【参考文献】

[1] 魏祝娣,梁柳文.1997.经方治疗寒湿带下病.新中医,29(8):46—47
[2] 翟凤荣,王云光.2006.甘姜苓术汤临床应用举隅.中国中医药信息杂志,13(3):83
[3] 徐永红.2001.甘姜苓术汤的临床运用心得.江西中医药,32(6):30

51. 苓桂术甘汤

【经典概述】

苓桂术甘汤见于《金匮要略·痰饮咳嗽病脉证并治第十二》及《伤寒论》中。是治疗痰饮的代表方剂之一。适用于饮停心下,气机升降失常的病证。原文中"心下有痰饮",即饮邪停于胃,属痰饮证。饮邪停留于中焦脾胃,阻碍了气机的升降,所以会出现胸胁支撑胀满的症状,"目眩"则是清阳不升所导致的。

苓桂术甘汤方由茯苓、桂枝、白术、甘草组成,为中阳不足,水饮内停所致之证而设。不论是伤寒吐、下之后,还是杂病痰饮内停,其致病之因,皆为中焦阳虚,脾失健运,水饮内停。方用茯苓,取其健脾利水,渗湿化饮,不但能消已聚之痰饮,且可治生痰之源。饮为阴邪,得寒则聚,得温则散,盖因温药能发越阳气,开宣腠理,通行水道,故臣以辛甘而温的桂枝温阳化气。桂枝能温中州之阳气,其与茯苓合用,既可温肺以助化饮,止咳逆,又可暖脾化气以资利水,且能平冲降逆。苓桂配伍,一利一温,通阳化饮,对水饮留滞而偏寒者,实有温化渗湿之功。湿源于脾,脾阳不足,则湿从中生,故又佐以白术。白术得桂枝则温运之力更宏,助脾运化,使脾气健运,水湿自除。方中还佐以炙甘草,甘温和中,得白术则培土之力倍增,合桂枝则辛甘化阳之功尤妙。苓、术配伍,则健脾祛湿之功更佳。甘草与茯苓同用,茯苓可消除甘草引起的中满腹胀的不良反应。正如汪昂所云:"甘草得茯苓,则不能资满反能泄满。"方中四药合用,温阳健脾以治其本,祛湿化饮以治其标,标本兼顾,实为治疗痰饮之良方。

本方的配伍特点,是以通阳化气药与健脾利水药合用,配伍严谨,温而不燥,利而不峻,为治疗痰饮病之和剂。

【临床应用】

本方是"病痰饮者当以温药和之"的代表方剂之一,其临床应用十分广泛。凡属脾阳不足,水饮内停者都可应用。其适应证包括胸胁支满、目眩、背寒冷如手大、小便不利、短气、心下逆满、气上冲胸、起则头眩,身体振振动摇,其舌象多见舌质淡嫩或舌色正常但舌体胖大或边有齿痕,苔白润或白腻,甚至水滑,脉象可呈沉紧、或沉弦或沉滑等。

1. 神经系统疾病 主要适用于证属脾虚失运,水湿内停,聚湿生痰,痰浊交阻,清阳不升,浊阴不降引起的内耳性眩晕。① 曾氏[1]用本方加味治疗内耳性眩晕43例。药物组成:茯苓20 g,桂枝15 g,炒白术10 g,炙甘草6 g。眩晕重、呕吐甚者加泽泻15 g,法半夏15 g,生姜10 g;心悸者加浮小麦30 g,远志6 g,柏子仁10 g;纳呆者加鸡内金15 g,焦山楂12 g,神曲15 g。临床治愈35例,好转6例,无效2例。② 刘氏等[2]自1993年起运用本方加味治疗水饮内停性眩晕86例,基本方茯苓15 g,桂枝、炙甘草各3 g,炒白术、姜半夏、陈皮各10 g,泽泻30 g,生姜3片。随证加减。每日1剂,水煎服,3天为1个疗程,连续服药2个疗程后统计疗效。结果显效54例,有效29例,无效3例,总有效率为96.2%。

2. 心血管系统疾病 从临床有关文献报道来看,本方在心血管疾病方面应用最为广泛,并且有较好的疗效。辨证属于脾肾阳虚,痰湿阻滞,水气凌心的慢性肺心病心力衰竭、慢性充血性心力衰竭、冠心病心绞痛、窦性心动过缓、高血压等心血管疾病,运用本方辨证加味,可收到满意疗效。① 周氏以温阳利水,益气活血为主,方用苓桂术甘汤加减治疗慢性充血性心力衰竭28例[3]。药物组成:茯苓30 g,白术15 g,桂枝15 g,甘草10 g,黄芪20 g,丹参15 g,并随证加减。结果治愈20例,好转7例,无效1例,总有效率96.4%。治疗后停服西药4例,将西药减量21例。其中停用利尿剂11例,停用强心剂8例,患者胸闷、心悸、气促、呼吸困难等症状均有不同程度改善。② 谭氏以本方加味治疗冠心病心绞痛[4]。药用:茯苓30 g,桂枝15 g,白术25 g,甘草10 g,丹参25 g,半夏10 g,鸡血藤25 g,黄芪30 g。水煎服,日1剂。结果服药10剂,症状消失,心电图正常者12例,服药15剂,症状明显改善,心电图示缺血改善,室性早搏减少者7例;服药20剂以上,症状心电图无改变者1例。

3. **呼吸系统疾病** 哮喘、胸膜炎后期等呼吸系统疾患,病机责之于肺、脾、肾,兼痰饮内停者,都可使用本方。① 陈氏[5]用本方加味治疗小儿哮喘50例。药用细辛2 g,麻黄6 g,苏子9 g,五味子6 g,桑白皮10 g,桂枝6 g,白术10 g,甘草3 g,茯苓10 g。每日1剂,水煎服。结果:治愈25例,好转21例,无效4例,有效率92%。② 李氏[6]曾用苓桂术甘汤加味治疗胸膜炎后期患者50例,其中男32例,女18例,平均年龄46岁。药用茯苓30 g,桂枝10 g,白术9 g,炙甘草6 g,随证加味。治疗结果痊愈,随访1年无复发32例;有效半年内有复发者13例;无效5例,总有效率90%。治愈时间最短3周,最长8个月。

4. **消化系统疾病** 临床医家多用本方辨证加味治疗胆汁反流性胃炎、慢性胃炎等消化系统疾病,证属脾胃虚弱,寒湿内阻者。① 魏氏等[7]用苓桂术甘汤合左金丸治疗胆汁反流性胃炎,治疗组用茯苓、桂枝各10 g,白术20 g,甘草5 g,黄连15 g,吴茱萸4.5 g。对照组口服西药吗丁啉(多潘立酮)。结果显示治疗组之治愈率与显效率明显高于对照组。② 李氏[8]以本方加味治疗慢性胃炎主诉形体消瘦而胃部有振水声者,有热加黄连、吴茱萸;气虚加太子参、黄芪;刺痛加蒲黄、五灵脂,收效颇佳。

5. **泌尿系统疾病** 临床上也有运用本方辨证加味治疗诸如产后尿潴留、尿路结石,证属肾阳虚夹瘀,膀胱湿热者,疗效满意。① 梁氏[9]运用本方加味治疗产后尿潴留86例。药用茯苓、炒白术各12 g,桂枝、炒当归各10 g,生黄芪15 g,炙甘草3 g。小腹隐痛,恶露量少者加益母草15 g,制香附10 g,台乌药10 g;潮热汗出量多者加白芍、樗豆衣各10 g;口淡纳差,便溏者加炒山药12 g,炒党参10 g,红枣各10 g。结果服2剂后小便通者21例,服3剂后通者37例,服3剂小便通但解出不畅者13例,服3剂后转方,小便得通者15例。② 张氏[10]用基本方:桂枝9 g,茯苓10 g,白术10 g,甘草6 g,黄芪30 g,干姜5 g,金钱草30 g,郁金15 g,鸡内金10 g,怀牛膝10 g。水煎服,随证加减治疗尿路结石,取得较好的疗效。

6. 其他　苓桂术甘汤除用于以上各系统疾病外,临床有医家用其治疗妇科病如顽固性带下、儿科病如小儿舌舐皮炎,以及眼疾(视神经萎缩、中心性浆液性视网膜病变)、耳鸣、过敏性鼻炎等凡符合此方病机者均可用治。

【现代研究】

1. 抗心肌缺血作用　本方对异丙肾上腺素所致之大鼠心肌缺血有明显的保护作用,其机制可能与其有抑制交感神经兴奋性的作用有关[11]。

2. 对心脏的正性肌力作用　实验结果提示,该方的单味药及复方都具有一定的正性肌力作用。在实验中,该方能促使家兔心力衰竭心脏的较好恢复,表明它能直接作用于心脏本身[11]。

3. 抗心律失常作用　该方能对抗氯仿所致的小鼠室颤。实验已证实炙甘草有对抗心律失常的作用。苓桂术甘汤对抗小鼠室颤的作用可能与炙甘草有密切关系[11]。

(宋红普)

【参考文献】

[1] 曾海.2003.苓桂术甘汤加味治疗内耳性眩晕43例.中国中医急症,12(1):50

[2] 刘为熙,林宝福.1996.苓桂术甘汤治疗水饮内停性眩晕86例.湖北中医杂志,18(6):33

[3] 周晔玲.2003.苓桂术甘汤加减治疗慢性充血性心力衰竭28例.广西医学,25(11):2356

[4] 谭树兴.2005.苓桂术甘汤加味治疗冠心病心绞痛20例.黑龙江中医药,(1):22

[5] 陈祖周.2005.加味苓桂术甘汤治疗小儿哮喘50例报告.中医药临床杂志,17(2):156

[6] 李洪功.2004.苓桂术甘汤治疗胸膜炎后期50例.中华医学研究杂志,4(4):362

[7] 魏岳斌,陈绍斌.2004.苓桂术甘汤合左金丸治疗胆汁反流性胃炎36例疗效观察.中国中西医结合消化杂志,12(2):122

[8] 李良元.2003.苓桂术甘汤在疑难杂症中的应用体会.时珍国医国药,14(8):483

[9] 梁丽娟.1997.苓桂术甘汤加味治疗产后尿潴留86例.浙江中医杂志,32(1):12

[10] 张志忠.2004.苓桂术甘汤加减治疗尿路结石62例临床观察.北京中医,23(2):95

[11] 李飞.2003.中医药学高级丛书:方剂学.北京:人民卫生出版社.1769

52. 甘遂半夏汤

【经典概述】

甘遂半夏汤见于《金匮要略·痰饮咳嗽病脉证并治第十二》,原文为"治病者脉伏,其人欲自利,利反快,虽利,心下续坚满,此为留饮欲去故也。甘遂半夏汤主之。"方中甘遂苦寒有毒,功专逐水,《神农本草经》谓其主"留饮",留者攻之,故为君药;半夏辛温有毒,蠲饮散结,《神农本草经》谓其主"心下坚",结者散之,故为臣药;又恐甘遂攻下峻猛,故佐以芍药酸收,则不致过于伤正,甘草与甘遂相反,合而用之,取其相反相成,激发留饮得以尽去,而为反佐;使之白蜜益气安中,缓解药毒。诸药合用,俾留饮尽去而正气不伤。充分说明"药有个性之特长,有利即有弊;方有合群之妙用,有利而无弊"。诸药合用,逐水祛痰,散结除满,解痉止痛。《金匮要略》中主要用于治疗留饮。目前临床上常运用于肾积水等的治疗。

【临床运用】

1. **肾积水** 肾积水是临床上较常见,由多种病因所引起的特殊病证,属中医"饮证"范畴。霍氏[1]等以甘遂半夏汤治疗肾积水患者 19 例。以超声检查为判别依据,其中治愈 12 例,好转 5 例,无效 2 例,总有效率 89.47%。用药时间最长为 54 天,最短为 5 天,平均用药天数 24 天。甘遂半夏汤为治留饮之主方,水饮犯肾,肾阳虚弱,不能化气行水,是引起肾积水的主要原因,甘遂半夏汤入肾经,泻水饮,激发饮邪得以尽去。

2. **脑积液伴癫痫** 李氏[2]以此方治疗脑部积液伴癫痫 1 例。此患者头痛半年,癫痫发作 3 个月。取甘遂半夏汤,攻逐脑部积液(痰饮),使其从便而泻,积液去则癫痫可愈。由于该方性烈攻逐,患者非病急体实者不可用之,且大毒治病,当衰其大半而止,故与二陈汤等化痰利湿之品交替使用,以图最终痰尽饮去,癫痫消除。连续治疗 2 月,患者癫痫一直未发作,精神好,余正常。 　　　　　　(张再良)

【参考文献】
　　[1] 霍玉森,于平宇.1995.甘遂半夏为主治疗肾积水 19 例.黑龙江中医药,(5):36—37
　　[2] 钟枢才.1997.李仲愚教授治疗脑积液伴癫痫验案 1 则.成都中医药大学学报,20(1):14

53. 十枣汤

【经典概述】

　　十枣汤出自《金匮要略·痰饮咳嗽病脉证并治第十二》,本方治悬饮,咳家有水,支饮重证,水饮停聚胸胁之证治。方中甘遂善行经隧水湿,大戟善泄脏腑水湿,芫花善攻胸胁癖饮,三药皆毒,且性峻烈,其逐水虽同,而药位则各别,合而用之,攻逐经隧脏腑积水之力甚著。三药皆猛,多伤正气,故以大枣之甘平,益气健脾,使脾旺可以制水,并能缓和峻药之毒,减少药后反应,以保护正气。尤在泾曰:"悬饮非攻不去,芫花甘遂大戟,并逐饮之药而欲攻其饮,必顾其正,大枣甘温以益中气,使不受药毒也。"在煎煮方面,二煎大枣气味甘醇,平旦空腹服用,得快利以糜粥自养,有《内经》"食养尽之"之义。用十枣汤需按仲景服法,三药等分,捣为散剂,不作汤剂或煎剂。实践证明,若作汤剂,会有剧烈腹痛、恶心、呕吐等副反应,且患者不愿继续服用。服时需晨起空腹顿服,禁用甘草。古人炮制芫花、大戟用醋煮。甘遂用童便煮,焙干为末。诸药一般用量为 1.5～5 g,根据病情增减。

【临床应用】

现代临证,本方常用于渗出性胸膜炎引起胸腔积液,肝硬化或慢性肝炎、腹膜炎引起过量体液积潴而呈胸腹腔积液或腹水,亦有用于晚期血吸虫病腹水者。

1. 胸水 本病从临床症状至病变部位,均与中医"悬饮"相似。① 张氏[1]报道收治胸水患者 48 例,甲组用抗结核药加十枣汤治疗 20 例,与乙组抗结核药加胸穿抽液治疗相对照,结果显示,两组在治疗率方面无显著性差别,但在症状缓解、胸水消失时间方面,甲组优于乙组,且甲组胸水重现率少,很少形成胸膜粘连。② 陈氏[2]在抗痨治疗基础上,采用十枣汤(大戟、甘遂、芫花各 3 g)消除胸水,共治疗胸水患者 28 例,整个过程均未作治疗性抽胸水,结果 28 例胸水全部吸收,随访 24 例未见复发。③ 史氏[3]对原发肺癌性胸水患者 35 例行胸腔局部化疗配合十枣汤治疗 65 例,中央型 15 例,周围型 9 例,弥漫型 6 例。分为 AB 两组,A 组中等量以上胸水患者进行胸穿,而后再向胸腔内注入甘露聚糖肽 80 mg,经生理盐水稀释的顺珀 80 mg 和阿霉素 30 mg,进行局部化疗,每月 2 次。少量胸水患者向胸腔内直接注入抗癌药物。注药后配合口服十枣汤加减(含甘遂、大戟、芫花各等份研末,装入胶囊),连用 5 天为 1 个疗程,每月 1～2 次。B 组中等量以上胸水患者进行胸穿,抽出 300～500 mL 胸水,以缓解呼吸困难,观察胸水外观。配合肌注甘露聚糖肽,常规静脉滴注顺铂和阿霉素,进行全身化疗,每月 1 次。结果 A 组完全缓解 16 例,部分缓解 15 例,总有效率达 88.6%;4 例无效,患者就诊时均以出现多脏器转移且一般状态较差。B 组完全缓解 8 例,部分缓解 16 例,进展 6 例,总有效率约 26.7%。A 组治疗有效率明显高于 B 组,差异有统计学意义($P<0.01$)。可以认为中西医结合治疗癌性胸水在最大限度上提高了患者的生存质量,延长生命,是肿瘤化疗中一种较好的方案。④ 马氏[4]治疗胸腔剂液 68 例,治疗组 38 例,对照组 30 例。其中渗出性胸膜炎 15 例,心源性胸水 10 例,肾性胸水 3 例,癌性胸水 1 例,

包裹性胸水 1 例;胸水中量以上者 20 例,少量者 10 例。治疗组在常规西药治疗的同时给予中药口服。辨证为虚实夹杂者用加味十枣汤,辨证为实证者用十枣汤。加味十枣汤为十枣汤加生黄芪,每药各等分,研末装入胶囊。治疗组 38 例,胸水吸收显效 21 例,有效 14 例,无效 3 例,积液减少量快者为 1 天,最慢者为 22 天;对照组 30 例,胸水吸收显效 8 例,有效 12 例,无效 10 例,积液减少最快者为 7 天,最慢者 29 天。现代医学认为,芫花、甘遂、大戟均有强烈的泻下作用,同时芫花、大戟具有显著的利尿作用,无论灌服或静脉注射,均可使大鼠尿量及排钠率显著增加。三药合用,使胸水通过循环从大、小便排出。黄芪有提高免疫力及利尿作用,对于病程较久、体质偏弱患者尤为适宜。因此,诸药在临床应用过程中,能够大大缩短疗程,减少抽水次数,减轻患者痛苦,减少蛋白质丢失,而且对包裹性积液无法抽水的患者效果亦十分明显,特别对于中小量患者可以不用胸腔穿刺而达到提高吸收的目的。

2. 肝硬化腹水 ① 何氏[5]以黄体酮、速尿与中药十枣汤、扶正健脾方药结合治疗 60 例,1 周为 1 个疗程。对照组予利尿剂、导泻、腹腔穿刺放液、输血、输白蛋白等对照治疗 40 例,结果治疗组与对照组相比 $P<0.05$,治疗组优于对照组。② 邢氏[6]以十枣汤加大腹皮、牵牛子面、生薏苡仁、茯苓、厚朴、木香治疗 19 例肝硬化,体虚者加黄芪、白术,结果腹水全消者 16 例,有效 1 例,无效 1 例,死亡 1 例。③ 研究表明[7]十枣汤治疗肝病腹水的利尿作用不十分明显,且有相当副反应,故主张对顽固性肝病腹水不用或慎用十枣汤治疗,尤其对重症患者禁用。

3. 肾性水肿 邢氏[8]报道腹泻(十枣汤)通瘀中药结合西医液体疗法抢救流行性出血热重型急性肾衰 31 例,并对免疫功能和甲皱微循环进行了观察,与西医治疗 30 例对照,结果治疗组治愈率、免疫功能和微循环指标改善等方面均优于对照组。

4. 肺炎 十枣汤除用于明显的水肿疾病外,对其他辨证属水饮内停或痰浊内停的疾病亦多收良效。有报道[9]十枣汤治疗小儿肺炎 45 例,方中大戟、芫花、甘遂均等量研末,包装成 0.5 g、0.75 g、1 g、2 g,按小儿年龄给予 0.5~2 g 药粉,枣汤冲服,经治疗,除 1 例入院时已垂危而死亡外,其余均治愈。肺炎属热邪壅肺的实热证,经十枣汤腹泻,可将上焦热邪诱于大肠排出体外,验证了"肺与大肠相表里"的理论。

5. 尿路结石 刘氏[10]用十枣汤穴位外敷内病外治疗法,治疗小于 0.8 cm 的尿路结石 30 例,取得了较满意的疗效。药物 1 次贴敷 48 小时,取药后停药 6 小时继续外敷药。5 次为 1 个疗程。经治疗痊愈 12 例(40%),显效 6 例(20%),有效 5 例(16.7%);无效 7 例(23.3%),总有效率为 76.7%。且共有 20 例排出 0.2~0.8 cm 结石 31 枚。

6. 肿胀 祁氏[11]以十枣汤治疗 127 例骨折患者。多发性肋骨骨折合并胸腔积液、积血 41 例,下肢骨折合并重度肿胀 53 例(其中筋膜间隔区综合征 14 例),下肢骨折术后合并重度肿胀 33 例。十枣汤加减药物为甘遂 0.5～1.0 g,芫花 1.0～3.0 g,大戟 1.0～3.0 g,白芥子 20.0～30.0 g(上三味药均为醋制),大枣 10 枚,水煎服。清晨空腹服用,服药半小时后服热粥。每日 1 剂,服药 3～5 剂后基本恢复正常,疗效满意。常规及生化检查无明显毒副反应。《素问·刺谬论》云:"人有所堕坠,恶血内留,腹中胀满,不得前后,先饮利药。"说明治当攻下逐瘀,本类患者主要表现为肿胀,且均为青壮年,可用逐水之峻剂十枣汤。方中甘遂苦、寒,善行经遂之水,为君药;大戟苦、寒,善泻脏腑之水,芫花辛、苦、温,善消胸胁伏饮;大枣甘、温,补脾益气,防止攻下伤脾,且又能补脾以制水,使水邪不再复聚;白芥子辛、温,善祛胸膈,膜内水饮,兼有通络止痛之功效;合用可使水饮去而肿痛消,诸症悉解。

7. 眼高压 白氏等[12]口服十枣汤胶囊治疗 31 例 37 只眼急性闭角型青光眼术前顽固性高眼压的患者,患者常规应用降眼压西药往往疗效不明显。结果服药 1～3 次眼压下降 20 mmHg 以下者 16 例 19 只眼,服药 3 次眼压下降至 24 mmHg 左右者 12 例 14 只眼,服药 3 次眼压下降不显著者 3 例 4 只眼。提示十枣汤应用于急性闭角型青光眼术前顽固性高眼压是一种新的行之有效的方法。

【现代研究】

药理作用 近年来研究[11]表明:甘遂主要含大戟甾醇、二烯醇、巨大戟萜醇、甘遂萜酯等。甘遂煎剂通过实验观察,小剂量可使离体蛙心收缩力增强,大剂量反而抑制;芫花主要含芫花素、羟基芫花素、芹菜素等黄酮类及谷甾醇。近年研究发现芫花叶提取液可使离体豚鼠心脏冠脉流量增加 $59.0\% \pm 10.1\%$,对心率影响不明显,并能显著提高小鼠的耐缺氧能力。大戟主要含大戟苷、生物碱、有机酸、糖及多糖等。近年研究发现大戟提取液对末梢血管有扩张作用,并能抑制肾上腺素的升压作用。因此本方能显著改善循环。

现代药理实验证明[13]甘遂、大戟、芫花三药的有效成分如芫花素、大戟酮、大戟苷等多属脂类或树脂胶配糖体类物质,不溶于水,有强烈泻下作用,可改变体内液体的平衡度,加快水液吸收,以达治疗目的。 (杨文喆)

【参考文献】

[1] 张作银.1993.十枣汤并抗结核药治疗结核性渗出性胸膜炎.中国中西医结合杂志,1(10):630

[2] 陈忠芳.1988.十枣汤治疗结核性渗出性胸膜炎 28 例疗效观察.中国医院药学杂志,8(11):494

[3] 史凤超,李晓艺,李俊爽.2008.局部化疗配合十枣汤治疗原发肺癌性胸水 35 例.河北

医药,30(7)：1063

　　[4]　马俊.2007.十枣汤辨证治疗胸腔积液38例.中国中医急症,16(8)：1002—1003

　　[5]　何强.1997.中西医结合治疗肝硬化腹水60例分析.中医药信息,(2)：28

　　[6]　栾克敏.1978.邢锡波老中医治疗肝硬化腹水的经验.河北省中医学会大会资料选编处,1

　　[7]　夏宝伟.2002.慎用十枣汤治疗肝病腹水.中国民族民间医药杂志,55(1)：97—98

　　[8]　邢聪.1997.中西医结合抢救流行性出血热重型急性肾功能衰竭临床研究.河北中医,19(2)：35

　　[9]　房念东.1981.十枣汤治疗小儿肺炎45例临床观察.山东中医杂志,(1)：26

　　[10]　刘克奇,高燕飞.2001.十枣汤穴位贴敷治疗尿路结石30例.湖南中医,2：33

　　[11]　祁文兵,罗琪改.2004.十枣汤在骨科临床中应用.陕西中医学院学报,27(2)：51

　　[12]　白岩,蒋爱玲,张伟霞.2007.十枣汤治疗急性闭角型青光眼术前顽固性高眼压31例.陕西中医,28(5)：533—535

　　[13]　吕兰熏.1979.常用中药药理.西安：陕西科学技术出版社.203

$54.$ 泽泻汤

【经典概述】

　　泽泻汤出自《金匮要略·痰饮咳嗽病脉证并治第十二》,原文："心下有支饮,其人苦冒眩,泽泻汤主之。"泽泻汤方中泽泻利水消饮,导浊阴下行,白术健脾制水,培土以断饮邪之源。两药合用,健脾化饮,降逆止呕,使浊阴以降,清阳上达,则冒眩自愈。本方目前临床随证加减,运用较为广泛。

【临床应用】

　　1.　梅尼埃病　梅尼埃病属中医学"眩晕"范畴,为耳源性疾病。梅尼埃病在临床上较多见,以发作性眩晕、恶心呕吐、耳鸣及听力下降为特征。① 刘氏[1]以泽泻汤治疗梅尼埃病56例,中药组内服泽泻汤治疗,对照组给予低盐饮食。葡萄糖、维生素B、维生素C静脉滴注,口服,治疗结果：中药组56例中,痊愈20例(35.7%),显效28例(50%),好转7例(12.5%),无效1例(1.8%),总有效率为99.2%。对照组50例中,痊愈6例(12%),显效15例(30%),好转18例(36%),无效11例(22%),总有效率为78%。中药组疗效明显较对照组为优($P<0.01$)。统计眩晕

症状的缓解时间,中药组4天以内的缓解率为83.9%。对照组4天以内的缓解率为38%。经统计学处理,中药组的眩晕缓解时间显著短于对照组($P<0.01$)。② 宋氏等[2]用仙鹤泽泻汤治疗梅尼埃病88例。处方为仙鹤草50 g,泽泻、代赭石(先煎)各30 g,炒白术15 g,法半夏、天麻各12 g,炙甘草10 g。痊愈81例;好转7例,总有效率为100%,总治愈率为92%。③ 王氏[3]拟加味泽泻汤治疗梅尼埃病32例。药物组成为白术10 g,泽泻25 g,通草6 g,姜半夏10 g,天麻10 g,白芍10 g,陈皮6 g,生甘草3 g。本组32例全部痊愈。眩晕消失时间最短者3天,最长者10天,平均6.5天。眩晕消失后,给予六君子汤加泽泻、车前子以固本善后。④ 陈氏[4]观察金匮泽泻汤加味治疗梅尼埃病的临床疗效及安全性,随机将108例患者分为治疗组78例,对照组30例,治疗组采用内服中药(泽泻、白术、丹参、茯苓、法半夏、钩藤、天麻、陈皮、生姜、竹茹等)治疗,对照组采用静脉推注50%葡萄糖、内服6-Ⅱ、谷维素等治疗。结果表明,治疗组显效65例,有效13例,对照组显效10例,有效16例,无效4例,治疗组疗效优于对照组。临床观察未见不良反应。⑤ 杨氏[5]以加味泽泻汤治疗内耳眩晕症100例,其组成为泽泻18 g,白术12 g,法半夏12 g,陈皮8 g,石菖蒲6 g,丹参10 g,茯苓15 g,黄连6 g,吴茱萸3 g,100例患者在服中药治疗时,停用其他西药等治疗。治疗结果:100例患者经加味泽泻汤治疗5~40天后,发作性眩晕等症状均消失。随访2~5年无复发者,均告治愈。

2. 高脂血症 ① 陈氏等[6]以加味泽泻汤治疗原发性高脂血症50例,药用泽泻30 g,炒白术15 g,制首乌30 g,生大黄6 g,郁金、桑寄生各20 g。对照组予血脂康片治疗。结果治疗组总有效率84.4%,对照组总有效率40%,治疗组与对照组无显著性差异,二者疗效接近。② 李氏[7]观察泽泻汤加味治疗高脂血症的临床疗效。194例患者随机分为2组。观察组120例,以协定中药方泽泻汤加味(泽泻30 g,白术15 g,扁蓄15 g,萆薢15 g)为主方治疗,治疗期间停用其他一切药物。对照组74例,服必降脂(苯扎贝特)治疗。2组均治疗10天,观察治疗前后血清胆固醇(TC)值与三酰甘油(TG)值。结果:2组治疗后,TC、TG均明显降低,$P<0.01$;观察组对TG的疗效优于对照组,$P<0.01$;2组TC的疗效比较则无显著性差异,$P>0.05$。结论:泽泻汤加味降低血清TC效果与必降脂疗效相当,而降TG效果较必降脂更为明显。③ 李氏[8]等报道泽泻汤加味防治高脂血症及其利胆作用的实验研究。方法通过喂饲高脂饲料造成高脂血症大鼠模型,观察泽泻汤加味对大鼠血清、肝匀浆脂质含量、胆汁流量(共收集2小时)及其组分的影响。结果:大剂量泽泻汤加味a. 显著降低大鼠血清总胆固醇(TC)、低密度脂蛋白(LDL)、肝匀浆总胆固醇和三酰甘油(TG)含量(P均<0.05);b. 增加2小时胆汁流量($P<0.05$);c. 在增加胆汁胆固醇总量的同时($P<0.05$),还可增加胆固醇助溶剂——总胆汁醚和磷脂的含量。结论:泽泻汤加味所体现的健脾利胆泄浊法是

治疗高脂血症的重要途径。

3. 椎-基底动脉供血不足　椎-基底动脉供血不足属中医学"眩晕"范畴,其主要病机是瘀血阻滞经络兼风痰上扰。① 孟氏[9]以复方泽泻汤治疗椎-基底动脉缺血 58 例,复方泽泻汤由泽泻 30 g,焦白术 15～20 g,茯苓 15 g,葛根 30 g,川芎 12 g,红花 12 g,地龙 20 g,牛膝 12 g,南星 6～12 g,半夏 10 g 组成。58 例中治愈 23 例(39.6%),显效 25 例(43.1%),有效 7 例(12.1%),无效 3 例(5.2%)。② 吴氏[10]选用泽泻汤(泽泻、焦白术)加味治疗椎-基底动脉供血不足性眩晕 106 例。结果:总有效率 100%。说明运用健脾利水,燥湿除饮法治疗椎-基底动脉供血不足性眩晕,方证相符,效如桴鼓。③ 吴氏[11]等观察泽泻汤治疗椎-基底动脉供血不足的临床疗效。随机分泽泻汤(治疗组)54 例和全天麻(对照组)46 例,治疗前后检查血生化、血黏度、TCD,并在治疗第 1、2、3、5、7、14 天对症状和体征进行评分,以观察其疗效。结果:泽泻汤与全天麻对椎-基底动脉供血不足均有显著疗效,治疗组疗程结束后血脂降低,TCD 显示脑血流量增加。结论:泽泻汤能提高脑血流量,降低脑血管阻力,降低血脂,能有效治疗椎-基底动脉供血不足。

【现代研究】

1. 减轻内淋巴积水　吴氏[12]观察泽泻汤对豚鼠实验性内淋巴积水的作用。结果表明泽泻汤有减轻实验性内淋巴积水的程度和改善由内淋巴积水造成的听力损害的作用。提示耳蜗隔膜的膜透性改变,血管纹细胞分泌功能降低和吸收功能增加,可用以解释泽泻汤治疗内淋巴积水的机制。

2. 降脂作用　陈氏[13]就加味金匮泽泻冲剂的降脂作用进行动物实验观察,结果表明,该冲剂对实验小鼠降 TC、TG 作用优于西药烟酸肌醇酯组($P<0.05$),对实验大鼠降 TC、MDA,升高 HDL 与 SOD 活性作用与西药力平之(非诺贝特)组相近,但降 TG 作用略进于力平之,初步证明该药有较好的降脂和清除自由基的作用。

3. 增加脑血流量,降低脑血管阻力　吴氏[14]等研究泽泻汤对实验动物(兔)的脑血流量和脑血管阻力的影响。40 只实验兔按体重随机分组为空白对照、泽泻汤小剂量、泽泻汤大剂量和全天麻胶囊组。采用电磁流量计检测脑血流量,计算脑血管阻力,检测血压、心率,分别记录 0、5、15、30、60 分钟时的指标变化。结果:泽泻汤大剂量组在第 30、60 分钟时脑血流量显著增加,脑血管阻力降低。结论为泽泻汤能提高脑血流量,降低脑血管阻力。

(杨文喆)

【参考文献】

[1]　刘勤建,杨俊.2002.泽泻汤治疗美尼尔氏病 56 例.中国民间疗法,10(7):52

[2]　宋明福,刘坚,刘敏.1996.仙鹤泽泻汤治疗美尼尔氏综合征 88 例临床报告.湖北中医

杂志,18(1):7—8

　　[3]　王悦.1997.加味泽泻汤治疗美尼尔病32例.南京中医药大学学报,13(1):58

　　[4]　陈兴泉.2001.金匮泽泻汤加味治疗美尼尔氏病78例.四川中医,19(1):29

　　[5]　杨永忠.2003.加味泽泻汤治疗内耳眩晕症100例.实用临床医学,4(5):69—71

　　[6]　陈莉莉,乔文军,孔敬东.2004.加味泽泻汤治疗原发性高脂血症的疗效观察.辽宁中医杂志,(5):44—45

　　[7]　吕少锋,曹克强,王培杨.2005.泽泻汤加味治疗高脂血症120例临床观察.中医药临床杂志,17(5):454—455

　　[8]　李晨辉,尉中民,张秋菊.2001.泽泻汤加味防治高脂血症及利胆作用的实验研究.北京中医,(6):46—49

　　[9]　孟强梅,李文华,杨小春.2004.复方泽泻汤治疗椎-基底动脉缺血58例.中国煤炭工业医学杂志,7(9):902—903

　　[10]　胡自敏.2005.泽泻汤加味治疗椎-基底动脉供血不足性眩晕106例.四川中医,23(5):52

　　[11]　吴勇飞,范立红,陈顺泉.2005.泽泻汤治疗椎-基底动脉供血不足疗效观察.浙江中西医结合杂志,15(7):397—399

　　[12]　吴大正,曾兆麟,李敏等.1993.泽泻汤对实验性内淋巴积水的作用.临床耳鼻咽喉杂志,7(9):103—106

　　[13]　程志清等.1998.加味金匮泽泻冲剂对实验性高脂模型的药效学研究.实用中西医结合杂志,11(8):681—682

　　[14]　吴勇飞,范立红,陈顺泉.2005.泽泻汤对兔椎-基底动脉供血影响的实验研究.浙江中西医结合杂志,15(4):220—221

55. 己椒苈黄丸

【经典概述】

　　己椒苈黄丸出自《金匮要略·痰饮咳嗽病脉证并治第十二》,原文:"腹满,口舌干燥,此肠间有水气,己椒苈黄丸主之。"本方为痰饮水走肠间的证治,方中防己通利三焦,椒目温通利水,二味相合,导水饮下行,从小溲而出;葶苈子开肺气,通利大肠,大黄荡涤肠胃,二味相合,逐水通下,使饮邪从魄门而去;蜜丸者,既有润肠之功,又有滋养脏腑之效。诸味相伍,辛宣苦泄,前后分消,共奏攻坚逐饮,化气行水之功。俾饮邪一去,气机畅行,气化复常,腹满口舌干燥愈矣。现代临床本方常用于胸水、腹水、喘息、胸痹、痰饮、闭经、幽门梗阻、肺心病水肿、风湿性心脏病等病，而见本方证者。

【临床运用】

1. 咳喘　周氏[1]等以己椒苈黄丸治疗小儿咳喘 31 例,并设西药治疗组 30 例作对照观察。对照组用抗生素 1～2 种(青霉素、氨苄青霉素、先锋霉素 IV、红霉素)静脉滴注。以上两组病例,经治疗后均痊愈,但在止咳、平喘、干湿啰音消失时间上,治疗组均优于对照组。统计学处理,P 值分别小于 0.01、0.01、0.02、0.01,表明差异有显著意义。小儿咳喘,病机为外邪化热,热邪灼津,炼液成痰,痰阻气道,肺气郁闭。治疗以清热宣肺化痰,止咳平喘为常法。痰、饮、水异物同源,病理上可以相互转化。己椒苈黄丸,用防己、椒目泻湿行水导饮,使清者从小便而出;借葶苈子、大黄攻坚去壅推饮,使浊者从大便而去。四药合用,具宣肺化痰平喘之功,又能前后分消水邪,故治咳喘效果较好。据近代药理研究,防己具有消炎、抗过敏、抑制平滑肌痉挛作用,椒目治咳、痰、喘的有效率分别为 89.8%、72.3%、93.2%,用椒目油治疗哮喘,总有效率为 78.5%,显效率为 59.3%,动物模型实验观察,椒目的平喘作用与氨茶碱相似,能解除支气管痉挛和增强肺功能,故治疗组无论在止咳、平喘及啰音的消失方面,效果均优于对照组。

2. 肝硬化腹水　陈氏[2]用己椒苈黄丸合黄体酮治疗肝硬化腹水 22 例。黄体酮 60 mg,肌肉注射,每日 1 次,腹水消退后改为每周 2 次,连用 2 周,继之 1 周 1 次,巩固 3 周,然后停药。己椒苈黄丸加味(汉防己 30 g,川椒目 6 g,葶苈子 30 g,大黄 4.5 g,泽兰 10 g,大腹皮 18 g,生黄芪 20 g,苍术、白术各 30 g)每日 1 剂。12 例患者用药 3 天后腹水开始消退,一般 3～10 天。有效病例腹水完全消退的时间为 8～27 天,平均 17.5 天。3 周内腹水消退者 15 例,3 周以上消退者 5 例。本组 22 例中有效 20 例,2 例无效。两者合用可增强疗效,是治疗肝硬化腹水行之有效的方法。

3. 心包积液　姚氏[3]等用苓桂术甘汤合己椒苈黄丸治疗 28 例心包积液患者。其中 15 例作了心包穿刺术前后与用复方前后的对照观察,结果显示:复方组的疗效明显优于心包穿刺术组,P<0.01,患者的呼吸、心率,肢导联 URS 波群电压,心包积液量等指标均明显改善,反跳现象极少。苓桂术甘汤合己椒苈黄丸治疗本症疗效属实可验,但临床运用也要注意,一般适用于急性渗出性心包炎及积液量较多的慢性心包炎,如风湿性、结核性、化脓性心包炎等,而对尿毒症性与癌症转移性心包炎疗效较差。一旦确诊,就可及早使用上述方药。应用本方产生的显著性疗效多在 1 周以后,所以对于心包积液已有其明显的压塞症状,要积极地作心包穿刺术。

4. 肺源性心脏病　① 王氏[4]等采用己椒苈黄丸为基本方,配合必要的西医急救手段治疗肺源性心脏病(肺心病)急性发作患者36例。治愈18例,显效16例,无效2例,总有效率94.4%。肺心病在急性发作期,往往是新感引动伏邪,促使病情严重发展,表现为咳、喘、痰、肿四症并见。选用己椒苈黄丸为基本方,以汉防己利水消肿,椒目行水平喘,佐以葶苈子质轻味淡,功在开泄,上行于肺,利水消肿。葶苈子是泄肺平喘,止咳除痰良药,据药理学研究报道,有强心利尿的作用;大黄苦寒泻热,攻坚决壅将水从大便逐出。诸药合用,泄肺平喘,止咳化痰,清热利水消肿,故获良效。此外,痰、热、水瘀壅塞三焦是肺心病急性发作期客观存在的常见证候,相当于肺心病急性发作期急性呼吸道感染并心肺功能不全,甚或肾功能不全者。② 朱氏[5]以己椒苈黄丸加减(防己、葶苈子、大黄、大腹皮、地龙、泽兰、瓜蒌、益母草、法半夏等),结合常规给氧和抗感染,治疗此类证型37例,总有效率为91.9%,采用常规西药治疗的对照组30例总有效率为76.7%。两组疗效对比有明显差异(P<0.01)。治疗组临床疗效、症状疗效及改善血气、血流变等方面均优于对照组。

(杨文喆)

【参考文献】

[1] 周玉萍,周卉,高素军.1991.己椒苈黄丸与西药治疗小儿咳喘的对比研究.湖北中医杂志,13(5):15—16

[2] 陈兆洋.1989.己椒苈黄丸合黄体酮治疗肝硬化腹水22例.北京中医杂志,(2):20—21

[3] 姚远林.1992.苓桂术甘汤合己椒苈黄丸治疗心包积液28例临床观察.湖南中医学院学报,12(4):22—25

[4] 王宏伟,郭芳,朱会友.1999.己椒苈黄丸治疗肺心病急性发作36例.实用中医药杂志,15(4):21

[5] 朱虹江.1999.己椒苈黄丸加减治疗肺心病痰热水瘀壅塞三焦的临床研究.中国中医急症,8(4):154—156

56. 五苓散(茵陈五苓散)

【经典概述】

五苓散出自《金匮要略·痰饮咳嗽病脉证并治第十二》,药用茯苓、桂枝、白术、猪苓、泽泻五味。方中茯苓、猪苓、泽泻甘淡渗湿,利水消饮;白术苦温能培土制水;桂枝辛温通阳化气,以助利水。上药合用,具有利水渗湿,温阳化气的作用。张仲景主要用治蓄水证及痰饮、水湿证,近现代医家根据本方及所主病证,灵活化裁,广泛应用于临证各科,收效较好。

【临床运用】

1. 内科病证

(1)心血管系统:张氏[1]等通过实验观察五苓散对大白鼠实验性急性肾型高血压影响。实验表明五苓散、可乐定均有明显的降压作用,可使实验性急性肾型高血压大鼠的血压不同程度地降低,与生理盐水对照组比较均有显著性差异($P<$0.05)。而可乐定的降压作用更为显著。但降压作用的时间五苓散明显长于可乐定($P<0.05$)。实验全过程,对照组尿量平均为 4 mL,五苓散组平均为 14 mL,可乐定组平均为 8 mL。众观全方,利尿与扩血管可能为五苓散降压作用的机制之一。

(2)消化系统:① 陈氏[2]运用五苓散加味治疗小儿难治性泄泻 20 例,痊愈 16 例,好转 4 例,全部有效。② 孙氏等[3]报告了应用五苓散与西药常规疗法对婴幼儿秋季腹泻的对照观察结果。据统计五苓散组平均止泻天数为 2.30±0.35 天,西药组为 4.12±1.34 天。经统计学处理,两组平均止泻天数之差,有高度统计学意义($P<0.01$),提示五苓散组疗效高于西药组。③ 杨氏[4]将小儿秋季腹泻患儿随机分为两组,A 组 62 例采用西医常规治疗,B 组 64 例采用五苓散灌肠结合西医常规治疗,所有患者全部住院治疗。进行对比研究。结果:A 组和 B 组相比较,其显效率和总有效率分别是 48.4% 和 67.2% 及 75.8% 和 92.1%,均有统计学差异,($\chi^2=4.57,P<0.05,\chi^2=6.32,P<0.01$)。对于小儿腹泻并发Ⅰ度和Ⅱ度脱水患儿,A 组和 B 组的平均住院时间有显著性差异(P 值均小于 0.01)。结论提示中药灌肠结合西医常规治疗小儿秋季可腹泻其疗效优于单纯西医常规治疗,这种治疗方法可明显缩短疗程,提高治疗效果。④ 雷氏[5]用五苓散治疗急性单纯性胃炎 68 例取得满意疗效。治愈 43 例,占 63.2%;好转 23 例,占 33.8%;无效 2 例(其中 1 例并发肺炎,1 例并发菌痢,而改用西药治疗),有效率 97.1%。⑤ 时氏等[6]研究五苓散治疗功能性消化不良临床效果及作用机制。方法 38 例功能性消化不良患者,常规服用五苓散,两周结束,观察治疗前后消化不良症状变化,用实时超声法检测患者治疗前后胃液体排空时间。结果五苓散治疗后胃肠动力障碍所致的症状明显改善,胃液体排空时间明显缩短($P<0.05$)。结论五苓散有确切的促胃动力作用,改善消化不良症状效果显著。⑥ 李氏[7]用本方加减治疗肝硬化腹水 58 例,以五苓散原方为基本方。随证加减。结果:显效 36 例,有效 15 例,无效 7 例,总有效率 87.9%。在改善机体全身症状具有较好的治疗作用。

(3)呼吸系统:① 吴氏[8]用五苓散加味治疗病程 10 年以上的哮喘 36 例,总有效率89％。② 司氏等[9]方用五苓散加二陈汤(茯苓、白术、桂枝、陈皮各10 g,泽泻7.5 g,猪苓、半夏各5 g,甘草3 g)煎汤服治疗痰湿性咳嗽,每日3次口服。显效:52例;有效:36例;总有效率100％。③ 杜氏等[10]用五苓散方治疗结核性渗出性胸膜炎58例,结果痊愈41例,好转7例,总有效率达100％。

(4)泌尿、生殖系统:五苓散能广泛地应用于泌尿系统病证,只要辨证准确,多可妙手回春。① 陈氏[11]等用五苓散加味(桂枝5～9 g,猪苓、海金沙、泽泻各9 g,白术6～9 g,茯苓、石韦、滑石各15 g)治疗门诊初发的急性泌尿系感染患者48例取得较满意效果。按疗程服完7剂后,行尿中段培养均转阴。② 李氏[12]以五苓散加味(白术15 g,桂枝10 g,肉桂3 g,泽泻10 g,猪苓6 g,茯苓15 g,白术10 g,芒硝10 g,金钱草30 g,地龙15 g)治疗泌尿系结石30例,痊愈24例(80％),有效4例(13.3％),无效2例(6.7％)。总有效率93.3％。③ 张氏[13]采用五苓散加减治疗妇产科产后及术后尿潴留128例,均取得满意效果。本组128例妇产科产后及术后尿潴留患者经1疗程治疗均能顺利排尿,大多服药1～2剂即可见效,并克服了导尿的并发症及给患者带来的不便。④ 史氏[14]利用五苓散利水渗湿,温阳化气之功,用此方加味治疗小儿神经性尿频。药用:茯苓9～15 g,猪苓、泽泻、柴胡各6～9 g,白术、升麻、桂枝各3～6 g,每日1剂水煎服。结果共治56例,痊愈55例(经治疗后排尿次数正常,每日＜10次,尿量正常,无尿急表现,随访3个月未复发)。未愈1例(服此方症状未好转)。⑤ 郑氏[15]以本方治疗肾性尿崩症8例。其年龄在20～50岁之间,病程在1月～1年半。药用:猪苓15 g,泽泻20 g,白术、茯苓、附子、生姜各15 g,随症加减。结果8例全部都治愈。⑥ 张氏等[16]用蒲兰五苓散加减治疗慢性肾小球肾炎36例。用五苓散加蒲公英、泽兰,每日1剂,疗程为3～6个月。结果完全缓解6例,基本缓解14例,好转12例,无效4例,总有效率为88.99％。⑦ 贾氏[17]认为五苓散是临床治疗水湿内停的常用方。根据多年临床实践,证明此方既能利水,又能布津,具有双相调节作用。用五苓散加味治疗尿频与尿闭,重在恢复肾之气化,使气化正常,膀胱开合有度,故尿频、尿闭自愈。

(5)内分泌及代谢疾病:特发性水肿是一种水盐代谢紊乱的综合征,属西医内分泌系统疾病,多发生于20～50岁生育期妇女。西医以利尿剂、孕激素及改善毛细血管通透性的药物治疗,均有明显副反应。疗效也不甚理想。① 李氏[18]用加味五苓散治疗特发性水肿100例,显效23例,有效59例,总有效率82％。② 康氏[19]将符合入选标准的高脂血症患者60例,随机分为中药组和西药对照组,两组各30例。中药组用茵陈五苓散加味,茵陈30 g,泽泻、猪苓各9 g,桂枝6 g,白术、山楂各10 g,茯苓、丹参各15 g,日服1剂,水煎服。西药组用烟酸肌醇片0.4 g,每日3次口服。两组均以4周为1个疗程。治疗前及1个疗程结束测定血清总胆固醇三酰甘油。结果:中医组显效17例,有效9例,无效4例。西药对照组显效11例,有效

8 例,无效 11 例。两组有效率分别为 86.67％、63.33％,其差异有统计学意义($P<$ 0.05)说明五苓散降低 TCH、TG 的作用优于对照组。③ 阎氏[20]用茵陈五苓散治疗原发性高脂血症 80 例。并与 30 例应用藻酸双脂钠治疗的患者进行对照。结果表明。茵陈五苓散在降低三酰甘油及胆固醇的作用优于对照组($P<0.01$)。④ 毛氏[21]在常规治疗 DN 基础上,以五苓散合血府逐瘀汤加减治疗 DN 160 例,并与单纯西药疗法治疗 DN 120 例进行对照观察。结果:治疗组总有效率(93.1％)明显高于对照组(66.7％)。治疗组治疗后,24 h 尿蛋白明显减少,血肌酐、尿素氮显著降低($P<0.01$),总胆固醇、三酰甘油降低($P<0.05$),全血黏度和血浆黏度显著降低($P<0.01$),各观察指标与对照组比较存在显著差异($P<0.05$)。表明五苓散合血府逐瘀汤加减对 DN 患者有调整糖脂代谢,减少尿蛋白、改善肾功能和血液流变学状态、延缓肾功能减退进程的作用。⑤ 唐氏[22]用茵陈五苓散治疗急性痛风性关节炎 98 例,结果有效率为 95.9％。

2. 外科病证 ① 林氏[23]用五苓散加味治疗小儿鞘膜积液 23 例,结果总治愈率 91.3％。② 李氏[24]用五苓散治疗小儿睾丸鞘膜积液 15 例,病程短者 10 天,长者 2 年,结果治愈 12 例,有效 3 例。③ 王氏[25]用五苓散治疗创伤性皮下积液 65 例,用药 15 天,积液吸收,肿胀完全消退 60 例,占 92.3％,肿胀有所减轻,但未完全消退者 5 例。④ 李氏[26]以五苓散加味治疗四肢骨折术后急性肢体肿胀 94 例,收效满意,基本方:泽泻 15 g,猪苓 10 g,茯苓 10 g,桂枝 6 g,苍术 10 g,苏梗 10 g,陈皮 10 g,大黄(后下)5 g,泽兰 10 g,丹参 30 g,甘草 5 g。结果痊愈 52 例,好转 34 例,无效 8 例,总有效率为 91.7％。⑤ 李氏等[27]用本方加减治疗肛肠疾病手术后由于麻醉作用造成的排尿困难。经 3 剂治疗,排尿不畅症状消除为有效。其中有效 58 例,占 95.2％;无效 3 例,占 4.8％。

3. 妇科病证 ① 李氏[28]等运用五苓散方加味(茯苓、桑寄生、大腹皮各 15 g,白术 12 g,猪苓、泽泻各 9 g,桂枝 6～9 g,木瓜 30 g,砂仁 6 g)治疗妊娠高血压综合征 209 例,总有效率 98％。提示本方具有化气行水,健脾消肿兼固肾安胎之作用。② 王氏[29]等以五苓散为基础(猪苓、茯苓、泽泻、白术各 20 g,桑白皮、杜仲各 15 g,桂枝、车前子各 10 g),治疗羊水过多症 50 例,治愈 27 例,显效 16 例,好转 5 例,无效 2 例,总有效率 96％。③ 戴氏[30]以加味五苓散(桂枝 5 g,茯苓 15 g,猪苓 15 g,泽泻 10 g,白术 10 g,红花 10 g,桃仁 12 g)治疗产后尿潴留 50 例,治愈 50 例出院,治愈率 100％。

4. 五官科病证 ① 赵氏[31]用五苓散治疗中心性视网膜病变 96 例,总有效率 92.71％,平均治疗 35 天,而对照组 96 例,总有效率 87.5％,平均治疗 74 天。② 邬氏[32]用五苓散治疗中心性浆液性脉络膜视网膜病变 56 例,治愈 50 例,显效 6 例,而对照组 52 例,治愈 42 例,显效 10 例,4 周内和 6 周内的治愈率高于对照组($P<0.01$)。③ 陈氏[33]以四物汤合五苓散加减治疗前房出血 31 例。其中以当归

尾易当归,赤芍易白芍。出血早期,前房有新鲜出血者去桂枝,地黄用生地黄,加白茅根、仙鹤草、茜草、丹皮;中期前房出血呈黯红色,加红花、枳壳、丹参、三七粉(冲服);后期前房出血基本吸收或前房只残余少许陈旧性血块,或前房机化物形成,加红花、三棱、昆布、丹参。结果治愈 24 例,有效 5 例,无效 2 例,总有效率 93.5%。④ 齐氏等[34]用桃红四物汤合五苓散为主治疗视网膜震荡 28 例。经 10～50 天治疗,治愈 16 例,显效 8 例,有效 4 例,总有效率 100%。⑤ 祝氏[35]用五苓散加党参 30 g,黄芪 30 g 治疗耳源性眩晕 61 例,其中痰湿中阻型 31 例,总有效率 96.8%,肝阳上扰型 9 例,总有效率 77.8%,心脾两虚型 7 例,总有效率 71.4%,肾阳不足型 1 例,痊愈,风热上扰型 1 例,无效。⑥ 绪氏[36]等以五苓散加减(白术 10 g,云苓 10 g,泽泻 10 g,猪苓 10 g,桂枝 6 g,车前子(布包)10 g,天麻 10 g,钩藤 15 g)治梅尼埃病 65 例,痊愈 60 例(92.3%),显效 3 例(4.6%),好转 1 例(1.53%),无效 1 例(1.53%),总有效率 98.46%。症状消失最多 6 剂,最少 2 剂,平均 3.2 剂。

【现代研究】

1. 具有双相调节作用 贾氏[37]认为五苓散具有双相调节作用。既能利水,又能布津,其双相调节作用来源于其气化功能,虽然它助膀胱气化,但膀胱气化来源于肾之气化。五苓散既治下痢,又治顽固性便秘;既治口渴少尿,又治口渴多尿的尿崩症。此即中药双向调节。五苓散正体现了中医以调节见长的特点。

2. 升高心钠素作用 ① 周氏[38]经动物实验证实五苓散具有明显升高心钠素作用,其中以桂枝最为明显,心钠素由(5.42±0.96)ng/mL 升至(8.93±1.47)ng/mL($P<0.01$)。② 张氏[39]研究证实动物在给速尿 15 min 后开始排尿,利尿集中在给药后 20～40 min,平均每只尿 25 mL,而五苓散则在 30 min 后开始排尿,利尿集中在给药后 30～100 min,平均每只尿量 40 mL。结果显示:速尿利尿作用快而强,但维持时间短,集中排尿仅 20 min 左右,而五苓散作用缓和维持时间长,排尿时间为 70 min,平均排尿量大于速尿。并将五苓散作用于大鼠急性肾型高血压实验模型,血压可明显下降,降压作用温和且持续时间较长,此与其利尿和扩张血管作用有关。③ 迟氏等[40,41]观测到五苓散中钙、钾、镁、铁、钠、锌等 12 种微量元素均可在人工胃液中溶出,钾、钠几乎全部被溶出。

3. 增进胃排空和小肠推进功能 李氏等[42]观测到五苓散有明显增进小鼠胃排空及小肠推进功能的作用。

4. 抗氧化作用 喻氏[43]报道该方预防及治疗给药均能明显抑制高脂蛋白胆固醇含量,并且有显著的抗氧化作用,能使血浆丙二醛含量降低、全血谷胱甘肽过氧化物酶活性增强。

5. 抗变态反应作用 金氏[44]通过对 WISTA 大鼠造模,观察到茵陈五苓散具有明显的抗变态反应作用,对组胺引起的皮肤血管通透性增量,有较量的抑制作用,并对被动皮肤过敏有抑制作用。对过敏性休克无明显对抗作用,对轻中度变态反应有一定的对抗作用。

6. 五苓散证的证治规律　① 五苓散临床运用众多。张氏[45]对五苓散古今医案 500 例的统计分析,初步认识到五苓散证的证治规律,并得出如下结论:五苓散证男女均可发病;年龄在 15 天～79 岁不等,以小儿及青壮年为多见,60 岁以上的发病率低;发病季节以夏秋季为多见。主要诊断指标:小便不利,呕吐,纳呆,口渴,浮肿,舌淡,苔白滑腻,脉沉、弦、细、数。基本病机是水气不化,湿邪内阻。临床药用茯苓、白术量最大可达60 g,桂枝量最小。可以 5 种药同煎服,也可制成散剂、膏剂、丸剂口服,多在 3 剂左右见效。② 赵氏[46]总结五苓散的作用非"利小便"一端,而是几乎参与了水液代谢的全过程。其所治的内、外、妇、儿、五官科等 50 多种病证,均与水液代谢障碍有关。水液代谢障碍所致疾病主要有四类,一是全身或局部的水液留滞,表现为小便量少、水肿、积液;二是局部的体液分泌排泄过盛,表现为泄泻、呕吐、白带、汗出;三是因局部的水肿压迫周围组织引发的眩晕、斑秃、头痛;四是饮入水液不能化生津液、水津布散失常的病证,如消渴、尿崩症等。实验研究进一步明确了五苓散的利尿作用,优于化学性利尿剂,物质基础与心钠素有关,此外尚有扩张血管、调节血压、抗自由基等作用。　　　　　　　　　　　　(杨文喆)

【参考文献】

[1]　张仲一,高岚.1994.五苓散对大白鼠实验性急性肾型高血压影响的实验观察.天津中医,11(4):29—30

[2]　陈厚忠.1990.五苓散加味治疗小儿难治性泄泻20 例.湖南中医杂志,(5):20—21

[3]　孙建军,李富汉.1992.五苓散治疗婴幼儿秋季腹泻.成都中医学院学报,15(3):24—27

[4]　杨子尼.2003.中西医结合治疗小儿秋季腹泻临床研究.中华综合医学杂志,5(3):27—29

[5]　雷小宇.2003.五苓散治疗急性单纯性胃炎68 例.实用中医药杂志,19(9):472

[6]　时全福,李建立.2004.五苓散治疗功能性消化不良38 例临床研究.基层医学论坛,8(8):686—689

[7]　李明.1997.五苓散加减治疗肝硬化腹水58 例.甘肃中医,10(5):9

[8]　吴文萍.1995.五苓散加味治疗哮喘病36 例.江西中医药,26(6):59

[9]　司秀芳,王凤芹.2004.五苓散二陈汤配伍治疗痰湿性咳嗽88 例.中医药学刊,22(4):44

[10]　杜建鲁,王建娜.1996.中西医结合治疗结核性渗出性胸膜炎48 例.国医论坛,11(4):34

[11]　陈世环,周孝珍.1990.五苓散加味治疗急性泌尿系感染48 例.福建中医药,21(6):31

[12] 李祥. 1996. 五苓散加味治疗泌尿系结石 30 例. 国医论坛,(112)：40

[13] 张红联. 2002. 五苓散加减治疗尿潴留 128 例. 世界今日医学杂志,3(10)：939

[14] 史纪,薛辉. 1999. 五苓散加味治疗小儿神经性尿频 56 例. 四川中医,17(8)：50

[15] 郑与亮. 1999. 五苓散治疗肾性尿崩症 8 例. 辽宁中医杂志,26(6)：264

[16] 张西相,徐淑凤. 2001. 蒲兰五苓散加减治疗慢性肾炎 36 例. 国医论坛,16(5)：16

[17] 贾育新. 1999. 五苓散双相调节作用的临床应用. 甘肃中医学院学报,16(1)：40

[18] 李希歧. 1999. 加味五苓散治疗特发性水肿 100 例. 河北中医,21(1)：24

[19] 康兴霞. 2000. 茵陈五苓散加味治疗高脂血症 30 例. 浙江中医杂志,35(1)：15

[20] 阎红霞. 1998. 茵陈五苓散治疗原发性高脂血症临床观察. 河南中医,18(4)：208

[21] 毛振营. 2003. 五苓散合血府逐瘀汤治疗糖尿病肾病 160 例. 光明中医,18(6)：9—10

[22] 唐贞力. 2002. 茵陈五苓散治疗急性痛风性关节炎 98 例. 安徽中医临床杂志,14(6)：464

[23] 朴英姬等. 1995. 五苓散加味治疗小儿鞘膜积液. 佳木斯医学院学报,18(4)：16

[24] 李昌荣. 1996. 五苓散治疗小儿睾丸鞘膜积液 15 例. 新中医,28(4)：48

[25] 王超明. 1995. 五苓散治疗创伤性皮下积液 65 例报告. 中医正骨,7(3)：20

[26] 李翔. 2000. 中药治疗四肢骨折术后肢体肿胀 94 例总结. 甘肃中医,(2)：22

[27] 李索索,毛丹丹,饶世鸣. 2002. 五苓散治疗肛肠疾病术后尿潴留. 浙江中西医结合杂志,12(9)：578

[28] 李智芬,王芝敏. 1993. 加味五苓散治疗妊娠高血压综合征 209 例. 陕西中医,14(12)：534

[29] 王忠全,云运代,石桂花. 1994. 五苓散加味治疗羊水过多症 50 例. 云南中医学院学报,17(1)：35—36

[30] 戴冬生. 1997. 加味五苓散治疗产后尿潴留 50 例. 中国中医急症,6(5)：236

[31] 赵金山. 1995. 五苓散治疗中心性视网膜病变. 中西医结合眼科杂志,15(3)：157

[32] 邬凤岩,王芬琴. 1997. 五苓散治疗中浆疗效观察. 中西医结合眼科杂志,15(1)：84

[33] 陈基生. 2001. 四物汤合五苓散加减治疗前房出血 31 例. 福建中医药,32(4)：30

[34] 齐艳华,张玉华. 2000. 桃红四物汤合五苓散为主治疗视网膜震荡 28 例. 四川中医,18(10)：51

[35] 祝定泉,朱曙东. 1995. 五苓散加味治疗耳源性眩晕 61 例. 浙江中医学院学报,19(3)：30

[36] 绪祥申,汪长春. 1996. 五苓散加减治疗美尼尔氏综合征 65 例. 山东中医药,(5)：20—21

[37] 贾育新. 1999. 五苓散双相调节作用的临床应用. 甘肃中医学院学报,16(1)：40—41

[38] 周联,陈芝喜,陈津岩. 1995. 五苓散及其组分对正常小鼠血浆心钠素含量的影响. 中国中西医结合杂志,15(1)：36

[39] 张仲一. 1988. 五苓散与呋喃苯胺酸利尿作用的动物实验观察. 天津中医,(9)：22

[40] 张仲一,高岚,胡觉民. 1994. 五苓散对大白鼠实验性急性肾型高血压影响的实验观察. 天津中医,11(4)：89

[41] 迟文俊,吴爱学. 1990. 五苓散在人工胃液中微量元素溶出. 中国中药杂志,

15(11)：31

　　[42]　李岩,麻树人,田代真一.1997.五苓散对小鼠胃排空及小肠推进动能的影响.中华消化杂志,17(1)：9

　　[43]　喻嵘,吴勇军,周衡.1997.茵陈五苓散对高脂蛋白血症及其脂质过氧化影响的实验研究.中医杂志,38(2)：104

　　[44]　金亚宏等.1999.茵陈五苓散抗变态反应作用的研究.中国实验方剂学杂志,5(2)：49

　　[45]　张艳.2001.五苓散证500例证治规律的研究.中医药学刊,(19)：330—332

　　[46]　赵鸣芳.2005.五苓散的应用思路及机制分析.江苏中医药,26(7)：36—38

57. 猪苓散

【经典概述】

　　猪苓散出自《金匮要略·呕吐哕下利病脉证治第十七》,原文:"治呕吐而病在膈上,后思水者,解,急与之。思水者,猪苓散主之。"方中猪苓功专利水,为君药;茯苓、白术健脾利水,为臣佐药。制以散剂,"散者散也",使水饮得散,脾运复常。此方为停饮致呕之调治法。现代临证,常用于急、慢性胃炎之呕吐后饮多,或神经性呕吐等,也有关于治疗肝硬化腹水的报道。

【临床运用】

　　肝硬化腹水　梁氏[1]以猪苓散化裁(基本方药:生白术30～60 g,猪苓、茯苓各12～25 g)治疗肝硬化50例。结果腹水消退1级25例,腹水消退2级10例,3级10例,总有效率90％。肝硬化腹水为水湿留着,以运脾利水祛湿而治之,猪苓散方中二苓,甘淡性平,均具利水渗湿,抗菌等作用,重剂应用,其力更宏;白术有健脾、利水、消肿之功,可纠正 A/G 比例,有持久的利尿排钠作用。现代药理研究:白术能升高血清白蛋白,校正 A/G 的比例,有抗凝血和明显而持久的利尿作用,能促进电解质特别是钠的排泄,以及抗癌等作用。猪苓、云苓、白术三味重剂用于各型腹水患者,伍以相应方药,疗效理想。　　　　　　　　　　　　　　（杨文喆）

【参考文献】

　　[1]　梁崇俊.1995.猪苓散化裁治疗肝硬化腹水50例.四川中医,(2)：15—16

58. 大青龙汤

【经典概述】

大青龙汤出自《金匮要略·痰饮咳嗽病脉证并治第十二》，主要用于治疗溢饮，是一首发汗解表，兼清里热的方剂。本方由麻黄、桂枝、甘草、杏仁、生姜、大枣、石膏7味药组成，其中麻黄、桂枝发汗解表；石膏辛寒，清郁热，配麻黄，透解在里之郁热；杏仁下气肃肺；生姜、甘草、大枣和中散邪。7味同用具有发汗解表，兼清郁热的功效。用于四肢肌肤浮肿的溢饮，主要取其发越水气的功效。

大青龙汤证的临床表现主要有发热，恶寒，身疼痛，不汗出而烦躁，脉浮紧；或当汗出而不汗出，身体疼重或身不疼但重，乍有轻时，伴四肢浮肿。

本方除治疗溢饮外，在《伤寒论》中用来治疗太阳表寒证兼郁热。《类聚方广义》用于治疗麻疹以及眼目疼痛，流泪不止，赤脉怒张，云翳四周，或眉棱骨疼痛或头痛耳痛等。目前本方主要用于治疗呼吸系统疾病，如感冒、支气管炎、支气管哮喘、大叶性肺炎等，也有用于治疗急性关节炎、丹毒等病证。

【临床应用】

现代临床大青龙汤主要用于治疗外感病，如流行性感冒、麻疹、肺炎、胸膜炎、急性关节炎、急性肾炎等。

1. 外感高热、发热无汗证 ① 刘氏[1]用本方加减治疗外感引起的高热多例，服1～2剂即可退热，收效良好。同时指出在使用本方时，主要抓住发热恶寒烦躁，无汗或微汗，口干或渴，苔白或微黄，脉浮数。若恶寒重，无汗而口不甚渴者，麻桂用量略大而生石膏用量略小；若恶寒轻，有微汗而热甚口渴者，则石膏用量宜大，而麻桂用量略小。石膏虽属大凉之品，但高热而有烦躁者，本品必不可少。此外，用时每加芦根与竹叶为引，可提高疗效。② 徐氏[2]用大青龙汤加味治疗小儿夏季外感高热50例，效果良好。方药组成：生麻黄1～6 g，桂枝1～5 g，生石膏5～15 g，杏仁3～6 g，红枣2～3枚，生姜1～2片，生甘草2～3 g。其中，麻桂与石膏的用量可随恶寒、汗之有无、口渴等症变化而适当调整，并随症状加减。结果：显效39例，有效7例，无效4例。③ 朱氏[3]用大青龙汤治疗夏季暑热无汗症300例，获得了良好效果。治疗方法：麻黄18 g，杏仁15 g，石膏50 g，桂枝、甘草各7 g，生姜

10 g,大枣 6 枚。水煎,三次分服。并可根据具体情况增减剂量。一般服 2~3 剂,重者服 4~5 剂即愈。但体虚脉弱者禁用此方。结果:治愈 273 例,好转 21 例,无效 6 例。治愈率为 91%,有效率为 98%。

2. 急性肾炎 胡氏[4]用大青龙汤加味治疗急性肾炎 43 例,取得较好疗效。方药组成:麻黄、桂枝、石膏、杏仁、蝉蜕、地龙、白茅根、益母草、车前草、大枣、甘草,并随症加减。浮肿消退后逐渐减麻黄、桂枝、石膏用量,并合用玉屏风散。治疗结果:临床治愈 37 例。有效 4 例,无效 2 例。

3. 杂病无汗 ① 吕氏[5]等用大青龙汤治愈 1 例属于杂病的无汗症。杨某,女,35 岁,农民。1987 年 8 月 31 日诊。源于 18 年前患麻疹合并肺炎,治愈后,遗留周身无汗,沉重拘紧,两目肿如卧蚕,即使夏暑野外劳动,肌肤仍不汗出,甚或战栗起粟。近 1 年来日益加重,且时时欲伸臂后仰,右上肢拘急而痛,虽经多方诊治,但无起色,遂来就诊。细察皮肤,汗毛倒伏,汗也不显,舌淡暗,苔白腻微黄,脉滑。纵观患者脉证,病虽几十载,但疹后复感外邪,表气郁闭,汗不得泄是其基本病机。拟大青龙汤加味。处方:麻黄 12 g,桂枝 9 g,杏仁 9 g,生石膏 24 g,炙甘草 6 g,生姜 6 g,大枣 6 枚,加白芍 9 g,苍术 9 g。4 剂,每日 1 剂,以水 900 mL,煮取 300 mL,分 3 次温服。服药 2 剂,病无变化。后 2 剂合煎,分 3 次服药后胸背及上肢汗出如珠,上半身肢体顿觉轻快,汗孔显露。因下肢汗出较少,故以上方略施化裁,又服药 6 剂,下肢亦漐漐汗出,诸症悉除。② 王氏[6]亦报道 1 例 15 年无汗烦躁证,始于天热汗出冷水洗浴后,诊为寒客腠理,毛窍闭塞,汗不得出而热不得泄,故用大青龙汤治疗,4 剂遂愈。③ 李氏[7]亦曾用大青龙汤加党参治愈 1 例因夏季大汗出时用冷水冲浴而患的汗腺闭塞症。

4. 溢饮 ① 吴氏[8]曾治患者女某,年逾六旬,家妇。起病为太阳伤寒。发热恶寒,身不痛且重,继之则头面四肢浮肿,按之凹陷,阵发性烦躁,精神尚佳,饮食如常,大便时干时溏,小便次多量少,六脉浮缓。舌薄黄而润。据脉证分析。此为溢饮挟郁热之综合病候。治法拟大青龙压汤解表清热,排泄水毒,使之外出。药为:麻黄 9 g,桂枝 6 g,杏仁 10 g,生姜 6 g,生石膏 30 g,炙草 6 g,大枣 10 枚。连服两剂而证减,但因饮为水毒,不易速除。故守方前后共服 8 剂,以达祛邪务尽之意。溢饮渐次退去。郁热宣散而收功。② 刘氏[9]治疗 1 例神经炎,辨为溢饮,用大青龙汤加味获愈。吕某,男,46 岁。四肢肿胀酸痛已 10 余日,仰手诊脉为之吃力。曾注射维生素无效。视其身体魁梧,面色鲜泽。舌红而苔腻,脉浮且大。按其手足有凹陷。自称身上经常出汗。惟手足不出。辨证:脉浮为表,大为阳郁,《金匮要略》云:"饮水流行,归于四肢,当汗出而不汗出,身体疼重,为之溢饮。"又说:"病溢饮者,当发其汗,大青龙汤主之"。此证四肢肿胀,脉又浮大,为溢饮无疑。遂用大青龙汤加薏苡仁、茯苓皮,服 2 剂而瘳。

5. 过敏性鼻炎 陈氏[10]用加味大青龙汤治疗 32 例过敏性鼻炎,病程最短 10

天,最长 18 年,均有阵发性鼻痒、喷嚏、流清涕、鼻塞(单侧或双侧)等典型症状和鼻黏膜苍白或灰白、水肿、表面湿润(尤以下鼻甲为甚)等体征,以及鼻腔分泌物涂片嗜酸性白细胞阳性。治疗方法:麻黄 9～12 g,石膏 18～24 g,桂枝、生姜、杏仁各9 g,紫草、石榴皮、乌梅各 12 g,五味子 10 g,大枣 4 枚,甘草 5 g。加减:病程长、体虚者加黄芪、百合;鼻塞不通加细辛、路路通;头痛加白芷、川芎。每日 1 剂,5 剂为1 个疗程,一般服 1～4 个疗程。结果:痊愈 19 例,显效 7 例。好转 5 例,无效 1例。用药最少 4 剂,最多 22 剂,平均用药 12 剂。

6. 控制哮喘发作　黄氏[11]用本方治疗风寒束肺,肺气不宣,热邪伏肺,上气喘息之发作期哮喘,共观察治疗 46 例喘息性支气管炎发作期患者 46 例,其中,男性29 例,女性 17 例,年龄最大 72 岁,最小者 26 岁。病程在 1 年以内者 3 例,1 年至 5年者 11 例,6 年至 10 年者 15 例,10 年以上者 17 例。结果显效 18 例,好转 23 例,无效 5 例,有效率为 89.1%。认为哮喘发作期的大青龙汤证是急证、重证,哮喘的缓解期不能用本方治疗。同时,大青龙汤是解表清里治疗实证的峻剂,不宜用于虚证、寒证、热证。

此外,本方还有报道[12]可以治疗慢性支气管炎合并肺部感染、痤疮、流行性脑脊髓膜炎、流行性乙型脑炎、病毒性心肌炎、胆囊炎、细菌性痢疾、腰大肌脓肿、急性胃肠炎、痛风性关节炎、丹毒、咽痛、消渴、小便频数或遗尿、小便不同、荨麻疹等证,均收到理想疗效。

本方应用虽广,但亦不能滥用,应始终坚持辨证用药法则,按"外束风寒,里有郁热"的病机和"不汗出而烦躁"的主症特征处方用药,则用之多验。

【现代研究】

药理作用　研究结果表明,大青龙汤具有解热、抑菌、提高巨噬细胞的吞噬功能。另外,有日本学者[13]报道,大青龙汤的温浸液对蟾蜍离体心脏的活动有抑制作用,但有可逆性;对大鼠和猫的胆汁排泄有抑制作用;对大鼠和猫的血压,在小量时血压轻度上升,大量时则血压下降。　　　　　　　　　　　　　　　(宋红普)

【参考文献】

[1]　刘浩江.1966.大青龙汤治疗外感高热的体会.中医杂志,(3):23

[2]　徐斌.1992.大青龙汤治疗小儿夏季外感高热 50 例.福建中医药,(4):23

[3]　朱远忠.1988.大青龙汤治疗暑热无汗 300 例.天津中医,(6):45

[4]　胡文宽.1992.大青龙汤加味治疗急性肾炎 43 例疗效观察.国医论坛,(1):16

[5]　吕志杰.1991.经方治验析义.北京中医学院学报,(4):26

[6]　王贵.1992.大青龙汤治愈 15 年无汗烦躁证.国医论坛,(2):44

[7]　李秉法.1988.一药而愈 15 年汗闭.中医杂志,(5):68

［8］　吴禹鼎.1994.经方临证录.西安：陕西科学技术出版社.17

［9］　刘渡舟等.1984.金匮要略诠解.天津：天津科学技术出版社.123

［10］　陈晓林.1991.加味大青龙汤治疗过敏性鼻炎.四川中医,(10)：46

［11］　黄禾生.1995.大青龙汤控制哮喘发作46例疗效观察.云南中医中药杂志,16(3)：29

［12］　刘庆芳.2006.大青龙汤药效研究与应用.河南大学学报(医学版),25(4)：70—72

［13］　李兰芳摘译.1996.小青龙汤和麻杏石甘汤镇咳作用的探讨.国外医学·中医中药分册,(1)：45

59. 小青龙汤

【经典概述】

小青龙汤出自《伤寒论》《金匮要略》,主治咳、喘、痰饮病,以及溢饮等病证。本方是一首表里双解的方剂,既能发汗解表,又能温肺化饮。小青龙汤证是风寒之邪外袭,肺有痰饮的病证,主要见于外感热病。

小青龙汤由麻黄、芍药、细辛、干姜、甘草、桂枝、五味子、半夏8味药物组成。方中麻黄、桂枝发汗解表。发越水气,宣肺平喘;细辛、干姜、五味子、半夏一辛一散,温化痰饮;芍药配桂枝,调和营卫;甘草调和诸药。是一首发汗解表,温肺化饮,发越水气的重要方剂。

小青龙汤适用于肺有痰饮的咳、喘兼有表邪,或痰饮病的溢饮等证,其临床表现为发热、恶寒、咳、喘、干呕;或溢饮表现为四肢浮肿,沉重疼痛,或咳逆,倚息不得卧,或吐涎沫等。《伤寒论》将本方用于治疗风寒外袭,肺有痰饮的咳喘,《金匮要略》用于治疗水气溢于肌肤的溢饮,妇人吐涎沫等。《医学六要》用于治疗脚气上气喘息。《伤寒论附翼》用于治疗久咳肺虚。

目前小青龙汤主要用于治疗呼吸系统的病证,如急慢性支气管炎、支气管哮喘、肺气肿、肺源性心脏病、支气管肺炎、大叶性肺炎、渗出性胸膜炎等。也有用于治疗肾炎表现为风水型水肿,以及失音、鼻炎等病证。

【临床应用】

1. 肺炎　① 詹氏[1]用小青龙汤加味治疗肺炎,有效率达80%,平均疗程14天,对以外寒内饮为主证的肺炎,疗效满意。② 孙氏[2]采用中西医结合治疗寒喘型小儿喘憋性肺炎 362 例,用小青龙汤配合西药治疗 151 例,单纯用西药治疗 211 例,两组疗效比较有显著差异,表明小青龙汤配合西药治疗本症疗效有明显优势。

2. 慢性支气管炎 ① 李氏[3]运用小青龙汤加味治疗慢性支气管炎急性发作 60 例,药物组成:麻黄、法半夏、白芍各 10 g,细辛、干姜各 5 g,桂枝、炙甘草、五味子各 7 g,地龙 15 g,僵蚕 10 g。结果显效 29 例,占 48.3%;好转 25 例,占 41.7%;无效 6 例,占 10.4%;总有效率 89.6%。② 陈氏[4]以小青龙汤为主治疗风寒束肺型慢性支气管炎 50 例,胸闷喘憋加白芥子、莱菔子,喘甚气逆、咳喘无力加炙黄芪、党参,血瘀征象明显者加桃仁、丹参、赤芍。结果临床控制 48 例,减轻 2 例,总有效率 98%($P < 0.01$)。疗程最长 20 天,最短 3 天,平均 10 天。

3. 支气管哮喘 ① 张氏[5]用小青龙汤治疗支气管哮喘急性发作 42 例,临床随机分为治疗组 25 例和对照组 17 例,治疗组予小青龙汤煎服日 2 次,对照组予固本咳喘片每日 3 次,每次 4 片,连服 2 周。结果治疗组总有效率 96.0%,对照组总有效率 82.4%,两组比较差异有显著性($P < 0.05$)。② 杨氏[6]观察小青龙汤对哮喘患者治疗前后外周血嗜酸性细胞及白介素-5 的变化以及小青龙汤对哮喘病的总体疗效,将 83 例支气管哮喘轻中度发作患者随机分两组,治疗组口服小青龙汤,对照组西医常规治疗。结果治疗组治疗后嗜酸性粒细胞及白介素-5 与治疗前比较,差异有显著性意义($P < 0.01$),治疗组治疗后嗜酸性粒细胞及白介素-5 水平与对照组治疗后比较,差异有显著性意义($P < 0.01$)。治疗组总有效率 90.48%,对照组总有效率 73.17%,两者相比有显著性差异($P < 0.05$)。

4. 过敏性鼻炎 ① 朱氏[7]以小青龙汤加减治疗过敏性鼻炎,共观察 56 例,随机分为治疗组 36 例和对照组 20 例。治疗组服用小青龙汤:麻黄、桂枝、半夏各 9 g,白芍、干姜、五味子、甘草各 6 g,细辛 3 g。前额头痛者加白芷 6 g,发热者加生石膏 20 g。每日 1 剂,水煎服。对照组口服息斯敏(阿司咪唑),10 mg/次,每日 1 次。同时用麻黄素、地塞米松滴鼻液滴鼻,每日 3 次。两组均 5 天为 1 个疗程,共治疗 3 个疗程,结果治疗组痊愈 12 例,好转 18 例,无效 6 例;对照组痊愈 2 例,好转 12 例,无效 6 例,两组治愈率比较有显著差异($P < 0.01$)。② 李氏[8]用小青龙汤加减配合西药治疗过敏性鼻炎并哮喘,将 80 例患者随机分为两组。治疗组 42 例在西医常规治疗基础上加用小青龙汤治疗,药物组成:麻黄、桂枝、五味子、苍耳子、辛夷花、川芎、蝉蜕、荆芥各 10 g,法半夏、白芍各 15 g,细辛、干姜、甘草各 6 g。随症加减,每日 1 剂,煎 2 次,早晚分服。对照组用西药常规治疗。2 组均以 14 天为 1 个疗程。结果两组综合疗效、总有效率比较,差异无显著性($P > 0.05$),但治疗组临床控制率明显高于对照组($P < 0.05$)。两组治疗前血清 IgE 及外周血嗜酸性粒细胞均明显高于正常,治疗后两组均有不同程度下降,但治疗组 IgE 较对照组下降明显,差异有显著性($P < 0.05$)。

5. **病态窦房结综合征** 姚氏[9]用小青龙汤加减治疗本症 24 例,药物组成:川桂枝 10～20 g,炙麻黄 5～12 g,北细辛 5～12 g,制半夏 10 g,生白芍 10～15 g,炙甘草 6～15 g。阳虚明显加制附片、补骨脂;气虚明显加炙黄芪、潞党参(或红参);气阴两虚加西洋参、麦冬,去干姜、半夏;痰湿痹阻加薤白、全瓜蒌、石菖蒲;夹有瘀血加赤芍、丹参、红花,并发早搏加苦参、当归;尿少浮肿加茯苓、白术。每日 1 剂,早晚 2 次温服,连用 4 周为 1 个疗程。服药期间停用一切影响心率的中西药物。结果显效 13 例,有效 9 例,无效 2 例,总有效率 91.7%。食道心房调搏变化,有 10 例做了治疗前后检查比较,结果显示 10 例患者窦房结恢复时间、校正窦房结恢复时间、窦房传导时间均较治疗前明显缩短($P<0.05$)。

6. **肠易激综合征** 魏氏[10]用小青龙汤加味治疗肠易激综合征 43 例,按就诊顺序随机分为治疗组 43 例和对照组 40 例,两组病例均排除炎症性肠病、胃肠道肿瘤、乳糖酶缺乏、吸收不良综合征。治疗组予小青龙汤加味:炙麻黄 8 g,桂枝、干姜、制半夏各 10 g,细辛 3 g,五味子、炙甘草各 15 g,炒白芍 30 g,肉桂、制附子各 3 g。每日 1 剂,早晚餐后 1 小时分服。对照组予思密达(蒙脱石散)3.0 g,口服,每日 3 次。疗程均为 4 周。结果治疗组痊愈 34 例,显效 8 例,无效 1 例,总有效率 97.6%。对照组痊愈 23 例,显效 10 例,无效 7 例,总有效率 82.5%。两组比较有显著差异($P<0.01$)。

【现代研究】

药理作用 王氏等[11]对小青龙汤平喘作用的实验研究发现,小青龙汤及其主要组成药物的水煎剂和乙醇提取液,对豚鼠离体气管均有不同程度的气管平滑肌松弛作用,并有抗组织胺、抗乙酰胆碱和抗氯化钡作用。这一复方组成,既有抗过敏作用和抗胆碱能神经作用,又有直接松弛气管平滑肌的作用。经拆方研究,在豚鼠离体气管平滑肌的松弛作用和对豚鼠药物性哮喘的保护作用方面,麻黄在小青龙汤中不占主要地位。实验证明,小青龙汤去麻黄、半夏后的乙醇提取液,显示了很强的抗组织胺、抗乙酰胆碱与抗氯化钡作用和对豚鼠药物性哮喘有明显保护作用。此外,在对支气管解痉作用方面,本方及主要组成的水煎剂均比同剂量的乙醇提取液效果差,说明方中的解痉成分水溶性较差而乙醇溶性较好。　　　　(宋红普)

【参考文献】

　[1]　詹锐文.1998.小青龙汤加减治疗肺炎 89 例.河北中医,20(2):114
　[2]　孙小玲.1995.中西医结合治疗小儿喘憋性肺炎 362 例.福建中医学院学报,5(4):1—2
　[3]　李晓静.2006.小青龙汤加味治疗慢性支气管炎急性发作 60 例.河北中医,28(2):145
　[4]　陈瑞英.1990.小青龙汤为主治疗风寒束肺型慢性支气管炎 50 例.江西中医学院学

报,11(3)：101

　　[5]　张爱玲.2004.小青龙汤治疗支气管哮喘急性发作临床观察.安徽中医学院学报,23(50)：11

　　[6]　杨桦,洪杰斐,袁汉饶.2004.小青龙汤对哮喘患者嗜酸性粒细胞及白介素-5的影响.辽宁中医杂志,31(6)：468

　　[7]　朱正民,耿以安,陈虹.2004.小青龙汤加减治疗过敏性鼻炎.湖北中医杂志,26(5)：38

　　[8]　李影捷,惠萍,范发才.2005.小青龙汤加减治疗过敏性鼻炎并哮喘42例疗效观察.河北医学,11(6)：560

　　[9]　姚祖培,陈建新.2002.小青龙汤治疗病态窦房结综合征24例.江苏中医,21(7)：14

　　[10]　魏玮.2003.小青龙汤加味治疗腹泻型肠易激综合征43例.山西中医,19(6)：13

　　[11]　王筠默,顾月芳,张海桂.1982.小青龙汤平喘作用的研究.中成药研究,(3)：22

60. 木防己汤

【经典概述】

　　木防己汤出自《金匮要略·痰饮咳嗽病脉证并治第十二》,主治膈间支饮,得之数十日,复经医者吐、下后仍不愈的虚实错杂者。症见：其人喘满,心下痞坚,面色黧黑,其脉沉紧,可见舌黯红苔黄,甚者有心悸、肢肿、小便短少。其基本病机为饮邪内停膈间日久,夹有郁热,虚实夹杂。正如尤怡在《金匮要略心典》中云："痞坚之处,定有伏阳,吐下之余,定无完气。"木防己汤中木防己清热通窍利湿,桂枝温通经脉,通阳化气散水,二者配伍辛开苦泄,行水散结,消心下痞坚。人参四两,大补元气。石膏辛寒散郁热。全方寒温并用,虚实兼顾。服木防己汤后心下痞坚变软为将愈,若心下痞坚不散,病情反复者,说明饮邪较盛,宜服木防己去石膏加茯苓芒硝汤,增加利水之功。方后云："服后微利则愈",是饮邪从大小便而去之象。

　　清代吴鞠通《温病条辨》中将《金匮要略》木防己汤加减,用治暑湿痹,实为湿热痹,称"加减木防己汤"。由木防己、桂枝、石膏、杏仁、滑石、白通草、薏苡仁组成。即木防己汤合三仁汤加减。木防己除利水外,还可祛风除湿,为治痹证常用药,又称海风藤。古人云："凡痰饮内停,湿邪外部,皮肤黑黄,膀胱热涩,悉宜防己。"三仁汤清三焦湿热,木防己、桂枝、薏苡仁通痹除湿,石膏辛散郁热。一方之中熔辛通、苦泄、清热、淡渗于一炉,治痹之法悉具。故吴鞠通称之为"治痹之祖方"。目前临床多用于治疗各类风湿及类风湿性关节炎。

【临床应用】

1. 慢性心力衰竭　临床多以木防己汤及木防己去石膏加茯苓芒硝汤加减治疗各种原因引起的慢性心功能不全。较多是由慢性支气管炎、支气管哮喘引起的肺源性心脏病，以及冠心病、风湿性心脏病、高血压性心脏病等引起的心功能不全[1]。① 张氏等[2]报道以木防己汤加味治疗 40 例慢性心力衰竭（心衰）。心衰原因：慢性肺心病 15 例，冠心病 11 例，高血压性心脏病 9 例，风湿性心脏病 3 例，扩张型心肌病 2 例。心衰史 1～18 年，平均 6.5 年。心衰Ⅰ度 14 例，心衰Ⅱ度 26 例。方药：防己 9 g，桂枝 15～60 g，红参（另煎冲）5～10 g，石膏（先煎）10～30 g，淡附片（先煎）10～15 g，黄芪、丹参各 30 g，平地木、葶苈子各 15 g，车前子（包）15 g，桃仁 10 g。加减：气阴两虚明显加麦冬、五味子、生地。心肾虚明显加山萸肉、仙灵脾、鹿角胶。下肢浮肿明显，加茯苓皮、泽泻。胁下痞块，唇舌紫绀明显加川芎、红花、赤芍。内有郁热或痰黄黏稠加黄芩、鱼腥草、桔梗。喘甚加蛤蚧粉、苏子。胸闷胀痛加瓜蒌、薤白。并设对照组 40 例。对照组常规使用洋地黄制剂或多巴酚丁胺强心，扩血管药酚妥拉明、心痛定、消心痛、巯甲丙脯酸，选择 1～2 种及利尿药。2 周后结果：治疗组显效 24 例，有效 14 例，无效 2 例，总有效率 95%。对照组显效 20 例，有效 12 例，无效 8 例，总有效率 80%。治疗组疗效优于对照组（P<0.05）② 赵氏[3]用木防己汤加减治疗慢性充血性心力衰竭，入选病例 90 例，按照随机对照的原则（2∶1）分为治疗组（60 例）和对照组（30 例）。对照组应用利尿剂、硝酸酯类，酌情使用 ACEI 及（或）洋地黄类制剂。治疗组在对照组基础上加用木防己汤加减，组方：汉防己 15 g，党参 15 g，生黄芪 30 g，桂枝 6 g，茯苓 30 g，葶苈子 15 g，益母草 15 g。结果：治疗组近期治愈率、显效率、有效率、总有效率分别为 41.67%、30.00%、16.67%、88.34%，对照组分别为 30.00%、20.00%、20.00%、70.00%，经非参数检验，P=0.003，治疗组优于对照组。木防己汤加减不仅能有效地改善患者的临床症状，而且可以有效提高左心室射血分数，疗效明显优于单纯应用西药者。

2. 慢性肺源性心脏病　① 李氏[4]等报道以木防己汤加减治疗慢性肺源性心脏病 40 例。基本处方：木防己、人参、桂枝、生石膏。痰多涌盛，咳喘甚者加葶苈子、白芥子、大枣；心下痞满甚者加枳实、佛手；面色黧黑，下肢浮肿，尿少者加泽泻、丹参；车前子，心阳虚汗出脉微加制附子；心动悸，脉结代者加炙甘草、煅龙牡。水煎煮每日 2 次，早晚各 1 服，4 周为 1 个疗程。结果统计表明：木防己汤加减对肺心心功能不全，Ⅱ度者显效 9 例，显效率为 42.8%。有效者 12 例，有效率为 57.2%，Ⅲ度者显效为 62.5%，Ⅳ度者显效无，有效 1 例，无效 2 例，说明木防己汤对早期肺心病疗效较佳。② 武氏等[5]治疗慢性肺源性心脏病患者，共 68 例，随机分组，均给予综合治疗，治疗组 35 例加用加味木防己汤，观察两组临床疗效，进行比较。结果：对照组总有效率为 69.7％,治疗组总有效率为 88.6％,两组比较有显著差异(P<0.05)。基本方：防己 12 g,桂枝 9 g,人参 12 g,白术 12 g,苏子 10 g,半夏 12 g,丹参 15 g,葶苈子 15 g,鱼腥草 15 g。喘甚加冬虫夏草、蛤蚧粉;咳嗽痰多加紫菀、款冬花;唇甲青紫、面色晦暗加川芎、桃仁、红花;胸部满痛加瓜蒌实。结论：联合应用加味木防己汤治疗慢性肺源性心脏病较常规治疗方法具有明显优势,值得推广。

3. 呼吸衰竭　胡氏等[6]用加减木防己汤和西药治疗肺源性心脏病(简称肺心病)急性加重期,肺心脑病及危重型出血热,左心衰肺水肿等各种原因引起呼吸衰竭 37 例。方药：木防己、茯苓各 30 g,人参(另煎服)、桂枝各 10 g,石膏(先煎)60 g,芒硝(化服)20 g。1 剂煎 2 次为 200 毫升,分 2～3 次于 12 小时内服完。高热加羚羊角粉,昏迷者加服紫雪或至宝丹,抽搐加全蝎,呕吐加竹茹,便秘加番泻叶,嗜睡加石菖蒲、郁金,腹水或肺水肿高血容量者加服桔梗,阳脱者加附片,阴脱者加生脉散,瘀血重症静滴丹参注射液 30～60 mL。同时结合抗感染,呼吸兴奋剂治疗。结果：肺源性心脏病急性加重期呼吸衰竭 26 例,显效者 14 例,出血热左心衰肺水肿 11 例,显效者 10 例,共计显效者 24 例,占 65％,好转者 9 例,占 24％,无效者 4 例,占 11％。总有效率为 89％。

4. 单纯性收缩压增高　朱氏[7]报道以木防己汤随证加减治疗单纯性收缩压增高患者 50 例。方药：木防己、茯苓各 12 g,石膏 30 g,桂枝、党参、瓜蒌、薤白各 10 g,红藤 15 g。颜面浮肿加白茅根 20 g;胸闷气短加仙鹤草、莪术各 10 g;心慌、心悸加生牡蛎 15 g,琥珀(冲)8 g;烦躁不安加龙胆草 6 g,栀子 10 g;睡眠差,易惊醒加酸枣仁 10 g。6 天为 1 个疗程,2 个疗程(每 6 天为 1 个疗程)为 1 个观察周期。结果：患者收缩压恢复正常最快者 1 周,最慢者 8 周。治愈 45 例,有效 3 例,无效 2 例,总有效率 96％。结论：木防己汤方对单纯性收缩压升高有明显治疗作用。

5. 糖尿病胸水　王氏[8]报道以加减木防己汤治疗糖尿病胸水 36 例。共 56 例患者,随机分为治疗组和对照组,其中治疗组 36 例,对照组 20 例。对照组采用常规胰岛素治疗,并根据合并症的不同加用抗痨药物或改善心肝肾药物,辅以胸穿抽液。治疗组只需抽液 1 次以定性,在常规药物治疗基础上加用加减木防己汤,药物组成：木防己 12 g,桂枝 10 g,人参 10 g,芒硝(冲)10 g,茯苓 30 g,黄芪 30 g,葶苈子 10 g。水煎服,每日 1 剂,30 天为 1 个疗程。结果：治疗组显效 26 例,有效 9 例,无效 1 例,有效率为 97.22％;对照组显效 10 例,有效 7 例,无效 3 例,有效率为 85.00％。

除此之外,还有用于治疗心源性肝硬化、胸腔积液、渗出性胸膜炎、肺癌、静脉炎、消渴等的报道。

【现代研究】

1. 改善心功能的作用机制　① 相关资料报道木防己汤、木防己去石膏加茯苓芒硝汤有强心、利尿、扩血管及抗凝、抗炎的作用,可显著降低充血性心力衰竭患者的 ANGⅡ(肾素—血管紧张素)、ALD、LVDd(左室舒张末期内径)、LVEF(左室射血分数)的水平,改善心功能,降低心率[9~11]。② 日本方面研究表明:木防己汤可增强心脏收缩,减慢心率,降低血压,与 β 受体阻滞药作用相似,因而认为其通过 β 受体调节心脏功能。可使血中 BNP(脑钠素)水平下降,增强 Ca 的电流作用。石膏、防己、人参提取物可增强心脏收缩力,防己提取物可增强去甲肾上腺素活性,防己、桂枝、人参可扩张外周血管、降低血压,木防己汤改善心功能即通过上述机制[12,13]。

2. 对心肌损伤的保护作用　观察发现木防己汤对猪心肌梗死灶面积的扩大有抑止作用[14]。日本京都大学的 Wang WZ 等[15,16]用病毒性心肌炎诱发的充血性心力衰竭小鼠模型探讨了木防己汤对心肌损害的预防效果。结果木防己汤组心重量占体重的比例明显低于对照组($P<0.01$),组织病理学重症程度也明显低于对照组($P<0.05$)存活率较对照组明显延长($P<0.05$)对脑心肌炎病毒感染小鼠巨噬细胞 NO 的产生有剂量依赖性的抑制作用。

3. 抗炎镇痛作用机制　木防己中含木防己碱有解热、镇静、镇痛、肌松、降压、抗心律失常、抗凝、抗炎作用。其抗炎作用的原理可能通过兴奋垂体释放 ACTH,及抑制前列腺素 E 的合成和释放有关。镇痛效果强,量效关系呈正比,且无耐药性。桂枝有解热、镇痛、抗炎、抗过敏、扩血管、增加心肌营养性血流量等作用。茯苓利尿,石膏则可减慢心率、解热。人参则具强心苷类作用。此外,木防己汤还有抗组胺、抗乙酰胆碱、抗钡的作用[17]。

(刘俊)

【参考文献】

[1]　牟重临.1997.木防己汤加味治疗心脏病的临床体会.中国医药学报,12(4):49—50

[2]　张国玲,王敬枪.1998.加减木防己汤治疗慢性心力衰竭40例.浙江中西医结合杂志,8(2):94—95

[3]　赵彦萍.2006.木防己汤加减对慢性充血性心衰患者心功能影响的临床观察.北京中医药大学学报(中医临床版),13(4):30—31

[4]　李和平,王魁亮.1996.木防己汤加减治疗慢性肺心病40例.中医药学报,(5):28

[5]　武洁,陈雁,蒋俊丽.2008.加味木防己汤治疗慢性肺源性心脏病68例疗效观察.四川中医,26(1):68

[6]　胡元奎等.1989.中西医结合治疗呼吸衰竭37例临床观察.陕西中医,10(11):485

[7]　朱西杰.2004.木防己汤加减治疗单纯性收缩压升高50例临床分析.四川中医,22(12):43—44

[8]　王平.2003.加减木防己汤治疗糖尿病胸水36例.河南中医,23(9):7

[9]　汪惠斯等.2005.加减木防己汤治疗充血性心力衰竭临床研究.湖南中医学院学报,25(1):30—31

[10]　傅亚龙.2000.加减木防己汤对慢性充血性心力衰竭患者肾素-血管紧张素的影响.中国中西医结合杂志,20(3):166

[11]　齐文升,傅亚龙,宋庆桥.2001.加减木防己汤合西药治疗充血性心力衰竭45例观察.中国中医急症,10(1):18

[12]　阎英杰摘译.2003.木防己汤治疗心力衰竭的临床疗效评价.国外医学·中医中药分册,19(5):159—163

[13]　马垂宪,马剑颖摘译.2004.木防己汤治疗心功能不全的经验.国外医学·中医中药分册,26(4):232—233

[14]　生沼利伦.1999.柴胡加龙骨牡蛎汤、当归芍药散和木防己汤对心机梗死面积扩大的抑制作用.日本东洋医学杂志,49(4):629—637

[15]　同心.1999.木防己汤对实验性心肌损害的预防效果.国外医学·中医中药分册,21(3):18

[16]　王宗伟摘译.1998.木防己汤对鼠心肌损伤模型的保护作用.国外医药·植物药分册,13(6):274

[17]　伊藤忠信,汪月琴节译.1980.石膏的药理研究.国外医学·中医中药分册,(3):29—30

61. 桂苓五味甘草汤(苓甘五味姜辛汤)

【经典概述】

桂苓五味甘草汤出自《金匮要略·痰饮咳嗽病脉证并治第十二》,用于治疗支饮体虚,服用小青龙汤后出现变证,本水饮在胸肺,兼心肾阳虚,服用小青龙汤后,汗出过多,肾阳失守,冲气上逆,症见多唾口燥,手足厥逆,气从小腹上冲胸咽,手足痹,面翕热如醉等症,阳虚饮停,冲气上逆。用桂枝、甘草辛甘化阳,平冲降逆,茯苓引逆气下行,五味子敛气归元,共奏敛气平冲,通阳蠲饮之功。《金匮玉函要略述义》言"此方比之苓桂术甘汤,有五味而少术,彼以胃为主,而此犹兼肺,故用五味以利肺气。比之苓桂甘枣汤,彼饮在下,而此饮在上也。"

【临床应用】

1. 低血压　收缩压低于90 mmHg,舒张压低于60 mmHg者均属低血压。临床可表现为头痛、头晕、目眩、心悸、气短、心前区重感、精神疲乏、酸懒无力、失眠、健忘、突然晕厥等症状,属中医学"虚劳"、"厥证"、"眩晕"、"头痛"、"不寐"等范畴。张氏等[1]以桂苓五味甘草汤加味治疗低血压。基本方:桂枝 30 g,茯苓 25 g,五味子 30 g,炙甘草 15 g。气虚者加黄芪、人参、白术,血虚者加熟地、龙眼肉、当归、黄精、鸡血藤、白芍、大枣,阴虚者加龟板、阿胶、天冬、人乳、牛乳、羊乳,阳虚者加鹿角霜、羊肉、紫河车、枸杞子、山茱萸、肉桂、附子等。总有效率 100%。其中痊愈者,最多服药 15 剂,好转者最少 3 剂量,平均服药 7 剂。

2. 哮喘　哮喘是由多种细胞特别是肥大细胞、嗜酸性粒细胞和 T 淋巴细胞参与的慢性气道炎症;在易感者中此种炎症可引起反复发作的喘息、气促、胸闷和咳嗽等症状,多在夜间或凌晨发生,常伴有广泛而多变的呼气流速受限,但可部分地自然缓解或经治疗缓解。赵氏治一患者,张某,女,23 岁,农民。哮喘 3 年,四季发作,发时不能平卧,咳喘不止。证属冲气上逆,肺失肃降。以桂苓五味甘草汤原方加苏子 12 g,炒莱菔子 15 g,炒杏仁 9 g,共服 20 剂,哮喘止[2]。

【现代研究】

药理作用　现代药理研究表明:茯苓的乙醇提取物有使心脏收缩加强的作用。五味子具有"适应原样"作用,能够调节血压中枢,使低者升、高者降,并增强肾上腺皮质功能。甘草具有肾上腺皮质激素样作用,可使患者体重增加,体力增强,食欲增进,血压增高,血清中钠、氯浓度升高,而钾可降至正常范围[1]。　　(姚佳音)

【参考文献】

[1]　张云,李秀云.1990.桂苓五味甘草汤治疗低血压 42 例.河北中医,12(2):9—10
[2]　赵建萍.2002.桂苓五味甘草汤临床新用.甘肃中医,15(6):12—13

62. 栝蒌瞿麦丸

【经典概述】

栝蒌瞿麦丸出自《金匮要略·消渴小便不利淋病脉证并治第十三》,主治下寒上燥的小便不利证,临床可见小便不利,口干而渴,腹中冷,下肢浮肿,舌质红苔黄,脉沉无力等症。本方证属阳虚不能化气,津液不布,阳虚于下,燥盛于上。"下寒"

者,乃肾阳虚;"上燥"者,上焦燥热。《素问·灵兰秘典论》曰:"膀胱者,州都之官,津液藏焉,气化则能出矣。"肾气不足,不能蒸化津液,膀胱气化失职,故小便不利;阴不上承,则上焦反生燥热,故其人口渴,饮水不止。《金匮要略心典》曰:"上浮之焰,非滋不熄;下积之阴,非暖不消"。治以润燥生津,温阳利水。方中瓜蒌、薯蓣(山药)生津润燥,以治其渴;瞿麦、茯苓渗湿行水,以利小便;炮附子一味,温阳化气,使津液上蒸,水气下行。本方的配伍特点为寒凉温燥,淡渗补益相互并用,诸药相合,攻补兼施,阴阳同调,寒热并投,各达病所。《医宗金鉴》称:本方为"肾气丸之变制"。

【临床应用】

1. 泌尿系疾病

(1) 肾炎:李氏[1]用本方治疗肾炎,收到比较满意的疗效。安某,男,37 岁,1997 年 8 月 29 日诊。1996 年患肾炎,迁延不愈。近日发热咽痛,咽喉红肿,经用西药治疗,热退十余日后,出现浮肿,尿量明显减少,头晕乏力,腰痛,唇干口渴,纳减脘胀,苔白,脉沉细。尿检:蛋白尿(+),白细胞 0~3 个/HP,红细胞 3~4 个/HP。遂予天花粉、瞿麦各 12 g,茯苓 20 g,怀山药 30 g,炮附片 6 g。服 6 剂后,浮肿消退,尿检:蛋白(+),原方加补骨脂 10 g。连进 10 剂,诸症消失,尿量正常,随访未见复发。

(2) 肾盂肾炎:① 李氏[1]用本方治疗肾盂肾炎,疗效满意。王某,女,29 岁,1994 年 11 月 12 日诊。有肾盂肾炎病史,每年均发,近 3~4 日来尿短、尿频,排尿时尿道灼痛,口渴喜热饮,神倦乏力,怕冷,纳谷不香,大便溏薄,白带多而无臭,舌淡红有齿痕,苔白。尿检:白细胞(+),上皮细胞 3~7 个/HP。遂予天花粉、瞿麦、黄柏各 10 g,山药 30 g,茯苓 15 g,炮附片 6 g,巴戟肉 20 g。服 5 剂后,症状消失,原方再进 7 剂后告愈。后用金匮肾气丸巩固,至今未发。② 窦氏[2]用本方化裁治疗肾盂肾炎。张某,女,57 岁,1997 年 5 月 12 日诊。慢性肾盂肾炎病史 3 年,每年均发 2~3 次。近 4 天来,尿短、尿频,排尿时尿道热痛,小腹拘急,口渴欲饮,腰酸痛,舌质红,苔薄黄微腻,脉濡。尿检:蛋白尿(±),白细胞(++),红细胞少许。予栝蒌瞿麦丸加减:瞿麦 20 g,天花粉 20 g,猪苓 12 g,白茅根 20 g,黄柏 12 g,山药 15 g,制附片 5 g。每日 1 剂,水煎服。服 5 剂后,症状明显减轻,又守方继进 7 剂,病告痊愈。

(3) 尿道综合征:尿道综合征是指下尿路刺激症状,而无膀胱尿道器质性病变的一组症候群,临床以反复发作的尿频、尿急、尿痛、有烧灼感为主症,多次尿检可正常。① 张氏[3]报道运用经方"栝蒌瞿麦丸"加减治疗尿道综合征 52 例,收效较好。全部经抗生素治疗,病情反复不愈。诊断标准:有尿道刺激症状,如尿频、尿急、排尿不畅、小腹坠胀等。多次尿常规、清洁中段尿培养无明显异常,经 B 超检查排除结石、肿瘤等膀胱、尿道器质性病变。以栝蒌瞿麦丸为主加减：天花粉 20 g，瞿麦 20 g，山药 10 g，茯苓 30 g，附片 5 g。加减法：湿热偏重者，酌加滑石、车前子、石韦；兼气虚者，加黄芪、党参；肾阳虚明显者，花粉酌减，加益智仁、巴戟天；肾阴虚偏重者，加旱莲草、女贞子、知母、黄柏，附子减至 2 g；兼肝郁气滞者，可加香附、沉香。煎服法：每日 1 剂，水煎服，早中晚各 3 次分服。1 个月为 1 个疗程。治疗结果，全部 52 例患者，经 1 个疗程治疗，痊愈 36 例（69.23％），有效 14 例（26.92％），无效 2 例（3.85％）。总有效率为 96.15％。② 吕氏[4]用栝蒌瞿麦丸加味治疗女性尿道综合征，取得较好疗效。孙某，女，40 岁，干部。尿频，尿急，偶有尿灼痛，腰酸困，以上症状经前加重。舌淡红，苔白，脉沉，诊为女性尿道综合征。以加味栝蒌瞿麦丸治之，瓜蒌根 15 g，熟附子 6 g，茯苓 30 g，山药 20 g，瞿麦 10 g，知母 30 g，生甘草 10 g，共服药 20 剂，尿频、尿急等症状完全消失，遂改口服知柏地黄丸巩固疗效，半年后随访未见复发。

（4）癃闭：龙氏[5]报道运用栝蒌瞿麦丸治疗妊娠癃闭收效满意。王某，女，24 岁。1993 年 5 月 30 日来诊。该患者素体虚弱，已妊娠 4 个月，于 3 天前突发癃闭，小便不畅，或点滴不行，无疼痛感。诊见面色苍白，神疲倦怠，小腹坠胀甚，冷痛，小便难解，腰膝酸软，口干渴，但不敢饮水，舌质红，苔少乏津，脉沉弦乏力，尺脉迟而无力。以栝蒌瞿麦丸主治，药用瓜蒌根 30 g，瞿麦 25 g，山药、茯苓各 15 g，制附子、甘草各 10 g，服药 1 剂，小便排出如注，其尿液初混浊后清澈。续服上方 3 剂，排尿通畅，干渴已止，其病告愈。

（5）肾结石：窦氏[2]本方化裁治疗肾结石。李某，男，62 岁，1997 年 8 月 4 日诊。右侧腰部阵发性剧痛 1 天，并放射至右下腹，伴恶心，小便短少，唇干口渴，舌质淡红，苔白腻，脉细滑。尿检：蛋白（＋），红细胞（＋＋），白细胞（＋）。B 超提示：右肾中段结石，约 0.3 cm×0.6 cm 大小，合并积液。方用栝蒌瞿麦丸化裁：瞿麦 20 g，天花粉 15 g，云苓 20 g，山药 10 g，制附片 10 g，牛膝 15 g，琥珀 10 g，金钱草 30 g，鸡内金 15 g，木香 10 g。每日 1 剂，水煎服。10 剂药后，腰痛大减，小便清畅，上方加黄芪 30 g，继服 20 剂，诸症消失，B 超复查右肾结石并积液消失。嘱继服排石冲剂合金匮肾气丸 2 个月余，至今未见复发。

2. 内分泌疾病

（1）精神性消渴：李氏[6]用栝蒌瞿麦丸治疗一消渴证，收效较好。陈某，女，36 岁。1994 年 12 月 20 日初诊。来诊前曾在医院诊断为"精神性烦渴"，服谷维素、维生素 B 等少效。来诊时口渴多饮，小溲量多清长，1 昼夜要喝 4 热水瓶开水，腰膝酸冷，胃纳欠佳，舌质淡红，苔薄黄少津，脉沉细。四诊合参诊为"消渴"，方用栝蒌瞿麦丸改汤剂治疗。方药：瓜蒌根 30 g，瞿麦 15 g，淮山药 20 g，制附子（另包先煎半小时）10 g，茯苓 20 g。5 剂后口渴大减，饮水量和小溲量减半。胃纳亦可。继服 5 剂，口渴、多尿基本消失，饮食正常。原方剂略减，继服 5 剂，患者无口渴多饮多尿,无腰膝酸冷,消渴治愈,随访 1 年未发。

(2)糖尿病及糖尿病并发症:① 刘氏[7]用本方加味治疗糖尿病阴阳两虚型 27 例。均具有口渴喜热饮,小便频数,清长,量多全身畏寒等表现。基本方药:瓜蒌根 30 g,瞿麦 20 g,山药 45 g,茯苓 30 g,附片(先熬去麻味)45 g。水煎服,每日 3 次,每日或隔日 1 剂,30 剂为 1 个疗程。加减:伴皮肤瘙痒加蛇床子 20 g,伴乏力气短加红参 15 g,黄芪 30 g;伴知觉障碍麻木等加全蝎(研细兑服)6 g,伴高血压加天麻、牛膝各 15 g。经治疗 1~2 个疗程后,治愈 11 例,显效 14 例,有效 2 例,总有效率 100%。② 孙氏等[8]用栝蒌瞿麦丸配合西药治疗 78 例糖尿病肾病患者。病程在 5~32 年不等。78 例患者中均有不同程度的蛋白尿,有浮肿者 57 例,高血压 62 例,视网膜病变者 61 例,表现肾病综合征者 7 例,肾功能异常者 47 例,其中肾功能不全期 17 例,氮质血症期 16 例,尿毒症期 14 例。以栝蒌瞿麦丸为主方,药用瓜蒌根、茯苓、淮山药、熟附子、瞿麦。肿甚加肉桂、巴戟天、车前子、牛膝;蛋白尿加黄芪、仙灵脾、菟丝子、益智仁;久病有瘀加丹参、蒲黄;氮质血症加大黄通腑导浊。西药治疗除认真控制血糖外,高血压者限钠盐,通常以髓祥利尿剂,此为血管扩张剂。对肾病综合征患者,在严密观察下用泼尼松(15 mg/d)及硫唑嘌呤(50~100 mg/d),或环磷酰胺(50~100 mg/d),78 例经中西医结合治疗后,65 例恢复正常,水肿、蛋白尿消失。肾功能异常 47 例中,42 例恢复正常。③ 王氏[9]等运用时将丸剂改为汤剂,治疗糖尿病合并肾病型水肿效佳。卢某,女,45 岁。1995 年 5 月 4 日来诊。患糖尿病 7 年余,全身浮肿,大量蛋白尿,反复发作 3 年有余,西医诊断为糖尿病合并肾性水肿。诊时全身浮肿,皮肤有裂纹,腹部胀满,两膝至踝部浮肿明亮,按之没指,凹陷,不易起,腰部酸重,手足不温,口苦渴,不欲饮,尿频短,清白,面色晦暗,舌淡苔白滑,脉沉弱。尿检:蛋白(+++),红细胞(+),白细胞 1~3 个/HP,上皮细胞(+),尿糖(++),颗粒管型 0~5 个/HP,酮体(+),空腹血糖 8.2 mmol/L。方药:茯苓 30 g,天花粉 20 g,瞿麦 20 g,附子(先煎)20 g,山药 15 g,泽兰 15 g,泽泻 15 g,桂枝 30 g,益母草 50 g,黄芪 30 g,车前子 15 g,大腹皮 15 g,白茅根 50 g,水煎服,每日 2 次。上方服 9 剂后,全身浮肿悉退,腹部胀满消失,腰酸重好转,口渴显减。④ 罗氏[10]在临床中采用瓜蒌瞿麦丸合氯沙坦治疗糖尿病肾病,取得了较好的疗效。用氯沙坦治疗基础上,用瓜蒌瞿麦丸加五爪龙治疗,方用天花粉、瞿麦各 15 g,茯苓 12 g,山药 20 g,五爪龙 30 g,附子 5 g。每天 1 剂,水煎,分早晚 2 次服。2 组均治疗 2 个月,通过观察尿微量白蛋白变化情况,发现此方法有明显的疗效。

(3)手汗证:郑氏[11]以本方配当归四逆汤治疗手汗。李某,女,23 岁,2002 年 5 月出诊。手汗 5 年伴口渴引饮,每次饮水超过 2 000 mL,仍觉口干口渴,小便量少,手汗甚多,四季皆如此,恶寒,两手发凉,饮食可,舌暗、苔白,脉紧。此乃阳气不足,不能化气利水。肾阳不足,不能蒸腾真阴上润故口渴引饮,气化无权则小便甚少,阳虚则四肢失于温煦则手冷,卫阳虚则失于固摄则水液自手排,故手汗淋漓。方用栝蒌瞿麦丸合当归四逆汤加减,用炮附子、通草、炙甘草各 6 g,黄芪、瞿麦各 12 g,茯苓 15 g,知母、当归各 10 g,桂枝 8 g,赤芍、白芍各 5 g,细辛 3 g,浮小麦 30 g。7 剂,每天 1 剂,水煎服。药后渴减尿增,手汗明显减少,守方又进 7 剂,病愈。

3. 前列腺疾病

(1)慢性前列腺炎:张氏等[12]以栝蒌瞿麦丸改汤剂加减治疗慢性前列腺炎 66 例,效果满意。临床表现为不同程度的下腹部痛,会阴区、阴囊内下坠感或疼痛,尿频、尿急、尿末滴白,焦虑,性功能降低。前列腺液镜检(EPS),有不同程度的卵磷脂小体减少或白细胞增多。治疗前均停用其他中西药物,药用瓜蒌根、瞿麦、山药、浙贝母各 12 g,茯苓 15 g,炮附子 10 g。小便黄赤加木通 12 g,车前子 18 g,蒲公英 15 g;小便清长,性功能低下者加仙灵脾 12 g;少腹胀痛加乌药 15 g,川楝子 12 g;伴前列腺肥大者加炮山甲、莪术各 10 g,王不留行 12 g。水煎服,10 日为 1 个疗程,治疗 2 个疗程观察疗效。治愈 10 例,显效 36 例,有效 17 例,无效 3 例,治愈率 15.2%,总有效率 95.5%。

(2)前列腺增生合并阳痿:窦氏[2]本方化裁治疗前列腺增生合并阳痿。王某,男,60 岁,1998 年 11 月 25 日就诊。近 2 年来尿频、尿线细,排尿不畅或余沥不尽,小腹及会阴部时感胀痛,夜尿 5~8 次不等,大便不成形,日 2 次左右,口渴喜热饮,腰膝酸痛,疲乏无力,阳事不举,舌淡暗,苔薄白根略黄腻,脉沉细弱。肛门指检:前列腺Ⅱ度肥大,表面光滑,无结节及压痛。B 超提示:前列腺增生。方用瓜蒌根 15 g,瞿麦 15 g,山药 20 g,茯苓 20 g,制附片 10 g,怀牛膝、川牛膝各 15 g,益智仁 12 g,炮山甲 6 g,乌药 10 g。每日 1 剂,水煎服。10 天后,诸症减轻,夜尿减至 4 次,原方稍作调整,又服月余,小便通畅,阳痿明显好转,B 超复查前列腺缩小。后服鳖甲煎丸合金匮肾气丸巩固,随访 1 年未见复发。

4. 某些疾病中兼口渴

(1)胁痛兼渴案:王氏[13]以栝蒌瞿麦丸作汤剂治胁痛兼口渴。宿某,女,56 岁,已婚,农民,1986 年 6 月 13 日初诊。主诉右胁下疼痛 3 个月,伴口苦多饮 10 余天。曾做 B 超示:"胆囊炎",在家用"利胆片"、"庆大霉素"等治疗,胁痛减轻,但口苦,咽干加重。近 10 余天来,口渴,喝水甚多,每晚约喝 3 暖瓶水后仍不解渴,查尿糖(-)。诊见舌黯红苔薄黄,脉沉弦。以瓜蒌根 15 g,瞿麦 12 g,茯苓 15 g,山药 15 g,熟附子 6 g,水煎服。2 剂后,自觉胁痛减,口苦咽干亦差,继服 2 剂,苦渴已解。

(2)咳喘兼渴案:王氏[13]以栝蒌瞿麦丸治咳喘兼渴。寇某,女,38 岁,已婚,农民,1988 年 10 月 26 日初诊。近 2 个月来,出现胸闷憋气咳喘,动则加重,伴有眩晕,纳呆,心悸,乏力,畏寒肢冷,四肢沉重,口干烦渴,饮水甚多,饮后仍不解渴,余诊其脉沉迟而微,视其面色黧黑,舌苔白滑而润,问之原有慢性肾炎病史,但近期查尿尚正常。给予栝蒌瞿麦丸(汤)治之,2剂后咳喘减轻,全身轻松,烦渴差,喝水较前减半。效不更方,上方加升麻10 g,桔梗10 g继服4剂后,咳喘基本平稳,口渴消失。为巩固疗效,原方继服5剂,患者基本康复。

5. 肝硬化腹水 肝硬化是一种以肝组织弥漫性纤维化、假小叶和再生结节形成为特征的慢性肝病。临床上有多系统受累,以肝功能损害和门静脉高压为主要表现,腹水是肝硬化最突出的临床表现。郭氏[14]等人用栝蒌瞿麦丸(改汤)结合西药治疗肝硬化腹水30例。对于腹水的治疗原则采取限制钠、水的摄入,利尿剂的运用,白蛋白血浆的应用,以及中药栝蒌瞿麦丸(改汤)治疗。方药:瓜蒌根12 g,茯苓18 g,山药18 g,附子6 g,瞿麦6 g,升麻3 g,苍术10 g,泽泻30 g,小茴香3 g,怀牛膝18 g,水煎呷服,代茶饮,每日1剂。经综合治疗1个月后,近期治愈16例,显效5例,有效7例,无效2例,有效率93.33%。

【现代研究】

1. 栝蒌瞿麦丸各组成药物的药理作用研究

(1)附子:现代药理研究证明附子化学成分含乌头碱、新乌头碱、次乌头碱及非生物碱成分等[15]。研究发现各炮附子均有强心抗毒作用,但同生附子相比,炮附子具有较缓的强心、抗心肌缺血作用和耐缺氧能力,这就可能与炮附子的温阳功能有关,炮附子的抗炎镇痛作用增强,炮附子促进胸腺发育生长,增强免疫功能[16]。有报道附子能促进小鼠IgM抗体生成[17]。熟附片煎剂能显著降低大鼠肾上腺内抗坏血酸的含量,增加尿中172酮、类固醇的排泄,减少末梢血液中嗜酸性粒细胞数,对某些肾上腺皮质功能不全的患者具有肾上腺皮质激素样作用[18]。

(2)瓜蒌根:其化学成分主要含蛋白质、淀粉、植物凝血素、糖、皂苷等,具有终止妊娠、抗肿瘤、抗炎、抗病毒等药理作用。天花粉蛋白对免疫系统具有增强和抑制两方面作用,肌肉注射可刺激机体产生程度不等的IgE和IgG。天花粉多糖有明显的免疫增强作用,还有显著的抗肿瘤和细胞毒活性[19]。

(3)瞿麦:瞿麦煎剂有显著的利尿作用,对铜绿假单胞菌、大肠杆菌、伤寒杆菌、福氏痢疾杆菌有抑制作用,并能促进胃肠蠕动,抑制心脏,降血压,影响肾容积;增加氯化物排出,在体外能直接杀灭血吸虫,报道有用本品治疗癌肿者[20]。瞿麦水煎剂对妊娠小鼠有较显著的致流产、致死胎的作用,且随剂量增加作用增强[21]。李氏等[22]通过实验研究,表明瞿麦在利水药中有很强的体外抗泌尿生殖道沙眼衣原体作用,通过抗衣原体的活性,以治疗非淋菌性尿道炎。

(4)茯苓:据研究茯苓醇提物给家兔腹腔注射有明显的利尿作用,醇浸剂给正常大鼠灌胃也有利尿作用。茯苓素是利尿消肿的主要成分。茯苓素能激活细胞膜Na^+、K^+、ATP酶,而ATP酶与利尿有关。研究证明茯苓素是新的醛固酮受体拮抗剂。此外茯苓多糖有增强免疫系统功能的作用。茯苓煎剂对金黄色葡萄球菌、结核杆菌、变形杆菌、大肠杆菌均有抑制作用[23~25]。

（5）山药：怀山药有明显持久的利尿作用，且能促进电解质特别是 Na^+ 的排出，有降血糖、提高机体应激能力、促进肠蠕动、保护肝脏等作用[26]。

2. 栝蒌瞿麦丸的药理作用研究　① 据罗氏[10]研究报道，与对照组（氯沙坦治疗）相比，治疗组用栝蒌瞿麦丸联合氯沙坦治疗糖尿病肾病，不但能更好地调节患者脂质代谢的紊乱，降低糖尿病肾病患者早期尿微量白蛋白的排出量，还能防止肾小球进一步硬化，保护肾功能，并增强患者抵抗力。② 于氏等[27]研究证明尿感康胶囊（加味栝蒌瞿麦丸）能使泌尿系感染患者的 IgG、IgA、IgM、C3 的含量提高，说明本方有可能通过提高血清中免疫物质水平而具有健脾、助肾、化气功能和补虚益肾的作用，并调节机体的免疫功能，增强抵抗力。另外，本方可通过增加尿道黏膜分泌 SIgA 来增强白细胞调理、趋化、杀菌的作用。　　　　　　　　　　（姚佳音）

【参考文献】

　［1］　李振生.1999.瓜蒌瞿麦丸应用举隅.河南中医,(5)：5—6

　［2］　窦广春.2000.栝蒌瞿麦丸治老年泌尿系疾病验案 3 则.国医论坛,(5)：12

　［3］　张淑文.2003.瓜蒌瞿麦丸治疗尿道综合征 52 例.中国医药学报,(2) 126—127

　［4］　吕建国,温鸿雁.1997.栝蒌瞿麦丸加味治疗女性尿道综合征.北京中医药大学学报,(5)：66

　［5］　龙玉泉,栾国洲.1995.经方治验两则.陕西中医,(16)：559—560

　［6］　李坤.1996.栝蒌瞿麦丸治愈消渴案.四川中医,(11)：39

　［7］　刘登祥.1999.栝蒌瞿麦丸加味治疗糖尿病 27 例.四川中医,(1)：24

　［8］　孙光等.1995.中西医结合治疗糖尿病肾病 78 例.福建中医学院学报,(3)：6—7

　［9］　王艳桐等.2001.栝蒌瞿麦丸加味治疗糖尿病合并肾病型高度浮肿 2 例.吉林中医药,(6)：58

　［10］　罗试计.2007.瓜蒌瞿麦丸合氯沙坦对糖尿病肾病早期尿微量白蛋白影响的研究.新中医,39(4)：83—84

　［11］　郑虎占.2005.经方治言三则.新中医,(4)：80

　［12］　刘杰,张仁义.2005.瓜蒌瞿麦汤治疗慢性前列腺炎 66 例.实用中医药杂志,(8)：468

　［13］　王善海,张梅.1998.经方验案举隅.福建中医药,(6)：29—30

　［14］　郭险峰等.2006.中西医结合治疗肝硬化腹水 30 例.光明中医,(12)：84—85

　［15］　阴健,郭力弓.1994.中药现代研究与临床应用.北京：学苑出版社：382—383

　［16］　杨明.2000.附子生用与炮用的药理作用比较.中国中药杂志,(12)：717—720

　［17］　东奈津美.2001.麻黄附子细辛汤组成生药对小鼠初级免疫应答的作用.和汉医药学杂志,18(2)：89—94

　［18］　马宗超.2004.谈附子的药理及临床应用.时珍国医国药,(11)：790

［19］ 王本祥.1993.现代中药药理学.天津：天津科学技术出版社.289

［20］ 杨百茀,李培生主编.1996.实用经方集成.北京：人民卫生出版社.442

［21］ 李兴广.2000.瞿麦水煎液对小鼠妊娠影响的实验研究.北京中医药大学学报,(6)：40—42

［22］ 李建军等.2000.瞿麦等12味利水中药体外抗泌尿生殖道沙眼衣原体活性检测.中国中药杂志,(10)：628—630

［23］ 佐野幸惠.1981.利尿剂的作用原理.国外医学•中医中药分册,(3)：45

［24］ 邓刚民等.1992.茯苓素：一种潜在的醛固酮拮抗剂.中国抗生素杂志,17(1)：34

［25］ 李洛恩.1997.茯苓的药理及临床新用.基层中药杂志,(3)：55

［26］ 杨百茀,李培生.1996.实用经方集成.北京：人民卫生出版社.442

［27］ 于俊生等.2003.尿感康治疗慢性泌尿系感染的免疫学研究.中国中西医结合肾病杂志,(4)：40

63. 猪苓汤

【经典概述】

猪苓汤出自《金匮要略•消渴小便利淋病脉证并治第十三》,原文为"脉浮发热,渴欲饮水,小便不利,猪苓汤主之。"此为水热互结,热伤阴分之证治。伤寒外邪传入阳明或少阴而为热,热结膀胱,肾之气化失调,阴虚水热互结,则小便不利;水热相搏,水气不化,津不上承,热邪伤阴,故口渴欲饮;水气不从小便出,反渗于大肠,则下利,水热互结上犯于肺,则见咳逆,逆于胃则呕,阴虚邪热上扰,则心烦不寐,余热未清,脉浮发热,脉细数亦为阴虚有热之象。方中猪苓、茯苓、泽泻淡渗利水,茯苓兼以安神定志,交通心肾,泽泻行水于上,使水之阴津上滋,故在利水之中兼补阴分之不足,滑石清热利水通淋,导热下行,实有调和阴阳升降之功,阿胶为血肉有情之品,味厚而甘,以滋真阴之虚。共奏清热育阴利水之效。《医宗金鉴》引赵羽皇曰:仲景制猪苓一汤,以行阳明、少阴二经水热。然其旨全在益阴,不专利水。盖伤寒表虚,最忌亡阳,而里虚又患亡阴。亡阴者,亡肾中之阴与胃家之津液也,故阴虚之人,不但大便不可轻动,小水亦忌下通。倘阴虚过于渗利,则津液及致耗竭。方中阿胶质膏,养阴而润燥;滑石性滑去热而利水;佐以二苓之渗泻,既疏浊热而不留其壅瘀,亦润真阴而不苦其枯燥,是利水而不伤阴之善剂也。本方为水热互结,内热伤阴,热与水相搏结,致水气不化小便不利之证治。

【临床应用】

曾对古今中外有关猪苓汤证治疗有效医案进行过统计分析,结果如下:陈氏[1]通过统计认为排在前 6 位的症状依次为:小便不利,腰酸痛,口渴,心烦失眠,尿血,神疲乏力;张氏[3]认为出现次数最多的前 5 个症状分别是:小便不利,心烦失眠,腰酸痛,口渴,尿血等;而谷氏[2]认为排在前 5 位的症状依次是:小便短少,口渴,血尿,腰痛,发热等。三者的统计结果大同小异,与伤寒论原文比较,小便不利、口渴、心烦失眠、发热皆与之相同。

1. 腹水　① 杭氏等[4]以加减猪苓汤(猪苓、茯苓、泽泻、鳖甲、醋柴胡、茵陈、大腹皮等)治疗肝硬化腹水 31 例,治法为养阴利水清热,活血软坚散结为治疗原则,加减猪苓汤为主方,猪苓、泽泻、阿胶、槟榔、黄芩各 10 g,生白术、丹参、板蓝根各 30 g,鳖甲、茯苓各 20 g,茵陈、赤芍、大腹皮各 15 g,每日 1 剂,水煎分 2 次服,15 天为 1 个疗程,一般需 2 个疗程。显示总有效率为 89%。② 洪氏等[5]以猪苓汤治疗 60 例肝硬化腹水患者,分为治疗组 30 例,对照组 30 例,基本方为猪苓 30 g,云苓 30 g,泽泻 30 g,车前子 30 g,大腹皮 30 g,路路通 15 g,牛膝 15 g,仙鹤草 30 g,马鞭草 30 g。治疗组显效 9 例,有效 16 例,无效 5 例,总有效率 83.3%,对照组显效 6 例,有效 14 例,无效 10 例,总有效率 66.7%。③ 张氏等[6]用猪苓汤加味治疗癌性腹水收到较好疗效。共纳入 80 例,为恶性肿瘤晚期均经组织病理学检验证实为恶性肿瘤,经 B 超证实有中或大量腹水且行腹腔穿刺送检证实为癌性腹水。观察组有效率 87.5%;对照组有效率 67.5%。现代药理研究表明,猪苓汤除有利尿消肿作用外还有抑癌和对抗抗癌药物毒副反应的作用。

2. 排尿异常　① 王氏[7]运用猪苓汤为主加味治疗尿血证 68 例,以猪苓汤为基本方,膀胱湿热者加白茅根、大黄;心火盛者加木通、生地、山栀;虚火所致者加黄柏、旱莲草,脾虚者加党参、白术;房劳者加狗脊、益智仁、黄柏;气滞血瘀者加川楝子、白芍、琥珀粉、益母草。每日 1 剂,水煎分 2 次服。治愈 46 例,好转 14 例,无效 8 例,总有效率为 88.2%。② 吴氏[8]以猪苓汤加味治疗老年性癃闭 60 例,药用猪苓、茯苓、泽泻、阿胶(烊化)、滑石(布包)各 10 g,桂枝 5 g。治疗结果痊愈 56 例,好转 3 例,无效 1 例。③ 潘氏[9]应用猪苓汤加味配合左氧氟沙星治疗老年复发性泌尿系感染 60 例。治疗组采用猪苓汤加味:猪苓 20 g,茯苓 15 g,泽泻 15 g,滑石 20 g,阿胶(另包烊化)15 g,车前子 20 g,白茅根 30 g,白芍 20 g,生甘草 6 g。对照组仅用左氧氟沙星片每次 0.2 g,口服给药,每天 2 次,1 周为 1 个疗程。治疗组有效率 93.3%,对照组有效率 74%。猪苓汤加味具有抑菌杀菌、利尿和提高机体免疫力的作用,故对老年复发性泌尿系感染有很好的治疗效果。④ 也有学者提出[10]用本方合四物汤治疗急性膀胱炎,同时合用抗生素,有如下优点:a. 不管体质如何,可使炎症伴有尿路不畅的症状减少、消失。b. 改善灭菌后仍存在的症状。

c. 对尿常规及细菌检查未分离出细菌,有下尿路症状者,与抗生素减量并用,可改善临床症状。⑤ 铃氏[11]单纯使用猪苓汤治疗尿路结石 23 例,有效率 39.1%,无副反应,其中 78.3%无须特别止痛。又对直径 10 mm 以下的输尿管结石用猪苓汤治疗(7.5 g/d)。结果上输尿管结石 4 周排石率为 40%,下输尿管结石的 4 周排石率为 59.9%,总排石率 50%,多数表现为无症状的自然排石。

3. 膀胱癌 丁氏[12]使用 ET－SPACE™－I 对 42 例中晚期膀胱癌患者进行了全身热疗结合猪苓汤加味治疗。42 例中显效 16 例(37.3%),无变化 17 例(39.7%),进展 9 例(21.4%),总有效率 78.6%。有实验报道,猪苓汤对移植艾氏实体癌小鼠有明显的抑制或延缓肿瘤发育作用。其抗癌效果并非直接作用于癌细胞,而是提高了机体的防疫能力。可能与促进机体提高产生"肿瘤坏死因子"的能力有关。本研究观察到的疗效是中药与热作用及其继发效应协同作用的结果,值得进一步探讨。

4. 糖尿病 李氏[13]采用猪苓汤合膈下逐瘀汤加减治疗糖尿病性肾病(DN),基本方为猪苓 15 g,茯苓 20 g,泽泻 15 g,阿胶 15 g,滑石 15 g,当归 10 g,川芎 10 g,赤芍 15 g,牡丹皮 10 g,丹参 20 g,黄芪 20 g,怀牛膝 15 g,熟地黄 20 g,山茱萸 6 g,山药 15 g,玉米须 15 g。每日 1 剂,分 2 次口服。两组总疗效:治疗组 30 例,显效 13 例(43.3%),有效 14 例(46.7%),无效 3 例(10.0%),总有效率 90.0%。对照组 20 例,显效 4 例(20.0%),有效 8 例(40.0%),无效 8 例(40.0%),总有效率(60.0%)。两组总有效率经 Ridit 比较有显著性差异(P<0.05),治疗组优于对照组。

5. 中耳炎 急性分泌性中耳炎是儿科临床上较常见的疾病之一,若治疗不及时或不得当,极易迁延为慢性而缠绵难愈,进而危害听力。治疗组用猪苓汤加味,药用:猪苓、阿胶(烊化)各 10 g,滑石、茯苓、黄芪、石韦、益母草、赤芍各 9 g,桑白皮、葶苈子、白术、黄芩各 6 g,仙鹤草 20 g。对照组:所有病例用血管收缩剂滴鼻。结果:治疗组 60 例,显效 34 例,有效 23 例。无效 3 例,总有效率 95.0%。对照组 30 例,显效 14 例,有效 8 例,无效 8 例,总有效率 73.3%。两组间总有效率比较,P<0.05。总之,猪苓汤加味治疗组效果显著。提示血水同源理论对临床水液代谢失常疾病的治疗有一定的指导意义,而活血利水之法贯彻始终。猪苓汤加味配合西医治疗不失为临床治疗急性分泌性中耳炎的一种好方法[14]。

6. 病毒性肠炎 观察猪苓汤治疗小儿病毒性肠炎的临床疗效。方法 154 例患儿随机分为治疗组 82 例和对照组 72 例,治疗组用猪苓汤加味,方为猪苓 8 g,茯苓 15 g,泽泻 8 g,阿胶(烊化)6 g,滑石 6 g,黄连 6 g,白芍 6 g,车前草 20 g,乌梅 15 g,诃子 20 g,生姜 4 g,甘草 6 g。对照组静滴利巴韦林、口服思密达(蒙脱石散)和金双歧片(双歧杆菌乳杆菌三联治菌片)。治疗组 72 h 内总有效率为 96.4%,对照组为 77.8%,治疗组疗效显著优于对照组(P<0.01)。猪苓汤是治疗泄泻的有效方剂,这是对中医儿科泄泻理论的补充和完善[15]。

【现代研究】

药理机制　① 全氏等[16]实验发现猪苓汤能有效地抑制系膜细胞增生,降低血肌酐、尿素氮,减轻血尿和蛋白尿症状,减缓肾功能的损害。通过抑制 IL-1β、IL-6、TNF-α 三种细胞因子的活性可能是它作用的靶点之一。进一步研究发现,猪苓汤可以显著抑制 IL-6mRNA 的表达,提示其可能是通过基因调控层次发挥作用。② 李氏等[17]实验研究了猪苓汤和加味猪苓汤体外血清抗菌作用。并选用三金片和氧氟沙星作为阳性对照药,选用菌株为大肠菌株和变形杆菌菌株及其他临床菌株,结果证实:加味猪苓汤的抗菌活性明显优于猪苓汤,并优于三金片,说明加味猪苓汤对大肠杆菌和变形杆菌具有较强的抑菌作用,大肠杆菌和变形杆菌是引起急性泌尿系感染的最主要的病原微生物。在临床上已经证实加味猪苓汤具有较好治疗泌尿系感染的作用,实验结果为加味猪苓汤的临床应用提供了有力的依据。③ 陈氏等[18]通过实验发现加味猪苓汤能有效地保护肾功能,提高肾小球滤过率,防氮质血症的发生,有抗脂质过氧化作用,从而间接保护肾小球功能。④ 许氏等[19]通过实验发现不同的结果:即对正常动物不仅无利尿作用,相反有减少的现象。而对受庆大霉素损害的动物,其利尿作用得以显示,这可能是中药所具有的双向作用在本实验中的表现,另外在实验中还证实了猪苓汤有减少正常实验动物尿蛋白排泄的作用,可能是由于尿量的减少或加强肾小管对微量蛋白的重吸收功能所致。⑤ 小豆氏提出在药理研究方面也存在切实的作用。如给大鼠投 10 倍于常量的猪苓汤、五苓散、柴苓汤及西药利尿剂等,给药 1 个月,各药组均有利尿作用,特别是猪苓汤组利尿作用最好,血浆无钠潴留,各脏器钾不减少,可见对大鼠血浆和各脏器的电解质以及水分布均无明显影响。给肾功能不全的大鼠口服猪苓汤 1 g/kg,连续 12 个月,结果服药组发育好,且有延长寿命的效果;血浆中尿素氮、肌酐值均比未服药组低;24 小时尿量增加;尿中电解质 Na、K、Mg、Ca 值比未服药组增加;血浆中的 K、Mg 值比未服药组低,Na 值无明显差异,Ca 值轻微上升;脑、心、肝、肾、睾丸电解质 Zn、Na、K、Mg、Ca 值比对照组高,但未比服药组低。上述结果证明,猪苓汤对实验性肾功能不全有治疗作用[20]。猪苓汤的抗促癌效果是猪苓、滑石、阿胶在方中发挥了作用,特别是猪苓。ID50 分别为每日 1.4 g/kg、11.6 g/kg、11.7 g/kg、2.9 g/kg,并且在长期致癌实验中抑制 BHBN 诱导大鼠膀胱致癌。⑥ 小林氏[21]等通过实验结果显示猪苓汤使用大剂量组自排率相应增高,尤其是在 15 g 用量组全部病例均排石。⑦ 张氏等[22]探讨猪苓汤合健脾益气药(黄芪、党参、白术)治疗系膜增生性肾小球肾炎的作用机制。方法采用张五星等改进型慢性血清病肾炎模型进行造模,检测各组大鼠生化指标和肾组织中 α-SMA 和 TGF-β 的表达水平。结果模型组 α-SMA 和 TGF-β1 表达水平明显升高,与空白组比较有显著性差异(P<0.01)。猪苓汤组和猪苓汤合健脾益气药组能够明显降低 α-SMA 和 TGF-β1 表达水平,与

模型组比较有显著性差异($P<0.01$),且 2 组 α-SMA 和 TGF-β1 比较均有统计学差异($P<0.05$)。猪苓汤合健脾益气药可能是通过减少肾组织 α-SMA 和 TGF-β1 的表达对系膜增生性肾炎产生治疗作用,而且其作用优于单纯用猪苓汤。

（杨文喆）

【参考文献】

[1] 陈明.1998.猪苓汤证 106 例验案统计分析.中国医药学报,13(2)：29—32

[2] 谷严芳,侯亚文.1991.猪苓汤证证治规律的研究——古今中外医案 119 例统计分析.实用中医内科杂志,5(1)：4—17

[3] 张清苓.1992.猪苓汤证之研究 61 例 I 临床验案统计分析.北京中医学院学报,15(3)：14—16

[4] 杭共存,刘茂君.2001.加减猪苓汤治疗肝硬化腹水 31 例.陕西中医,22(11)：671

[5] 洪海洲,梁美荣.2005.猪苓汤加减治疗肝硬化腹水的疗效观察.传染病信息,18：67—68

[6] 张红,张向业,潘小平.2009.猪苓汤加味治疗癌性腹水临床观察.中国中医药信息杂志,16(11)：71

[7] 王启祥.1991.猪苓汤加味治疗尿血症证 68 例.国医论坛,6(4)：12

[8] 吴益仙.1997.猪苓汤治疗老年性癃闭 60 例.四川中医,15(4)：26

[9] 潘长和.2009.猪苓汤加味治疗老年复发性泌尿系感染的临床观察.湖北中医学院学报,11(4)：50

[10] 谢鸣.1997.中医方剂现代研究.学苑出版社.1435

[11] 铃木明.1994.猪苓汤治疗尿结石的效果.国外医药·中医中药分册,16(3)：23

[12] 丁向东,张沁园.2007.全身热疗结合猪苓汤加味治疗中晚期膀胱癌 42 例.中国中西医结合杂志,27(2)：167—168

[13] 李明先.2007.中西医结合治疗糖尿病性肾病 30 例观察.实用中医药杂志,23(12)：772—773

[14] 李雪生,王根民.2005.猪苓汤加味治疗渗出性中耳炎疗效观察.辽宁中医杂志,32(7)：692

[15] 张炜,海洋.2008.猪苓汤治疗小儿轮状病毒性肠炎 82 例.中医儿科杂志,4(5)：29

[16] 全世建,熊曼琪,陈瑞春.2001.猪苓汤对 Thy-1 大鼠肾炎模型相关细胞因子及其基因表达作用的研究.中国实验方剂学杂志,7(4)：44—46

[17] 李学林,王树玲.1999.加味猪苓汤抗菌作用的实验研究.中国中医药科技,6(5)：310—311

[18] 陈明,王玫.1998.加味猪苓汤治疗系膜增殖性肾炎的实验研究.北京中医药大学学报,21(4)：31—39

[19] 许庆友,柴崎敏昭.1996.猪苓汤抗急性药物间质性肾炎的实验研究.中国实验方剂学杂志,2(6)：15—17

[20] 小豆烟康玄.1995.汉方方剂对膀胱致痉促进剂的抑制作用.国外医学·中医中药分

册,17(5):23

[21] 小林信之.1985.关于肾输尿管结石诱导法中猪苓汤用量的探讨.中医药信息,(1):24

[22] 张喜奎,王贺.2010.猪苓汤合健脾益气药治疗系膜增生性肾小球肾炎的实验研究.福建中医药,41(4):43—46

64. 防己茯苓汤

【经典概述】

防己茯苓汤出自《金匮要略·水气病脉证并治第十四》,主治皮水,症见浮肿,按之没指,小便减少,四肢肿甚而聂聂眴动,舌苔白滑,脉沉等。本方证为肺脾气虚,阳气虚滞,不能运化和敷布水湿,水走皮肤而致病者。治以通阳利水,益气消肿。方中茯苓渗湿利水以消肿,健脾扶正以杜生湿之源,一药二用,标本兼顾;防己走表,通腠理,去水湿,"利大小便,主水肿,通行十二经"(《本草纲目》),助茯苓利水消肿;桂枝解肌通阳化气行水,使水湿之邪从小便去;黄芪、甘草补卫气,健脾气,脾健则能制水。诸药相协,以奏温阳健脾,导水下行,借以通阳化气,散在表之水湿,具表里分消之功。

历代医家将此方用于治疗多种水肿病,如《圣济总录》用其"治伤寒后气虚,津液不通,皮肤虚满"。《类证治裁》载以本方及五皮饮治肺脾不运者,消皮水。本方现代广泛用于肾小球肾炎、尿毒症、关节炎、营养不良性水肿、心性浮肿等属脾虚而水湿潴留者。

【临床应用】

1. 肾小球肾炎、肾病综合征、肾功能衰竭　①唐氏[1]等人报道用防己茯苓汤合越婢加术汤治疗急性肾小球肾炎40例,取得满意疗效。40例患者均系门诊患者,治疗结果:临床痊愈10例,显效19例,有效8例,无效3例。②王氏[2]用防己茯苓汤治疗肾病综合征1例。症见精神倦怠,面色㿠白,颜面下肢呈指凹陷水肿,腹胀纳差,口干,舌尖溃疡,时有咳嗽,尿少为500 mL/24 h,舌质黯红,苔白,脉弦滑而数。诊为肾病综合征,用防己茯苓汤加味治之,服10剂后,颜面及全身浮肿基本消退,尿蛋白定性转阴。③袁氏[3]报道用加味防己茯苓汤治疗小儿肾病综合征16例,疗效满意。其中,单纯性肾病15例,肾炎性肾病1例。用加味防己茯苓汤治之。药用防己、茯苓、大腹皮、黄芪各 6 g,桂枝 3 g,炙甘草 2 g,陈皮、焦白术各 4 g。加减:肿甚加猪苓、泽泻、玉米须;大量蛋白尿者,重用黄芪,加太子参、菟丝子、补骨脂;阳虚明显者加仙灵脾、巴戟天;阴虚为主者去桂枝,加女贞子、丹皮、生地、枸杞子、山茱萸;伴咳喘加葶苈子、杏仁。治疗结果:显效 11 例,好转 5 例。④ 常氏[4]报道运用本方治疗慢性肾功能衰竭获效。症见腰酸痛,面色㿠白,神疲乏力,恶心纳呆、小便不利、大便溏、舌质淡暗,有瘀斑,苔白腻,脉沉细。用本方加苏叶、益母草、泽兰、厚朴、陈皮、水蛭治疗。服 10 剂,下肢浮肿消失,精神好转,食欲增加。

2. 心水(心源性水肿、心力衰竭)　① 林氏[5]报道用本方加味治疗心源性水肿 30 例。其中风湿性心脏病 9 例,高血压性心脏病 6 例,心肌病 10 例(扩张型心肌病 6 例,缺血性心肌病 4 例),其他 5 例。原有心脏疾患而出现全身浮肿,以两下肢尤甚,小便短少,且胸闷、心悸、气急、肢体乏力。舌体胖,舌质偏淡,脉细。伴或不伴有颈静脉怒张、肝肿大、反流征阳性及心源性哮喘。以防己茯苓汤加味治疗,药用:防己、茯苓、泽泻、猪苓各 20 g,生黄芪 30 g,桂枝 10 g,白术、党参各 15 g,炙甘草 3 g。加减:兼哮喘加沉香(后下)5 g,苏子、瓜蒌各 10 g;阳虚明显加制附片(先煎)10 g。每日 1 剂,水煎分 2 次服。疗程最短 1 周,最长 3 周。结果,全身浮肿消退、尿量增多,其他心衰症状及体征明显减轻 18 例;浮肿减轻,其他心衰症状、体征改善 8 例;症状及体征无变化 4 例。总有效率达 86.7%。② 贺氏[6]报道用防己茯苓汤治疗各种病因引起慢性充血性心力衰竭。观察 80 例,并设对照组 78 例。两组均按统一方案控制心衰。包括休息、低盐饮食、血管扩张剂、重剂洋地黄类及利尿剂等。治疗组 80 例患者在此基础上加用防己茯苓汤加味治疗。3 个疗程后,加用防己茯苓汤的治疗组,显效 34 例,有效 43 例,无效 3 例,总有效率 96.3%;而对照组,显效 27 例,有效 44 例,无效 7 例,总有效率 91%。加用防己茯苓汤组效果更好。

3. 特发性水肿　特发性水肿属于功能性水肿范畴。按其临床表现与中医的"肤胀"、"水肿"大致相同,发病机制尚未明确,缺少特异性的诊断手段。特发性水肿多见于更年期妇女,可能与神经内分泌功能紊乱有关。临床表现为不同程度的双下肢水肿,劳累后加重。① 陈氏[7]报道用本方加味治疗特发性水肿 100 例,效果甚佳。100 例均为女性,辨证属阳水 19 例,阴水 81 例。临床表现:水肿长期反复 68 例;上午轻,下午重 59 例;月经前后期重 80 例;四肢浮肿 85 例,遇寒冷、情绪波动、疲劳加重 33 例;肿胖难分、体重骤增 91 例。100 例当中均伴有不同程度疲乏困倦,消谷善饥,月经失调等。脉沉细,苔厚腻,舌质嫩胖而淡,有齿痕。运用防己茯苓汤加味治疗,结果,显效 16 例,占 16%;有效 69 例,占 69%;无效 15 例,占 15%。有效率为 85%。② 何氏[8]报道用本方加味治疗特发性水肿 69 例。69 例均为女性,主要症状为双下肢反复水肿,下午、长时间站立或劳累后加重。其中下肢水肿按之凹陷者 58 例,伴有晨起时眼睑浮肿者 42 例,性欲淡漠者 35 例,水肿与经期有关者 40 例。基本方用防己茯苓汤加减而成,生黄芪 40 g,防己 12 g,茯苓20 g,

桂枝 10 g,泽泻 10 g,白术 15 g,大腹皮 10 g,益母草 12 g。每日 1 剂,每日 2 次,10 天为 1 个疗程。治疗 1～3 个疗程后,其中 38 例痊愈(水肿全部消退,随访 3 个月未复发,余症消失);23 例有效(水肿基本消退,偶尔间断性发作,程度较轻,余证减轻);8 例无效(水肿及伴随症状无减轻或有加重)。

4. **妊娠水肿** 郭氏[9]报道用本方加味治疗妊娠水肿 50 例。症见妊娠数月后,下肢浮肿,皮肤光亮,按之凹陷,四肢不温,神疲乏力,气短懒言,面色萎黄,食欲不振,口淡无味,小便短少,大便稀溏,头目眩晕,双脚有麻木感,舌质淡胖、苔白而润,脉滑无力。用防己茯苓汤加味治之,基本方药:防己、桂枝、泽泻各 10 g,茯苓 15 g,黄芪 30 g,炙甘草 6 g,白术 20 g,大腹皮、车前子(包煎)各 12 g。若出现其他症状者,随证施治。每日 1 剂,水煎服。治疗结果,治愈 36 例,显效 13 例,无效 1 例,总有效率 98%。

5. **肌肉瞤动** 张氏[10]报道用本方治疗肌肉瞤动证 1 例。杨某,女,53 岁。患者近 2 年来常感四肢肌肉阵发性跳动,心烦不安,失眠多梦。形体肥胖、面白睑肿,肢体肌肉瞤动,时作时止,纳差乏力,小便短少,动则汗出,下肢轻度浮肿,舌质淡,苔薄白,脉沉弦。用防己茯苓汤加附子、白术治之,服药 5 剂小便增多,瞤动大减,继服 5 剂,诸症会安。

6. **妊娠子痫** 某女,24 岁,初孕。妊娠 8 个月前后,颜面和下肢轻度浮肿,尿蛋白阴性,血压基本正常。翌月下旬,发生呕吐、头痛而就诊。全身浮肿严重,步行困难,尿量减少,尿蛋白变为阳性。诊察中引起子痫发作,血压 170/110 mmHg。作应急处理,兼用降压剂,与防己茯苓汤。尿量每日在 2000～7 000 mL,大体在预产日正常分娩,平安出院[11]。

7. **肝硬化腹水** 常氏[4]报道运用本方加减治疗肝硬化腹水 1 例。诊见,舌质淡嫩,苔白,脉沉细。查体:神清,形体消瘦,倦怠,腹部膨隆无压痛,肝脏肋下未触及,腹部叩诊有移动性浊音,双下肢有轻度浮肿。B 超检查提示肝硬化,腹腔内有大量积液。以防己茯苓汤加减治疗,方用:防己 18 g,黄芪 15 g,桂枝 10 g,茯苓 15 g,大腹皮 30 g,川牛膝 15 g,泽兰 15 g。服药 10 剂,腹胀消失,饮食转佳,精神好转,下肢无浮肿。继用香砂六君子汤调理而愈。

8. **痹证(痛风性关节炎、膝关节慢性滑囊炎)** 痛风性关节炎是由尿酸钠针状结晶沉积于关节囊的急性关节炎,关节可见红肿灼热,疼痛等症状。① 刘氏[12]报道用防己茯苓汤加减配合西药治疗 26 例痛风性关节炎。26 例患者发病部位涉及跖趾关节、跖跗关节、掌指关节、腕关节、踝关节、膝关节。除一般治疗外,加用防己茯苓汤加减治疗,药用防己 15 g,土茯苓 20 g,桂枝 9 g,细辛(先煎 1 小时)15 g,豨莶草 18 g,车前草 18 g,白花蛇舌草 18 g,威灵仙 12 g,甘草 9 g,水煎服,每日 3 次,2 日 1 剂。显效 12 例,好转 14 例,总有效率 100%。② 膝关节慢性滑膜炎一般由急性创伤性滑膜炎失治或由其他慢性劳损所致,属于痹证范畴。邵氏[13]报道用防己茯苓汤治疗膝关节滑膜炎 62 例,取得满意疗效。所有病例均有关节疼痛、肿胀、屈膝活动受限。用防己茯苓汤加味内服。本组 62 例,痊愈 38 例,显效 16 例,好转 4 例,无效 4 例。疗效满意。

9. 手足振掉 《勿误方函口诀》载一人身体肥胖不能随意运动,手足振掉。用苓桂术甘汤、真武之类,或以为因痰所致而投导痰化痰之药,皆无效,用防己茯苓汤治愈。肥胖之人脾阳多虚,脾虚运化无权,阳虚不能制水,以致水湿停聚四肢肌肤,湿性重浊而黏滞,故不能随意运动,手足振掉与四肢聂聂动者类似,为四肢肌肉肿处眴动所致。故以防己茯苓汤而愈。

10. 四肢骨折术后肿胀 田氏[14]等人报道用防己茯苓汤加味治疗四肢骨折术后肿胀 112 例。均为闭合性骨折。采用防己茯苓汤加味煎服。药用防己 10 g,茯苓 12 g,桂枝 12 g,甘草 6 g,黄芪 30 g,白术 15 g,泽兰 12 g,益母草 18 g,丹参15 g,上肢加葶苈子 12 g,下肢加泽泻 15 g。每日 1 剂,水煎,分 3 次温服。显效 43 例,有效 69 例,无效 0 例,总有效率 100%。

11. 其他 ① 海氏[15]用本方加红花、泽泻、陈皮、马鞭草治愈妇女突发性肥胖,又用本方加减治疗肝硬化腹水、腹性水泻效果均佳。② 蔡氏[16]用本方加味治愈急性羊水过多症。

防己茯苓汤的功效研究及方中黄芪的药理作用研究：水肿多因细胞内液和外液渗透压改变所致,其原因甚多,今水气在肤,四肢聂聂动,为水有气化之渐,为湿之甚者,故用防己除湿,桂枝佐之,茯苓渗湿利尿,使水湿之气从表解,从小便出,已化气者,亦可通过呼吸代谢排除,为此方之基础。方中黄芪一味,有双向调节作用,汗多能止,无汗能发,可调节皮肤汗腺功能[17,18]。

【现代研究】

药理作用 《中国药典》(2000 年版)为了避免防己品种的混淆使用,确保临床用药安全,规定以防己科植物粉防己的根为防己的正品,其功能为利水消肿,祛风止痛,用于水肿脚气、小便不利、湿疹疮毒、风湿痹痛、高血压。另将马兜铃科植物广防己的根命名为广防己,以示与粉防己的区别,其功能为祛风止痛,清热利水,用于湿热身痛、风湿痹痛、下肢水肿、小便不利。梁氏[19]等用汉防己甲素(TET)治疗高血压病患者结果显示：汉防己甲素有显著降压作用并能极显著降低高血压患者血内脂质过氧化物(LPO)、血栓素(TXB2)水平,极显著升高 SOD、前列环素水平,降低血栓素/前列环素的比值。

根据《中药学》(第 6 版)记载,茯苓有利尿作用,能增加尿中的钠、钾、氯等电解质的排泄。茯苓素是利尿消肿的主要成分,能激活细胞膜上 Na^+、K^+、ATP 酶,而 ATP 酶与利尿有关[18]。对于水肿患者,有利于尿液的排出,恢复肾功能、消除蛋白尿。

现代药理研究证明,黄芪用量正确,则药后尿量可增加 64%,用量小则无利尿作用,用量过大则尿量反而减少。用量 60 g 时,利尿作用最显著[20]。黄芪利尿作用机制,除作用于肾素-血管紧张素-醛固酮系统外与心输出量增加,增加肾血流量有关,黄芪对肾实质细胞也有作用[21]。王氏等[22]通过动物试验证实,黄芪对肾病综合征有治疗作用。黄芪可使肾病综合征的肾脏对白蛋白排泄率降低,同时升高白蛋白、降低血胆固醇及三酰甘油,对临床肾病综合征具有一定的治疗作用。

（叶进）

【参考文献】

[1] 唐桂军等.2000.越婢加术汤合防己茯苓汤加减治疗急性肾小球肾炎 40 例.河南中医,20(4)：23—24

[2] 王芝兰.1995.防己茯苓汤治疗肾病综合征水肿举隅.北京中医,(6)：26

[3] 袁显忠等.1996.加味防己茯苓汤治疗小儿肾病综合征 16 例.湖北中医杂志,18(5)：16

[4] 常通玮等.1998.防己茯苓汤的临床运用.河南中医药学刊,13(3)：6—7

[5] 林海飞.1999.防己茯苓汤加味治疗心源性水肿 30 例.浙江中医杂志,(7)：289

[6] 贺丽娜.2005.防己茯苓汤治疗慢性充血性心力衰竭 80 例.实用中医内科杂志,19(1)：44—45

[7] 陈华.2001.防己茯苓汤加味治疗特发性水肿 100 例.福建中医药,32(5)：26—27

[8] 何光向.2002.防己茯苓汤加减治疗特发性水肿 69 例.中国乡村医药杂志,9(10)：27—28

[9] 郭德晶,谢其斌.2004.防己茯苓汤加味治疗妊娠水肿 50 例.山西中医,20(5)：32

[10] 张明亚.1989.《金匮要略》经方运用.黑龙江中医药,(4)：33

[11] 李文瑞等译.1983.临床应用汉方处方解说.北京：人民卫生出版社,388

[12] 刘友章.2005.防己茯苓汤加减治疗痛风性关节炎疗效观察.现代中西医结合杂,14(15)：1976—1977

[13] 邵萍.1996.防己茯苓汤治疗膝关节慢性滑膜炎 62 例.上海中医药杂志,(9)：9

[14] 田荣利等.2005.防己茯苓汤治疗四肢骨折术后肿胀.中华现代中医学杂志,1(2)：112,115

[15] 海崇熙.1989.防己茯苓汤加味治验四则.国医论坛,(2)：18

[16] 蔡耀庚.1995.防己茯苓汤加味治疗急性羊水过多症.四川中医,(7)：38

[17] 丁兆梦.1999.中药药效与临床.北京：中国医药科技出版社.28—218

[18] 佐野幸惠(杜文摘译).1981.利尿剂的作用机制.国外医学·中医中药分册,(3)：45

[19] 梁晓光等.1994.中国医科大学学报,23(5)：453

[20] 马晓文.1994.黄芪治肾炎用量小考.中医函授通讯,(6)：16

[21] 余晶.1996.黄芪对心力衰竭的治疗作用.广西中医学院学报,2(1)：56—58

[22] 王彩丽等.2001.黄芪对肾病综合征大鼠治疗作用的研究.中国中西医结合肾病杂志,2(12)：695—698

65. 芪芍桂酒汤

【经典概述】

芪芍桂酒汤出自《金匮要略·水气病脉证并治第十四》,治疗黄汗病,可见身体肿,发热汗出而渴,状如风水,汗沾衣色黄等症,总因卫表气虚,湿郁热伏而成。方中黄芪益气固表,芍药敛阴止汗,配桂枝通阳利水,调和营卫,苦酒祛除水湿,泄营中郁热。共奏益气固表,调和营卫,祛除水湿之功。

《医门法律·水肿门》云:"黄芪固护其卫,以桂枝本方加苦酒,引入荣分,散其水寒之邪。但卫虚多汗,不在发表,故不用姜枣协助胃气,所恃者黄芪实卫之大力耳。"

【临床应用】

1. 水肿 水肿是指血管外的组织间隙中有过多的体液积聚,为临床常见症状之一,是全身气化功能障碍的一种表现,与肺、脾、肾、三焦各脏腑密切相关。刘氏治一患者,女,深秋劳动后在小河中洗澡,受凉后引起全身发黄浮肿,为凹陷性,四肢无力,两小腿发凉怕冷,上身出汗,下身不出汗,汗出发黄,内衣汗浸后呈淡黄色,腰部经常窜痛,烦躁,下午低烧,小便不利。脉沉紧,舌苔薄白,服芪芍桂酒汤。黄芪30 g,白芍18 g,桂枝18 g,共服6剂,全身浮肿消退,皮肤颜色转正常,纳食增加[1]。

2. 低热 人体体温在37.3~38℃之间属低热,可由多种疾病如甲状腺功能亢进、慢性尿路感染、肿瘤等引起。刘氏治一患者,李某,女性,30岁,工人,因长期低烧来门诊治疗,屡经西医检查未见任何器质性病变,经服中药未效,症见口渴,出黄汗,恶风,虚极无力,下肢肿重,舌苔薄白,脉沉细。查黄疸指数正常,身体皮肤无黄染。此为黄汗表虚津伤甚者,拟芪芍桂苦酒汤。生黄芪15 g,芍药10 g,桂枝10 g,米醋30 g。上药服6剂,诸症尽去[1]。

3. 黄汗 黄汗是因汗出入水,水热互郁于肌表,所致身肿、发热、汗出色黄如柏汁的病证。谢氏治一患者,谢某,男,15岁,某师范学生,1983年寒假初诊。周身汗出色黄已几年,近来增剧。询问其病史,乃因少年时暑季汗出而经常到河中洗澡,久则出现黄汗。汗出过多时觉得疲乏。诊其脉沉,以芪芍桂酒汤原方:黄芪30 g,白芍20 g,桂枝20 g,苦酒200 mL,加水与苦酒同煎3药,每日1剂,早晚分服,嘱服5剂。服完5剂后,病者告知效果不显,乃嘱其原方再服5剂,并向患者说明原方后有"服至六七日乃解"的医嘱,再服 5 剂后以观效果。2 年后遇见其父得知,其子服药 10 剂后,黄汗渐减,直至完全停止,至今未再复发[2]。

【现代研究】

治疗狐臭　现代医学认为狐臭的产生是由于汗腺经皮肤表面细菌分解,产生不饱和脂肪酸而发出难闻的气味,而黄汗病是细菌侵袭而引起的汗腺病变。黄汗是人体全身汗腺感染了带黄颜色或分泌黄色素的细菌而发生的汗腺炎症。临床上常见的臭汗症(狐臭),也是由细菌侵袭而引起的一种汗腺炎症。黄汗与狐臭不仅在病机上是一致的,而且在临床症状上也有共通之处。甚则可以将狐臭视为黄汗的一个特殊情况:即局部产生黄汗,并且带有特殊臭味。故可运用经方芪芍桂酒汤治疗狐臭[3]。

现代药理实验证明:黄芪主要含糖类、胆碱、叶酸、数种氨基酸和 B-谷甾醇等。有抑制皮肤汗腺而止汗的作用。桂枝水煎剂对金黄色葡萄球菌、伤寒杆菌及人型结核杆菌均有抑制作用[4]。　　　　　　　　　　　　　　　(姚佳音)

【参考文献】

[1]　刘景祺.1983.黄汗三则.北京中医,(4):7

[2]　谢鼎苏.1987.芪芍桂酒汤治疗黄汗病 1 例.湖南中医学院学报,(1):20

[3]　王博,刘亚峰.2008.黄芪芍药桂枝苦酒汤治疗狐臭的机制探析.光明中医,23(2):227—228

[4]　杨百茀,李培生.1996.实用经方集成.北京:人民卫生出版社.461—462

66. 桂枝加黄芪汤

【经典概述】

桂枝加黄芪汤出自《金匮要略·水气病脉证并治第十四》,治疗因营卫不和,湿郁阳遏导致的身疼痛,胸中痛,腰以上汗出,腰髋驰痛,甚至不能食,小便不利等症。方以桂枝汤调和营卫,解肌表之邪,黄芪益气固表,托邪外出,共奏调和营卫,益气固表之功。

《金匮悬解》曰:"姜、甘、枣,培土而和中,芍药、桂枝通经而泻热,黄芪助卫气以达皮毛。辅以热粥,而发微汗,以泻经络之郁热也"。

【临床应用】

1. 糖尿病多汗证　糖尿病多汗证是由于糖尿病患者血糖长期控制不理想,累及交感神经节后纤维,引起汗腺调节功能紊乱所致。糖尿病属中医"消渴"范畴。糖尿病多汗证主要由糖尿病久,消渴屡治不愈,燥热炽盛,耗气伤阴。使正气日衰,阴阳失调,营卫失和,腠理开合不利而引起。其病机关键为阴阳失调,卫外不固。桂枝加黄芪汤可调和营卫,固表敛汗,治疗糖尿病多汗证常可取得一定疗效。寇氏等[1]以桂枝加黄芪汤加减治疗糖尿病多汗证36例,药用桂枝、炙甘草、五味子各9 g,黄芪、煅龙骨、煅牡蛎、浮小麦各30 g,白芍15 g,生姜3片,大枣5枚。若蒸蒸汗出,每于进食时汗出明显,伴口干渴,烦躁,大便干结,小便黄赤,为里热蒸迫,加炒栀子9 g,石膏30 g,知母12 g,大黄6 g。若时自汗出,动则益甚,汗出恶风,伴疲倦乏力,少气懒言,为肺卫不固证,加党参、白术、黄精各15 g,防风6 g。若夜寐盗汗或烦躁之时汗出加重,伴失眠多梦,五心烦热,口干咽燥,为阴虚内热,加当归12 g,生熟地各15 g,麦冬18 g,炒枣仁18 g。显效14例,有效17例,无效5例,总有效率86.1%。

2. 夏季气虚感冒　夏季气虚感冒皆因夏暑外感,汗液外泄,气阴损伤,营卫不和,再因避暑纳凉,风寒乘袭而致。气虚卫弱,营卫不和,风寒束表,治宜调和营卫,解肌散寒。用桂枝加黄芪汤正宜。刘氏[2]用桂枝加黄芪汤加味治疗夏季气虚感冒,表现为发热有汗或无汗,发热持续或起伏,汗出热退,退而复升或发热汗出热不退,牙龈和咽腔无红肿,舌质淡红或淡暗,舌苔薄白而润或白厚,脉浮缓或沉细无力;可伴见头痛身困,鼻塞流清涕,咳嗽,恶心,呕吐。用桂枝15 g,白芍15 g,炙甘草10 g,生姜15 g,大枣6枚,黄芪30 g,柴胡30 g,陈皮15 g。咳嗽者加半夏15 g,杏仁15 g;恶心、呕吐者加半夏15 g,云苓15 g;舌苔白厚者加苍术10 g,炒神曲15 g,舌浊而暗或脉沉细者加附子15 g。78例中痊愈49例,好转9例,无效20例。

3. 小儿反复呼吸道感染　小儿反复呼吸道感染是因体弱卫外不固,以致反复感邪,其病机以肺脾气虚多见,是内有肺脾虚损,营卫虚弱,脏腑功能失调,外感六淫邪气侵犯肌表而致发病的一组综合症候群,是表里俱病的一种特殊变证。在患儿急性感染控制后或发病症状轻微时加减服用桂枝加黄芪汤,起到既能治表,有解肌散邪之力,又能治里,有扶正调阴阳和气血而安五脏之效。许氏[3]治疗反复呼吸道感染,感染期均给予抗感染,支持对症治疗,待感染控制后,治疗组86例给予桂枝加黄芪汤,药物组成:桂枝10~15 g,芍药10~15 g,甘草5~10 g,生姜10 g,大枣5~12枚,生芪15~30 g,连服3剂,同时给予乌体林斯(草分枝杆菌 F.U.36)注射液1.72 U,每周肌注1次,4周为1个疗程。对照组无特殊处置。治疗组:显效39例,有效36例,总有效率87.2%,远高于对照组32.5%。

4. 冠心病心律失常　冠心病心律失常属中医"怔忡"范畴,其发病机制为心脏虚损,心气(阳)不足,营卫失调,心神失摄,鼓动失常,应用桂枝加黄芪汤加味治疗均能获得显著疗效。刘氏等治患者,张某,男,18岁,工人。1997年4月16日因胸闷、心悸、气短到某院就诊。普通心电图提示频发室性早搏,心肌呈缺血性改变。诊断:冠心病、频发室性早搏。患者因不愿住院,欲服中药来院诊治。诊其脉结代小数,舌淡红有瘀点,苔薄白微腻。诊断:怔忡。此乃心脏虚损,心气(阳)不足,心血瘀阻,心神失常,神失所摄而致,治以调和营卫,扶阳通营,重镇安神,方用桂枝加黄芪汤加味。处方:黄芪30 g,桂枝20 g,白芍20 g,炙甘草6 g,红参10 g,当归20 g,苏木20 g,枣仁20 g,合欢皮20 g,龙齿30 g,磁石30 g,水蛭10 g,刘寄奴12 g,生姜10 g,大枣6枚。服药5剂,胸闷稍减,服药15剂,精神振作,自觉症状明显改善,早搏次数明显减少,继用此方增减治疗3月余,普通心电图提示窦性心律,正常心电图,病后随访,身体健康,恢复正常工作[4]。

【现代研究】

药理作用 研究证实,桂枝加黄芪汤中,桂枝、白芍、大枣能调和营卫,扩张体表血管,轻度发汗,保护体液,另加黄芪益气固表,兴奋中枢神经,加强对下部发汗中枢抑制,调整汗腺功能,营养皮肤,全方具有改善皮肤循环和营养状态,调整汗腺功能,增强免疫作用[5]。   (姚佳音)

【参考文献】

[1] 寇天芹,王广梅.2004.桂枝加黄芪汤加减治疗糖尿病多汗证36例.实用中医内科杂志,18(3):238

[2] 刘理琴.1998.桂枝加黄芪汤治疗夏季气虚感冒78例.国医论坛,13(1):15

[3] 许斌.2006.桂枝加黄芪汤联合乌体林斯治疗反复呼吸道感染86例.中国社区医师,22(16):49

[4] 刘学向,李文海,赵荣杰.1999.桂枝加黄芪汤加味治疗冠心病心律失常.河南中医,19(1):17

[5] 张丰强.1992.中医名方应用大全·现代方证学.北京:中国医药科技出版社.78

67. 桂枝去芍药加麻黄细辛附子汤

【经典概述】

桂枝去芍药加麻黄细辛附子汤出自《金匮要略·水气病脉证并治第十四》,用于治疗心下坚,大如盘,边如旋杯之症,证属肾阳不足,水寒之气凝滞。方中桂枝、生姜、甘草、大枣辛甘相伍,温经通阳化气,麻黄、细辛、附子温阳祛寒。具有温经散寒,通阳化气之功效。《金匮玉函要略辑义》曰:"用桂枝去芍药加麻黄附子细辛汤者,温养荣卫阴阳,发散寒邪之气也。当汗出如虫行皮中者,盖欲使既结之阳。复行周身而愈也。"

【临床应用】

1. 心悸　心悸是指患者自觉心中悸动,甚至不能自主的一类症状。发生时,患者自觉心跳快而强,并伴有心前区不适感。属中医学"惊悸"和"怔忡"的范畴。可用桂枝去芍药加麻辛附汤治疗心阳不足,阴寒凝滞之心悸。张氏[1]等治患者,王某,男,70岁,农民,自诉心慌、心跳3年,加重半年,口唇紫绀,四肢不温,于1969年10月入院就诊。初诊:心悸不安,面色萎黄,口唇紫绀,四肢冷过肘膝,夜间睡眠不宁,常喃喃自语,唤之易醒,舌苔薄白而润,质紫淡,体胖嫩,食欲不振心下如物堵塞,夜尿频数,右胁肋隐痛,脉结代。诊断:心悸,心肾阳衰,阴寒凝结。分析四肢为诸阳之末,心肾阳虚,阳气不能温煦,则四肢厥冷过肘膝阳气虚衰,无力鼓动血脉则心悸,心慌脉结代脾阳不运,气机不利,则见心下痞塞、胁疼,不思饮食,失眠。喃喃自语为心阳不足所致舌体胖嫩苔白夜尿频数,为命门火衰之象。治则:益气通阳散寒。处方:桂枝12g,甘草10g,生姜10g,大枣6枚,麻黄3g,细辛3g,附片12g。二诊:服上方三剂,心慌稍定,下肢觉温,余证同前,加桂枝、附片各至15g,二剂。三诊:服后心慌心悸已止,睡眠已安,精神好转,四肢已温,继用上方二剂。四诊:诸症悉除,建议停药休息,饮食调养。

2. 肺源性心脏病　肺源性心脏病是由于支气管-肺组织或肺动脉血管病变所致肺动脉高压引起的心脏病。属中医"哮证"、"喘证"、"痰饮"等范畴,病机多属阳气不足,痰、饮、瘀等内停于肺,影响心血运行。包氏[2]等治一患者,王某,男,75岁,患慢性肺源性心脏病10年,15天前因受寒出现咳剧烈,胸闷,心慌,呼吸困难,不能平卧,腹胀大,面色灰滞,小便短涩,大便不畅,舌淡紫,苔白滑,脉沉细。查体:半卧位,口唇紫绀,呼吸28次/min,两肺呼吸音低,满布干湿啰音,心率96次/min,早搏偶及,腹饱满,肝肋下1cm,下肢轻度浮肿。辅助检查:血常规示WBC:13.1×10^9/L,N:93%,血气:PaO_2:53.5mmHg,$PaCO_2$:69.6mmHg,pH:7.34;胸片提示慢性支气管炎伴感染,肺气肿;心电图提示频发房早,右心室肥大;心脏B超提示肺动脉高压。经积极改善通气功能、抗感染、强心、利尿、扩血管及中药止咳化痰平喘、活血利水等治疗1周,疗效欠佳,后改用本方治疗。药用桂枝10g,生姜5片,甘草5g,炙麻黄6g,附子15g,细辛5g,川芎10g,郁金30g,益母草30g,葶苈子30g,桑白皮20g。服药7剂后,诸证缓解。再以温阳益气,调补心肾之剂善后[2]。

3. 风湿性心脏病 风湿性心脏病是指由于风湿热活动,累及心脏瓣膜而造成的心脏病变。表现为二尖瓣、三尖瓣、主动脉瓣中有一个或几个瓣膜狭窄和(或)关闭不全。本病多发于冬春季节,寒冷、潮湿和拥挤环境下,可选桂枝去芍加麻辛附汤对症治疗。仓氏等治一患者,张某,女,65 岁,患风湿性心脏病 10 年,常规服用西药治疗,病情尚平稳。因受凉诱发胸闷心悸,咳嗽咯痰,气促,心下坚满,乏力多汗,腹胀纳差,小便减少,舌淡暗,苔腻,脉沉弦。查体:半卧位,面白无华,口唇紫绀,心率 100 次/min,心律不规则,颈静脉怒张,腹饱满,肝脾触诊不满意,下肢浮肿。胸片提示肺部感染,胸水少量;心动超声提示二尖瓣重度狭窄伴关闭不全,三尖瓣中度关闭不全;B 超示腹水少量。经积极强心、利尿、扩血管、营养心肌及中药宽胸理气、活血利水等治疗半月,疗效欠佳,后用本方加减治疗。药用桂枝 10 g,生姜 10 片,炙甘草 10 g,大枣 10 枚,麻黄 6 g,附子 10 g,细辛 5 g,川芎 10 g,郁金 30 g,益母草 50 g,车前子 30 g,黄芪 30 g,山茱萸 15 g。服药 7 剂后,病情明显好转。再以上方出入治疗半月,病情基本稳定。继以益气养心、活血行气之剂善后[2]。

【现代研究】

解痉机制 实验证明桂枝去芍药加麻黄附子细辛汤水煎液对家兔离体回肠有明显抑制作用,可使肠管收缩幅度降低,频率减少,并可解除氧化钡引起的肠管痉挛,具有一定的解痉作用[3]。 （姚佳音）

【参考文献】

[1] 张万第,周尚今.1983.桂枝去芍药加麻辛附子汤的临床运用.河南中医,(5):31—32
[2] 包祖晓,胡灵敏.2004.桂枝去芍药加麻黄附子细辛汤在心肺急症中的应用.19(11):677—678
[3] 张恩勤.1989.经方研究.济南:黄河出版社.569

68. 枳术汤

【经典概述】

枳术汤见于《金匮要略·水气病脉证并治第十四》,治疗气分水饮证,症见"心下坚,大如盘,边如旋盘",病因脾虚气滞,故见腹满腹胀之症,本方中枳实行气除满,白术健脾补虚,属标本兼治。

【临床应用】

1. 便秘型结肠激惹综合征　郑氏[1]用枳术汤加减治疗便秘型结肠激惹综合征 39 例,基本方:枳实 10 g,白术 20 g,热秘加大黄(后下)10 g,决明子 20 g,气虚加黄芪、太子参,血虚加当归、何首乌,阳虚加肉苁蓉、牛膝,气阴两虚加生地黄、太子参,肛门括约肌痉挛,加白芍、甘草,肺气壅滞加苦杏仁,治疗 2 周后,35 例 2～3 天能排便 1 次,有效率为 89.7%。

2. 脂肪肝　王氏[2]用枳术汤合升降散治疗脂肪肝 42 例,临床表现为右胁肋部有隐痛或不适,血清胆固醇、三酰甘油、谷丙转氨酶升高,B 超或 CT 示脂肪肝,基本方为枳实、白术、蝉蜕、僵蚕、大黄、姜黄,苔厚腻加半夏、竹茹、薏苡仁,舌暗有瘀斑加三棱、莪术、山楂,舌红加焦山栀、丹皮,服药 2 月,症状消失,实验室检查正常者 19 例,症状、实验室检查改善者 20 例,总有效率为 92.9%。

3. 老年习惯性便秘　余氏[3]用枳术汤治疗老年习惯性便秘 68 例,患者年龄在 54～87 岁,主述持续 3～4 天,甚至更长时间无大便,大便干结,伴中气不足者加黄芪、党参,伴血燥津枯者加当归、熟地、肉苁蓉、麦冬,阳虚加附子、肉苁蓉,服药 15～30 天,每日排便,排便时间缩短,便软成形,持续 3 个月以上者 37 例,显效 16 例,有效 10 例,总有效率为 93%。

4. 功能性消化不良　黄氏[4]用枳术汤加味治疗功能性消化不良 104 例,主要临床表现为上腹部饱胀不适或疼痛,可伴嗳气、恶心、呕吐等,药用枳实、党参、白术、茯苓、白芍、麦芽、柴胡、陈皮、半夏、石菖蒲、草豆蔻、甘草,治疗 4 周,68 例症状消失,30 例症状改善,总有效率 94.2%。

5. 完全性幽门梗阻　倪氏[5]用枳术汤加味治疗完全性幽门梗阻 36 例,全部病例均经 X 线消化道钡餐造影确诊,并排除恶性病变,药用枳实、白术、莱菔子、砂仁、槟榔、连翘,煎汤趁热小量频服,第 2 剂加大枳实用量,仍小量频服,2 剂服完,呕吐止,大便通,X 线钡餐复查幽门通过顺利者 34 例,总有效率为 89%。

6. 术后单纯性肠粘连　向氏[6]用枳术汤加味治疗术后单纯性肠粘连 30 例,患者均有腹部手术史,临床表现为屡发腹痛,腹胀,恶心,呕吐,腹部触及痞块,腹泻与便秘交替或有大便不畅感,X 线检查排除绞窄性肠梗阻,排除其他内外科疾病,基本方为枳实、白术、当归、三棱、莪术、肉苁蓉、桃仁,偏虚加黄芪、党参,偏热加黄连、蒲公英、山栀,疼痛明显加大腹皮、延胡索、厚朴,12 天 1 个疗程,症状消失,半年内无复发者 9 例,症状基本消失,半年内偶有复发者 13 例,腹痛缓解,但半年内多次复发者 6 例,总有效率为 86.7%。

7. 胃下垂　郭氏[7]用枳术汤加味治疗胃下垂 34 例,治疗前均经胃肠道钡餐造影确诊并分度,基本方为枳实、白术、升麻,气虚加党参、黄芪,恶心、呕吐加陈皮、半夏,痰饮内停加桂枝、茯苓,痰热加黄连、半夏、竹茹,食积加神曲、麦芽、鸡内金,便秘加瓜蒌仁、麻仁,血瘀加桃仁、红花,治疗时间在 118 天到 21 天,24 例临床症状消失,胃肠道钡餐造影正常,9 例症状减轻,钡餐造影分度改善,总有效率为97.1%。

【现代研究】

药理作用 郑氏观察到枳术汤能使饥饱失常、过度疲劳配合禁水的方法造成的脾虚便秘模型小鼠的排便时间缩短,排便的颗粒数与重量增加,证明枳术汤有良好的通便作用,并呈一定的量效正相关性[8],随后又观察到枳术汤能调节脾虚便秘小鼠肠壁黏膜肥大细胞密度增加,SP 免疫反应阳性增强,SS 免疫反应阳性减弱,从而影响肥大细胞释放 5 - HT、组胺,达到调整胃肠道运动,治疗脾虚便秘的功效[9]。

麻氏观察到枳术汤与枳术丸对正常小鼠有促进小肠推进的作用,随后又观察到枳术汤与枳术丸能升高大鼠肠组织胃动素含量[10],进一步的研究表明枳术汤与枳术丸对吗啡造成的胃排空迟缓没有改善,但大剂量能够对抗吗啡造成的小肠推进迟缓[11]。

（汪泳涛）

【参考文献】

[1] 郑学宝.2003.枳术汤加减治疗便秘型结肠激惹综合征 39 例.新中医,35(6):63

[2] 王珏.2003.枳术汤合升降散治疗脂肪肝 42 例.内蒙古中医药,(1):1—2

[3] 余守雅.2005.《金匮要略》枳术汤治疗老年习惯性便秘的临床观察.四川中医,23(10):72—73

[4] 黄育平.2006.中药枳术汤加味治疗功能性消化不良 104 例.陕西中医,27(1):43—44

[5] 倪海军.1998.枳术汤加味治疗完全性幽门梗阻 36 例.国医论坛,13(4):11

[6] 向丽萍.1997.枳术汤加味治疗术后单纯性肠粘连 30 例.湖南中医药导报,3(2—3):42—43

[7] 郭建新.1996.枳术汤加味治疗胃下垂 34 例临床观察.天津中医,13(1):30

[8] 郑学宝.2003.枳术汤对脾虚便秘小鼠通便作用的实验研究.新中医,35(10):75—76

[9] 郑学宝.2004.枳术汤对脾虚便秘小鼠结肠肥大细胞与胃肠激素的影响.中药新药与临床药理,15(3):167—170

[10] 麻晓慧.2007.枳术丸煎剂与枳术汤对大鼠胃动素的影响.承德医学院学报,24(3):273

[11] 马景瑜.2008.枳术丸煎剂与枳术汤对模型动物胃肠运动影响的研究.时珍国医国药,19(2):310—311

69. 茵陈蒿汤

【经典概述】

茵陈蒿汤见于《金匮要略·黄疸病脉证治第十五》,治疗谷疸,症见"寒热不食,食即吐,心胸不安",病因中焦湿热郁遏,入于血分,发为黄疸,治宜清热利湿退黄,茵陈蒿汤中大黄、栀子清热燥湿,茵陈蒿利湿退黄,药后小便通利而黄疸消退。

【临床应用】

1. 急性黄疸型肝炎　周氏[1]等治疗急性黄疸型肝炎232例,甲型172例,乙型35例,丙型3例,戊型22例,初中期药用茵陈蒿、栀子、黄芩、茯苓、车前草、丹参、郁金、赤芍、生大黄、板蓝根、金钱草、焦神曲、焦麦芽、焦山楂、甘草,呕吐加半夏、黄连,发热加连翘、金银花,恢复期药用茵陈蒿、栀子、茯苓、党参、板蓝根、白术、郁金、当归、陈皮、五味子、甘草等,治疗13～66天,196例症状体征消失,肝功能连续2次正常,32例症状体征消失,肝功能 ALT 下降80%以上,SB 下降90%以上,总有效率为98.3%。

2. 慢性乙型黄疸型肝炎　刘氏[2]比较了自拟赤芍茵陈蒿汤加减配合西药保肝药物与单纯西药常规治疗慢性乙型黄疸型肝炎各120例的疗效,中药基本方为茵陈蒿、栀子、大黄、丹参、赤芍、败酱草、龙胆草,湿重加藿香、白豆蔻,热重加板蓝根、金银花,呕吐加生姜、半夏,纳差加鸡内金、焦神曲、焦麦芽、焦山楂,皮肤瘙痒加秦艽,治疗4周后,症状的改善与肝功能的恢复都明显优于单纯西药常规治疗组。

3. 妊娠期肝内胆汁淤积症　金氏[3]用茵陈蒿汤加减结合西药常规治疗妊娠期肝内胆汁淤积症100例,临床见症:妊娠中晚期出现皮肤瘙痒,血清胆汁酸升高,部分皮肤黏膜黄疸,肝功能损害,排除病毒性肝炎、妊娠脂肪肝、妊娠高血压症及皮肤疾病,中药药用茵陈蒿、栀子、生甘草、黄芩、制军、当归、茯苓、白术,10天1个疗程,根据症状、体征消失和实验室检查恢复情况判定疗效,结果中西医结合治疗组总有效率为93.00%,高于单纯西药治疗组的85.53%。

4. 脂肪肝　贾氏[4]用茵陈蒿汤加味治疗脂肪肝58例,临床表现为肝区隐痛或胃脘胀痛,乏力,腹胀,恶心,纳呆,口苦,部分有血脂升高,肝功能损害,药用茵陈蒿、栀子、大黄、生山楂、陈皮、泽泻,30剂1个疗程,3个疗程后,34例症状、体征基本消失,B 超示脂肪肝消失或下降 2 个级别,肝功能、血脂恢复正常或改善,有效 19 例,总有效率为 91.38%。

5. 湿疹　宁氏[5]用茵陈蒿汤加减治疗湿热型湿疹 56 例,药用茵陈蒿、栀子、大黄、萆薢、薏苡仁、车前子、土茯苓、黄芩、生甘草,治疗 15～20 天,35 例皮损基本消退或干燥结痂,不痒,5 例瘙痒减轻,渗出停止,皮损范围缩小 75% 以上,10 例皮损处渗出减少,仍瘙痒,皮损范围缩小不足 50%,总有效率为 89.28%。

6. 痤疮　李氏[6]用复方茵陈蒿汤加减治疗中重度痤疮 34 例,复方茵陈蒿汤药物组成:茵陈蒿、连翘、大黄、白芷、防风、天花粉、鸡内金、陈皮、金银花、浙贝母、皂角刺、鱼腥草、败酱草、苍术、栀子、乳香、没药、甘草,治疗 8 周后,34 例皮损完全消退,仅留有色素沉着,无新发皮疹,7 例皮损消退 70% 以上,新发皮疹少于 5 个,4 例皮损消退 30%～69%,新发皮疹少于 10 个,总有效率为 91.18%。

【现代研究】

药理作用　慕氏报道茵陈蒿汤能促进胆红素代谢,抗肝损伤,抑制肝细胞凋亡,抑制星状细胞活化及胶原合成,还能使急性胰腺炎大鼠的胰腺细胞总膜、线粒体膜和溶酶体膜流动性恢复至接近正常,减低该模型外周及门脉血内毒素含量,降低血脂、血糖及改善血液透析后皮肤瘙痒、抗炎镇痛等作用[7]。朱氏总结了茵陈蒿汤护肝作用研究进展,指出茵陈蒿汤有抗肝损伤与抗肝纤维化作用[8]。曲氏观察到茵陈蒿汤能使异硫氰酸-1-萘酯灌胃结合高脂高糖饮食加湿热环境造成的阳黄证大鼠肝细胞 β-葡萄糖醛酸酶含量降低,诱导 UDPGT 活性,促进胆红素排泄,从而改善胆红素代谢,起到保肝利胆退黄作用[9]。　　　　　　　　　　　　　　　(汪泳涛)

【参考文献】

[1]　周现武.2008.加味茵陈蒿汤治疗急性黄疸型肝炎 232 例.陕西中医,29(1):78—79

[2]　刘福元.2006.中西医结合治疗慢性乙型黄疸型肝炎 120 例临床观察.中华实用中西医杂志,19(18):2155—2156

[3]　金敏霞.2006.中西医结合治疗妊娠期肝内胆汁淤积症 100 例.浙江中西医结合杂志,16(11):698—670

[4]　贾孟辉.2006.茵陈蒿汤加味治疗脂肪肝 58 例.陕西中医,27(12):1524—1525

[5]　宁娟.2007.茵陈蒿汤加减治疗湿热型湿疹 56 例.基层医学论坛,11(3):223

[6]　李怀军.2008.复方茵陈蒿汤加减治疗中重度痤疮临床观察.吉林中医药,28(3):194

[7]　慕永平.2006.茵陈蒿汤的发展与现代研究.中国实验方剂学杂志,12(2):67—71

[8]　朱世敏.2008.茵陈蒿汤护肝作用研究进展.上海中医药杂志,42(2):73—75

[9]　曲长江.2006.茵陈蒿汤对 β-葡萄糖醛酸酶 UDPGT 影响的实验研究.辽宁中医杂志,33(2):245—246

70. 栀子大黄汤

【经典概述】

栀子大黄汤见于《金匮要略·黄疸病脉证并治第十五》,治疗酒疸,症见"心中懊恼或热痛",病因湿热发黄,胃热亢盛,治宜清热燥湿退黄,清热为主,栀子大黄汤中栀子、大黄、黄柏三味苦寒清热之品相须配伍,直折胃热,直中病所。

【临床应用】

1. 复发性口腔溃疡 陆氏[1]用栀子大黄汤治疗复发性口腔溃疡 30 例,局部充血,疼痛,伴心烦易怒,渴喜冷饮,口气热臭,口干舌燥,咽喉干燥,大便干结,小便黄,舌红苔黄,脉滑数或弦数,药用栀子、枳实、大黄、黄芩、青黛、合欢皮、麦冬、石菖蒲、乌梅、甘草,配合普鲁卡因含漱,用药 5 天后,临床症状和体征消失,随访 1 年无复发者 19 例,用药 10 天,溃疡愈合,1 年内有复发,但症状轻微者 11 例,有效率大 100%。

2. 急性胰腺炎 王氏[2]用复方栀子大黄汤治疗急性胰腺炎 31 例,全部病例均有腹痛和不同程度的腹胀、恶心呕吐、发热、上腹部压痛,血象及血、尿淀粉酶升高,3 天内腹痛消失,血、尿淀粉酶恢复正常者 16 例,4～7 天内腹痛消失,血、尿淀粉酶恢复正常者 12 例,总有效率为 90.3%。 (汪泳涛)

【参考文献】

[1] 陆守昌.1999.栀子大黄汤治疗复发性口腔溃疡 30 例.甘肃中医学院学报,16(4):35—36
[2] 王玮.2001.复方栀子大黄汤治疗急性胰腺炎 31 例.河北中医,23(4):252—253

71. 硝石矾石散

【经典概述】

硝石矾石散出自《金匮要略·黄疸病脉证并治第十五》,本方用于女劳疸的治疗。女劳疸由女劳肾热所致,与酒疸、谷疸不同。其人膀胱急,额上黑,足下热,皆女劳伤肾,少阴肾热之征。若兼见腹胀便黑时溏,为女劳夹有湿热瘀滞,故以硝石矾石散主之。方中硝石即火硝,性味苦寒,能入血分以消坚积;矾石即皂矾,又名绿矾、青矾,性味酸寒,亦入血分破瘀燥湿;用大麦粥汁和服者,取其甘平养胃,能缓和硝、矾之峻猛,犹白虎汤中之用粳米也。

【临床运用】

目前临床报道将此方用于急性黄疸型肝炎、慢性肝炎、肝硬化腹水、血吸虫病、胆石证、囊虫病、钩虫病、蛔虫病等病证的治疗[1]。

如胡氏[2]等报道应用协定处方利胆消瘀汤合硝石矾石散治疗瘀胆型肝炎 30例,疗效颇为满意。所治病例中,急性瘀胆型肝炎 21 例,慢性瘀胆型肝炎 9 例。采用的基本方为:茵陈 25 g,丹参、金钱草、赤芍各 18 g,郁金、枳实、香附、生大黄、王不留行各 10 g,甘草 5 g,水煎,日服 1 剂。硝石矾石散每次 5 g,服 3 次,伴胁痛者加甘松、木灵芝;腹胀者加麦芽、莱菔子;伴恶心、呕吐、口苦、苔黄者加苏叶、黄连。结果治愈 26 例,占 88.8%;显效 2 例,占 8.6%;有效 1 例,占 8.8%;无效 2 例,占6.6%。

(张再良)

【参考文献】

[1] 范永升.2003.金匮要略.北京:中国中医药出版社.273
[2] 胡新林,何世才.1995.自拟方合硝石矾石散治疗瘀胆型肝炎 30 例.湖南中医药导报,1(3):45

72. 半夏麻黄丸

【经典概述】

半夏麻黄丸出自《金匮要略·惊悸吐衄下血胸满瘀血病脉证治第十六》,治疗心下悸,多伴有胸闷纳少,泛吐痰涎,舌苔白腻等症,方中半夏蠲饮降逆,麻黄宣发阳气,蜜丸缓图,共奏蠲饮降逆,通阳宣肺之功。《金匮要略心典》云:"此治饮气抑其阳气者之法,半夏蠲饮气,麻黄发阳气。妙在作丸与服,缓以图之。则麻黄之辛甘,不能发越津气。而但升引阳气。即半夏之苦辛,亦不特蠲除饮气,而并和养中气。非仲景神明善变者,其孰能与于此哉。"《金匮要略浅注》云:"半夏辛以散之,能运脾去湿,以燥水饮于内;麻黄苦以泄之,能发表出汗,以宣水饮于外也。"

【临床应用】

1. 心悸　心悸是指患者自觉心中悸动,甚至不能自主的一类症状。发生时,患者自觉心跳快而强,并伴有心前区不适感。属中医学"惊悸"和"怔忡"的范畴。半夏麻黄丸对于水饮泛心之心悸较宜。何氏[1]治一患者,顾某,男,58岁,患者素有慢性支气管炎,入冬以来,自感心窝部悸动不宁,久不减轻,心电图检查尚属正常。脉滑苔白,宜蠲饮治之。姜半夏、生麻黄各30 g,上两味各研末和匀,装入胶囊中。每次服2丸,蜜糖冲水吞服,1日3次。胶丸服完后,心下悸动已瘥。又续一方,以巩固之。

2. 哮喘　哮喘是由多种细胞特别是肥大细胞、嗜酸性粒细胞和T淋巴细胞参与的慢性气道炎症;在易感者中此种炎症可引起反复发作的喘息、气促、胸闷和咳嗽等症状,多在夜间或凌晨发生,常伴有广泛而多变的呼气流速受限,但可部分地自然缓解或经治疗缓解,半夏麻黄丸加味治疗哮喘可获效。张氏[2]以半夏麻黄乌梅汤治疗50例气管哮喘患者,全部患者均有咳、喘、痰,其特点为咳嗽以晨暮为著,夜间更甚,咳甚则喘而汗出,动则加重,不能平卧,甚至张口抬肩,胸闷纳少,或有喉中痰鸣,或周身伴有皮疹。基本方:生半夏、炙麻黄、炙乌梅、净蝉蜕、杏仁泥、老紫草、浮萍各10 g,大连翘15 g,赤小豆、生牡蛎各30 g,甘草6 g。寒重加荆芥、防风、生姜;痰多加重生半夏用量30 g,或加皂角针、牛子、苏子,或合十枣汤,总有效率达96%。

(姚佳音)

【现代研究】

抗心律失常　半夏有较明显的抗心律失常作用。给犬静脉注射半夏浸剂后,使氯化钡所致的室性早搏迅速消失且不复发,有效率97.5%。对肾上腺素所致的室性心动过速,可使其迅速转为窦性节律,有效率96.0%[3]。

【参考文献】

[1] 何若平.1988.半夏麻黄丸的临床应用.浙江中医杂志,(4):178

[2] 张宝良.1999.自拟半夏麻黄乌梅汤治疗难治性哮喘50例.四川中医,17(3):20—21

[3] 藤守志.1983.半夏浸剂抗心律失常作用的实验研究.中华心血管病杂志,11(2):103

73. 柏叶汤

【经典概述】

柏叶汤出自《金匮要略·惊悸吐衄下血胸满瘀血病脉证治第十六》,用以治疗虚寒性吐血,乃中焦虚寒,血不归经所致,可见吐血日久,面色萎黄,肢冷,精神不振,舌淡庞大,脉虚软无力等证。方中柏叶收敛止血,直折其上逆之势;干姜温中摄血,艾叶温经止血,马通汁引血下行以止血,共奏温中止血之功。

《医宗金鉴·订正金匮要略注》曰:"吐血之病,热伤阳络,当清其热;劳伤阳络,当理其损。今以柏叶汤温散之品,而治吐血不止者,则必是热伏阴分,用此宣发,使热行阳分,血不为热所迫,则自止也。"

【临床应用】

1. 肺结核咯血　何某,男,36岁,咯血6年余,右肺空洞形成,同时患肝炎。先后在当地医院治疗多次,无效。症见:疲乏无力,少气,发热,颧赤,胸闷不适,咯血频频不休,血色瘀红不泽,舌质红,苔薄黄,脉细弱数,左关稍弦。拟柏叶汤加味:干姜、艾叶、法半夏、丹皮各三钱,侧柏叶、人中白各五钱,阿胶(烊)四钱。水煎,一次温服。8日后二诊血痰量明显减少[1]。

2. 脚癣感染　毛某,女,30岁,1996年8月就诊,该患者患脚癣数年,此次又发,双足脚趾糜烂,足背红肿,脓血分泌物多,痛痒难忍,行走不便,曾口服消炎药及涂达克宁(硝酸咪康唑)等药均未见效。即刻令其将上药合用煎汤洗双脚,日数次,洗3天后,痊愈。随访至今,未复发[2]。

【现代研究】

宋氏[3]等发现柏叶汤以童便易马通汁对热盛胃出血模型均有加强止血减轻胃黏膜损伤的作用,且上述作用与清热泻火止血的泻心汤并无显著差异。

罗氏[4]实验发现,柏叶组(柏叶一味煎成13.5%的水煎剂)、干姜艾叶组(干姜、艾叶等份制成13.5%水煎剂)、柏叶汤组(柏叶、干姜、艾叶等份制成13.5%水煎剂)与模型组比较,均有缩短凝血时间(干姜艾叶组除外)、增加血小板计数、保护黏膜、减轻溃疡形成,抑制胃溃疡出血的作用。

(姚佳音)

【参考文献】

[1] 管其健.1975."柏叶汤"治疗肺结核咯血的体会.新中医,(4):35—37

[2] 刘冬娥.2000.柏叶汤煎洗治疗脚癣感染.南平师专学报,19(2):113

[3] 宋建平等.1998.柏叶汤不同配伍对热盛胃出血模型止血作用的实验研究.中国实验方剂学杂志,4(4):44—46

[4] 罗苏群.2006.柏叶汤及其拆方对小鼠虚寒性出血影响的实验研究.山西中医,27(12):1590—1592

74. 黄土汤

【经典概述】

黄土汤出自《金匮要略·惊悸吐衄下血瘀血胸满病脉证并治第十六》,主治虚寒远血。脾气虚寒,统摄无权而下血,先便后血,血来自上消化道,距肛门较远,故称远血。大便与下血先后不必拘泥,血便混杂则大便如柏油样。脾气虚寒,故伴见神疲乏力,四肢不温,纳差,腹痛绵绵,喜温喜按;脾虚气血生化不足,且下血伤血,故见面色萎黄,舌淡,脉细。治以温脾摄血。灶心黄土,又名伏龙肝,温中涩肠止血,白术、附子温阳健脾以治本,生地、阿胶养血止血,甘草建中补脾,黄芩苦寒反佐,即可止血,又可防白术、附子温燥动血之弊。全方寒热并用,标本兼治,刚柔相济,温阳不动血,养血不遏阳,《温病条辨》称此方为甘苦合用,刚柔互济法。

【临床运用】

1. 上消化道出血　陈氏[1]比较了黄土汤加味配合西药与单纯西药治疗上消化道出血的疗效,出血量在轻度到中度之间,出血时间平均为4～5天,胃镜检查确诊为消化性溃疡活动期或愈合期,症见黑便,胃脘胀痛,头晕心悸,乏力,舌淡,脉细数,药用灶心土(布包先煎)30 g,白术、白及各12 g,炙附子、阿胶(烊化冲服)、三七各9 g,乌贼骨15 g,甘草6 g,7天1个疗程,中药组止血时间平均为2天,治愈率80%,总有效率100%,而不用中药组平均止血时间为3.5天,治愈率30%,总有效率66.7%。

2. 慢性溃疡性结肠炎　田氏[2]用黄土汤加减分型治疗慢性溃疡性结肠炎100例,症见纳呆,乏力,畏寒,肠鸣,黎明腹泻,时有便脓血,黏液,舌淡,苔白,脉沉细无力,镜下表现为黏膜苍白,水肿,血管模糊不清,表面失去光泽,黏液较多,清晰,病程迁延的脾肾阳虚型,药用黄土汤加肉豆蔻、当归各 15 g,小茴香、肉桂、木香、升麻各 10 g,茯苓、砂仁各 20 g。症见情绪诱发,痛泻夹杂,便后痛减,伴胸胁胀痛,脘闷纳呆,苔薄白,脉弦细,镜下表现黏膜充血、水肿,质脆易出血,血管瘀曲扩张,紫黯,肠腔痉挛,可见散在较小浅表溃疡及炎性息肉的肝盛脾虚型,药用黄土汤去附子、地黄,加陈皮、木香、延胡索、柴胡、山楂各 10 g,薏苡仁 20 g,白芍 12 g;症见腹痛腹泻,里急后重,粪便夹有脓血,苔腻,脉滑数,镜下表现黏膜充血,水肿明显,表面糜烂,溃疡大而深或融合成片,黏膜或脓性分泌物多的湿热下注型,药用黄土汤去附子、地黄,加白头翁 15 g,紫花地丁、秦皮、黄柏、木香、升麻各 10 g,总有效率达 98%。

3. **糖尿病性腹泻** 方氏[3]用黄土汤加减治疗糖尿病性腹泻 21 例,腹泻病程在 3～6 个月,西药抗菌、止泻效果不理想,药用赤石脂 60 g,干地黄、白术、炮附子、阿胶、党参、肉豆蔻各 10 g,黄芩 6 g,气虚下陷者加升麻、柴胡、黄芪;脂肪泻者加鸡内金、生姜,2 周为 1 个疗程,治愈 15 例,显效 2 例,有效 2 例,无效 2 例。

4. **崩漏** 孔氏等[4]用黄土汤加味治疗崩漏 36 例,基本用药赤石脂 25 g,生地 15 g,白术 12 g,炙甘草 6 g,炮附子 6 g,黄芩 6 g,阿胶 12 g,出血量大,加三七、血余炭、煅牡蛎、升麻;气随血脱,加人参、黄芪;血色淡,少腹空坠,加黄芪、川断、桑寄生、鹿角胶;出血量大,色鲜无块,加生地榆、生地炭、棕榈炭;血色紫黯有血块,伴少腹疼痛,加三七、生蒲黄、柴胡;血色淡而清稀,加炮姜炭、艾叶炭、煅牡蛎、黄芪;质稠气秽,加蒲公英、地榆、栀子、黄柏、茜草炭;子宫肌瘤,合桂枝茯苓丸治疗;卵巢囊肿,加皂角刺、夏枯草等,3 个月经周期为 1 个疗程,显效 21 例,有效 13 例,无效 2 例,总有效率为 94.4%。

5. **烧伤后消化道出血** 李氏[5]用黄土汤治疗烧伤后消化道出血 26 例,大便潜血(＋＋＋＋),药用灶心土 50 g,阿胶 10 g,黄芩 10 g,附子 10 g,白术 10 g,生地 10 g,甘草 10 g,乌贼骨(研粉)10 g,白及 10 g,痊愈 20 例,显效 4 例,总有效率 92.3%。

【现代研究】

药理作用 现代药理发现灶心黄土的主要成分是硅酸盐、氧化铝、氧化铁、氧化钠、氧化钙等,呈弱碱性,不溶于水,进入胃内,能中和胃酸[6],在胃肠内壁形成不吸收的保护层,避免胃酸等对黏膜的刺激和伤害,并对胃肠末梢神经有镇静和麻醉作用;白术能缓和胃肠蠕动,缓解疼痛;生地可促进凝血,阿胶能止血,促进红细胞和血红蛋白生长,并且阿胶与灶心黄土同煎,可以提高灶心黄土崩解物在药液中的悬浮程度和在胃肠黏膜上的附着力;甘草有明显的保护胃黏膜,抑制溃疡,吸附胃酸和降低胃酸浓度的作用,可以促进溃疡愈合和黏膜的修复;黄芩有抑菌消炎和抗

凝作用[7]。 （汪泳涛）

【参考文献】

[1] 陈久红.2005.黄土汤加味配合西药治疗消化道出血疗效观察.安徽中医学院学报，24(5)：16—17

[2] 田颖，王中良.2004.黄土汤加减治疗慢性溃疡性结肠炎100例.陕西中医，25(1)：15—16

[3] 方秀梅.2002.黄土汤加减治疗糖尿病性腹泻.湖北中医杂志，24(6)：43

[4] 孔文清，李筱蛾.2001.黄土汤加味治疗崩漏36例.江苏中医，22(7)：27

[5] 李仲连.2000.黄土汤治疗烧伤后消化道出血26例.湖南中医杂志，16(1)：32

[6] 李江东.1988.勿用红砖、黄土代用伏龙肝.中药通报，13(12)：27

[7] 王晓.1996.黄土汤临床应用之管见.中医研究，9(4)：45—46

75. 大半夏汤

【经典概述】

大半夏汤出自《金匮要略·呕吐哕下利病脉证并治第十七》，原文记载："胃反呕吐者，大半夏汤主之。"方中半夏降逆止呕，人参、白蜜补虚益气，安中和胃。三药共用安中补虚，降逆润燥。本方主治胃中虚寒，气逆冲上以致朝食暮吐、暮食朝吐的胃反之证。

【临床应用】

1. 化疗药引起的胃肠道反应 癌症的发生严重威胁着患者的生命，且发病率有增无减，手术、放疗、化疗是目前比较有力的手段。但是化疗药的毒副反应给患者带来的痛苦也是不可低估的，就胃肠道反应来说也是很严重的。虽然有些西药能够防治，但效果不很理想，有的效果虽好，但价格昂贵，一般人难以承受。邓氏[1]等在大半夏汤基础上加味防治化疗药引起的胃肠道反应，取得了较为满意的疗效。本组43例均为癌症接受化疗的患者，在未服用本方前均有明显恶心呕吐、食欲不振或厌食、全身乏力等症状。治疗方药以姜半夏、人参各12 g，苏叶10 g，黄连、生姜各6 g，白蜜30 mL。煎服方法：上五味加水300 mL，煎取200 mL。装入保温瓶中，喝时加入蜂蜜，摇匀频服，每次30～50 mL，每日1剂。预防从接受化疗之日起开始服药至化疗结束后 2 周。结果显效 35 例,有效 5 例,无效 3 例,总有效率 93%。邓氏认为大半夏汤治疗化疗引起的消化道反应,价值低廉、疗效可靠,不易产生耐药性,很有应用前景,值得临床推荐。

2. **胃食管反流症** 随着普外科胆囊结石、胆囊息肉等胆道疾病手术病例逐年上升,术后并发胃食管反流症者亦逐年增加。单氏[2]采用大半夏汤加减治疗胆囊术后胃食管反流症 76 例,疗效显著。76 例患者中医治疗前已用胃动力药、抑酸剂,疗效欠佳。中医治疗以大半夏汤为主方,2 周为 1 个疗程,治疗最短 1 疗程,最长 3 疗程。显效 32 例,好转 39 例,无效 5 例,总有效率为 93.4%。该症属中医学"胃反"范畴。患者有烧心,反胃或胸骨后疼痛等症状。胃以降为顺,上行为逆。大半夏汤中半夏降逆止呕,党参补虚益胃,蜂蜜滋养润燥。胃反证常兼见便秘,蜂蜜润导,使腑气通调,有助于止呕。随证加减则药证更为吻合,能取得良好疗效亦在情理之中。

(张再良)

【参考文献】

[1] 邓永启,刘洪明,徐秀华.1997.大半夏汤加味防治化疗药引起的胃肠道反应 43 例.四川中医,15(9):24

[2] 单明义.2003.大半夏汤治疗胆囊术后胃食管反流症.山西中医,19(3):5

$76.$ 茯苓泽泻汤

【经典概述】

茯苓泽泻汤出自《金匮要略·呕吐哕下利病脉证并治第十七》,治疗水饮内停所致呕吐,症见"胃反,吐而渴欲饮水",病因中焦气虚,气不布津,故口渴欲饮,饮后水精不布,饮停中焦,上逆为呕,故反复呕吐,形成愈渴愈饮,愈饮愈吐的恶性循环,治当温中散饮,化气利水,茯苓泽泻汤方中桂枝、生姜温中散饮,茯苓、泽泻利水化饮,白术、甘草健脾补中以绝饮停之源,标本兼治,使脾胃健运,水饮去,呕吐止。

【临床应用】

1. **高脂血症** 展氏[1]用茯苓泽泻汤加味治疗高脂血症 49 例,临床表现多见乏力,纳呆,胸脘痞闷,头昏,形体偏胖,舌淡胖苔白而润,脉滑。中医辨证为脾虚痰湿型,近 1 个月内未接受降脂药物治疗,并除外严重肝、肾功能损害,及服用影响血脂水平的其他药物及对血脂康有过敏者,药物组成:茯苓、泽泻、桂枝、白术、生山楂、甘草、生姜 3 片,兼痰瘀内阻者加红花、丹参;兼脾肾阳虚者加干姜、炮附子、淫羊藿;兼肝气郁滞者加柴胡、当归、白芍,3 周为 1 个疗程,连服 2 个疗程,疗效判定参照《中药新药临床研究指导原则》中的标准,显效 34 例,有效 9 例,总有效率93.9%。

2. **糖尿病性胃轻瘫** 林氏[2]用茯苓泽泻汤治疗糖尿病性胃轻瘫 26 例,全部病例均为 1 型糖尿病,病史 5 年以上,临床表现为恶心呕吐,口渴欲饮,餐后饱胀,胃振水音阳性,舌苔白腻,脉滑,胃造影(GI)示胃蠕动收缩力减弱,排空迟缓,药用茯苓、泽泻、甘草、桂枝、白术、制半夏、生姜 3 片,上腹饱胀甚者加厚朴,治疗 10~20天后,14 例症状消失,GI 示胃蠕动正常,9 例症状及 GI 示胃蠕动明显改善,总有效率88.47%。

3. **妊娠恶阻** 马氏[3]治疗妊娠恶阻 1 例,症见妊娠近 3 月,恶心呕吐 1 月余,呕吐涎水、食物或胆汁,偶有冷汗出,口苦口干,饮入不舒,纳减,手足不温,腰酸,舌淡红,苔腻滑润,脉细软,治以温胃清肝,化饮降逆,方用茯苓泽泻汤合黄芩加半夏生姜汤加减,服用 3 剂后四诊,恶阻消失,纳可。　　　　　　　　　　　　　　　(汪泳涛)

【参考文献】

[1] 展照双.2004.茯苓泽泻汤加味治疗高脂蛋白血症 49 例.北京中医,23(1):24—25

[2] 林海飞.2001.茯苓泽泻汤治疗糖尿病性胃轻瘫 26 例.浙江中医杂志,(9):381

[3] 马大正.2007.经方治疗妊娠恶阻验案 6 则.河南中医,24(12):11—12

77. 橘皮竹茹汤

【经典概述】

橘皮竹茹汤出自《金匮要略·呕吐哕下利病脉证并治第十七》,治疗胃虚痰浊呕吐,病因脾胃虚弱,水谷入胃不能化生精微布散周身,反成痰浊上逆,故见呕吐哕逆,治当健脾化痰,降逆止呕,橘皮竹茹汤中橘皮、竹茹、生姜化痰止呕,参、枣、草益气补中,以杜生痰呕吐之源。

【临床应用】

1. **妊娠恶阻** 吴氏[1]用橘皮竹茹汤治疗妊娠恶阻 40 例,全部为早孕,并排除葡萄胎、肝炎、消化道疾病等其他疾病引起的呕吐,就诊时均有不同程度的恶心呕吐、厌食纳呆、神疲倦怠等症,药用陈皮、竹茹、党参、生姜、大枣、子芩、白术、砂仁、苏梗,25 例呕吐停止,诸症消除,停药后无复发,12 例呕吐症状减轻,或呕吐症状消除,但停药后又见复发,总有效率 88%。

2. **胆汁反流性胃炎** 姚氏[2]用橘皮竹茹汤治疗胆汁反流性胃炎 80 例,全部病例均经胃镜检查,证实胃黏膜有充血、水肿,黏膜表面上有黄绿色胆汁附着或大量胆汁自幽门口返入胃,药用橘皮、竹茹、党参、生姜、柴胡、白芍、枳实、黄芩、代赭石、金钱草、郁金、甘草、大枣,30 天为 1 个疗程,总有效率为 96.25%。

3. **糖尿病胃轻瘫** 胡氏[3]用橘皮竹茹汤加减治疗糖尿病胃轻瘫 42 例,糖尿病病史最长 36 年,最短 3 年,并发胃轻瘫最长 3 年,最短 1 个月,症见食欲减退、餐后上腹饱胀、嗳气、呃逆、恶心、呕吐、上腹不适或疼痛,X 线钡餐检查示胃收缩无力、蠕动减弱、钡剂滞留时间延长、钡剂排空大于 6 小时,胃镜、B 超检查排除胃流出道梗阻、消化性溃疡及肝、胆、胰器质性病变,药用橘皮、竹茹、大枣、生姜、甘草、人参;胁肋胀满,嗳气频频,舌红苔黄,脉弦者减人参,加柴胡、郁金、黄芩;头晕目眩,大便不爽,舌淡脉沉者减竹茹,加枳实、瓜蒌、半夏;体倦懒言,喜温喜按,舌淡苔白,脉沉细者减竹茹,加黄芪、白术、升麻。30 日为 1 个疗程,21 例临床症状消失,X线钡餐检查胃排空时间<4 h,18 例临床症状明显好转,X 线钡餐检查胃排空时间4~6 h,总有效率 92.86%。

4. **残胃排空障碍** 闫氏[4]用四君子汤和橘皮竹茹汤水煎后经胃管内注入治疗胃、十二指肠切除术后所致的残胃排空障碍 38 例,主要症状为胃、十二指肠术后恢复进食或改半流质饮食时,上腹部饱胀、疼痛,恶心呕吐,胃管放置后有 800~1 500 mL 胃内容物被吸出,药用人参、白术、茯苓、橘皮、竹茹、党参、生姜、大枣、甘草,10 天为 1 个疗程,20 例残胃排空障碍症状消失,能进普通饮食,2 例症状明显缓解,能进流质饮食。

5. **抗痨药物所致胃肠反应** 张氏[5]用橘皮竹茹汤加味治疗抗痨药物所致胃肠反应 42 例,药用潞党参、橘皮、竹茹、粳米、大枣、生姜、甘草,干呕、呕吐症状明显者加法半夏、代赭石,伴反酸者加乌贼骨、煅瓦楞子,伴胃脘疼痛者加延胡索、白芷,伴纳差、腹胀者去大枣加槟榔、枳壳,29 例症状体征消失,停服药后在抗痨治疗期间未出现胃肠反应,13 例治疗期间症状体征减轻或消失,停药后偶有反复,总有效率 100%。

6. **胃癌放化疗后呃逆** 李氏[6]用益胃汤合橘皮竹茹汤治疗胃癌放化疗后呃逆 96 例,药用沙参、麦冬、玉竹、石斛、橘皮、竹茹、柿蒂、乌梅、甘草,伴胃痛者加延胡索、白芍、丹参,伴烦躁不安者加珍珠母、酸枣仁,伴便秘者加肉苁蓉、火麻仁、何首乌,伴呕吐者加半夏,伴腹胀痞满者加大腹皮、槟榔,7 剂后全部治愈,随访月余均未见复发。
(汪泳涛)

【参考文献】

[1] 吴红.2007.橘皮竹茹汤治疗妊娠恶阻 40 例.黑龙江中医药,20(3):264—265

[2] 姚春.2001.橘皮竹茹汤治疗胆汁反流性胃炎 80 例临床观察.陕西中医函授,(4):12—13

[3] 胡艳丽.2005.橘皮竹茹汤加减治疗糖尿病胃轻瘫 42 例.河北中医,27(11):848

[4] 闫继勤.2004.中药治疗残胃排空障碍 38 例.中国中西医结合外科杂志,10(1):48—49

[5] 张黎.2004.橘皮竹茹汤加味治疗抗痨药物所致胃肠反应 42 例.中华医学丛刊,4(5):64

[6] 李强.2001.益胃汤合橘皮竹茹汤治疗胃癌放化疗后呃逆 96 例.中国中医药信息杂志,8(7):67

78. 桃花汤

【经典概述】

桃花汤出自《金匮要略·呕吐哕下利病脉证并治第十七》,因所含药物赤石脂色红而得名,治疗虚寒下利,病因中气虚寒,寒毒入络,症见下利便脓血,伴腹痛,畏寒,肢冷,神疲,治当温中涩肠止利,桃花汤中赤石脂涩肠止利,干姜温中散寒,粳米健脾补虚,服后当利止肢温神清。

【临床应用】

1. 溃疡性结肠炎 郑氏[1]用桃花汤配合灌肠治疗溃疡性结肠炎 62 例,诊断标准参照 1993 年太原全国慢性非感染性肠道疾病学术会上制订的该病诊断标准,并排除癌变、肠结核及肠息肉,口服桃花汤加味,药物组成:赤石脂 50 g(其中 1/3 研细末备用),干姜 5 g,薏苡仁 30 g,冬瓜仁 30 g,炒金银花 30 g,何首乌 20 g。以水 1 000 mL,煎煮 30 min 后取汁 400 mL,纳入赤石脂细末,早晚分服,灌肠方药物组成:五倍子 30 g,白及 20 g,乌梅炭 30 g,地榆炭 30 g,煎取 1000 mL,加入锡类散 5 g,云南白药 5 g,珍珠粉 10 g 搅匀,每晚取 100 mL 保留灌肠,2 个月后,30 例症状、体征消失,结肠镜检查结肠充血水肿消失,溃疡面愈合,随访 1 年无复发,28 例症状、体征改善,结肠镜检查结肠充血水肿减轻,溃疡面部分愈合,随访半年无复发,总有效率 93.55%。

2. **慢性细菌性痢疾** 林氏[2]用真人养脏汤合桃花汤加减治疗小儿慢性细菌性痢疾 20 例,均有细菌性痢疾病史,多次典型或不典型腹泻 2 个月以上,大量黏液便,时有脓血,白细胞总数和中性粒细胞增加,粪常规镜检可见脓细胞、红细胞与巨噬细胞,粪便细菌培养分离到痢疾杆菌,辨证符合中医痢疾虚寒痢和休息痢,药用太子参、当归、白术、肉豆蔻、肉桂、炙甘草、白芍、广木香、诃子、罂粟壳(蜜炙)、赤石脂、干姜、粳米,大便带黏液者加禹余粮,带脓液者加吴茱萸、秦皮,干呕者加半夏,纳差加鸡内金,伤津者加乌梅,脱肛者加升麻、黄芪,7~14 天后,15 例症状体征消失,大便正常,大便培养连续 3 次痢疾杆菌阴性,4 例症状体征改善,大便不正常,大便培养痢疾杆菌阳性,总有效率 95%。

3. **肠癌术后顽固性腹泻** 田氏[3]治疗肠癌术后顽固性腹泻 1 例,患者 1 年前乙状结肠低中分化腺癌广泛结肠切除术后,精神欠佳,倦怠无力,纳呆,大便日 6~8 次,质稀,时出现水样便,舌质淡红,苔嫩黄腻,脉细弦,治予温补脾阳,补命门火以达止泻,以四逆桃花汤加味,药用川附子(开水先煎 4 h)60 g,炮姜 15 g,赤石脂 20 g,粳米 20 g,薏苡仁 30 g,败酱草 15 g,甘草 6 g 服 4 剂后,大便次数减少,每日 1~2 次,便稀溏,无黏液,精神转佳,饮食增加。再服 4 剂,大便成形,每日 1 次,舌苔退,好转出院。

4. **尿毒症性顽固性腹泻** 李氏[4]治疗慢性肾小球肾炎晚期尿毒症性顽固性腹泻 2 例,每日腹泻稀便及水样便 10 余次,药用赤石脂 30 g,干姜 20 g,粳米 20 g。水煎,分 3 次服,次日解稀便 6 次,连服 4 剂后,大便成形,每日解 1~2 次。

【现代研究】

药理作用 王氏观察到桃花汤煎剂和粉剂均能明显减少蓖麻油引起的腹泻小鼠的湿粪数,能明显抑制新斯的明引起的小鼠小肠运动亢进作用,且相同剂量的桃花汤粉剂组作用优于煎剂组[5]。

刘氏同样观察到桃花汤煎剂和微粉剂对番泻叶和蓖麻油所致小鼠泄泻有止泻作用,对新斯的明致小鼠小肠运动亢进有抑制作用,微粉制剂低剂量作用与煎剂高剂量作用相近,相同剂量的微粉制剂作用优于煎剂,超微粉碎能提高桃花汤的疗效[6]。

(汪泳涛)

【参考文献】

[1] 郑芳忠.2006.桃花汤配合灌肠治疗溃疡性结肠炎 62 例.国医论坛,21(5):8
[2] 林敏.2002.真人养脏汤合桃花汤加减治疗小儿慢性菌痢 20 例.实用中医内科杂志,

2(8)：942

　　[3]　田春.1999.四逆桃花汤加味治疗肠癌术后顽固性腹泻1例.云南中医学院学报，22(1)：53

　　[4]　李运泉.1990.桃花汤治疗尿毒症性顽固性腹泻.江西中医药,21(6)：38

　　[5]　王留兴.2008.桃花汤粉剂对小鼠腹泻和小肠运动功能的影响.长春中医药大学学报，24(2)：140—141

　　[6]　刘卫红.2005.桃花汤微粉制剂与煎剂的药效学对比研究.河南中医,25(6)：21—22

79. 白头翁汤

【经典概述】

　　白头翁汤出自《金匮要略·呕吐哕下利病脉证并治第十七》，主治热痢下重。热痢因湿热胶结于肠，腐灼肠道脉络，症见发热、口渴、滞下不爽、里急后重，所下脓血色泽鲜明，舌红、苔黄、脉数等，治以清热燥湿，凉血止痢。白头翁清热凉血解毒，为治痢要药，秦皮泻热兼以涩肠，黄连、黄柏清热燥湿厚脾胃。全方清解中兼有涩止，为治疗热痢之首选方。

【临床应用】

　　1. 化学性肠炎　安氏[1]等用白头翁汤加减联合锡类散治疗氟脲嘧啶、羟基喜树碱等化疗药物引起的化学性肠炎39例，其中食管癌18例，胃癌32例，卵巢癌13例，肺癌8例，胰腺癌2例，症状表现为化疗后2～5天出现大便次数增多，平均每天14～15次，为稀水便，伴有腹痛，可见血便，无发热及里急后重，重者有口干、乏力、多汗甚至休克。大便常规化验可见黏液、潜血、偶见脂肪球、霉菌及金黄色葡萄球菌。锡类散3g加入生理盐水100 mL保留灌肠1小时，同时口服加减白头翁煎剂，黄连10 g，黄柏12 g，黄芩12 g，白头翁12 g，地榆12 g，槐花10 g，知母12 g，败酱草15 g，秦皮10 g，赤芍、白芍各10 g，甘草6 g，马齿苋15 g。治疗后3天大便次数明显减少，平均每天15次减少为每天6次，5天后减少为每天2～3次，且为黄色软便，1周后恢复正常，总有效率100％。

　　2. 溃疡性直肠炎　梁氏[2]用白头翁汤加减灌肠，辅以饮食、心理调理，治疗溃疡性直肠炎101例，均有典型的反复发作或持续性的黏液血便、腹痛、腹泻、里急后重。电子结肠镜检查见直肠黏膜有多发性溃疡,伴充血、水肿,呈弥漫分布或黏膜粗糙呈颗粒状,血管网纹模糊,质脆易出血,或附有脓性分泌物,有时可见假息肉形成;活检组织学检查呈炎症性反应,糜烂、杯状细胞减少及隐窝脓肿。4 周为 1 个疗程,治疗 1～2 个疗程后,治愈 63 例,显效 22 例,有效 10 例,总有效率为94.06%。

3. 人芽囊原虫病　韩氏[3]运用白头翁汤治疗人芽囊原虫病 2 例,粪便化检均为人芽囊原虫阳性,临床表现为果酱样大便,伴腹痛、腹胀、全身乏力,以白头翁汤加减口服并灌肠治疗 4 周后,粪检人芽囊原虫阴性,临床症状缓解或消失。

4. 慢性细菌性痢疾　黄氏[4]用白头翁汤加味保留灌肠治疗慢性细菌性痢疾87 例,病程在 0.5～11 年不等,福氏痢疾杆菌 66 例,宋内氏痢疾杆菌 10 例,鲍氏痢疾杆菌 7 例,舒氏痢疾杆菌 4 例。药用白头翁 20 g,黄柏 15 g,黄连 6 g,秦皮 15 g,赤石脂 15 g,穿心莲 30 g,黄芪 20 g,木香 6 g,川芎 12 g,甘草 6 g,浓煎保留灌肠,5天 1 个疗程,最多 4 个疗程,症状、体征消失,大便常规正常,停药后大便培养隔月 1次,连续 3 次阴性,随访半年无复发者 65 例,症状、体征消失,大便常规正常,大便培养偶见阳性,随访 2 月内无明显变化者 15 例,症状、体征基本消失,大便镜检脓细胞高倍镜下不超过 3 个,大便培养时有阳性者 7 例。

5. 真菌性角膜炎　阎氏[5]等比较了西药联合白头翁汤加减和单纯西药治疗真菌性角膜炎 122 例的疗效。单纯西药组 38 例,联合用药组 84 例。患者表现为睑结膜充血,球结膜水肿,角膜溃疡范围小于 5 厘米,溃疡边缘有羽毛状浸润,表面坏死物附着,角膜后有皱褶,用抗真菌 1 方:白头翁、黄连、黄柏、秦皮、桔梗、荆芥、防风、柴胡、决明子、木贼;患者角膜溃疡面大于 5 厘米,溃疡边缘有浅沟,实质层羽毛状浸润,前房有黏稠积脓,用抗真菌 2 方:白头翁、黄连、黄柏、秦皮、桔梗、瓜蒌仁、夏枯草、连翘、天花粉、黄芩、生甘草;病情稳定,无活动性病灶,形成角膜斑翳,用抗真菌 3 方:白头翁、黄柏、秦皮、桔梗、蛇衣、珍珠母、谷精草、党参、生黄芪、甘草。单纯西药组疗程最短 16 天,最长 65 天,平均 45 天,总有效率 86.84%,联合用药组疗程最短 13 天,最长 46 天,平均 32 天,总有效率 96.43%。

6. 中毒性痢疾　田氏[6]等比较了单纯抗菌对症处理与抗菌对症联合白头翁汤、黄连解毒汤治疗中毒性痢疾的临床疗效。结果联合用药组治愈 14 例,死亡 1例,死亡率 6.7%,西药组治愈 7 例,死亡 5 例,死亡率为 41%。

7. 慢性结肠炎　陈氏[7]用白头翁汤加味灌肠治疗慢性结肠炎 200 例,主要临床表现为腹痛、腹胀、腹泻,大便次数多,大便有黏液。药用:黄芪 20 g,毛冬青30 g,白头翁 15 g,黄芩 15 g,白及 15 g,牛膝 15 g,枳壳 20 g,三七 9 g,浓煎灌肠,14天 1 个疗程,治愈 136 例,显效 50 例,好转 8 例,总有效率 97%。

8. 急性细菌性痢疾　赵氏[8]用白头翁汤联合芍药汤治疗急性细菌性痢疾 50例,多在 1～2 天内起病,临床表现为高热,腹痛,腹泻,里急后重,便脓血,大便镜检有大量红细胞、脓细胞、白细胞,并有巨噬细胞;或大便细菌培养阳性。基本处方:白头翁 20～30 g,黄连 10～15 g,黄柏 9～12 g,秦皮 9～12 g,白芍 12～15 g,甘草 15 g,当归 18～25 g,槟榔 6～9 g。热毒甚,加金银花 20～30 g,蒲公英 15～20 g,连翘 15～18 g;高热,加石膏 20～30 g,知母 15～18 g;便血严重,加地榆 15～20 g,赤芍 9～12 g,丹皮 10～15 g;里急后重明显,加大黄 10～15 g,枳实 9～12 g;恶寒头痛,加荆芥、薄荷各 6～9 g。3～6 天内全部治愈。

9. 阴道沙眼衣原体感染　谢氏[9]用白头翁汤合四逆散加减治疗女性生殖道沙眼衣原体感染 23 例,临床表现为阴道分泌物增多,呈黏液脓性,下腹痛,阴道不规则少量出血,沙眼衣原体培养或沙眼衣原体核酸检测均阳性。药用白头翁、秦皮、黄柏、三七、全蝎、黄芪、当归、败酱草、白花蛇舌草、土茯苓、川楝子、枳实、牛膝,煎汤口服,10 天 1 个疗程,2～3 个疗程后,治愈 8 例,显效 9 例,好转 4 例,无效 2 例。

10. 流行性出血性结膜炎　梁氏[10]用白头翁汤加味治疗流行性出血性结膜炎 328 例,临床表现为双眼痛,异物感,流泪羞明,眵多胶黏,眼睑红肿。眼睑结膜高度充血、水肿,结膜下呈点、片状出血,同时兼有头痛、口渴、小便黄、大便秘结、舌红苔黄腻、脉滑等全身症状,药用白头翁 15 g,黄柏 10 g,黄连 6 g,秦皮 8 g,蒲公英 10 g,菊花 15 g,赤芍 10 g,黄芩 12 g,白蒺藜 10 g,蝉蜕 5 g,生大黄 9 g,甘草 6 g,水煎口服,4 天内痊愈 296 例,有效 30 例,总有效率 99.3%。

11. 急性肾盂肾炎　刘氏[11]用加味白头翁汤为主,配合抗生素治疗急性肾盂肾炎 32 例,药用白头翁、黄连、黄柏、秦皮、车前草、白花蛇舌草、扁蓄、瞿麦等水煎口服,血尿加地榆;高热加羚羊角粉冲服。治愈 31 例,无效 1 例,治愈率 96.88%。

【现代研究】

白头翁汤能使 2,4-二硝基氯苯免疫加醋酸局部灌肠诱发的实验性溃疡性结肠炎大鼠升高的结肠黏膜组织促炎因子 IL-6、IL-8、TNF-α 降低,使降低的抗炎因子 IL-10 升高[12];白头翁汤能显著降低血清及结肠组织中 IgA、IgG、IL-6、MDA 含量,升高 SOD,具有显著的抗炎作用和修复溃疡的作用,灌肠给药比灌胃给药的溃疡修复作用强[13];体外抑菌实验发现白头翁汤对伤寒杆菌、福氏痢疾杆菌、宋氏痢疾杆菌有低敏感度抑菌作用[14]。　　　　　　　　　　　　　　　　(汪泳涛)

【参考文献】

[1]　安军海,吕粉婵. 2006. 白头翁汤加减联合锡类散治疗化学性肠炎. 四川中医,23(11):68

[2]　梁红. 2005. 白头翁汤加减灌肠治疗溃疡性直肠炎 101 例. 陕西中医,26(9):912—913

[3]　韩捷. 2005. 应用白头翁汤治疗人芽囊原虫病 2 例. 中国人兽共患病杂志,21(10):913

［4］ 黄秀琴.2004.白头翁汤加味保留灌肠治疗慢性菌痢 87 例.河南中医学院学报，19(5)：59

［5］ 阎泽英等.2005.白头翁汤加减治疗真菌性角膜炎的临床研究.中华实用中西医杂志，18(15)：478—479

［6］ 田爱存,郭玉峰.2004.中西医结合治疗中毒性痢疾 15 例.时珍国医国药,15(5)：314—315

［7］ 陈举锋.2004.白头翁汤加味灌肠治疗慢性结肠炎 200 例体会.大肠肛门病外科杂志，10(3)：224—225

［8］ 赵锋.2003.白头翁汤联合芍药汤治疗急性菌痢 50 例.医药论坛杂志,24(20)：55

［9］ 谢琪.2004.白头翁汤合四逆散加减治疗女性生殖道沙眼衣原体感染.中华临床医药，5(4)：109

［10］ 梁燕飞.2001.白头翁汤加味治疗流行性出血性结膜炎 328 例.中国中医药科技，8(4)：270

［11］ 刘金芝,柴润芳.2003.加味白头翁汤为主治疗急性肾盂肾炎 32 例.陕西中医,24(4)：308—309

［12］ 范恒等.2004.理肠四方对溃疡性结肠炎大鼠组织细胞因子 TNF－a、IL－6、IL－8、IL－10 的影响.中医药学刊,22(9)：1624—1626

［13］ 韩捷.梁华龙.2001.白头翁汤治疗溃疡性结肠炎作用机制的实验研究.河南中医药学刊,16(3)：23—26

［14］ 王孝先.2001.黄芩汤、白头翁汤、葛根芩连汤对肠道菌株抑菌作用的实验观察.中国中医基础医学杂志,7(1)：42—43

80. 诃梨勒散

【经典概述】

此为"气利"之证治,在《金匮要略·呕吐哕下利病脉证治第十七》中有原文:"下利气者,当利其小便";"气利,诃梨勒散主之。"虚寒久利,气虚滑脱,邪在大肠气分,乃大肠气分病。临床见症下利之物,其色纯白,不挟脓血,大便常随矢气而出,不能自禁,腹胀肠鸣,神倦乏力,自汗短气。治宜涩肠固脱,乃"塞因塞用"之法也。诃梨勒即诃子,生用性平味酸,有生津止渴,敛肺止咳之效,煨用性酸温,敛肺止利,涩以固肠。《医宗金鉴》曰:"气利,所下之物秽臭,所利之物稠粘,则为气滞不宜,或下之,或利之皆可也。若所利之气不臭,所下之物不粘,则谓气陷肠滑,故用诃梨勒散以固物,或用补中益气汤举陷亦可。"今用诃梨勒者,使用单味药较少,多用于治疗虚寒性下利或脾肾阳虚性下利。

【临床应用】

1. 细菌性痢疾　①治疗细菌性痢疾,用20%诃子液作保留灌肠,每日2次,每次10~40 mL,同时口服诃子肠溶胶囊,每日3~4次,每次1粒,临床治疗25例,23例痊愈,其中体温恢复正常平均为2.4天,腹泻及粪便性状明显好转平均2.8天,大便恢复正常、腹痛及里急后重消失平均为2.9天。除个别服药有恶心外,其他无不良反应[1]。②王氏[2]认为本方仅诃梨勒一味,力量稍有不足,一般多用补气升提药,如黄芪、党参、升麻等,如脾肾两虚,又应参伍温肾固涩之品,如补骨脂、吴茱萸、肉豆蔻、罂粟壳等。

2. 白喉　本方治疗白喉带菌者,内服10%诃子煎液,每天3~4次,每次约100~150 mL。局部可用煎液含漱,每天4~5次,或用蒸过的诃子含咽,每天4~5次,每次1~2粒,亦可用50%煎液喷射鼻腔及咽喉部,每天1次。临床观察20例,服药后经连续3次以上喉试培养为阴性。用药时间最短4天,最长17天,平均为6.9天[3]。

【现代研究】

药理作用　诃子据现代药理研究,含鞣质、没食子酸、黄酸等,对肺炎双球菌、白喉、痢疾、伤寒、副伤寒杆菌有不同程度的抑制作用,还有缓解平滑肌痉挛的作用[4]。
　　　　　　　　　　　　　　　　　　　　　　　　　　　　　　　　　　(杨文喆)

【参考文献】

[1]　江苏新医学院.1977.中医大辞典.北京:人民卫生出版社.1176
[2]　王云凯.1989.中医自学丛书《金匮要略》.石家庄:河北科学技术出版社.451
[3]　顾瑞生.1982.金匮要略讲义.上海:上海市中医文献馆.103
[4]　黄煌.1984.张仲景药研究.上海:科学技术文献出版社.105

81. 大黄牡丹汤

【经典概述】

大黄牡丹汤出自《金匮要略·疮痈肠痈浸淫病脉证并治第十八》原文:"肠痈

者,少腹肿痞,按之即痛如淋,小便自调,时时发热,自汗出,复恶寒,其脉迟紧者,脓未成,可下之,当有血。脉洪数者,脓已成,不可下也。大黄牡丹汤主之。"本方由大黄、丹皮、桃仁、冬瓜仁、玄明粉组成。其中大黄荡涤邪热,攻削行瘀为主药;玄明粉咸寒泻下瘀热,助大黄泻热散结以消瘀肿;桃仁破血散结,伍大黄破瘀行血;牡丹皮凉血活血,化瘀消痈;冬瓜仁排脓泄浊,共奏泻热逐瘀,泄浊消肿之功。凡属热盛夹瘀,浊邪壅盛者用之,常在大便得通之时热势顿挫,瘀滞得消。

历代医家常用本方,并有化裁,如《太平圣惠方》中牡丹散(于本方加木香、芍药、败酱)治肠痈未成脓,腹中痛不可忍(出肠痈门,下同);甜瓜子散(于本方加薏苡仁、败酱草、当归、槟榔)治肠痈,如闷气欲绝;赤茯苓散(于本方加赤茯苓)治肠痈小腹牢强,按之痛,小便不利,时有汗出恶寒,脉迟未成脓。《奇效良方》中梅仁散(于本方,梅仁代桃仁,加犀角)治肠痈,里急隐痛,大便闭涩。

【临床应用】

1. 肠痈　肠痈是各种原因致败血浊气壅遏于阑门而成,至此治疗的关键是通腑泄热,通里攻下是清热解毒的捷径,活血化瘀是整个阶段的主要措施。① 胡氏[1]等用大黄牡丹汤煎服,外敷活血散寒,消肿散瘀的红花油治疗 64 例肠痈患者,治愈 41 例,好转 19 例,无效 4 例,总有效率 94.75%。② 单纯性阑尾炎,大多由于致病微生物的侵害,而产生阑尾部的炎症、充血、水肿,针对该病的病理机制,曹氏[2]运用西药抗菌消炎,以减轻或消除阑尾部的炎症、水肿,防止炎症进一步发展而发生脓肿。用大黄牡丹汤为主方加味以清热解毒,泻热破瘀,散结消肿。治疗 368 例中,治愈 273 例(74.2%),显效 88 例(23.9%),无效 7 例(1.9%)。总有效率 98.1%。经临床观察,应用本方有治疗和预防复发的双重效果,适用于急、慢性单纯性阑尾炎的治疗。③ 刘氏[3]治疗肠痈应用大黄牡丹汤消散热毒瘀滞,并取穴足三里(双)、麦氏点、神阙(脐中穴),每日灸 2 次,每次 15 分钟,36 例所有病例 1 剂见效,3 剂痛止,4~5 剂痊愈。针药配合,使疗效更著。

2. 急腹症　急腹症为热毒炽盛,血瘀内结之症。戚氏[4]中西医结合治疗之 32 例,在西药常规治疗基础上加服大黄牡丹汤,疗效较单纯西医治疗组显著,大黄牡丹汤一方面攻下药能明显增进胃肠蠕动,经其通里攻下排出胃肠积滞,使大量细菌和内毒素排出体外,减少肠源性 ETM(内毒素血症)的来源。另一方面清热解毒药与抗生素同用减少内毒素的产生和吸收,并通过促进血流改善微循环,调节与内毒素有关的细胞因子和炎症介质,降低 TNF-α 等水平,从而改善机体内环境,促进急腹症的缓解与康复。

3. 胰腺炎　急性水肿型胰腺炎属中医的"腹痛"、"黄疸"等范畴,其证是腑实腹痛,其病机大多是湿热蕴结,气血瘀滞,腑实不通,治宜攻里通下,活血化瘀,理气止痛。欧阳氏[5]应用古方大黄牡丹汤治疗之,46 例经治疗全部获效,其中治愈 43

例,有效 3 例。现代药理研究表明,通里攻下药,尤其是生大黄能显著增强肠蠕动,缓解中毒性肠麻痹,促进胃肠内毒素排泄及利胆,松弛奥迪括约肌,抑制胰蛋白酶、胰脂肪酶等与本病发病直接相关的胰酶等作用。

4. 胆石症　胆石症以发作时上腹部、胁下疼痛为主,故属中医胁痛范畴。《景岳全书·胁痛》说:"胁痛之病本属肝胆二经,以二经之脉皆循胁肋故也。"大黄牡丹汤功善泻热破瘀,散结消肿。张氏[6]应用大黄牡丹汤并配合大柴胡汤共奏和解少阳,泻下阳明。治疗肝胆湿热型胆石症 31 例,取得满意疗效,治愈 2 例,好转 26 例,无效 3 例,总有效率 90.32%。可见其对消除胆囊炎症、促进溃疡修复和改善胆汁淤滞等有一定的作用。

5. 重型肝炎　重型肝炎属中医"急黄"、"瘟黄"范畴,慢性重型肝炎由慢性活动性肝炎及肝硬化发展而来,具有"久病入络"、"久病血瘀"的特点,属中医"瘀血发黄"的范畴。张氏[7]等取大黄牡丹汤以通腑泻热,凉血破瘀之功,用于治疗观察重型肝炎 100 例疗效显著。方中大黄泻肠中湿热之邪;芒硝泻热散结,助大黄荡涤湿热瘀结之毒;桃仁、丹皮相须为用,可加强凉血、祛瘀之功,并能引诸药入肝,直达病所。此乃脏腑同治,祛瘀生新。

6. 盆腔炎　盆腔炎是妇科常见病。可归于中医"痛经""带下""月经不调""癥瘕"等范畴。病机为湿热瘀滞,乃经期生活不卫生或会阴部不洁,以致湿毒上行郁结于肠间或胞宫,血气凝聚,致瘀热郁结不散。大黄牡丹汤加减可清热化瘀,解毒散结。黄氏[8]应用大黄牡丹汤加减治疗盆腔炎 23 例,痊愈 12 例,好转 10 例,无效 1 例,获得较为满意的疗效。

7. 肛肠疾病　① 杨氏[9]用大黄牡丹汤辨证坐浴治疗肛肠疾病,方法:药用大黄、芒硝、红花、桃仁、丹皮、苦参、白及、冬瓜各 30 g,冬瓜子、五倍子、艾叶各 20 g。水煎取汁 1 000 mL,倒入浴盆内,先用药液蒸气熏蒸肛门,待药液温度适宜(水温 36℃)后,则坐浴浸泡 10 分钟以上。每日 2 次,需坐浴 6 次以上。1 剂中药可用 2 次。此药具有杀菌消炎,消肿止痛止痒,收敛固脱生肌的功效,而对皮肤及黏膜均无刺激。治愈(痔疮、肛裂肿痛、便血、脱肛、湿疹、瘙痒、渗出消失)39 例;好转(痔疮、肛裂、肿痛明显减轻,便血、脱肛、瘙痒明显减轻)14 例。② 曹氏[10]治疗混合痔用大黄牡丹汤以清热、除湿、破瘀、止血、止痛。其中重用大黄、芒硝,各为 30 g,其余药物均在 10～15 g 之间,根据症状轻缓各有侧重,将配好的药物布包投入 2 000～2 500 mL 清水中,先泡后煎,文火煎至药开后再煎 25 分钟,将煎好的药水先熏后坐浴,每次 15～20 分钟,每日 3 次,1 剂药可使用 3 天,9 天为 1 个疗程。经 1 个疗程治疗,53 例Ⅰ期混合痔患者中治愈 23 例,显效 27 例,有效 3 例,治愈率 43.4%;17 例Ⅲ期混合痔患者中治愈 9 例,显效 8 例,治愈率 53%;5 例嵌顿痔治愈 2 例,显效 3 例,其中 2 例病情缓解后将部分痔核剥扎彻底治愈,总有效率达到 100%。

374

8. 腰椎间盘突出症 腰椎间盘突出症属于中医学"痹证"范畴。腰为肾之府，"肾无实证"，故一般较少用下法。代氏[11]通过长期临床观察发现，腰椎间盘突出症一般病程较长，中医认为久病必瘀，瘀即气血瘀阻，本病病位在腰腹。气血瘀阻于中焦，中焦不利则全身气机不畅；气血瘀阻于腰腹，日久化热，热结于肠中，对于气滞血瘀型的患者，应活血化瘀，调畅肾肠气机，气滞血瘀型用寒下法，选用《金匮要略》之大黄牡丹皮汤，方药：大黄 9 g，牡丹皮 12 g，桃仁 12 g，芒硝 9 g，厚朴 12 g。65 例患者优 31 例，良 23 例，可 9 例，差 2 例。

9. 出血性中风 急性出血性中风是临床常见急症，病机常责之风、火、痰、虚、瘀，通常应用息肝风、泻火热、祛痰湿、化痰通络、益气诸法辅助治疗，该症除具瘀血痹阻征象外，往往存在大便不通或大便秘结，霍氏[12]在应用甘露醇脱水等常规治疗基础上，治疗组 43 例予大黄牡丹汤加减，以通腑，散瘀，宣壅，凉血，泻火。疗效甚捷。

10. 前列腺炎 慢性前列腺炎属于中医学"精浊"的范畴。是青壮年男性常见的一种因细菌或非细菌引起的前列腺的炎性改变，其基本病理变化主要表现为前列腺组织有程度不同的淋巴、单核和浆细胞浸润，腺泡周围可出现纤维结缔组织增生、变性，并因此而形成屏障，使药物难以进入腺体内发挥作用。任氏[13]认为湿热蕴结，肾气亏虚为本病之标，瘀血阻滞，精络不通为本病之本。其中以湿热、瘀血关系最为密切，且往往夹杂互见，相互影响，使病情复杂，难以治愈。因此治当以活血逐瘀泄浊，理气通络为主。活血化瘀物能扩张血管，改善微循环，抗组织缺氧，抗凝集，抑制纤维结缔组织增生，调整毛细血管的通透性，促进炎症吸收消散；清热利湿药具有抗菌消炎，解除水肿的作用；理气通络药可以增强活血化瘀药和清热解毒药的功效，还可以促使腺体平滑肌收缩，促进炎症的消散。本方用之于慢性前列腺炎患者每能收到理想的治疗效果。34 例中一般 1 周左右症状开始改善，服药 1 个疗程后，痊愈 21 例，显效 6 例，有效 4 例，无效 3 例，总有效率达 91.17%。 （叶进）

【参考文献】

[1] 胡光忠 解恒勇.2001.大黄牡丹汤内服和正红花油外敷治疗肠痈 64 例疗效观察.云南中医中药杂志,22(4)：24

[2] 曹宇明.2004.中西医结合治疗单纯性阑尾炎 368 例.实用中西医结合临床,4(5)：54

[3] 刘以新.2001.大黄牡丹汤配合灸法治疗肠痈 36 例小结.陕西中医函授,(6)：28

[4] 戚坚永.2005.中西医结合治疗外科急腹症内毒素血症.浙江中西医结合杂志,15(5)：267—268

[5] 欧阳良瑛.2002.大黄牡丹汤为主加西药治疗急性胰腺炎 46 例.中国民间疗法,10(7)：50—51

[6] 张献伟.2003.大柴胡汤合大黄牡丹汤治疗胆石症 31 例.江苏中医药,24(1)：20—21

[7] 张文才,赵华,牛国地等.2003.大黄牡丹汤加减治疗重型肝炎疗效观察.湖北中医杂

志,25(3):10

　　[8]　黄缨.2004.大黄牡丹汤加减治疗盆腔炎 23 例.湖北中医学院学报,6(3):44

　　[9]　杨楷.2002.大黄牡丹汤加味坐浴治疗肛肠疾病 53 例.湖北中医杂志,24(11):46

　　[10]　曹志遥.2004.大黄牡丹汤加减治疗混合痔 75 例疗效观察.甘肃中医,17(1):23

　　[11]　代留粘.2005.下法治疗腰椎间盘突出症 132 例临床观察.河南中医,25(8):48—49

　　[12]　霍光旭.2005.大黄牡丹汤治疗急性出血性中风临床观察.中医药临床杂志,17(4):317—318

　　[13]　任豪.2003.加味大黄牡丹汤治疗慢性前列腺炎 34 例.实用中西医结合临床,3(5):47—48

82. 桂枝茯苓丸

【经典概述】

　　桂枝茯苓丸出自《金匮要略·妇人妊娠病脉证并治第二十》,主治妇人癥病下血,病由血水不利,痰瘀互结,胞脉不利,癥痼为害。临床以癥痼、胎、下血三者交错混杂为临床特点。主要症状是妇人少腹素有包块,月经失调或闭经,崩漏下血,或妊娠三月后下血,胎动现于脐上,此为癥病下血。

　　原文提出癥痼为害与正常妊娠的区别在于正常妊娠前三月月经正常,妊娠六月出现胎动。若停经前三月经水不利,停经三月后又下血,此为蚯而非胎。痰瘀互结,癥痼为害是本方病机关键,桂枝茯苓丸以化痰、祛瘀、散结、消癥为法,方由桂枝、茯苓、牡丹、芍药、桃仁炼蜜和丸而成。方中桃仁、丹皮活血化瘀,芍药养阴和血,桂枝、茯苓温运水湿以化痰散结。全方属化痰祛瘀,消癥散结之缓剂,且蜜丸缓服,缓缓图之,是治疗妇人癥积类病证的有效名方,素为古今医家所推崇。

【临床应用】

　　1. 子宫肌瘤　　桂枝茯苓丸活血化瘀,消痰除癥,本为妇人腹部癥病而设,是临床治疗子宫肌瘤之常用方。梁氏[1]随证运用加味桂枝茯苓丸治疗子宫肌瘤 62 例,有月经紊乱、痛经、经血中夹血块、腰膝酸软等临床症状,也有无症状偶然 B 超检查发现瘤体者。治以加味桂枝茯苓丸:桂枝 15 g,茯苓 25 g,桃红、丹皮各 12 g,蟅虫、赤芍、鳖甲各 20 g。随证加减:青年女性患者伴心烦易怒,乳房胀痛者加调肝清肝之品:柴胡、白芍、香附、栀子、益母草;中年女性更年期前后加调节冲任之品鹿衔草、鹿角霜、泽兰、巴戟天、黄柏;月经量多色鲜红、经期延长或提前者加生地、贯众炭、茜草炭、乌贼骨;痛经,症状重者加五灵脂、川楝子、延胡索;伴膜样痛经有血块状物排出者加三棱、莪术、五灵脂、蒲黄;腰痛甚者加杜仲、川断、菟丝子、淮牛膝、鹿角片;痰浊重,体态胖硕者加姜半夏、海藻、昆布;结果治愈25例,总有效率93.55%。

2. **多囊卵巢综合征**　多囊卵巢综合征属癥瘕范畴,桂枝茯苓丸化癥调经,临床常用此方治疗。① 王氏[2]用桂枝茯苓丸加味为主治疗多囊卵巢综合征50例,均符合中国中西医结合研究会妇产科专业委员会第二届学术会议制定的诊断标准。患者随机分为两组各50例。治疗组加用中药桂枝茯苓丸加味:桂枝10 g,茯苓15 g,丹皮15 g,赤白芍10 g,桃仁8 g,红藤15 g,金银花15 g,蒲公英30 g,炮山甲6 g,制乳香、没药各10 g,甘草6 g,败酱草30 g,延胡索10 g,炒川楝10 g,当归10 g。3个月为1个疗程。结果治疗组治愈24例,有效18例,无效8例,总有效率84%。② 徐氏等[3]采用桂枝茯苓丸加味治疗卵巢囊肿37例。所有患者均有少腹坠痛,20例伴月经量多,8例伴经期延长,7例伴月经量少,2例伴闭经。均给予桂枝茯苓丸加味:桂枝6 g,茯苓20 g,牡丹皮10 g,赤芍15 g,桃仁10 g,川芎10 g,浙贝母15 g,水蛭7 g,橘核15 g,生牡蛎30 g,当归15 g,炒白术15 g,仙鹤草15 g。1个月经周期为1个疗程。治疗前后各临床症状均有所改善,治疗前B超检查37例均有卵巢囊肿(单侧或双侧),治疗后复查29例完全消失,8例较前明显改善。

3. **慢性盆腔炎**　① 杨氏[4]采用桂枝茯苓胶囊治疗慢性盆腔炎100例,包括附件包块、子宫内膜炎和盆腔积液。均予桂枝茯苓胶囊口服,每次3粒,每天3次,饭后服用,3个月为1个疗程,经期停服。结果:总有效率94.44%。② 王氏[5]临床上用该方治疗因瘀阻结滞所致的盆腔炎性包块35例。临床表现:下腹疼痛19例,带下增多9例,腰痛2例,小腹下坠4例,发热1例。均予桂枝茯苓丸加味:桂枝10~20 g,茯苓20~25 g,丹皮10~15 g,赤芍10~15 g,桃仁10~15 g,生牡蛎15~20 g,败酱草10~15 g,三棱6~9 g,莪术6 g,甘草6 g。腹痛者加延胡索、川楝子;带下增多色黄者加黄柏、知母;腰痛者加川断、桑寄生;腹部下坠者加枳壳、木香;发热者加金银花、连翘。结果痊愈24例,有效10例,无效1例,总有效率97%。

4. **乳腺增生症**　乳腺增生症中医称"乳核"、"乳癖",属中医妇科癥病范畴。桂枝茯苓丸善消妇科包块,辨证加减可用治此症。戚氏[6]运用桂枝茯苓丸加减治疗乳腺增生症110例,均经红外线乳房透视、钼靶X线摄片或病理检查而确诊。临床主要表现为一侧或双侧乳房疼痛,扪及肿块,呈片块或颗粒结节样,质中或韧,扪之游移,触之痛著,经前加重,经后有减,或伴胸胁、肩臂牵痛,或伴月经不调、痛经、闭经,甚或不孕。不便服汤剂者,予桂枝茯苓丸(胶囊),但疗程不得少于3个月经周期;对病证较重,久治不效,兼有月经不调、痛经、闭经、不孕者,予以汤剂加减治疗:桂枝12 g,茯苓12 g,赤白芍各10 g,丹皮10 g,桃仁10 g,当归10 g,丹参10 g,

乳香6 g,没药6 g,橘核12 g,青皮10 g,甘草3 g。加减:痛引胸胁、肩臂者加炒柴胡6 g,香附10 g;经行腹痛者加艾叶6 g,延胡索10 g;月经不调、闭经、不孕者在运用上方的同时结合调周促排卵治疗。结果治愈31例,显效43例。

5. **不孕证** 桂枝茯苓丸缓消瘀血,温通胞脉,可用治输卵管阻塞,或人流术后胞宫瘀阻,胞脉不利所致的不孕证。① 李氏[7]探讨桂枝茯苓胶囊联合中药保留灌肠治疗输卵管性不孕的效果。所有病例全部符合中医及西医诊断标准,180例经子宫输卵管造影确诊,30例经腹腔镜确诊,未发现其他不孕原因。对照组80例,单纯口服桂枝茯苓胶囊,治疗组130例,口服桂枝茯苓胶囊同时辅以中药盆腔炎灌肠汤(蒲公英、鱼腥草、败酱草、当归、川芎、桃仁等)保留灌肠。结果:治疗组输卵管通畅率明显较对照组高($P < 0.01$)。② 陈氏等[8]采用新加桂枝茯苓丸治疗输卵管阻塞性不孕症60例。患者均于月经干净后3～7天,以生理盐水20 mL加庆大霉素16万U,地塞米松5 mg,α-糜蛋白酶5 mg行输卵管通液术,并同时给予环丙沙星0.4 g,每日2次,阿莫西林1.0 g,每日3次口服,连用3～5天。在此基础上治疗组再给予新加桂枝茯苓丸:桂枝、茯苓、丹皮、赤芍、桃仁、莪术、炮山甲、威灵仙、连翘、香附等。每次10 g,每日3次(经期量多时酌减)。2～3个月为1疗程。1个疗程后行输卵管造影复查,并追踪随访1年。结果治愈45例,显效4例,有效2例,无效5例,总有效率82.6%。③ 宋氏等[9]用桂枝茯苓丸治疗人工流产后不孕38例,诊断依据为婚后夫妇同居2年以上未孕,性生活正常,男方无异常,女方2年前做过人工流产术,舌质暗或有瘀斑,下腹痛或压痛。予桂枝茯苓丸:桂枝、茯苓、桃仁、丹皮、赤芍各9 g。气血虚加炙黄芪30 g,当归12 g;下腹痛或压痛者加五灵脂、蒲黄各9 g;痛经者加香附、白芍、延胡索各9 g;月经先期加生地15 g,黄柏9 g;月经后期加川芎、香附各9 g;先后不定期者加白芍、当归各12 g,柴胡6 g。自月经停止后开始服用,连服15天为1个疗程,停药半月仍未孕者,再服第2个疗程。治疗结果:痊愈24例,无效14例。

6. **黄褐斑** 中医称黄褐斑为黧黑斑、"黑尘"等,桂枝茯苓丸活血化瘀,化痰除湿,临床常用于治本病。刘氏[10]运用桂枝茯苓丸加味治疗面部黄褐斑40例。临床表现:黄褐斑深褐色6例,浅褐色18例,浅灰色8例,从浅灰、浅褐色到深褐色不等8例,色素沉着以颜面部为主30例,颜面部及上唇部皆有2例,鼻翼旁2例,以颜面为主散在多部位6例。基本方:桂枝6 g,丹皮9 g,桃仁9 g,丝瓜络12 g,茯苓12 g,赤芍9 g,丹参30 g,红花9 g,薏苡仁30 g,白扁豆20 g,白薇12 g,车前草20 g,甘草6 g。大便干燥者加生大黄10 g,炒枳壳10 g;月经不调者加川芎10 g,益母草30 g;更年期者加淫羊藿15 g,仙茅、山茱萸各15 g。水煎,早晚分服。结果:痊愈10例,好转24例,无效6例,总有效率为85%。

7. **高脂血症** 桂枝茯苓丸活血祛瘀化痰,可用治高脂血症。孙氏[11]将72例高脂蛋白血症患者随机分为桂枝茯苓丸实验组和西药对照组。每组各36例,以临床症状和实验室检查为观察指标。实验组给予桂枝茯苓丸口服,方药:桂枝 9 g,茯苓 9 g,芍药 9 g,桃仁 9 g 加减。偏虚者加党参 15 g,炙黄芪 18 g,白术 12 g;偏气滞者加郁金 10 g,降香 10 g;肝肾阴虚加制首乌 15 g,熟地 10 g,菊花 9 g,草决明、石决明各 10 g;寒痰壅盛加天南星 12 g;痰热内阻者加胆南星 6 g,瓜蒌 9 g,半夏 9 g。结果实验组显效率 73.33%,总有效率 93.34%;对照组显效率 35%,总有效率 68.34%,两组总有效率比较差异有显著性($P<0.01$)。结论:桂枝茯苓丸治疗高脂血症可明显提高总有效率,能降低血浆胆固醇及三酰甘油,疗效明显优于西药、成药之对照组。

8. 高血压性脑出血　桂枝茯苓丸活血祛瘀,临床有用于治疗高血压性脑出血。① 狄氏等[12]用桂枝茯苓丸加减治疗高血压性脑出血 55 例,全部病例均符合《实用神经病学》(第 2 版)高血压性脑出血诊断标准,均有不同程度的肢体瘫痪症状,并经头颅 CT 证实脑出血。治疗组在常规内科治疗的基础上加用桂枝茯苓丸:桂枝 10 g,茯苓 20 g,丹皮 15 g,赤芍 20 g,桃仁 10 g,生大黄 8~15 g,生黄芪 30~45 g,牛膝 20 g,鲜竹沥 1~2 支。唯舌象显示伤阴时加生地 20~45 g。对照组只采用内科常规治疗。结果治疗组 55 例中基本治愈 11 例,显著进步 24 例,进步 9 例,无变化 3 例,恶化 8 例,死亡 4 例,总有效率 80%,疗效优于对照组。② 后藤氏等[13]日本医家进行了“长期服用桂枝茯苓丸对无症状脑梗死的疗效”的观察。标准是无血管性的脑实质病灶产生的神经系统症状,包括一过性的脑缺血发作和没有脑卒中的既往史、影像学诊断有明确的血管性脑实质病变者。临床可见到行走障碍,语言障碍,健忘,失去记忆等;欲念自发性降低,轻微的抑郁等精神症状;非特异性的症状,如头痛、头重、眩晕等自觉症状。中药治疗组给予桂枝茯苓丸浸膏,每日服 7.5 g,服用半年至一年。结论:中药治疗无症状性脑梗死的认知功能低下被提示是有益的。③ 陈氏[14]用桂枝茯苓丸加味治疗深静脉血栓形成综合征 50 例,均有彩超报告提示深静脉血栓形成,伴下肢肿胀发硬、胀痛且晨轻晚重者,伴浅静脉扩张或曲张者 32 例;伴肢体远侧色素沉着者 37 例;舌质黯红 36 例;脉沉涩 31 例。治以桂枝茯苓丸加味:桂枝 10 g,茯苓 25 g,桃仁 15 g,赤芍 15 g,牡丹皮 15 g,泽兰 30 g,生水蛭 10 g,木瓜 30 g,川牛膝 15 g,车前子 15 g。睡前以药渣煎汤,熏洗患肢。30 天 1 个疗程,连服 2~3 个疗程。结果显效 18 例,有效 24 例,无效 8 例,总有效率 84%。

9. 肝囊肿　曹氏[15]等用桂枝茯苓丸加味治疗肝囊肿 37 例。病例纳入标准:a. 经 B 超检查确诊;b. 无症状者肝囊肿直径大于 4 cm,多发性肝囊肿以最大者计算;c. 有症状者肝囊肿直径不足 4 cm。肝脏肿大或有无痛性包块,或右胁胀痛,或脘腹胀闷,甚则疼痛等。病例排除标准:a. 患有心、肝、脾、肺、肾或血液系统等严重原发性疾病者症状较重者;b. 有继发感染、出血,甚至破裂等严重并发症者;c. 不能坚持治疗中途停药者。桂枝茯苓丸加味:桂枝、郁金、川楝子、皂角刺、大腹皮各 10 g,茯苓、桃仁、丹皮、赤药各 15 g,甘草 4 g。加减法:胁肋胀满者,加柴胡、香附各 10 g;肝区疼痛者,加延胡索 10 g,白芍 15 g;囊肿偏大,或肝脏肿大,或扪及无痛性包块者,加浙贝母、莪术各 10 g;脘腹胀闷者,加苏梗、焦白术各 10 g;脘腹疼痛者,加木香、荔枝核各 10 g。水煎服,日 1 剂,4 周为 1 个疗程。结果痊愈 1 例,显效 12 例,好转 13 例,无效 11 例。

10. 前列腺增生症　前列腺增生症属中医学"癃闭"、"淋证"范畴,病机为瘀血湿浊阻滞,与妇科癥病病机相似,故可用桂枝茯苓丸治之。① 蒋氏等[16]报道运用桂枝茯苓汤加味治疗良性前列腺增生症(BPH)54 例,患者均有昼夜尿频、尿急、尿痛、尿线细、排尿困难、滴沥不尽等症状,均不愿手术或体质较差不适合手术而要求中医治疗。基本方:桂枝、牡丹皮、赤芍各 15 g,牛膝、桃仁各 10 g,茯苓、续断、黄芪各 30 g,生甘草 6 g。加减:湿热下注加苍术、黄柏、生薏苡仁;肾虚加补骨脂、杜仲、山药、山茱萸;脾虚加党参、白术、升麻、柴胡;痰瘀壅结加皂角刺、三棱、法半夏、海藻、浙贝母。每天 1 剂,水煎取汁,分 3 次服。治疗 15 天为 1 个疗程,连治 4 个疗程。服药期间禁烟酒,忌食生冷、辛辣、油腻之物,节制房事。治疗结果:显效 19 例,有效 24 例,无效 11 例,总有效率为 79.6%。② 王氏[17]运用桂枝茯苓丸汤剂治疗前列腺炎 48 例,均符合瘀血性前列腺炎的诊断标准。治疗方药组成:桂枝、茯苓、赤芍各 15 g,丹皮、桃仁、莪术各 10 g,川牛膝、红藤各 30 g,三棱 9 g,甘草 6 g。随证加减:伴有尿急、尿频、尿痛者加蒲公英 30 g,金银花 20 g;伴会阴下坠感明显者加升麻 6 g;伴性欲低下、阳痿、遗精、性交疼痛者加川楝子 9 g,淫羊藿 10 g;伴头晕、神疲、乏力、失眠、多梦加黄芪 20 g,当归 12 g;糖尿患者加降糖药物。结果:治愈 38 例,好转 8 例,无效 2 例,总有效率达 98%。

11. 慢性附睾炎　王氏[18]采用桂枝茯苓丸加味治疗慢性附睾炎患者 68 例,参照河南省中医药管理局颁《中医常见病症诊疗常规》所定诊断标准。共观察慢性附睾炎患者 128 例,随机分为治疗组(68 例),对照组(60 例)。治疗组予桂枝茯苓丸加减:桂枝 6 g,茯苓 15 g,桃仁 9 g,牡丹皮 9 g,赤芍药 12 g,连翘 20 g,败酱草 30 g,生薏苡仁 30 g,穿山甲 6 g,皂角刺 12 g,路路通 15 g,丹参 30 g,黄芪 30 g,牛膝 15 g,荔枝核 12 g,橘核 12 g。下坠明显,加党参、升麻、柴胡;胀痛明显,加延胡索、川楝子;疼痛明显,加三棱、莪术、制乳香、制没药;寒湿盛,去连翘、败酱草,加乌药、小茴香。对照组:左氧氟沙星 0.2 g,每日 2 次,口服。1 个月为 1 个疗程。治疗组痊愈 50 例,显效 15 例,有效 3 例,无效 0 例,总有效率为 73.8%。与对照组相比有显著性差异($P < 0.01$)。

12. 精索静脉曲张型不育症　徐氏[19]用加味桂枝茯苓丸治疗精索静脉曲张合并不育症 269 例,用 alsalva 检查法,精索静脉曲张 I°140 例,II°74 例,III°55 例;精液化验 269 例中,精子密度 < 2 000 万/mL 者 95 例,精子活力 < II 级者 193 例,精子活动率 < 60 者 175 例,畸形精子 > 40 者 64 例,无精子者 13 例。治用加味桂枝茯苓丸:桂枝、茯苓、牡丹皮、芍药、桃仁各 10 g,当归 12 g,黄芪、何首乌各 15 g,枸杞子、川牛膝各 20 g,甘草 6 g。睾丸偏坠,胀痛不舒,脉弦,属肝经郁滞者,加橘核、乌药各 10 g;阴囊湿痒,尿黄,口苦,舌苔黄腻,属湿热下注者,加车前子、黄柏各 10 g;阴囊下坠不收,倦怠乏力,脉细弱,属气虚者,加党参、白术各 10 g;畏寒肢冷,阴部发凉,脉沉迟,属阳虚者,加吴茱萸 3 g,附子 6 g;舌红,口干,五心烦热,盗汗,脉细数,属阴虚者,加知母、鳖甲各 10 g。每日 1 剂,水煎服。每月复查 1 次精液,3个月为 1 个疗程。治疗结果 269 例中,治愈 97 例,显效 101 例,有效 34 例,无效 37例。总有效率 86.25%。

13. 精液不液化症 桂枝茯苓丸有温通温化作用,有用之治疗精液不液化症。贾氏[20]观察桂枝茯苓丸加味治疗 36 例精液不液化症,给予桂枝茯苓丸加味:桂枝6 g,茯苓 10 g,赤芍 10 g,丹皮 10 g,桃仁 6 g,水蛭(冲服)3 g,地龙 10 g,夏枯草10 g,蒲公英 10 g,生麦芽 30 g,败酱草 10 g。总有效率为 80.5%。证实桂枝茯苓丸加味治疗精液不液化症疗效确切。

14. 紫癜性肾炎 李氏[21]应用桂枝茯苓丸加味治疗紫癜性肾炎 34 例,所有病例符合 2001 年中华医学会儿科分会肾脏病学组修订的《紫癜性肾炎的诊断与治疗(草案)》中的诊断和临床分型。治疗组予桂枝茯苓丸加味:桂枝 5 g,丹皮 10 g,桃仁 10 g,川芎 10 g,僵蚕 10 g,大蓟 10 g,小蓟 10 g,茯苓 15 g,白芍 15 g,苦参 15 g,制大黄 6 g,知母 6 g,黄柏 6 g。每日 1 剂,分 2 次煎服。1 个月为 1 个疗程。结果治疗组服药 1 个疗程。治愈 26 例,有效 4 例,无效 3 例,有效率 91%。与对照组相比差异有显著性意义($P<0.05$)。

15. 尿路结石 吴氏[22]等用桂枝茯苓丸治疗尿路结石 65 例,经 B 超、实验室、CT 确诊。临床表现:以突发患侧腰腹疼痛,或绞痛、恶心呕吐、小便不利,或见肉眼血尿等。治疗组在对照组常规补液、消炎、解痉止痛、对症的基础上,加用桂枝茯苓丸加味:桂枝 10 g,赤芍 10 g,丹皮 10 g,桃仁 10 g,茯苓 15 g,金钱草 20 g,白术10 g,枳壳 10 g,生地 12 g,牛膝 6 g 为基本方。气虚加黄芪 15 g,党参 12 g;阴虚加熟地 15 g,枸杞子 10 g,减轻桂枝用量;剧痛加川楝子 10 g,延胡索 10 g;血尿加白茅根 15 g,小蓟 10 g;便秘加玄明粉(冲服)10 g,大黄(后下)10 g,以枳实易枳壳。每天 1 剂,予 3 次煎汁服用,并嘱多饮水、适度跳动。治疗 3~30 天。治疗组治愈48 例,有效 16 例,无效 1 例,有效率 98.46%;对照组治愈 19 例,有效 29 例,无效 6例。有效率 88.89%。治疗组有效率明显高于对照组($P<0.05$)。

16. 急性单纯性阑尾炎 张氏等[23]应用桂枝茯苓丸加减治疗急性单纯性阑尾炎,患者均以腹痛为主要症状,或伴有恶心、呕吐,右下腹麦氏点有固定的压痛点,均无反跳痛和腹肌紧张。舌质暗,苔薄白,脉沉弦。并行彩色多普勒排除泌尿系结石和盆腔炎症。治疗方药组成:桂枝 10 g,茯苓 30 g,赤芍 12 g,丹皮 10 g,桃仁10 g,冬瓜仁 30 g,白芍 10 g,野菊花 15 g,败酱草 30 g,丹参 30 g,蒲公英 15 g,延胡索 10 g,川楝子 10 g,甘草 10 g。治疗期间不应用任何抗生素。配合粗盐外敷法。治疗 1 个疗程,痊愈 16 例,显效 76 例;2 个疗程,痊愈 48 例,显效 58;3 个疗程,痊愈 92 例,显效 16 例;4 个疗程,痊愈 99 例,显效 11 例,无效 2 例。

17. **神经根型颈椎病** 桂枝茯苓丸具有温阳通络,活血化瘀止痛功效,辨证加味可治神经根型颈椎病。林氏等[24]报道应用桂枝茯苓丸加味配合外治法治疗神经根型颈椎病 60 例,中医辨证寒湿型 22 例,湿热型 25 例,肾阳虚型 4 例,肾阴虚型 9 例。诊断标准参照《中医病证诊断疗效标准》,并排除颈椎肿瘤、结核及颈综合征。内治法基础方:桂枝 10 g,茯苓 20 g,桃仁 12 g,丹皮 15 g,赤芍 15 g,葛根 30 g。每天 1 剂,分 1 次服,15 剂为 1 个疗程。分型辨证加减:a. 寒湿型:颈肩臂疼痛、酸麻,遇天气变化(尤其潮湿和寒冷),则症状加剧,舌质淡红,苔白或自腻,脉缓。宜祛风散寒除湿,原方加羌活 12 g,防风 12 g,蜂房 12 g,川草薢 30 g;b. 湿热型:颈肩臂胀痛、酸麻,伴口苦咽干,肢体烦热,小便短赤,大便干,舌红苔黄腻,脉滑数。宜清热利湿,原方加蜂房 12 g,薏苡仁 30 g,茵陈 20 g,浙贝母 15 g;c. 肾阳虚型:颈肩臂胀痛、酸麻,腰膝酸软,形体浮胖,面色苍白,怕冷,少气懒言,小便清长,大便溏,舌质淡胖,苔薄白,脉沉。宜温肾壮阳,原方加牛膝 18 g,杜仲、川断各 15 g;d. 肾阴虚型:颈肩臂胀痛、酸麻,伴腰膝酸软,五心烦热潮热盗汗,口苦咽干,舌质红,苔少,脉细数。宜滋养肝肾,原方加熟地 15 g,茯苓 20 g,泽泻 15 g,山药 20 g,山茱萸 15 g,丹皮 15 g。外治法枕颌带牵引,重量 5~7 kg,持续 30 分钟,每天 1 次。配合双柏散外敷,每次 200 g,每天 1 次。治疗 15 次为 1 个疗程。结果痊愈 21 例,好转 36 例,总有效率 95%。

18. **其他** ① 陈氏等[25]将桂枝茯苓丸改汤剂并加味治疗药物流产后阴道出血,药物组成:桂枝 10 g,茯苓 13 g,牡丹皮 10 g,桃仁 12 g,赤芍 15 g,白芍 30 g,益母草 15 g,三七 10 g,黄芪 30 g,当归 13 g。治疗 48 例患者,均为药物流产后出血量超过月经量,出血时间超过 7 天者。治疗 7 天以内出血停止者 28 例,用药 7~14 天出血停止者 18 例,2 例 2 个疗程结束仍有少量流血,行清宫术。② 陈氏等[26]用桂枝茯苓丸加味治疗肩周炎。③ 石氏[27]利用桂枝茯苓胶囊的活血化瘀,温通经脉作用治疗临床常见的黄褐斑、结节性红斑、过敏性紫癜等皮肤病。④ 刘氏[28]报道用桂枝茯苓丸加味治疗异位妊娠 4 例。⑤ 常氏[29]报道桂枝茯苓丸临床应用范围不断扩大,不仅适用于妇科经产诸疾,如崩漏、痛经、子宫肌瘤、卵巢囊肿、盆腔炎、子宫内膜异位症、经期综合征、恶露不尽等;内科疾病如甲状腺肿大、肾炎后蛋白尿、皮肤变应性结节性血管炎;外科疾病如乳腺增生、前列腺增生。⑥ 曹氏[30]编译报道日本研究桂枝茯苓丸的 5 味生药均有抗炎作用,其中桂枝、桃仁、芍药可增加外周血流量。桂枝可抑制前列腺素 E_2 合成;芍药、丹皮可抗纤维蛋白溶酶、增强巨噬细胞吞噬能力;茯苓有刺激黄体酮分泌的作用;丹皮有抑制血小板聚集及血栓素产生、促进 LH 分泌等作用。⑦ 日本医家临床用该方治胶原病、慢性肾功能不全

(透析前期)、跌打损伤、术前术后调理、下肢静脉曲张、化脓性疾病、阑尾炎、腹膜炎、乳腺癌、乳腺病、痔疮、经前期紧张综合征、更年期综合征、子宫肌瘤、子宫内膜异位症、肾上腺皮质激素耐药的肾病综合征、眶周神经痛、颜面神经麻痹、眼球运动障碍、视网膜静脉血栓形成、糖尿病视网膜病、青光眼、视力疲劳等。

【现代研究】

1. 防治子宫肌瘤的机制　李氏等[31]研究桂枝茯苓丸对大鼠实验性子宫肌瘤的防治作用。结果显示：桂枝茯苓丸(1.08～4.32 g/kg)灌胃能显著降低子宫肌瘤大鼠的子宫重量,抑制子宫平滑肌过度增殖,降低血清中雌二醇和孕酮(P)水平,抑制血小板聚集率;降低"血瘀证"大鼠的血液黏度,明显延长凝血时间、凝血酶原时间和白陶土部分凝血活酶时间。结论：桂枝茯苓丸灌胃给药能抑制雌二醇诱导的大鼠子宫肌瘤的形成,与降低体内雌激素、孕激素水平及活血化瘀作用有关。

2. 治疗子宫内膜异位症的机制　张氏等[32]探讨桂枝茯苓丸对子宫内膜异位症(EM)模型大鼠血管生成因子(VEGF)和异位内膜微血管密度(MVD)的影响。结论是桂枝茯苓丸和达那唑可以抑制 EM 模型大鼠异位内膜的血管生成,使异位内膜萎缩,当二者联合用药时,作用更强。

3. 治疗子宫腺肌病的机制　廖氏等[33]探讨桂枝茯苓胶囊治疗子宫腺肌病(Adenomyosis,简称 Ad)的实验依据。结论是采用 BAIB/c 系小鼠行经腹同种异体垂体移植术可以作为建立 Ad 动物模型的理想方法,桂枝茯苓胶囊能降低小鼠 Ad 的发生率,其作用机制与调节 MMP - 2、MMP - 7 蛋白表达水平有关,可能是与其能调节体内雌孕激素水平有关。

4. 抑制肿瘤生长　① 王氏等[34]观察桂枝茯苓丸对 S_{180} 荷瘤鼠的抑瘤作用及对脾脏中 T 淋巴细胞凋亡相关蛋白 Fas 的影响。结果显示桂枝茯苓丸可通过抑制 T 淋巴细胞凋亡调节机体的细胞免疫。其机制可能与桂枝茯苓丸能调节脾脏中 T 细胞 Fas 表达密切相关。② 韩氏[35]从 IL - 2、TNF 等细胞因子水平变化,探讨了桂枝茯苓丸对荷瘤小鼠异常免疫功能状态的免疫调节作用。实验结果显示,桂枝茯苓丸促进免疫功能低下的荷瘤机体的 IL - 2、TNF 分泌,提高了荷瘤小鼠低下的细胞免疫功能状态。结论：桂枝茯苓丸具有提高荷瘤机体免疫功能的作用。③ 韩氏[36]通过实验研究报道桂枝茯苓丸有抑制肿瘤生长的作用。抑制率达 22.84%。桂枝茯苓丸能延长荷瘤小鼠生存期,生命延长率为 42.3%。GFW 能延长荷瘤小鼠生存期,并具有抑制肿瘤生长作用。④ 王氏等[37]通过实验研究报道桂枝茯苓丸诱导肿瘤细胞凋亡的机制可能与上调 p21 及下调 Survivin mRNA 表达密切相关。⑤ 王氏[38]探讨桂枝茯苓丸对卵巢癌细胞株 HO8910 的抑制增殖效应及凋亡诱导作用。结果显示在桂枝茯苓丸作用下,HO8910 细胞呈凋亡改变,DNA 琼脂糖凝胶电泳呈典型的凋亡特征。细胞凋亡的同时,细胞周期发生特定的改变。结论:桂枝茯苓丸能抑制卵巢癌细胞增殖,能诱导卵巢癌细胞凋亡。

5. 防治纤维化 张氏[39]报道桂枝茯苓丸对大鼠肝纤维化的防治作用。结果显示桂枝茯苓丸可有效地防治大鼠纤维化,显著降低模型大鼠血清 HA 含量,减轻肝脏胶原纤维增生程度。

6. 治疗心脑血管病机制 ① 赵氏[40]等综述报道桂枝茯苓丸治疗心脑血管病的药理研究进展,均与瘀肿有关。其作用机制部分是由于其能改善血瘀时的血液流变学参数,调整脂质代谢,降低血脂水平。② 周氏等[41]综述报道桂枝茯苓丸具有活血化瘀,破症散结,去瘀生新,理气镇痛等功效。现代药理学研究表明,该药可明显降低血液黏稠度,调节女性内分泌,抑制前列腺增生,提高机体免疫力,调节机体免疫功能,改善肾功能,抑制糖尿病肾病进展,改善脑缺血性损伤。抑制自发性高血压。

7. 可治疗糖尿病肾病 赵氏[42]探讨桂枝茯苓丸对糖尿病肾病的治疗作用。结果:a. 对 2 种模型大鼠给予桂枝茯苓丸后,对肾功能(尿蛋白排泄量)与病理改变均有改善作用,表明桂枝茯苓丸可延缓糖尿病肾病的发生和进展。b. 慢性高血糖状态引起的氧化应激、糖化反应增强以及多元醇途径被激活等与肾病进展有关。通过检测这些指标的脂质过氧化以及山梨醇和 AGEs,表明桂枝茯苓丸对此有改善作用。c. 与氨基胍、二叔丁基对甲酚和卡托普利进行比较探讨时发现,桂枝茯苓丸对脂质过氧化和 AGEs 蓄积具有抑制作用。另外,桂枝茯苓丸的肾保护作用弱于卡托普利,与氨基胍具有同样的功效。上述结果提示,桂枝茯苓丸可治疗糖尿病肾病。

(曲丽芳)

【参考文献】

[1] 梁如碧.2008.加味桂枝茯苓丸治疗子宫肌瘤 62 例.陕西中医,3(29):273

[2] 王悦.2006.桂枝茯苓丸加味治疗多囊卵巢综合征临床观察.山东医药,1(46):70

[3] 徐萍,赵琼.2007.桂枝茯苓丸加味治疗卵巢囊肿 37 例.中国民间疗法,2(15):34

[4] 杨慧颖.2007.桂枝茯苓胶囊治疗慢性盆腔炎 100 例分析.中国误诊学杂志,8(7):1802

[5] 王忠侠.2004.桂枝茯苓丸加味治疗盆腔炎性包块 35 例.现代中西医结合杂志,13(24):3300

[6] 戚玉华.2003.桂枝茯苓丸加减治疗乳腺增生症 110 例.国医论坛,5(18):8

[7] 李玉霞.2006.桂枝茯苓胶囊联合中药保留灌肠治疗输卵管阻塞性不孕 130 例.陕西中医,6(27):662

[8] 陈衍翠,尹本玉.2003.新加桂枝茯苓丸治疗输卵管阻塞不孕症 60 例.现代医药卫生,2(19):206

[9] 宋丽霞,李文明.2003.桂枝茯苓丸治疗人工流产后不孕 38 例.实用中医药杂志,

6(19)：292

　　［10］　刘继刚.2004.桂枝茯苓丸加味治疗黄褐斑40例小结.甘肃中医,2(17)：13

　　［11］　孙月霞.2007.桂枝茯苓丸加减治疗高脂蛋白血症.西部医学,4(19)：662

　　［12］　狄民,高坚.2003.桂枝茯苓丸加减治疗高血压性脑出血55例.福建中医药,
1(34)：34

　　［13］　后藤博三,柴原直利,喜多敏明,庞德湘(译).俞忠树(审校).2005.长期服用桂枝茯
苓丸对无症状脑梗塞的疗效探讨.浙江中医学院学报,2(29)：48

　　［14］　陈志强.2004.桂枝茯苓丸加味治疗深静脉血栓形成综合征50例.中医研究,
2(17)：44

　　［15］　曹福凯,钱峻,金小晶.2004.桂枝茯苓丸加味治疗肝囊肿37例.湖北中医杂志,
1(26)：45

　　［16］　蒋荣伟等.2008.桂枝茯苓汤加味治疗良性前列腺增生症54例.新中医,1(40)：77

　　［17］　王天玲.2005.桂枝茯苓丸治疗瘀血型前列腺炎48例.陕西中医,6(26)：513

　　［18］　王祖龙.2007.桂枝茯苓丸加味治疗慢性附睾炎68例.河南中医,5(27)：17

　　［19］　徐吉祥.2003.加味桂枝茯苓丸治疗精索静脉曲张型不育症269例.陕西中医,9(24)：
783

　　［20］　贾睿.2007.桂枝茯苓丸加味治疗精液不液化症54例疗效分析.中国性科学,
3(16)：23

　　［21］　李芳.2007.桂枝茯苓丸加味治疗紫癜性肾炎34例.辽宁中医药大学学报,1(9)：103

　　［22］　吴建华,陈一平.2005.桂枝茯苓丸治疗尿路结石65例疗效观察.浙江临床医学,
7(7)：738

　　［23］　张庆伟,李春英.2006.桂枝茯苓丸加减治疗急性单纯性阑尾炎112例临床观察.光
明中医,7(21)

　　［24］　林昌松,田敏,陈纪藩.2007.桂枝茯苓丸加味治疗神经根型颈椎病60例.陕西中医
学院学报,5(30)：29

　　［25］　陈平,刘延凤.2004.桂枝茯苓丸加减治疗药物流产后阴道出血.山东中医杂志,8
(23)：508

　　［26］　陈纪藩,刘清平,周彬.2003.桂枝茯苓丸加味治疗肩周炎.中国医药学报,8(18)：507

　　［27］　石红乔.2004.桂枝茯苓胶囊皮肤科临床运用举隅.上海中医药杂志,12(38)：18

　　［28］　刘春杰.2003.桂枝茯苓丸加味治疗异位妊娠4例.现代中西医结合杂志,12(3)：296

　　［29］　常惟智.2005.桂枝茯苓丸临床应用概况.中医药信息,3(22)：20

　　［30］　曹惠云.2003.桂枝茯苓丸在日本的研究与应用.国外医学·中医中药分册,2
(25)：78

　　［31］　李莉等.2005.桂枝茯苓丸防治大鼠子宫肌瘤的实验研究.中国临床药理学与治疗
学,10(7)：832—835

　　［32］　张文举等.2004.桂枝茯苓丸对子宫内膜异位症大鼠血管生成的影响.暨南大学学报
(医学版),2(25)：164

　　［33］　廖英,李军兰,陈云飞.2007.桂枝茯苓胶囊对子宫腺肌病小鼠病灶组织 MMP－2、

MMP-7的影响.中国中医药科技,5(14):328

[34] 王琪等.2007.桂枝茯苓丸对荷瘤鼠Fas表达的影响.医学研究杂志,8(36):79

[35] 韩彦龙.2004.桂枝茯苓丸对荷瘤小鼠细胞因子水平影响的实验研究.牡丹江医学院学报,1(25):10

[36] 韩彦龙.2003.桂枝茯苓丸抗肿瘤作用的实验研究.牡丹江医学院学报,6(24):9

[37] 王琪,王亚贤.2007.桂枝茯苓丸诱导肿瘤细胞凋亡的分子机制研究.中国免疫学杂志,9(23):812

[38] 王英,高洪泉.2003.桂枝茯苓丸诱导卵巢癌HO8910细胞凋亡的研究.牡丹江医学院学报,6(24):1

[39] 张晓丽.2005.桂枝茯苓丸防治肝纤维化的实验研究.湖北中医学院学报,1(7):16

[40] 赵江红,苍海,李静琼.2005.桂枝茯苓丸治疗心脑血管病的药理研究进展.河南中医学院学报,4(20):85

[41] 周小祝,莫志贤.2006.桂枝茯苓丸的药理作用研究进展.医药导报,2(25):142

[42] 赵桂芝摘译.2005.桂枝茯苓丸对糖尿病肾病的治疗作用.国外医学·中医中药分册,5(27):307

$83.$ 胶艾汤

【经典概述】

胶艾汤出自《金匮要略·妇人妊娠病脉证并治第二十》,原方由川芎二两,阿胶二两,甘草二两,艾叶三两,当归三两,芍药四两,生地六两组成,具有调补冲任,固经止血之功,常用于治疗冲任脉虚,阴血不能内守所致的月经淋漓不断,半产以后下血不止,妊娠胞阻下血而不因于癥瘕者。胶艾汤是妇科常用的有效方剂,特别是治疗妇科血证的要方,《太平和剂局方》曰:"胶艾汤治劳伤血气,冲任虚损,月水过多,淋漓漏下,连日不断,脐腹疼痛及妊娠将摄失宜,胎动不安。"胶艾汤对于属于血虚冲任损伤,病情偏寒者尤有卓效。

【临床应用】

1. 先兆流产 先兆流产与中医妇科学"胎漏"较为吻合。病机均为"冲任不固,气血不调,胎元不固"。在治疗上现代医学一直以黄体酮制剂为首选,然而疗效并不理想,且有弊病。而中医中药的治疗确实存在一定优势。① 李氏[1]以胶艾汤为基本方加减治疗先兆流产 100 例,获得较满意疗效,治愈 90 例,无效 10 例。治愈率为 90%。胶艾汤具有补气养血,滋肾养肝安胎作用,能调理人体的气血阴阳,助养胎儿的正常发育。方中熟地滋肾补血,濡养胞宫,当归补血养肝,并有抗维生素 E 缺乏的作用;白芍、阿胶益阴养血安胎,现代药理研究阿胶能加速红细胞和血红蛋白增长,改善体内钙的平衡,使血清钙的含量增高,有促进血液凝固的作用;艾叶温暖子宫;甘草补益脾气,调和诸药。诸药共奏补气养血固肾安胎之功,故可获得较满意效果。② 虞氏[2]以胶艾汤合寿胎丸治疗先兆流产 51 例,保胎成功率达 92%。

2. **习惯性流产** 习惯性流产是指 2 次以上的自然流产。中医学称为"滑胎"。其形成主要责之于脾肾两亏,冲任不固,气血两虚。肾虚则冲任失调,经血失制,胎失所养。张氏[3]等以《金匮要略》胶艾汤变化而成保胎圣愈胶艾汤治疗 40 例习惯性流产患者,总有效率达 95%。其中当归、生地、白芍有补血之功。芍药合甘草有缓急止痛之效。杜仲、续断、桑寄生、菟丝子有补肾壮腰安胎之力。白术、黄芩既能补脾安胎,又能清胎热,两药相伍,安胎之力更增。艾叶性温而辛香,能暖气血而温经脉,为调经安胎之要药。屡次堕胎,胞宫虚寒,虚寒之宫,胎元难留。再加黄芪、党参益气补中。全方共具有补血、益气、固肾壮腰、调经安胎的作用。

3. **功能性子宫出血** 相当于中医学"崩漏",为妇科常见病证之一。① 姜氏[5]等以胶艾汤加味治疗功血 36 例,总有效率为 91.6%。胶艾汤具有补血调经,活血祛瘀,行气止痛之功,使补中有通,补而不滞血,通而无破血之忧,补中有散,散中有收是为止血之妙方。② 高氏[6]以胶艾汤加减治疗崩漏 36 例,总有效率 78.3%。现代医学证实,崩漏患者血浆 VwF(血管性假血友因子)含量高,子宫内膜 T-PA(组织纤溶酶原激活剂)水平高,血浆纤维蛋白减少,从而影响正常的内膜螺旋小动脉顶端和血液凝血和止血过程,酿成大量出血,而临床中也发现,胶艾汤对脾胃虚寒者效果显著,但对血热者无效。③ 许氏[7]胶艾汤治疗更年期功血 46 例,总有效率达 95.65%。此证冲任虚损为其本,崩漏下血为其标。以胶艾汤养血理冲,调经止血,故能收到良好疗效。④ 丁氏[4]等以益母胶艾汤治疗血虚夹瘀型崩漏 50 例,总有效率为 92%。益母胶艾汤以养血止血,兼化瘀滞而立法。系在《金匮要略》胶艾汤的基础上加益母草、三七、蒲黄而成。方中重用当归,《本草正义》曰:"既能补血,又能行血,补中有动,行中有补,诚血中之气药,亦血中之圣药也。"阿胶为血肉有情之品,既能合生地、当归、白芍补血,又能配艾叶、三七、蒲黄止血;芍药配甘草,善于缓急止痛,更以川芎、益母草善入血分,活血调经,防塞留瘀。全方以养为塞,止中寓行,而收标本兼治之功。

4. **过敏性紫癜** 是一种过敏性毛细血管和细小血管的血管炎,其特征为非血小板减少性紫癜,皮肤和黏膜均可出现瘀点,可伴有关节痛、腹痛和肾脏的改变,本病属于中医血证范畴,西医采用抗组胺药和激素治疗,但容易复发。乔氏[8]以胶艾汤加味治疗过敏性紫癜 37 例,痊愈 19 例,显效 10 例,好转 6 例,无效 2 例,有效率为 94.59%。

5. 节育环放置并发症　部分妇女上环后出现经期延长、月经量多、漏下、痛经等并发症。现代医学认为,节育环机械性压迫,使子宫内膜出现表浅溃疡或压迫性坏死,节育环接触处的子宫内膜某种程度的延迟剥脱,是造成月经改变等并发症的主要原因。因此,调经理血是本病治疗的重要环节。胶艾汤止血调经,养血活血,故王氏[9]以此加减治疗节育环放置并发症 62 例,治愈 42 例,好转 14 例,未愈 6 例,总有效率 90.3%。

【现代研究】

任氏[10]等根据中医理论,结合现代研究,探索在建立中医证候动物模型的基础上,研究胶艾汤止血的作用机制。实验结果显示,胶艾汤的止血作用是通过多种途径而实现的。胶艾汤可使模型动物血浆组织纤溶酶原激活物(t-PA)含量降低而纤溶酶原剂抑制物(PAI)含量增加,从而抑制 t-PA 激活纤溶,并可使模型动物血浆血管性假血友因子(v-WF)含量下降,有保护血管内皮细胞作用。实验同时观察到,胶艾汤对虚寒失血证动物血小板聚集功能和血浆血小板 a 颗粒膜蛋白-140(GMP-140)含量未产生明显影响,可能是本方止血不留瘀特点的体现。李氏[11]等探讨胶艾汤对实验性出血的影响及其作用机制。实验结果发现胶艾汤能明显缩短断尾小鼠出血时间($P<0.01$);能明显缩短家兔凝血时间($P<0.01$)、凝血酶原时间($P<0.05$)、血浆复钙时间($P<0.05$)和延长优球蛋白溶解时间($P<0.01$)。证实胶艾汤有显著的止血作用。而其止血作用机制可能与促凝血因子生成和抑制纤溶系统的活性有关。任氏[12]等观察胶艾汤缩宫止血作用及对性激素水平的影响,发现高、低剂量的胶艾汤均具有兴奋小鼠离体子宫肌的作用,并显示了一定的量效关系。对去卵巢大鼠可提高血清雌二醇和孕酮含量,与对照组比较有显著性差异($P<0.05$)。提示胶艾汤有缩宫止血和调节内分泌作用。

(张再良)

【参考文献】

[1] 李银花.2003.胶艾汤加减治疗先兆流产 100 例.实用中医药杂志,19(9):465
[2] 虞百祥.1997.胶艾汤合寿胎丸治疗先兆流产 51 例.浙江中医药,(3):113
[3] 张炳秀,李光曙.1998.保胎圣愈胶艾汤治疗习惯性流产 40 例.四川中医,16(6):50
[4] 丁素娟,任利.2001.益母胶艾汤治疗崩漏 50 例.河南中医药学刊,17(4):46
[5] 姜华,李敏.2002.胶艾汤加味治疗功血 36 例临床观察.甘肃中医学院学报,19(1):41
[6] 高纪英.2003.胶艾汤加减治疗崩漏 36 例.陕西中医,24(12):1112

［7］ 许振.1998.胶艾汤治疗更年期功血 46 例.实用中医药杂志,14(8)：24

［8］ 乔艳贞.2004.胶艾汤加味治疗过敏性紫癜.河南中医,24(3)：15

［9］ 王文川.2001.胶艾汤加减治疗节育环放置并发症 62 例.福建中医药,32(4)：32

［10］ 任利等.2002.胶艾汤止血作用的机制研究.山东中医杂志,21(3)：170

［11］ 李祥华,王文英.2004.胶艾汤对实验性出血的影响.湖北省卫生职工医学院学报,17(1)：16

［12］ 任利,翟亚平,商保军.2001.胶艾汤缩宫止血作用及对性激素水平的影响.陕西中医,22(6)：380

$84.$ 当归芍药散

【经典概述】

当归芍药散出自《金匮要略·妇人妊娠病脉证并治第二十》和《金匮要略·妇人杂病脉证并治第二十二》。用治妇人妊娠腹中痛和妇人腹中诸疾痛。症见腹中绵绵作痛,伴见头昏,面色少华,小便不利,水肿,羊水过多,白带量多色白清稀等。证属肝脾不和,气血郁滞,水血互结,水湿内停。肝脾不和,气血郁滞故腹痛。当归芍药散中当归、川芎、芍药养血柔肝,活血行气;白术、茯苓、泽泻健脾利湿,诸药配合,肝脾调和,气血得通,水湿自除,腹痛得解。在《金匮要略》中既属异病同治,又是活血利水的代表方之一。

【临床应用】

1. 慢性盆腔炎　① 张氏[1]等报道以当归芍药散加味治疗慢性盆腔炎 160 例。中医辨证属湿热瘀结者 85 例,气滞血瘀者 52 例,寒凝胞宫者 23 例。本组治愈 99 例(61.87%),显效 42 例(26.25%),有效 15 例(9.38%),无效 4 例(2.50%)。总有效率 97.50%。基本方：当归 9 g,川芎 12 g,茯苓 12 g,白术 12 g,白芍 30 g,泽泻 15 g,白花蛇舌草 15 g,红藤 15 g,薏苡仁 12 g。加减：湿热瘀结者加生地 12 g,丹皮 10 g;气滞血瘀者加桃仁 10 g,丹参 30 g,三棱 19 g,莪术 10 g;寒凝胞宫者加小茴香 10 g,肉桂 6 g。② 李氏等[2]报道以当归芍药散加味治疗慢性盆腔炎 100例。其中治疗组 70 例,对照组 30 例。治疗组以当归芍药散加味,当归、赤芍、泽泻、白术、云苓、川芎、红藤、蒲公英、乌贼骨。气虚者加党参、黄芪;腰骶酸困者加桑寄生、巴戟天;痛经加大黄、桃仁、琥珀;闭经加怀牛膝、泽兰;腹股沟淋巴结肿大加玄参、贝母、延胡索、香附;小便淋漓涩痛加生甘草、木通;附件区炎性包块加路路通、穿山甲、夏枯草。对照组以四妙散加味治疗:黄柏、怀牛膝、苍术、薏苡仁、红藤、蒲公英、乌贼骨。结果:治疗组治愈 40 例(547.1%),显效 22 例(31.4%),有效 6 例(8.6%),无效 2 例(2.9%)。总显效率 88.6%。对照组治愈 9 例,显效 10 例,有效 7 例,无效 4 例,总显效率 63.3%,与对照组相比有显著差异。③ 王氏等[3]将当归芍药散加酒大黄、水蛭、壁虎治疗因诸邪居留日久,瘀阻脉络而致慢性盆腔炎者 56 例,总有效率达 87.5%。该方及诸药之力,共同起到活血通经、化瘀活络之功。

2. 痛经 李氏[4]以当归芍药散治疗痛经 80 例,基本方:当归 20 g,川芎 20 g,炒白芍 20 g,白术 15 g,桂枝 12 g,桃仁 12 g,延胡索 15 g,乌药 12 g,制香附 12 g,川牛膝 20 g,丹参 20 g,甘草 12 g。寒凝重者加小茴香、肉桂;气血亏虚者加黄芪、党参、熟地、大枣;湿盛者加茯苓、泽泻;月经量多者加三七粉;胸胁胀痛者加枳实、柴胡。于行经前 5 天开始服,每日 1 剂,水煎分 2 次服,连服 10 天为 1 个疗程,连续治疗 3 个疗程,随诊 3 个月。本组经治疗全部获效,其中治愈 49 例,好转 31 例。

3. 特发性水肿 袁氏[5]等以当归芍药散加减治疗月经不调及更年期妇女的特发性水肿 40 例患者。总有效率 90%。药物组成:当归 10 g,白芍药 30 g,白术 15 g,川芎 10 g,茯苓 15 g,泽泻 15 g,益母草 30 g,丹参 30 g。本组 40 例,治愈 26 例,占 65%;好转 10 例,占 25%;无效 4 例,占 10%。总有效率 90%。对于更年期前后妇女作用尤为显著。

4. 复发性念珠菌性阴道炎 陈氏[6]等观察当归芍药散加减治疗复发性念珠菌性阴道病的疗效。随机分为 2 组,治疗组 60 例,采用当归芍药散加减治疗,基本处方:当归 10 g,川芎 6 g,白术 10 g,茯苓 15 g,白芍 10 g,泽泻 10 g。属湿热下注者,加苦参 15 g,郁金 10 g;赤带者,加益母草 20 g,赤芍 10 g;属肾虚者加续断 15 g,杜仲 15 g,金樱子 15 g;属脾虚者加淮山药 10 g,黄芪 20 g,苍术 10 g,防风 10 g;属湿毒蕴结者,加白花蛇舌草 20 g,忍冬藤 20 g,薏苡仁 20 g,败酱草 20 g;属阴虚夹湿者,加川贝母 10 g,赤小豆 15 g。水煎服,每天 2 次,疗程为 7 天。对照组 20 例,采用达克宁栓塞入阴道治疗。结果:治疗组治愈率 83.3%,有效率 100%,对照组分别为 30.0%、50.0%。2 组治愈率、有效率比较,差异均有非常显著意义,$P<$ 0.01。

5. 子宫内膜异位症 郑氏[7]用当归芍药散加鹿角胶、巴戟天、延胡索、香附等治疗子宫内膜异位症。认为该病病机为肝郁脾虚,冲任失调,瘀血阻滞。故以温肾疏肝,活血祛瘀为治疗大法。在治疗 36 例患者中痊愈 8 例,显效 13 例,有效 10 例,无效 5 例。临床治疗取得满意的效果。

6. 经前期紧张综合征 张氏[8]报道以当归芍药散加味治疗经前期紧张综合

征 36 例。方药：白芍 30 g,当归、川芎、白术、泽泻、茯苓、郁金各 10 g,丹参、菟丝子、麦芽各 15 g,甘草 6 g。随症加味：头痛重加葛根、钩藤,失眠加柏子仁,便秘加瓜蒌仁、何首乌,情绪抑郁酌加浮小麦、珍珠母、百合,浮肿甚者加黄芪、仙灵脾。每日 1 剂,水煎 2 次,取汁 400 mL,早晚分服。7～14 天为 1 个疗程,2 个疗程后观察疗效。经前用药至经期停服。结果：显效 19 例,有效 14 例,无效 3 例。总有效率临床总有效率 92%。

7. 输卵管积水 王氏[9]报道当归芍药散治疗输卵管积水 28 例。当归芍药散(当归 12 g,生白芍 18 g,川芎 9 g,茯苓 30 g,泽泻 12 g,焦白术 15 g),黄带偏多加黄柏 10 g,金樱子 15 g;白带偏多加金樱子 15 g,芡实 12 g;腰酸重加续断 15 g,杜仲 15 g;经来量少加延胡索 12 g,泽兰叶 12 g;经来量多加蒲黄(包)9 g,五灵脂 12 g;伴畏寒肢冷、带下清稀、夜尿频加金匮肾气丸 15 g。每日 1 剂,水煎分 3 次温服。28 例治疗 3 个月后治愈 4 例,有效 8 例,无效 16 例,总有效率 42.86%;治疗 6 个月后治愈 9 例,有效 16 例,无效 3 例,总有效率 89.29%。

8. 胎位异常 陈氏[10]报道当归芍药散矫正胎位异常 239 例。药物组成：当归、白芍、白术各 10 g,川芎 5 g,茯苓、泽泻各 8 g。服法：每日 1 剂,浓煎分 2 次空腹服,3 剂为 1 个疗程,每个疗程结束后即产检复查胎位。服药 1 个疗程胎位矫正 122 例,2 个疗程胎位矫正 66 例,3 个疗程胎位矫正 29 例,有效率 90.8%。其中：初孕妇矫正 120 例,有效率 90.2%;经产妇矫正 97 例,有效率 91.5%。

9. 脂肪肝 王氏[11]等报道当归芍药散加减治疗脂肪肝 76 例,另以西药治疗 42 例为对照组。2 组均连续治疗 3 个月后评定疗效。结果,治疗组临床治愈 38 例,有效 15 例,有效率为 92.1%,与对照组有效率 64.3% 相比有显著性差($P<$0.01);而且,在血脂及肝功能恢复方面也有显著差异($P<$0.01)。治疗组基本方：当归 15 g,白芍 12 g,川芎 12 g,白术 15 g,茯苓 30 g,泽泻 30 g,山楂 30 g,陈皮 12 g,半夏 12 g,香附 10 g,甘草 6 g。水煎服,日 1 剂。加减：胁痛明显者加蟅虫 10 g,延胡索 15 g;兼有湿热者加茵陈 30 g,龙胆草 6 g;腹胀纳呆者加鸡内金 15 g,大腹皮 15 g。对照组口服维生素 E 0.1 g,每日 1 次,非诺贝特 0.1 g,维生素 C 0.3 g,每日 3 次。均连服 3 个月,3 个月后进行疗效评定。

10. 妊娠合并病毒性肝炎 李氏等[12]报道以当归芍药散加味治疗妊娠合并急性病毒性肝炎 66 例。66 例随机分为治疗组 36 例,对照组 30 例进行临床研究。对照组服用茵陈蒿汤加味(茵陈 30 g,栀子 12 g,大黄 10 g,黄柏 15 g,连翘 15 g)水煎服,每日 1 剂,早晚分服;治疗组服用当归芍药散加味(当归 15 g,川芎 6 g,生白芍 20 g,云苓 12 g,白术 12 g,泽泻 9 g,茵陈 20 g,大黄 6 g,黄芩 6 g,黄芪 15 g)。在观察期间,禁止使用与治疗本病有关的其他药物。结果：治疗组总有效率 89%,对照组总有效率 73%,且有显著差异。结论：当归芍药散加味治疗妊娠合并急性病毒性肝炎,有显著疗效,且安全可靠。

11. **高泌乳素血症** 刘氏等[13]以自拟加味当归芍药散治疗高泌乳素血症52例。处方：当归12 g,白芍30~80 g,白术15 g,茯苓15 g,柴胡10 g,川芎10 g,泽泻10 g,女贞子15 g,首乌15 g,鹿角胶10 g,枸杞15 g等。血瘀明显者加红花、益母草,肾阳虚甚者去泽泻加菟丝子、仙灵脾。肾阴虚明显者加山茱萸、旱莲草、丹皮。每日1剂,水煎2次,早晚分服,经期停药。3个月为1个疗程,2个疗程结束后判断治疗效果。结果痊愈23例,其中怀孕16例,显效16例,有效11例,无效2例,总有效率96.2%。

12. **高血压** 耿氏等[14]选取1、2期高血压病湿滞血瘀型62例,以当归芍药散加味治疗,药物组成：当归10 g,芍药30 g,川芎15 g,白术10 g,茯苓15 g,泽泻15 g,丹参30 g,山楂30 g,首乌30 g。结果显示62例中显效36例,有效19例,无效7例,总有效率为89%,认为这与本方可改善血液流变学异常和微循环状况有关。

13. **心绞痛** 张氏[15]以当归芍药散加太子参、丹参、水蛭治疗气虚痰凝血瘀型心绞痛96例,结果27例显效,52例有效,11例好转,6例无效。总有效率93.75%。

14. **血管性头痛** ① 李氏等[16]以当归芍药散治疗血管性头痛47例。基本方：当归15 g,白芍30 g,川芎20 g,白术、茯苓各15 g,泽泻20 g。外感风邪型偏于风热者加薄荷10 g,菊花10 g,黄芩10 g等。偏于风寒者加细辛6 g,白芷、羌活各10 g等;痰浊阻络型加半夏10 g,陈皮、生姜、厚朴各15 g;气血瘀阻型加红花、桃仁、柴胡各10 g,郁金15 g等;气血亏虚型加熟地、枸杞各20 g,生晒参10 g等。每日1剂,水煎,分2次服用,10天为1个疗程。结果：治愈26例,占55.3%;好转17例,占36.2%;无效4例,占8.5%。② 马氏[17]报道以当归芍药散加减治疗血管性头痛100例,结果治愈69例,好转26例,无效5例,有效率为95%。基本方：当归、川芎、白芍各15 g,泽泻、茯苓、白术各12 g。加减：头痛隐隐,遇劳发作,伴自汗恶风者,加黄芪、党参、防风;若遇寒即发者,加羌活、防风、桂枝;若因情绪激动而诱发,或妇女经期即发者,加柴胡、香附;若头痛心烦、急躁易怒者多为肝火旺盛,酌加龙胆草、焦栀子、菊花、石决明;伴恶心呕吐者,加陈皮、半夏、代赭石;伴头晕耳鸣、腰膝酸软者,酌加枸杞子、旱莲草、女贞子;久痛入络者,加全蝎、蜈蚣。每日1剂,水煎服,连续服15剂为1个疗程。

15. **眩晕** 牟氏[18]以当归芍药散加味治疗眩晕87例。方用：当归20 g,芍药15 g,茯苓10 g,泽泻10 g,白术12 g,桂枝5 g,葛根10 g,生龙骨(先煎)15 g,丹参15 g,生牡蛎15 g。具体运用随证加减,治疗时间短者5天,长者53天。结果：优32例,占36.8%;良48例,占55.2%;无效7例,占8%。总有效率为92%。

16. **泌尿系结石** 杨氏[19]报道以当归芍药散加味治疗泌尿系结石52例。治疗组：当归芍药散加味(金钱草15~30 g,鸡内金10 g,穿破石15 g,白芍30 g,当归

10 g,琥珀 10 g,泽泻、白术、茯苓各 10 g,滑石 30 g,木通 10 g);疼痛明显时加田七 10 g;气虚加黄芪 30 g,党参 15 g;湿热甚加金银花 15 g,栀子 10 g;排尿困难加路路通 10 g,石韦 15 g。结果:治疗组 52 例中治愈 30 例(57.7%),有效 8 例(15.4%)。无效 14 例(26.9%),治愈率 57.7%,总有效率 73.1%。对照组总有效率 44.0%。两组比较有显著性差异。

17. 前列腺增生症 耿氏等[20]在本方基础上辨证加味治疗前列腺增生症者 60 例,44 例临床症状消失,排尿通畅,前列腺较治疗前缩小 50%以上或恢复正常大小,15 例临床症状基本消失,排尿困难明显减轻,前列腺较治疗前缩小达 30%以上。治疗组予中药当归芍药散加味:当归 15 g,川芎 10 g,白芍 15 g,生白术 30~120 g,泽泻 30 g,茯苓 30 g,益母草 30 g,皂角刺 30 g,水煎温服,每天 1 剂,早晚分服,7 天为 1 个疗程。加减:尿潴留者加知母 10 g,黄柏 10 g,肉桂 3 g;尿失禁者加山药、益智仁各 15 g,乌药 10 g;合并血尿者加白茅根、小蓟各 30 g;合并前列腺增生者加白花蛇舌草 30 g,竹叶 10 g;伴腹坠神疲中气虚者配服补中益气丸,每次 1 丸,每天 2 次;伴腰酸阳痿肾阳虚者加服金匮肾气丸,每次 1 丸,每天 2 次。

18. 溃疡性结肠炎 刘氏等[21]用加味当归芍药散治疗慢性非特异性溃疡性结肠炎 38 例,并设对照组 26 例。观察组用加味当归芍药散,药用:当归 10 g,白芍 30 g,川芎 6 g,茯苓 15 g,白术 15 g,泽泻 10 g,党参 15 g,干姜 8 g,败酱草 15 g,川黄连 10 g,秦皮 10 g,木香 10 g。脾虚甚者加黄芪 15 g;肝郁甚者加柴胡 10 g,枳壳 10 g;阳虚者加附片(先煎)10 g,桂枝 6 g,或合桃花汤;湿热重者加苍术 10 g,黄柏 10 g;血虚者加阿胶(烊化)10 g;黏液偏多者加乌药 10 g,薏苡仁 15 g。每日 1 剂,水煎分 3 次口服,15 天为 1 个疗程,治疗 2 个疗程统计治疗结果。对照组用西药治疗。结果:观察组治愈 5 例,显效 13 例,有效 15 例,无效 5 例。总有效率 86.84%。对照组总有效率 63.38%。

19. 妊娠合并坐骨神经痛 张氏[22]以当归芍药散加减治疗妊娠合并坐骨神经痛 36 例,结果痊愈 28 例,显效 4 例,好转 3 例,无效 1 例,总有效率 97.22%,表明运用此方治疗妊娠坐骨神经痛疗效高、无副反应。以当归芍药散加味为基础方:当归、茯苓、泽泻、杜仲各 10 g,炒白芍、白术、桑寄生各 15 g,川芎 3 g。痛甚者炒白芍用量酌增,并加生甘草 6 g;腰酸加续断、菟丝子各 12 g;小腿抽筋挛痛者加木瓜、枸杞子各 15 g,鸡血藤 12 g;口干,手足心热者去茯苓、泽泻,加女贞子、麦冬各 12 g,旱莲草、山茱萸各 10 g;挟湿热者加黄柏 12 g,苍术 10 g;畏寒肢冷加黄芪 15 g,防风、菟丝子各 10 g,桂枝 6 g;下肢浮肿者用鲤鱼汤煎上药加生姜。

20. 老年痴呆 当归芍药散用于老年痴呆(AD)最早见于 80 年代后期日本学者水岛宣昭等的报道。近年来国内学者在这方面也做了不少研究及临床应用观察。① 刘氏等[23]观察加味当归芍药散与双益平治疗 AD 的效果。35 例 AD 患者随机分为 2 组,加味当归芍药散组 20 例,双益平组 15 例。结果与治疗前相比,两组长谷川痴呆量表(HDS-R)积分均有显著性改善(P<0.05),但 HDS-R 积分值分级变化并未显示显著性(P>0.05);加味当归芍药散组和双益平组总有效率分别为75%和73.4%,两组比较差异无显著性。但对患者非认知性精神症状(SCAG积分值)的改善加味当归芍药散优于双益平(P<0.01)。认为加味当归芍药散对AD有一定改善作用。② 冀氏[24]用当归芍药散治疗脑血管性痴呆 37 例,药用当归 15 g,白芍 15 g,川芎 15 g,茯苓 15 g,白术 10 g,泽泻 30 g,并设脑复康治疗 31 例为对照组。结果:治疗 2 个月后,治疗组显效 14 例,有效 18 例,无效 5 例,总有效率为86.49%。对照组显效 3 例,有效 15 例,无效 13 例,总有效率为 58.06%。两组比较有显著差异(P<0.01)。提示当归芍药散治疗脑血管性痴呆疗效肯定。③ 高氏等[25]报道以当归芍药散治疗老年性痴呆 36 例。选用简易智力状态检查表(MMSE)和日常生活能力量表(AIM)测定口服当归芍药散半年后的老年性痴呆患者的智力和生活能力,并测定血液超氧化物歧化酶(SOD)和过氧化脂质含量(LPO)。结果:简易智力状态检查评分治疗前后差别有显著性意义,日常生活能力评分治疗前后差别有显著性意义。LPO 及 SOD 含量治疗前后差异均有显著性意义。结论:当归芍药散可改善老年性痴呆患者智力和生活能力。

21. **其他**   除此之外,当归芍药散还用于治疗附件炎、先兆流产、不孕症、妊娠高血压综合征、贫血、子宫肌瘤、子宫内膜炎、子宫内膜异位症、白带异常、输卵管炎、月经异常、崩漏、更年期综合征、帕金森性痴呆症、慢性阑尾炎、泄泻、食管上下粘连、术后胃肠功能紊乱、肝硬化腹水、嗜睡症、痿证、胁痛、慢性肾炎、肾盂积水、肾功能衰竭、乳腺增生、中心性浆液性视网膜病变、慢性荨麻疹、黄褐斑、肛裂、足底薄膜神经炎、下肢静脉炎等。

【现代研究】

1. **对下丘脑-垂体-性腺轴的作用**   能诱发排卵[26],刺激大脑皮层合成烟碱乙酰胆碱受体[27],作用于下丘脑-垂体系统,刺激卵巢分泌雌激素,引起子宫雌激素受体增加[28,29]。直接促进黄体功能,调节黄体酮分泌和大鼠黄体内胰岛素样生长因子[30]。刺激大鼠体内粒膜细胞分泌黄体酮和雌二醇,使滤泡残余物分泌黄体酮、睾酮和雌二醇[31],而通过排卵前滤泡时升高黄体酮的量,同时抑制雌二醇生成[32]。当归芍药散各种提取物可不同程度地激活孕酮分泌(除白术抑制外);其不同草药组合,均明显增加黄体酮的分泌。黄体对当归芍药散的敏感性因年龄而有所不同。可促进以舒宁诱导的高催乳素血症大鼠内源性促黄体生成素、促卵泡素(FSH)和孕酮的分泌。每日口服 6 g 生药粉,使青春期无排卵型患者催乳素含量升高,更年期无排卵型患者雌二醇下降,催乳素、促卵泡激素含量升高,生育期有排卵型患者催乳素含量下降[33]。拮抗雷公藤对雌鼠生殖系统的影响[34]。对大鼠卵泡组织中的 DNA 聚合酶 α 活性有促进作用[35]。

2. 对子宫作用　当归芍药散水煎剂能明显对抗乙烯雌酚所致的离体子宫收缩,对大鼠子宫平滑肌有明显松弛作用,并能明显对抗催产素所致的子宫收缩[35]。

3. 中枢神经系统作用机制　明显抑制谷氨酸所致的神经损害细胞乳酸脱氢酶的释放量,对神经损害有预防和应急治疗作用[36]。可抑制神经元凋亡,刺激合成和释放巨噬细胞集落刺激因子,促进神经元的生长和成熟,对神经元坏死的神经有保护作用[37]。激活多巴胺能神经元酪氨酸羟化酶活性,增加脑中多巴胺(DA)、去甲肾上腺素(NE)和5-羟色胺(5-HT)的浓度;促进多巴胺释放和增加乙酰胆碱的合成与释放,激活多巴胺能神经元、胆碱能神经元及受体和蛋白质合成;可恢复老化初期大鼠脑内乙酰胆碱和儿茶酚胺的神经细胞及与之共存的胆碱、乙酰胆碱受体的功能,增加绝经 Sprague-Dawley 大鼠腹面海马(VH)和背面海马(DH)胆碱乙酰转移酶的活性[38~40]。改善正常及痴呆小鼠及老年大鼠的空间学习记忆能力[41]。有促进老年痴呆鼠海马结构胆碱能纤维侧支抽芽作用[42]。对于东莨菪碱、亚硝酸钠及乙醇造成的多种记忆障碍均有明显改善,并能翻转 D-半乳糖所致亚急性衰老小鼠出现的记忆损害[40]。通过改善松果体功能从而提高老年大鼠的学习记忆能力[43]。当归芍药散含药脑脊液对谷氨酸、过氧化氢、连二亚硫酸钠和氯化钾造成的 PC12 细胞损伤模型均有明显的保护作用,其中对过氧化氢造成的氧化损伤及细胞内钙超载损伤的保护作用最明显,提示该方可能是通过抑制细胞内钙超载、对抗自由基的氧化损伤等多种途径发挥神经保护作用的[44]。

4. 血液系统作用　可以改善血流变,降低血液黏度与红细胞的聚集性[45]。改善痛经患者异常的微循环、血流变学、血浆和前列腺素的指标[46]。明显降低妊娠大鼠血液黏度,增加血流量,增加胎盘血流量,提示本方对血黏度升高的妊娠中毒症有治疗和预防作用[45]。可明显减少小鼠出血量和缩短出血时间,还可缩短人鼠凝血酶原作用时间,增加失血性血虚小鼠红细胞数量增加其血红蛋白含量,提示该方有促凝血作用和补血作用[47]。

5. 对脂肪代谢作用　当归芍药散高、低剂量组均可较好地调节高脂血症家兔脂代谢,抑制脂质在肝脏的沉积[48]。能有效防治实验性大鼠动脉粥样硬化(AS),其机制可能与有效调整血脂、调控平滑肌细胞凋亡密切相关[49]。

6. 对免疫系统作用机制　本方能明显缩短葡萄糖-抗葡萄糖氧化酶模型免疫复合小鼠模型(GAG)半衰期,机制为促进免疫复合物与库普弗细胞、巨噬细胞结合,促进巨噬细胞受体表达,增加巨噬细胞集落刺激网子(MCSF),促进黄体功能的改善[50]。抑制摘除卵巢小鼠补体替代激活途径的倾向。提示本方对摘除卵巢小鼠神经系统、体液免疫系统异常的恢复有效[51]。显著抑制小鼠脾脏淋巴细胞增生和抑制肾小球肾炎的作用,提示其对 GVHR 自身免疫患者病态有改善效果。[52]明显升高 D-半乳糖所致亚急性衰老小鼠降低的胸腺指数,显著增强醋酸泼尼松龙所致免疫抑制小鼠由 2,4,6-三硝基氯苯诱导的迟发型变态反应反应能力[53]。

7. 氧化作用 当归芍药散有利于自由基的清除,抑制过氧化脂质的生成。因此具有抗衰老作用[54]。 （刘俊）

【参考文献】

[1] 张文臻,张素香.1996.当归芍药散加味治疗慢性盆腔炎160例.山东中医学院学报,20(2):118—119

[2] 李虹,冯俊婵.2000.当归芍药散加味治疗慢性盆腔炎100例疗效观察.山西中医学院学报,1(1):21—22

[3] 王娟娟,孙治东.2003.加味当归芍药散治疗慢性盆腔炎56例.山西中医,19(2):26

[4] 李志敏,陈洪荣,石淑华.2003.当归芍药散治疗痛经80例.中国民间疗法,11(8):49

[5] 袁振敏,周英.2002.当归芍药散加减治疗特发性水肿40例.河北中医,24(1):32

[6] 陈茹琴,梁兆球,初咏梅.2005.当归芍药散加减治疗复发性念珠菌性阴道病观察.中医药临床杂志,7(1):27

[7] 郑美华.2001.当归芍药散加味治疗子宫内膜异位症体会.新疆中医,19(4):19

[8] 张宁海.2004.当归芍药散加味治疗经前期紧张综合征36例.陕西中医,25(11):986—987

[9] 王阳.2005.当归芍药散治疗输卵管积水28例.中国中医急症,14(1):70

[10] 陈淑音.1998.当归芍药散矫正胎位异常239例.陕西中医,19(12):534

[11] 王瑞芳,王燕青.1999.当归芍药散加减治疗脂肪肝76例.安徽中医临床杂志,11(3):174

[12] 李虹,李旭京.2005.当归芍药散加味治疗妊娠合并急性病毒性肝炎66例临床观察.山西中医学院学报,6(2):22—23

[13] 刘润侠,刘艳巧,扬成志.2000.加味当归芍药散治疗高泌乳素血症的疗效观察.中国中医药信息杂志,7(9):70

[14] 耿宏伟,张改莲,杨彦.1995.加味当归芍药散治疗高血压病湿滞血瘀型62例.河南中医药学刊,10(5):33

[15] 张振东,冯克谦.1995.当归芍药散治疗心绞痛96例.浙江中医杂志,(12):542

[16] 李防栋,郑国宁.2005.当归芍药散治疗血管性头痛47例.中医药学刊,23(4):755

[17] 马予东.2003.当归芍药散治疗血管性头痛100例.河南中医,23(6):10

[18] 牟海鹰.1998.当归芍药散加味治疗眩晕87例.四川中医.16(5):28

[19] 杨进.1997.当归芍药散加味治疗泌尿系结石52例.中国中西医结合杂志,17(7):407

[20] 耿迎春,徐文莲,王进雪.2003.当归芍药散加味治疗前列腺增生症.现代中西医结合杂志,12(8):820

[21] 刘瑞俊,覃春荣等.2000.加味当归芍药散治疗慢性非特异性溃疡性结肠炎疗效观察.广西中医药.23(6):16—17

[22] 张凤娥,罗玉清,苏本健.2005.中药治疗妊娠合并坐骨神经痛36例疗效分析.中医药学报,33(4):53—55

［23］　刘孟渊等.2001.加味当归芍药散治疗老年性痴呆的疗效观察.广州中医药大学学报,18(1)：30—33

［24］　冀宏.2000.当归芍药散治疗血管性痴呆的临床研究.山西中医,16(2)：10—11

［25］　高德义,黄贾生,何宏文.2004.当归芍药散治疗老年性痴呆36例临床研究.中国全科医学,7(11)：782—783

［26］　小山嵩夫.1988.当归芍药散与绝经促性腺激素共同对雌性幼鼠卵泡成熟及排卵的影响.国外医学·中医中药分册,10(4)：44

［27］　荻野信义.当归芍药散对老化初期大鼠卵巢功能及脑神经细胞功能的影响.和汉医学,1989,6(3)：561

［28］　刘平.1993.当归芍药散对中枢-下丘脑-卵巢内分泌系统的作用.中成药,15(11)：30

［29］　聂淑琴.1998.当归芍药散与神经内分泌作用.国外医学·中医中药分册,20(1)：19

［30］　Usuki S.1993.当归芍药散草药组合对体外黄体分泌黄体酮的影响.国外医学·中医中药分册,15(1)：64

［31］　Usuki S.1993.当归芍药散刺激大鼠粒膜细胞分泌黄体酮和雌二醇 217β 及刺激体外滤泡残余物分泌黄体酮、甾酮和雌二醇 217β.国外医学·中医中药分册,15(1)：46

［32］　Usuki S.1993.八味地黄丸、当归芍药散、桂枝茯苓丸、人参汤和温经汤在排卵前滤泡培养的体外实验中对雌性激素和黄体酮分泌的影响.国外医学·中医中药分册,15(1)：45

［33］　刘平等.1983.当归芍药散对功能性子宫出血患者血清 FSH、LH、E2、P 含量的影响.浙江中医杂志,18(10)：472

［34］　胡兵,董晓蕾.2000.当归芍药散拮抗雷公藤对雌鼠生殖系统影响的实验研究.时珍国医国药,11(9)：775—776

［35］　周水禄.1991.当归芍药散的药理研究.中成药,13(12)：28

［36］　尚玮玮,乔善义.2006.当归芍药散研究概况.中国中药杂志,31(8)：630—633

［37］　张志军.1994.当归芍药散对内因性巨噬细胞集落刺激因子的影响.国外医学·中医中药分册,16(3)：30

［38］　荻野信义.1988.当归芍药散对脑烟碱乙酰胆碱受体合成的刺激作用.国外医学·中医中药分册,10(4)：46

［39］　舒斌,马世平,瞿融.2002.当归芍药散对动物学习记忆功能及其单胺递质系统的影响.江苏中医药,23(6)：34

［40］　寇俊萍等.1997.当归芍药散对小鼠学习记忆及脑内 SOD、MDA 的影响.中国实验方剂学杂志,3(4)：24

［41］　寇俊萍,金卫峰.2002.当归芍药散对多种记忆损伤动物模型的影响.中成药,24(3)：191—193

［42］　同心.2000.当归芍药散对老龄大鼠胆碱能神经功能的增强作用.国外医学·中医中药分册,22(5)：320

［43］　田荣波,何宏文,袁群芳.2003.当归芍药散改善老年大鼠学习记忆能力的松果体机制初探.中国病理生理杂志,19(11)：1579

［44］　张启春等.2005.当归芍药散防治老年期痴呆的物质基础与作用机制研究.中国实验

方剂学杂志,11,(5):55—56

[45] 贝原学.1985.当归芍药散对妊娠大鼠血液流变学的影响.国外医学·中医中药分册,7(3):7

[46] 谢春光,王雪华.1990.当归芍药散对痛经患者的血液流变性及 PGF2α 水平的影响.中西医结合杂志,10(7):410

[47] 樱川信男.1983.去瘀血药的凝血探讨.国外医学·中医中药分册,5(4):14

[48] 阎艳丽等.2005.当归芍药散对高脂血症家兔脂代谢及血液流变学的影响.辽宁中医杂志,32(2):170—171

[49] 张莉芳,阎艳丽,王鑫国.2005.当归芍药散对实验性动脉粥样硬化家兔血脂及主动脉平滑肌细胞凋亡的影响.中华实用中西医杂志,14(18):343—345

[50] 穆艳云,李忠仁.2000.当归芍药散的临床应用及研究进展.甘肃中医,13(1):62—64

[51] 周件贵,席文胜.1996.当归芍药散的组方和药理药效研究.中成药,(5):24—25

[52] 张志耘,胡志洁.2000.当归芍药散研究的新进展.中草药,31(7):附8—9

[53] 寇俊萍,华敏,严永清.2003.当归芍药散对小鼠免疫功能的影响.中成药,24(6):190—191

[54] 侯集瑞,孙晓波,徐惠波.2002.当归芍药散药理与临床研究进展.中国中医药信息杂志,9(9):76—78

$85.$ 下瘀血汤

【经典概述】

下瘀血汤出自《金匮要略·妇人产后病脉证治第二十一》,原文为"师曰:产妇腹痛,法当以枳实芍药散,假令不愈者,此为腹中有干血著脐下,宜下瘀血汤主之。亦主经水不利。"本方属攻下逐瘀之峻剂,用于产后瘀血内结腹痛的证治。方中大黄入血分荡逐瘀血,推陈致新,桃仁破血下瘀,润燥滑着,䗪虫性咸软坚,逐瘀破结。三药相伍,以奏破血逐瘀之功。现代临证,本方用于产后恶露不下、闭经、慢性肝炎、肝硬化之肝脾肿大、跌打损伤等疾病而见本方证者。

【临床应用】

1. 肝硬化 ① 董氏[1]等运用加味下瘀血汤治疗早中期肝硬化 120 例,取得了良好的疗效。加味下瘀血汤基本方药为制大黄、桃仁、炒白术各 10 g,䗪虫、炮山甲各 3 g,丹参 20 g,炙黄芪、醋鳖甲各 30 g,党参、茯苓各 10 g,炙甘草 6 g。经 1 个疗程半年的治疗后,总有效率为 95.00%。肝为藏血之脏,宜藏而不宜瘀。肝硬化多由湿热邪毒或虫毒、酒毒为害日久所致。从瘀论治肝硬化已为大多数医者所接受。② 林氏[2]应用黄芪下瘀血汤为主加安体舒通(螺内脂)治疗肝硬化腹水 30 例,取得较好的效果。治疗方法为黄芪 60 g,大黄 30 g,桃仁 10 g,䗪虫 15 g,每日 1 剂,同时加安体舒通每天 200 mg,分 2 次服,10 天为 1 个疗程。治疗后大部分患者病情好转,腹水逐渐消退。总有效率为 83.3%。但后期会有腹水的反复。③ 俞氏[3]探讨以下瘀血汤为主治疗肝硬化的体会。认为肝硬化一证,病因虽殊,然其病机,总不外乎肝气郁结,气滞血瘀,无论其初病、久病,活血化瘀乃最常用之法则。邪去则正安,只要在临床使用时密切观察,下瘀血汤不失为治疗肝硬化之首选良才。另外宜在活血化瘀的基础上,配以藿香、泽泻、山楂、半夏、大腹皮等健脾化浊、淡渗利湿之品,对提高疗效有一定作用。在应用活血化瘀药的同时,佐以通利气机之品必不可少,如木香、佛手、枳壳等。④ 对于下瘀血汤治疗肝硬化的作用机制,钦氏等[4,5]用 CCl_4 诱导 SD 大鼠发生肝硬化,观察下瘀血汤的防治作用。结果显示下瘀血汤具有抗肝纤维化、防治肝硬化的作用,其作用程度相似于秋水仙碱,与秋水仙碱比较,突出的优点是能明显提高大鼠的生存质量,增加体重,显著降低死亡率,同时,在保护肝功能、抗肝细胞损伤方面也优于秋水仙碱。下瘀血汤对脂质过氧化反应具有抑制作用,提示下瘀血汤干预脂质过氧化反应作用是其防止肝硬化机制之一。

2. **慢性肾炎** ① 李氏[6]治疗肾络瘀阻型慢性肾炎共 89 例,治疗组采用下瘀血汤治疗,生大黄 3～15 g,桃仁 10 g,䗪虫 10 g,对照组采用潘生丁片(双嘧达莫片),每日 3 次,每次 50 mg。两组 1 个疗程均为 8 周。治疗结果,总体疗效两组经 1 个疗程治疗后,治疗组总体疗效明显好于对照组,络瘀疗效,治疗组在改善腰痛、舌瘀方面明显好于对照组,内生肌酐清除率在治疗组中上升,对照组中下降,有显著性差异,治疗组 24 h 尿蛋白量显著低于对照组。《金匮要略·水气病篇》曰:"血不利,则为水"。采用活血逐瘀的下瘀血汤治疗肾络瘀阻型慢性肾炎现代药理证实:大黄能改善肾血流量,抑制肾小管细胞的高代谢,调整脂质代谢,清除自由基。桃仁具有抗凝、抗炎作用。上述作用对慢性肾炎无疑是有益的,临床也证实:下瘀血汤不仅能改善肾络瘀阻型慢性肾炎的症状和体征,而且能提高内生肌酐清除率,减少 24 小时尿蛋白量。与潘生丁对照组比较,临床疗效显著。② 柴氏[7]等通过实验证实下瘀血汤对 CRF 大鼠肾组织 PCNA 阳性细胞计数,Ⅳ型胶原及 FN 的表达均有显著降低作用,作用与洛汀新相仿。提示下瘀血汤可抑制 CRF 大鼠肾小球系膜细胞增殖及细胞外基质沉积,可能是其防止肾小球硬化,延缓肾衰的作用机制之一。通过观察下瘀血汤对 5/6 肾切除大鼠肾功能的影响。下瘀血汤可以显著降低大鼠血清肌酐、尿素氮,显著提高尿渗透压和内生肌酐清除率;可以明显改善大鼠残余肾的代偿性增生;并具有升高血清ALB的作用;可以显著降低大鼠24 h尿蛋白量[8]。实验研究结果表明下瘀血汤能减轻肾小球系膜细胞的增生,明显改善肾脏的组织结构。光镜下下瘀血汤组肾小球系膜细胞及基质轻度增生,偶见小球有轻度节段性硬化改变,肾小管无明显扩张。间质无炎性浸润。优于生大黄组,与洛汀新组相仿。电镜下肾小球系膜基质轻度增生,系膜细胞增生较生大黄组轻。足突基本正常,与生大黄组、洛汀新组相仿[9]。通过观察下瘀血汤对糖尿病肾病的保护作用。发现下瘀血汤可以明显改善糖尿病肾病大鼠的血糖、24 h尿蛋白、血清NO、血清及肾组织匀浆SOD和MDA,与对照组比较有显著性差异[10]。③陈氏[11]等通过实验研究加减下瘀血汤对人肾小球系膜细胞清道夫受体表达的影响,认为加减下瘀血汤治疗肾病的机制之一,可能是通过抑制病理状态下HIVIC表面SR—A的高表达。另外观察加减下瘀血汤对脂质诱导小鼠肾足细胞增殖的影响。证实LDL和OX-LDL在一定的剂量和时间条件下可以刺激足细胞增殖。加减下瘀血汤、可抑制脂质诱导的足细胞增殖现象。

3. 妇科疾病　① 朱氏[12]等采用活血化瘀,佐以益气补肾法,以加味下瘀血汤[大黄6 g,桃仁、䗪虫、三棱、莪术、延胡索、乌药、赤芍、仙灵脾各10 g,水蛭(研粉吞)3 g,党参、当归各15 g,生黄芪30 g],治疗子宫内膜异位症42例,结果治愈2例,显效12例,有效22例,无效6例,总有效率85.07%,其中止痛效果90.0%,盆腔肿块消失、缩小66.5%,临床疗效满意。② 张氏[13]等采用加味下瘀汤(大黄、桃仁、䗪虫、三棱、桂枝、茯苓、皂角刺、穿山甲等)治疗本病45例。总有效率95.6%。证实本方有温经散寒,活血化瘀,软坚消结的功效。③ 李氏[14]采用下瘀血汤加味(大黄6 g,桃仁10 g,芒硝3 g,牡丹皮10 g,䗪虫10 g,旋覆花12 g,葱茎6 g,茜草6 g,益母草30 g,山楂10 g)治疗人工流产术后阴道出血50例,取得满意效果。有效率为88%。服药最短5天,最长16天,平均为7天。

4. 阑尾脓肿　岳氏[15]在临床上采用中药芒硝散外敷脐部,内服下瘀血汤治疗25例阑尾脓肿,取得满意疗效,25例中,痊愈23例,好转2例,全部有效。阑尾脓肿形成是热毒瘀血内结肠中,治疗以破血逐瘀,软坚散结为主。下瘀血汤中大黄、桃仁、䗪虫破血逐瘀,软坚散结,促进组织吸收,达到阑尾包块吸收。

5. 骨质增生　骨质增生目前无特效的治疗方法,口服药物效果欠佳,且对胃肠多有影响。严氏[16]等用下瘀血汤加味(大黄50 g,䗪虫、红花各15 g,乳香、没药各20 g,桂枝、川乌、草乌、赤芍、桃仁、秦艽各30 g,威灵仙60 g),行直流电导入治疗骨质增生病,获得满意疗效。在资料完整的1 391例患者中,显效657例,有效686例,总有效率为96.5%。可见本法副反应小,经济、方便,不失为一种有效的治疗方法。

(杨文喆)

【参考文献】

[1] 董昌将,陈向荣.2001.加味下瘀血汤治疗早中期肝硬化 120 例.浙江中医杂志,(8):339

[2] 林瑞钦.1996.黄芪下瘀血汤为主治疗肝硬化腹水——附 30 例临床观察.福建中医药,27(2):24

[3] 俞娴秋.1998.以下瘀血汤为主治疗肝硬化的体会.实用中医内科杂志,12(1):13—14

[4] 钦丹萍等.1999.下瘀血汤防治肝硬化的实验研究.中国实验方剂学杂志,5(6):19—21

[5] 钦丹萍等.2003.下瘀血汤对实验性肝硬化及其脂质过氧化反应干预研究.中国中医药信息杂志,10(3):25—27

[6] 李慧.1997.下瘀血汤治疗肾络瘀阻型慢性肾炎 58 例.中国医药学报,12(4):33—34

[7] 柴可夫,李慧,楼基伟.2003.下瘀血汤对慢性肾功能衰竭大鼠肾组织 PCNA 阳性细胞、Ⅳ型胶原及 FN 变化的影响.中国中医药科技,10(3):140—141

[8] 柴可夫等.2003.下瘀血汤对 5/6 肾切除大鼠肾功能的影响.中国医药学,18(10):597—600

[9] 柴可夫等.2003.下瘀血汤对慢性肾功能衰竭大鼠肾组织结构的影响.中医药学刊,21(8):1246

[10] 柴可夫,覃志成,李慧.2004.下瘀血汤对糖尿病大鼠肾脏保护作用的实验研究.中国中医药科技,11(6):344—345

[11] 陈洪宇等.2003.加减下瘀血汤对人肾小球系膜细胞清道夫受体表达的影响.中国中西医结合肾病杂志,4(2):67—70

[12] 于振华,孙融融.加味下瘀血汤治子宫内膜异位症 42 例.2001.四川中医,19(5):49—50

[13] 张英娥,刘海云.2007.加味下瘀血汤治疗卵巢囊肿 45 例.陕西中医,28(3):299—300

[14] 李永丽.2004.下瘀血汤加味治疗人工流产术后阴道出血 50 例.河南中医学院学报,19(5):61

[15] 岳锁留.2003.中药外敷内服治疗阑尾脓肿 25 例小结.湖南中医药导报,9(5):34

[16] 严桂珍,戴锦成,官明源.1994.下瘀血汤加味直流电导入治疗骨质增生 1391 例.福建中医学院学报,4(4):12—13

86. 竹叶汤

【经典概述】

竹叶汤出自《金匮要略·妇人产后病脉证治第二十一》,治疗发热,面赤,喘而头痛之症,属产后中风兼有阳虚。方中竹叶甘寒清热,葛根散风生津,濡润筋脉,桂枝、防风祛风解表,桔梗开肺平喘,人参、附子、生姜、大枣、甘草益气扶阳,调和营卫。全方具有疏风清热,益气扶阳之功效。《金匮要略广注》云:"桂枝、葛根、防风为汗剂,治发热头痛,然产后气血虚寒,以人参补之,附子温之,面赤者竹叶清之,喘者桔梗苦以泄之,甘草甘以缓之,生姜、大枣行津液以和之。颈项强,用附子驱在经之寒邪也,呕加半夏,止邪气之上逆也。"

【临床应用】

1. 产后发热　产后发热多因产后阴血骤虚,阳易浮散,营卫失调,腠理不实,而成邪实正虚之证。竹叶汤用于产后虚阳浮越,兼感外邪,较为适宜。戴氏[1]治一患者解某,女,27 岁,产后 10 日,突然寒热,头身疼痛,咳逆兼呕,自汗出,经服西药治疗,发热未减。症见头痛如劈,身痛,不思饮食,眼神呆滞,口唇四周发青,尿短黄,大便三日未行,神倦思睡,舌淡润多津,苔厚腻,六脉紧而重按无力。辨其脉证系产后里虚,风邪内遏,气机郁滞,用竹叶汤减葛根:淡竹叶 10 g,桔梗 6 g,防风 6 g,桂枝 10 g,附子 30 g,潞党参 15 g,甘草 6 g,生姜 10 g,大枣 10 g。1 剂后体温退至 38 度,余症同前。方虽中病,药力不足,二诊党参加至 30 g,附子加至 60 g,余药同上,嘱服 1 剂以观病情变化,若发热递减可再服。服上方 1 剂后,热退身凉,大便畅通,尿量增加,厚腻苔已退尽,口干思饮,身热微汗,脉转微细。此乃闭寒渐开,气阴未复,用生脉散加味以益气敛阴:太子参 30 g,麦冬 20 g,五味子 10 g,桔梗 3 g,乌梅 10 g,冰糖为引。服 3 剂后,口干、汗出诸症消失。

2. 产后缺乳　产后乳汁少或完全无乳,称为缺乳。或为乳汁化源不足,或为乳汁不行所致。仝氏[2]治一患者,王某,女,26 岁,护士,诊见两乳微胀,泌乳甚少。发热,时有恶寒,汗少而不畅,头痛,咳嗽,舌淡,苔白,脉两寸浮紧,关尺无力。此系新产血虚,外感风寒,郁遏营卫所致,拟扶正解表法,方选《金匮要略》竹叶汤原方竹叶、防风、桔梗、桂枝、生姜各 10 g,葛根 30 g,党参 15 g,黑附片、炙甘草各 6 g,大枣 8 枚。每日 1 剂水煎,两次分服。嘱药热饮,服后温覆。服药 1 剂,全身荣染汗出,乳房时有"虫行感"。仍以上方再进 2 剂后,觉全身轻松,乳汁充足。

3. 带下病　带下病是指带下的期、量、色、质、气味发生异常,并伴有局部或全身症状为特征的疾病。对于热毒蕴积下焦,邪正交争,营卫不和导致的腹痛,发热,带下脓臭,竹叶汤可获效。金氏[3]治一患者,支某,女,25 岁,人流后 10 天,术后 4 日行房事,遂带下量多,色黄绿黏稠,秽臭,小腹胀痛,腰酸肢软,发热怕冷,体温 38.5 度,咽干口燥,纳谷不馨,尿黄便秘,小腹压痛,拒按,腹肌紧张,有反跳痛,妇检:外阴(-),阴道畅,有较多脓性分泌物,宫颈大,充血,两附件压痛。化验:白细胞 15×10^9/L,中性粒细胞 80%,西医诊断为急性盆腔炎,用过头孢类抗生素,青霉素,症状改善不明显,中医会诊:舌红,苔黄腻,脉滑数,证属热毒蕴藉,湿邪阻遏,治宜清热解毒,化湿排脓:竹叶 15 g,葛根 15 g,桂枝 6 g,防风 6 g,桔梗 10 g,生甘草 10 g,太子参 15 g,红藤 15 g,败酱草 15 g,生姜 6 g,红枣 5 枚,附子 6 g,药进 3剂,热退,腹痛减轻,脓性带下显著减少,效不更方,守原方再进 6 剂而瘥。

【现代研究】

竹叶的药理作用　竹叶中含有丰富的黄酮类成分:竹叶黄酮。刘氏[4]总结竹叶黄酮具有改善心脑血管缺血、抗氧化、调节血脂、抗血小板聚集和血栓形成、抗辐射、抗炎、抗菌等作用。　　　　　　　　　　　　　　　　　　　　　　　　(姚佳音)

【参考文献】

［1］　戴慧芬.1987.竹叶汤临床应用及体会.国医论坛,(4):32—33
［2］　全宗景.1991.《金匮要略》竹叶汤新用.新中医,(11):41
［3］　金真.1991.竹叶汤妇科临床应用举隅.浙江中医学院学报,15(4):19—20
［4］　刘利艳,张季林.2009.竹叶黄酮的生物学作用研究进展.江西中医学院学报,4:98—100

87. 半夏厚朴汤

【经典概述】

半夏厚朴汤出自《金匮要略·妇人杂病脉征并治第二十二》,主治咽中异物,咳咯不去,饮食无碍,后世称为梅核气,西医称为咽神经官能症,咽异感证或心源性空咽综合征。病由七情郁结,肝失条达,气机不畅,聚湿生痰,痰气交阻于咽喉而成。病机不外肝郁、脾湿、痰凝。临床表现以患者自觉咽中有异物堵塞,吞之不下,咳之不出,饮食吞咽无碍为主;兼症可见情志不稳,诸症变化与情绪相关,抑郁时加重,愉快时减轻,舌淡红,薄白苔,脉弦。治以理气降逆,化痰利咽。半夏功专降逆化痰,厚朴长于行气散结,茯苓健脾除湿,生姜既助半夏降逆,有助茯苓化痰,苏叶行气宽中,开胸利膈,芳香醒脾,性轻扬升浮,载诸药上行以达病所。全方降逆为主,稍佐升散,化痰理气,行气散结,是治疗梅核气的经典方,至今仍为临床治疗该病的首选方。

后世医家对本方作了一些有益的补充,如《备急千金要方》增加了胸满、心下坚等症。陈无择的《三因极一病证方论》称此方为"大七气汤",其证为"喜怒不节,忧思兼并,多生悲恐,或时振惊,致脏气不平,憎寒发热,心腹胀满,傍冲两胁,上塞咽喉,有如炙脔,吐咽不下,皆七气所生",为临床辨证施治提供了方便。王硕在其所著的《易简方》中也称本方为"四七汤",述其症状为"喜怒悲恐惊之气,结成痰涎,状如破絮,或如梅核,在咽喉之间,咯不出,咽不下,此七气之所为也,或脘中满,气不舒快,或痰涎壅盛,上气喘急,或因痰饮中胃,呕吐恶心,并宜服之"。

【临床应用】

1. 梅核气及其他咽部病变　半夏厚朴汤本为咽部异物感而设,辨证加味可用治其他咽喉部病变。① 黄氏[1]采取半夏厚朴汤配合意想法治疗本病 60 例。临床表现:患者自觉咽中如物梗阻,咯之不出,咽之不下,无咽痛、吞咽困难,情志变化影响自觉症状的增减,且患者多自疑为"食管癌"而加重症状。治以半夏厚朴汤:厚朴 15 g,紫苏 10 g,法半夏 10 g,云茯苓 10 g,生姜 3 片。异物感明显者加川楝子 12 g,陈皮 10 g,绿萼梅 9 g;胸胁胀满者加青皮 10 g,枳壳 12 g,瓜蒌皮 10 g;呃气频作者加旋覆花(布包)15 g,代赭石(先煎)10 g;膈塞不下食、惊怖者,加用远志散制汤内服。每服 10 剂为 1 个疗程。意想法:每次服药 20 分钟后,嘱其牙关紧闭,做深呼吸,想象药物进入胃后,上膈进心中,上冲咽喉直达病所,再从胸返回胃中。如此反复上下来回推动 10 次,1 天 2 次,10 天为 1 个疗程。结果:治愈(症状消失,情绪正常)57 例,好转(症状减轻,情绪基本稳定)3 例。② 刘氏等[2]用半夏厚朴汤治疗胃肠功能紊乱引起的梅核气。临床症状:自觉咽中异物梗阻感,吐之不出,咽之不下,食水不碍,情志失畅加重,胸中憋闷,情绪不宁,舌苔白润,脉弦滑。半夏厚朴汤组成:半夏 10 g,厚朴 10 g,茯苓 12 g,苏叶 10 g,生姜 10 g。辨证加减:痰气郁结,日久化热,证见口干、口苦、心烦者,加栀子 10 g,黄连 10 g;郁怒过甚,肝气郁滞加重,证见胸胁胀痛者,加郁金 10 g,青皮 10 g;脾虚失运,痰饮内盛,证见恶心呕吐清水者,改茯苓为 15 g,加白术 10 g,砂仁 10 g;思虑过度,劳伤心脾,证见少寐多梦者,加合欢花 10 g,远志 12 g。结果:治愈 24 例,好转 16 例,无效 2 例,总有效率为95.2%。③ 张氏[3]以半夏厚朴汤加味治疗慢性咽炎 76 例疗效较好。临床表现为长期咽喉部不适,咽中有异物感,咳之不出,咽之不下,咽喉部干涩微痛,或晨起刷牙时出现恶心、干呕,每遇感冒加重。检查可见咽部充血,咽后壁可见淋巴滤泡增生,甚至增生连片。排除食道、气管及胃部疾病。半夏厚朴汤加味:半夏 12 g,厚朴 15 g,茯苓 15 g,生姜 9 g,苏叶 12 g,瓜蒌壳 12 g,僵蚕 15 g,浙贝母 15 g,降香 12 g,丹参 15 g,桔梗 12 g,败酱草 15 g,甘草 6 g。咽喉干痒、口舌干燥较甚者加玄参、麦冬、石斛;热重者加金银花、连翘;伴胸闷胀者加佛手、枳壳、木香。治疗 6 周后,临床治愈 28 例,显效 24 例,有效 18 例,无效 6 例,总有效率 92.1%。④ 胡氏等[4]采用中西医结合治疗慢性肥厚性咽炎 106 例,并与单用西医常规治疗的 78

例进行对照观察。诊断标准符合《耳鼻咽喉科学》中的有关标准:对照组进行抗炎治疗,治疗组在对照组治疗的基础上加用百合固金汤合半夏厚朴汤加减:玄参 18 g,贝母 15 g,半夏、百合、白芍、桔梗、茯苓各 12 g,麦冬、生地、熟地、厚朴各 10 g,生姜 9 g,干苏叶 6 g。气机郁滞甚者加柴胡 12 g,郁金、枳壳各 10 g;胸痛者加瓜蒌、薤白各 10 g;胁痛者加川楝子、延胡索各 10 g;咳嗽甚者加紫菀、款冬花各 10 g。治疗组 106 例,痊愈 82 例,好转 19 例,无效 5 例,总有效率 95.3%。
⑤ 李氏等[5]采用中西医结合方法治疗咽异感症 78 例,病例均通过相关检查,排除器质性病变。治疗以 2%利多卡因针 2 mL、维生素 B₁ 针 250 mg、盐酸消旋山莨菪碱针(654 - 2)5 mg 混合液行颈前区有明显异物感处皮下封闭,每 7 天 1 次,可连续封闭 3~4 次,同时辅以中药半夏厚朴汤加减:半夏 12 g,厚朴 12 g,苏叶 10 g,金银花 25 g,生地黄 10 g,玄参 12 g,麦冬 15 g,桔梗 10 g,甘草 6 g。显效 32 例,有效 38 例,无效 8 例,有效率 89.7%。⑥ 马氏等[6]用此方诊治胃食管反流性咽喉炎 186 例,临床表现有下咽及胸部烧灼感,咽部异物感,吞咽阻塞感,嗳气,咳嗽,泛酸等症状。186 例均行间接喉镜及胃镜检查,排除胃及食道器质性病变。综合治疗:
a. 咽喉部用超声雾化吸入,口服消炎药,咽部封闭和咽炎治疗仪治疗,以减轻局部症状;b. 口服雷尼替丁、西咪替丁或胶体果胶铋等抗酸剂;c. 予以半夏厚朴汤加减:半夏 12 g,厚朴 12 g,云苓 15 g,紫苏 15 g,生姜 3 片,陈皮 12 g,鱼骨 30 g,瓦楞子 12 g。水煎服,每日 1 剂。若肝气横逆犯脾,表现食欲不振,体倦乏力,加当归、白芍、党参、白术;若胸闷、嗳气、胸肋痛,加柴胡、郁金、延胡索;若思虑过度,睡眠差,加合欢皮、酸枣仁;若痰多,加瓜蒌、大贝母;若气郁日久,并血瘀,加桃仁、赤芍、川芎、丹参。186 例随访 0.5~1 年,咽部异物感明显减轻,烧心、泛酸等症状基本消失,咽部及喉区充血消失,部分患者胃镜检查示胃及食道炎症状改善。

2. 慢性萎缩性胃炎　王氏等[7]采用该方加味治疗慢性萎缩性胃炎患者 68 例,临床主要表现为胃脘隐痛,饱胀痞闷,食后更甚,恶心嗳气,甚至头昏疲倦,四肢无力,舌苔白腻,脉弦滑。所有病例均行纤维胃镜检查确认并排除恶性病变。治疗组服用半夏厚朴汤加味:半夏 12 g,厚朴 9 g,茯苓 12 g,生姜 9 g,苏叶 6 g,延胡索 9 g,香附 12 g,郁金 12 g。随证加减:肝气犯胃者加柴胡、木香;饮食伤胃者加焦神曲、焦麦芽、焦山楂、陈皮;痰饮停胃者加陈皮、白术;脾肾阳虚者加黄芪、桂枝;气阴两虚者加太子参、麦冬;虚实错杂者加吴茱萸、黄连。结果总有效率 88.2%;对照组总有效率 67.6%,两组总有效率差异有显著性($P<0.05$)。结论认为半夏厚朴汤加味治疗慢性萎缩性胃炎安全有效。

3. 十二指肠胃反流性疾病　王勤[8]观察半夏厚朴汤治疗十二指肠胃反流性(DGR)疾病 40 例,并与西医治疗组(40 例)进行疗效对比。80 例患者有典型的上腹疼痛,不为碱性药物所缓解等临床症状,胃镜查见有不同程度的胆汁反流。症见胃脘疼痛,胀闷不适,嗳气频作,呕恶,纳少,大便不爽,舌质红,苔黄腻或白腻,脉弦。结果：治疗组有效率95.0%,对照组有效率77.5%(P<0.01)。证实中药半夏厚朴汤治疗十二指肠胃反流性疾病临床疗效满意。

4. 癔症性瘫痪 张氏[9]用该方治疗癔症性瘫痪30例,包括截瘫、单瘫、偏瘫、四肢瘫等,患者大多都有性格内向,喜静,易怒,易忧思之特点。所有病例中脑电图、颅脑CT及血化验均正常。基本方组成:制半夏、厚朴各12 g,茯苓20 g,苏叶6 g,川芎、苍术各12 g。临证加减:偏热者酌加栀子12 g,浙贝母15 g,鲜竹沥20 mL;偏血瘀者加水蛭6 g,蟅虫10 g;无大便者加大黄10~20 g,以通腑泻浊开窍;阳虚重者加仙灵脾12 g,杜仲、制附子各10 g;气虚重者加黄芪15~60 g,党参10~20 g。结果治愈25倒,好转4例,无效1例。

5. 其他 ① 梁氏等[10]用半夏厚朴汤防治肿瘤化疗所致的恶心呕吐26例,均经病理学证实为恶性肿瘤。治疗组予半夏厚朴汤:法半夏、厚朴、生姜、苏叶、茯苓各20 g。水煎于早上化疗用药前30分钟及化疗用药开始后6小时服用,连服5天。对照组以灭吐灵(甲氧氯普胺)20 mg肌注,每日2次,首次在化疗用药前15 min,第2次在化疗用药开始后5 h肌注。结果显示:治疗组在控制呕吐方面达到了对照组的疗效(P>0.05),而在恶心持续时间方面显著短于对照组(P<0.05)。服用该中药煎剂未出现明显的毒副反应。因此,该方可用于防治化疗所致的副反应。② 黄氏等[11]观察报道了半夏厚朴汤加味对海洛因依赖脱毒后稽延性戒断症状有治疗作用。海洛因依赖脱毒后的稽延性戒断症状主要表现为失眠、焦虑、记忆力差、工作效率低下、内分泌功能紊乱、性功能低下等。目前临床大多使用镇静催眠药和抗焦虑药治疗,而这类药本身就具依赖性,且仅能改善失眠、焦虑作用,对其他稽延性戒断症状有加重作用,不能长期应用。治疗组62例脱毒后服用中药半夏厚朴汤加味(制半夏15 g,姜厚朴30 g,茯苓20 g,紫苏10 g,生姜20 g,刺五加20 g,陈皮6 g,大腹皮20 g,藿香10 g),煎剂60天。与对照组相比,中药组能改善稽延性戒断症状,如明显改善睡眠、提高工作效率、调节内分泌、增强性功能等,有降低复吸的趋势,无明显毒副反应,对1年复吸率有降低作用,而且于脱毒早期使用疗效似更加明显。③ 冯氏等[12]报道应用半夏厚朴汤加味收治12例奔豚气病患者,有效11例,疗效满意。④ 陈氏等[13]结合临床经验,提出凡见痰气郁结所致的慢性咽炎、胃神经官能症、癔症、慢性支气管炎、肺气肿等病证,可用半夏厚朴汤加减治疗,颇有良效。⑤ 日本的久永氏[14]报道了半夏厚朴汤治疗1例睡眠呼吸暂停综合征1例。

【现代研究】

抗抑郁机制 ① 傅强等[15]采用两种不同的长期应激刺激建立抑郁模型,研究半夏厚朴汤的抗抑郁作用,测定半夏厚朴汤对模型动物血清一氧化氮(NO)水平、脾细胞体外培养上清NO水平的影响。结果显示:半夏厚朴汤对两种长期应激刺激抑郁模型均有显著的抑制作用。降低模型动物血清 NO 水平和脾细胞培养上清 NO 水平的异常升高。结论：半夏厚朴汤对未预知的长期应激刺激抑郁模型具有显著的抑制作用。② 国外报道[16]半夏厚朴汤胶囊（EK.16，批号 27A09）即半夏 60 g，茯苓 50 g，厚朴 30 g，紫苏 20 g，生姜 1.3 g 的生药粉提取物口服，血浆中 P 物质-免疫反应物（P-IS，40 min）显著升高，降钙素基因相关肽（CGRP）、IS、促生长素抑制素-IS 唾液中 P-IS（20 min）和促生长素抑制素-IS（40、60 min）显著升高，血管活性肠肽（VIP）-IS 轻微升高。单次给予半夏厚朴汤不影响唾液分泌量。结果提示，半夏厚朴汤可能通过刺激局部神经多肽能神经改善声音嘶哑、咽喉食管部异物感和吞咽反射异常等症状。③ 王氏等[17]筛选半夏厚朴汤的抗抑郁活性部位。选用小鼠行为绝望模型评价抗抑郁作用；用荧光分光光度法测定单胺类神经递质。结果显示半夏厚朴汤提取物（AE）可显著地提高纹状体中 5-HT 含量和皮层中 NE 含量，而对其他脑区中神经递质无显著性影响。半夏厚朴汤中的活性成分主要分布在石油醚和水溶性部位。该方可能是部分地通过对单胺类神经递质系统的整合而达到抗抑郁目的。④ 王氏等[18]查阅国内外近年来有关文献结合相关的研究成果，从半夏厚朴汤对动物焦虑和抑郁行为、神经生化机制、免疫系统功能、血脂代谢、机体氧化防御系统等层次进行阐述。结果与结论：半夏厚朴汤及其组成中药抗焦虑和抑郁具有一定的科学性。

（曲丽芳）

【参考文献】

[1]　黄韶芳. 2002. 半夏厚朴汤配合意想法治疗梅核气 60 例. 安徽中医临床，4(14)：154

[2]　刘红，王泽山. 2002. 半夏厚朴汤治疗癔球 42 例. 现代中西医结合杂志，11(11)：1056

[3]　张明星. 2007. 半夏厚朴汤加味治疗慢性咽炎 76 例. 实用中医药杂志，3(23)：162

[4]　胡文健，卫凯. 2006. 中西医结合治疗慢性肥厚性咽炎 106 例. 湖南中医杂志，5(22)：62

[5]　李林冬，周宗英. 2005. 中西医结合治疗咽异感症 78 例. 河南中医，11(25)：56

[6]　马桂兰，马焱. 2003. 中西医结合治疗胃食管返流性咽喉炎 186 例. 山东大学基础医院学，4(17)：198

[7]　王万卿，王岩，王晟. 2006. 半夏厚朴汤加味治疗慢性萎缩性胃炎 68 例疗效观察. 四川中医，8(24)：60

[8]　杨勤. 2003. 半夏厚朴汤治疗十二指肠胃反流 40 例. 中华腹部疾病杂志，9(3)：673

[9]　张文才. 2001. 半夏厚朴汤加味治疗癔症性瘫痪 30 例. 河南中医，6(21)：42

[10]　梁耀君，胡冀. 1999. 半夏厚朴汤防治肿瘤化疗所致恶心呕吐 26 例. 辽宁中医杂志，4(26)：161

[11]　黄德彬，余昭芬，傅琳. 2004. 半夏厚朴汤加味治疗海洛因依赖脱毒后稽延性戒断症状的临床观察. 中国中西医结合杂志，3(24)：216

[12]　冯来福，何丽君. 2006. 半夏厚朴汤加减治疗奔豚气病 2 则. 中医临床杂志，

4(18)：366

　　[13]　陈纪铣,漆宗灿.2007.半夏厚朴汤的临床应用.实用中医药杂志,16(20)：1454

　　[14]　久永明人.2002.半夏厚朴汤治疗睡眠呼吸暂停综合征.国际中医中药杂志,4(24)：220

　　[15]　傅强,马世平,瞿融.2005.半夏厚朴汤抗抑郁作用研究——Ⅱ未预知的长期应激刺激抑郁模型的作用.中国天然药,2(3)：112

　　[16]　吴小红摘译.2005.半夏厚朴汤对人血浆和唾液中神经肽水平的影响.国外医学·中医中药分册,1(27)：36

　　[17]　王业民,孔令东,黄志起.2002.半夏厚朴汤抗抑郁活性部位的筛选.中国中药杂志,12(27)：932

　　[18]　王业民,周建军,孔令东.2003.半夏厚朴汤及其组成中药抗焦虑和抑郁研究进展.世界科学技术,4(5)：16

$88.$ 甘麦大枣汤

【经典概述】

　　甘麦大枣汤出自《金匮要略·妇人杂病脉证并治第二十二》,主治"妇人脏燥,喜悲伤欲哭,象如神灵所作,数欠伸"之证,病由情志不舒或思虑过多,肝郁化火,伤阴耗血,心脾两虚所致,症以情志失常或情绪不宁,心神不定,常无故悲伤而欲哭,频频伸欠喜叹息,眠差神疲乏力,以女性更年期多见,男子也时有发生。仲景宗《素问·藏气法时论》中"肝苦急,急食甘以缓之"和《灵枢·五味》中"心病者,宜食麦"之原则,创制甘平和中缓急之甘麦大枣汤,以补益心脾,宁心安神,缓急润燥,调和脏气,调畅情志,是治疗脏躁的有效名方。方中小麦味甘微寒,养心益气安神,兼以柔肝缓急,甘草、大枣甘缓调中,润燥缓急。

　　唐容川《血证论》卷八认为该方"三药平和,养胃生津化血。津水血液,下达子藏,则藏不燥,而悲伤太息诸证自去。此与麦门冬汤滋胃阴以达胞室之法相似,亦与妇人乳少催乳之法相似。乳多即是化血之本,知催乳法,则知此汤生津润燥之法。"程门雪也认为"甘麦大枣汤是一张治心病、养心气、泻虚火的好方子,也是肝苦急,急食甘以缓之,损其肝者缓其中的好方子"。全方药物看似少而轻,然缓急润燥,调畅情志却功专效宏,至今仍为临床医家所推崇,成为中医治疗精神心理疾病的常用有效名方之一。

【临床应用】

1. 癔症　癔症又名歇斯底里,是一种发作性精神异常的病变,类似中医的脏躁病。有医家以此方加减治疗歇斯底里精神性发作、集体性癔症发作、癔症性瘫痪、癔症性失语等。① 易氏[1]运用甘麦大枣汤加减治疗歇斯底里精神性发作 38例,诊断标准根据中国精神疾病分类方案与诊断标准(CCMD-2R)。经西医检查为歇斯底里精神性发作。中医辨证:心脾两虚型 21 例,肝气郁结型 17 例。治疗方药:甘草 15 g,浮小麦、夜交藤各 30 g,酸枣仁 20 g,大枣、合欢皮、百合、茯苓、郁金、柏子仁各 10 g。每日 1 剂,水煎服,每日 2 次。另加琥珀、甘草各 3 g(碾末生用冲服)。20 天为 1 个疗程。治疗结果:治愈 16 例,显效 10 例,无效 12 例。总有效率 68%。② 李氏[2]报道在农村巡回医疗时治疗集体性癔症发作 12 例。发作时常有对已死亡的人生前的活动事件、声音、姿态等装模作样的戏剧性表演。舌苔薄白,脉细弦。参合脉症属情志郁滞,郁而化火,阴津亏损,心神失养之证。治疗:针刺、中药和精神疗法。针刺穴位:轻症患者,百会、内关或合谷;重症患者,人中、神门、太冲。中药:甘麦大枣汤加味,甘草 10 g,淮小麦 30 g,大枣 10 枚,白芍 15 g,石菖蒲 15 g,五味子 10 g。每日 1 剂,水煎服。精神疗法:医生劝导、暗示。经 3 天治疗,12 例均痊愈,随访半年,无复发者。③ 王氏等[3]临床观察 21 例癔症性瘫痪,其中 16 例系肢体不能活动,5 例为活动及行走不力或走路不稳,其中 5 例呈逐渐加重并肢体肌肉轻度萎缩。客观检查无上下运动神经元损害的体征,即无肌张力改变、腱反射正常,无病理反射出现。临床治疗:a. 精神暗示疗法;b. 加味甘麦大枣汤,炙甘草 20 g,小麦 50 g,大枣 10 枚,夜交藤 15 g,合欢皮 12 g,石菖蒲 10 g;c. 穴位注射:维生素 B$_1$、维生素 B 注射穴位。取穴:上肢瘫痪,合谷、后溪、肩髃;下肢瘫痪,涌泉、太冲、风市、环跳;四肢瘫痪,加哑门穴。结果:治愈 18 例(85%),有效 1例(5%),无效 2 例(10%)。④ 许氏等[4]运用针刺配合甘麦大枣汤治疗癔症失语 15 例,合并癔症抽搐 7 例,木僵 11 例,昏睡 10 例,哭笑 12 例,癔症瘫痪 3 例。治疗方法为针刺:天突穴为主,抽搐加刺人中;哭笑加刺双侧合谷、神门;木僵加刺十宣穴;癔症瘫痪加刺曲池、阳陵泉、足三里、三阴交。方药:甘麦大枣汤,甘草 10 g,小麦 30 g,红枣 10 枚。结果:癔症失语治愈率达 100%,其他如昏睡、哭笑、抽搐、木僵、瘫痪等表现亦随之逐渐消除。

2. 癫痫　有医家认为癫痫病机与脏躁证相似,加味甘麦大枣汤祛风化痰,补中缓急,标本兼顾,祛邪不伤正,用治癫痫疗效较好。李氏[5]等运用加味甘麦大枣汤治疗 48 例经脑电图确诊的癫痫患者。基本方:加味甘麦大枣汤(又名双龙含珠饮):浮小麦 30 g,大枣 4~8 枚,炙甘草、五味子、干地龙各 6~10 g,僵蚕、党参、煅龙骨各 15~20 g,珍珠末(冲)2~4 支,蝉蜕、制天麻各 8~12 g,白术 8~15 g,钩藤 10~15 g,茯神 20~30 g,全蝎 6~12 g。加减治疗 3 个月为 1 个疗程。西药渐次撤减,一般在 30 天后不再服用西药。结果:痊愈 28 例,显效 12 例,有效 6 例,无效 2 例,总有效率为 95.8%。

3. **更年期抑郁症**　谢氏[6]观察甘麦大枣汤合归脾汤治疗更年期抑郁症 57 例。更年期综合征诊断标准参照《中医病证诊断疗效标准》与《妇产科学》中相关章节拟定,并伴有心境低落、烦躁不安、心悸胆怯、多疑易怒甚者消极沮丧等抑郁症状。方法:113 例患者随机分为 2 组。治疗组 57 例采用滋补肾阴,养心安神,疏肝解郁为主,佐以健脾为辅,方用甘麦大枣汤合归脾汤加减治疗,主方为浮小麦、炒白术、茯神、党参、当归、远志、木香各 12 g,黄芪 20 g,酸枣仁、龙眼肉各 15 g,大枣 7 枚,炙甘草 6 g。对照组 56 例口服通脑宁心胶囊。2 组均以 2 周为 1 个疗程,连续治疗 3 个疗程。结果:治疗组治愈率、总有效率分别为 59.65%、96.49%,对照组治愈率、总有效率分别为 23.22%、83.93%。结论:采用甘麦大枣汤合归脾汤加减治疗更年期抑郁症有较好的临床疗效。

4. **儿童多动症**　儿童注意缺陷障碍,俗称小儿多动症,是儿童期最常见的心理行为障碍之一,属中医神明失调证,14 岁以下儿童的发生率为 5%～10%。杨氏[7]采用甘麦大枣汤加味配合心理治疗儿童多动症 38 例。诊断标准以美国精神病学会 1987 年 5 月出版的《精神障碍诊断统计手册》,并参照 1986 年 11 月全国首届儿童多动症专题学术讨论会所制定的诊断标准。方药:甘麦大枣汤加味,甘草 10～30 g,浮小麦 10～30 g,大枣 5 枚,石菖蒲 5～10 g,远志 5～10 g 为基本方,因人而异辨证加减。心理护理:维护患儿的自信心,尊重患儿,加强自制力,家长表扬鼓励,切记粗暴打骂等。结果:显效 19 例,有效 16 例,无效 3 例。总有效率为 92.1%。提示中药合并心理护理能提高疗效。

5. **考试焦虑症**　有医家认为考试焦虑症与中医的脏躁证极为相似,甘麦大枣汤具有镇静、催眠、抗惊、缓解平滑肌痉挛和调节植物神经紊乱等作用,可用治该症。秦氏等[8]应用甘麦大枣汤为主配合道家认知疗法治疗考试焦虑症 68 例,均为初中以上在校学生,均有程度不同的持续性焦虑、恐惧、担心、紧张、失眠、多梦、健忘、怔忡、胸闷、头晕、食欲减退、消化不良、手抖出汗、坐立不安、惶惶不可终日、学习效率明显下降等症状。观察病例共 139 例,随机分为 2 组,治疗组 68 例,对照组 71 例,2 组患者治疗前的临床资料经统计学比较,差异无显著性意义($P>0.05$)。治疗组以甘麦大枣汤为基础方:甘草 15 g,小麦 20 g,大枣 10 g。失眠者加五味子 5 g,酸枣仁、夜交藤各 10 g;心悸者加当归、白芍各 15 g,生地黄 10 g;抑郁者加柴胡 15 g,郁金 20 g,川楝子 10 g;食少腹胀者加神曲 10 g,山楂、谷芽、麦芽各 15 g。对照组舒乐安定(艾司唑仑),每晚睡前服 1～2mg;谷维素,每次 20～30 mg,每天 3 次,1 个月为 1 个疗程。心理治疗:治疗组采用中国道家认知疗法。对照组采用贝克(A. T. Beck)的认知转变法。结果:治疗组临床治愈 46 例,显效 12 例,有效 4 例,无效 6 例。总有效率91.18%,临床治愈率67.65%。对照组临床治愈 6 例,显效 4 例,有效 4 例,无效 57 例。总有效率 19.71%,临床治愈率 8.45%。2 组总有效率和临床治愈率比较,治疗组明显优于对照组,差异均有非常显著性意义($P<$ 0.01)。

6. 儿童恐怖症　儿童恐怖症是一种心理疾病,与儿童目睹恐怖场面或有过恐怖经历直接相关。甘麦大枣汤具清心、化痰、敛阴、养心、安神、镇惊之功,无毒、甘甜,儿童易于接受,有医家用治该症,疗效佳而副反应小。孟氏[9]采用自拟甘麦大枣汤治疗儿童恐怖症 15 例,诊断标准依据褚福棠《实用儿科学》儿童恐怖症、强迫性神经症标准诊断。其中诱因为玩电子游戏机 9 例,观看恐怖暴力惊险打斗影视作品 5 例,受惊吓 1 例。治疗方法:a. 停止接触电子游戏机和恐怖暴力、惊险、打斗音像片;b. 自拟加味甘麦大枣汤水煎口服:甘草3 g,小麦 30 g,大枣 15 g,酸枣仁 6 g,柏子仁 6 g,麦冬 6 g,百合 6 g,龙齿 15 g。小便短赤加赤茯苓、淡竹叶。治疗结果:15 例中痊愈 13 例,好转 1 例,无效 1 例。

7. 睡行症　睡行症又称夜游症、小儿夜行症,以患儿睡眠中起床行走为特征。甘麦大枣汤养心安神敛阳,有医家用治此症获良效。桂氏[10]等用甘麦大枣汤治疗小儿夜行症 31 例,诊断标准参 ICD10。突出症状:睡中起身下床,徘徊数分钟至半小时。发作时患儿目光和面部表情呆板,对他人的干涉和招呼相对缺乏反应,清醒时对发作经过全部遗忘。没有精神活动或行为的缺损,缺乏任何器质性精神障碍或躯体疾病的证据。方药:小麦 30 g,甘草 6 g,大枣 5 枚。若盗汗多者加五味子 10 g,自汗多者加太子参 10 g,夜惊明显者加灵磁石 30 g。文火水煎 2 次,每日 1剂。5 剂为 1 个疗程。治疗结果:1 个疗程后,痊愈 9 例,好转 2 例,治愈率 93.55%,好转率 6.45%。

8. 小儿神经性尿频　小儿神经性尿频与情志因素有关,可用甘麦大枣汤加味治疗。吴氏[11]用甘麦大枣汤加味治疗小儿神经性尿频 38 例。患儿均有尿频、尿急,每隔 10~20 min 解小便 1 次,每次量少,无尿痛、发热。尿常规检查连续 3 次阴性。方用甘麦大枣汤加味:炙甘草 15~30 g,小麦 20~30 g,大枣 10 枚,茯苓 15 g,白术 15 g,陈皮 6 g,半夏 6 g。结果:23 例服药 3 剂后尿频、尿急消失。15 例服药 6 剂后上症消失。

9. 抑郁症　抑郁症属心境障碍,以明显而持久的心境低落为主的一种病证,含有明显的思维和行为改变,属中医“郁病”范围,有医家采用逍遥散合甘麦大枣汤加减配以心理疗法治疗抑郁症。① 王氏[12]采用逍遥散合甘麦大枣汤加减配以心理疗法治疗抑郁症 36 例,中医诊断标准依据《中医病症诊断疗效标准》。评分标准依据汉密顿抑郁量表(HDS)17 项版本。所有病例均符合抑郁症的诊断标准。治疗方药:柴胡、当归、白术、茯苓、炙甘草、大枣各 10 g,白芍 20 g,小麦 30 g,薄荷 6 g。兼失眠者加炒枣仁、远志、夜交藤;兼纳差者加陈皮、半夏、砂仁;兼气虚者加太子参、黄芪;兼痰湿者加瓜蒌、胆星、橘红;兼头痛头晕者加菊花、珍珠母。30 天为1个疗程。心理疗法：解释开导、暗示、以情胜情，每周1次，每次20分钟，4次为1个疗程。结果：治愈18例，好转10例，无效2例，总有效率93%。② 李氏等[13]选取冠心病介入手术后抑郁症患者65例，随机分为治疗组和对照组。抑郁症诊断符合《中国精神疾病分类方案与诊断标准（CCMD3)》，同时用精神科定量表HAMD进行量化评分。治疗组32例伴有高血压18例，糖尿病9例，高血脂10例，急性心肌梗死13例；汉密尔顿抑郁量表（HAMD)评分为24.3±1.7分。对照组33例伴有高血压17例，糖尿病11例，高血脂9例，急性心梗11例；HAMD评分为23.8±2.1分。两组病例年龄、性别、合并症、HAMD评分比较，差异无显著性（$P>0.05$)，具有可比性。两组病例均常规予抗凝、抗血小板聚集、降压、降糖、扩张冠状动脉等治疗。对照组口服黛力新（氟哌噻吨美利曲辛)，每日2片。治疗组用加味甘麦大枣汤：小麦、黄芪各30 g，炙甘草、麦冬各15 g，大枣、党参各10 g，五味子5 g，丹参20 g，灯心草1 g，檀香、砂仁各6 g，川芎12 g。疗程均为2个月。抑郁疗效评分显示：治疗组显效9例，有效12例，进步8例，无效3例，总有效率90.6%。对照组显效7例，有效13例，进步9例，无效4例，总有效率87.9%。

10. 自汗证　自汗是由于阴阳失调，腠理不固，而致汗液异常外泄的病证。李氏等[14]采用"甘麦大枣汤"治疗自汗证20例，临床主要表现为自汗出，动则加剧，心慌气短，面色微黄，全身乏力，纳差食少，舌苔淡白，脉象微细。治疗方药：甘草15 g，浮小麦30~60 g，大枣10枚。失眠者加酸枣仁、远志；气虚者加黄芪；血虚者加龙眼肉、熟地等。结果：显效16例，有效3例。无效1例，总有效率95%。

11. 心血管神经症　心血管神经症是以心血管病的有关症状为主要表现的临床综合征，属中医"心悸"、"郁病"等病范畴，与《金匮要略》"脏躁"、"虚烦失眠证"有交叉症状。任氏[15]运用甘麦大枣汤合酸枣仁汤加减治疗心血管神经症30例，临床表现心悸，气短，心前区痛，疲乏无力，多汗，手足冷，两手震颤等自主神经功能紊乱症状，以及不同程度的失眠、多梦、低热、食欲不振、头晕头痛等。心脏X线检查无异常，心电图可示窦性心动过速，偶有期前收缩或伴非特异性ST－T异常。治疗前1周停用治疗心悸相关药物，给予甘麦大枣汤合酸枣仁汤加减：浮小麦30 g，石菖蒲15 g，陈皮、半夏各3 g，甘草6 g，大枣10枚，知母6 g，生酸枣仁25 g，朱茯神12 g。酌加百合、生地等。疗程15天。结果：显效18例，有效14例，无效3例，总有效率80%。

12. 其他　① 赵氏等[16]报道甘麦大枣汤加味治疗肠易激综合征、尿道综合征、抽动秽语综合征、感染后脾虚综合征等病证。② 刘氏[17]以甘麦大枣汤为基础，治疗老年常见病证，胸痹（缺血性心脏病)、呆病（血管性痴呆症)、癫痫（继发性癫痫)。③ 郭氏等[18]在妇科中用甘麦大枣汤治疗不孕、梅核气、产后缺乳。④ 朱氏报道[19]用甘麦大枣汤治疗眩晕、精神分裂症、更年期综合征、产后自汗、经行情志异常。⑤ 郭氏等[20]用甘麦大枣汤加味治疗卵巢功能障碍所致的高促性腺激素血症(无反应性卵巢)、多囊卵巢综合征等症。⑥ 田氏[21]用此方治疗经闭。⑦ 李氏[22]报道邵长荣巧用甘麦大枣汤治心咳。

【现代研究】

1. 抗抑郁机制 单胺类神经递质5-羟色胺(5-HT)和去甲肾上腺素(NE)缺乏是抑郁的生化病理基础,多数抗抑郁西药的作用都在于纠正这种生化紊乱。① 刘氏[23]等报道甘麦大枣汤可以增加单胺合成,减少降解,增加脑内 NE 和 5-HT 含量,这可能是其治疗脏躁、抗抑郁的主要药理基础。② 张氏等[25]探讨了甘麦大枣汤加味方(甘草、淮小麦、大枣、柴胡、郁金、知母等)对抑郁症模型大鼠海马信号转导 cAMP-蛋白激酶 A(PKA)途径的影响。结论:甘麦大枣汤加味方下调抑郁症大鼠海马信号转导 cAMP-PKA,途径可能是该方纠正抑郁症模型大鼠行为学变化的环节之一。③ 张氏等[26]通过实验观察研究报道甘麦大枣汤及其加味方能够纠正抑郁症模型大鼠行为学变化,但不同加味药在作用方式上可能不同。

2. 升白细胞作用 宋氏[24]从实验中观察发现甘麦大枣汤对环磷酰胺所致小鼠"低白"有明显的升白细胞作用,与临床观察一致,进一步肯定了甘麦大枣汤的升白细胞作用,为肿瘤在化疗中提供了一种新的有效的辅助药。甘麦大枣汤的升白细胞作用随着剂量不同效果相应不同,高剂量组在停药后仍对小鼠环磷酰胺所致"低白"有显著性差异,而低剂量组则无。至于其作用机制究竟是由于甘麦大枣汤减轻了环磷酰胺对小鼠骨髓的抑制,还是由于甘麦大枣汤促使造血功能兴奋还有待于进一步的探讨。

3. 镇静抗惊作用 ① 吕氏等[27]报道复方甘麦大枣汤能显著延长硫喷妥钠、氯丙嗪、乙醚的睡眠或麻醉时间,也能延长士的宁的致惊时间,并显著提高幼鼠的子宫增重百分率和爬杆时间及耐缺氧时间,说明此方具有镇静、抗惊、雌激素样作用和抗疲劳及耐缺氧作用。② 张氏等[28]观察以经方为主制成的百地甘枣汤对抑郁模型大鼠脑内神经递质的影响。结果:西药对照组的 NA 含量较模型组增高($P<0.05$);中药大、中剂量组及西药对照组的 DA 含量较模型组显著增高($P<0.01$);中药小剂量组的 DA 含量较模型组增高($P<0.05$);中药大、中、小剂量组及西药对照组的 AChE 活力均较模型组降低($P<0.05$)。百地甘枣汤存在的量效关系是:剂量越大,疗效越好。结论:百地甘枣汤能增高脑内 DA 的含量,以提高 NA 的生成,达到治疗抑郁症的效果。该方还能降低胆碱酯酶(AChE)的活力,使乙酰胆碱(Ach)不被分解而增多,呈现拟胆碱能作用,达到宁心安神的效果。

(曲丽芳)

【参考文献】

[1] 易献春.2000.甘麦大枣汤加减治疗歇斯底里精神性发作38例.中医研究,2(15):36
[2] 李继源.1994.针刺合甘麦大枣汤治疗集体性癔症发作.新乡医学院学报,3(11):308

　　[3]　王建昌,王英武,慕容美娟.2006.加味甘麦大枣汤配合穴位注射治疗癔症性瘫痪的临床体会.中华中西医学杂志,6(4):59

　　[4]　许克洋,高先德.1998.针刺配合甘麦大枣汤治疗癔症失语15例.中医外治杂志,3(7):29

　　[5]　李春辉,王雪玲.1997.加味甘麦大枣汤治疗癫痫48例疗效观察.新中医,1(29):19

　　[6]　谢珍.2004.甘麦大枣汤合归脾汤加减治疗更年期抑郁症57例疗效观察.新中医,10(36):26

　　[7]　杨娟芳.2007.甘麦大枣汤加味配合心理护理治疗儿童多动症38例.光明中医,5(22):73

　　[8]　秦竹等.2003.甘麦大枣汤配合道家认知疗法治疗考试焦虑症68例疗效观察.新中医,12(35):29

　　[9]　孟庆英.2006.加味甘麦大枣汤治疗儿童恐怖症15例.中国中医急症,9(15):963

　　[10]　桂王萍,李志山.2002.甘麦大枣汤治疗小儿夜行症31例临床观察.江西中医,5(33):15

　　[11]　吴曙粤.1996.甘麦大枣汤加味治疗小儿神经性尿频38例.广西中医药,1(19):20

　　[12]　王兰珍.2004.逍遥散甘麦大枣汤配以心理疗法治疗抑郁症36例.实用中医内科杂志,3(18):230

　　[13]　李校,童林根.2008.加味甘麦大枣汤治疗冠心病介入治疗术后抑郁症32例.浙江中医杂志,2(43):88

　　[14]　李言庆,慈兆胜,姜海.2007.甘麦大枣汤治疗20例自汗证疗效观察.社区医学杂志,2(5):68

　　[15]　任宏伟.2006.甘麦大枣汤合酸枣仁汤治疗心血管神经症30例.辽宁中医杂志,1(33):78

　　[16]　赵朝庭,玉振熹,何舟.2007.甘麦大枣汤加味在儿科病证中的运用体会.中国民间疗法,9(15):33

　　[17]　刘仁人.2004.甘麦大枣汤在老年病证中的应用.上海中医药杂志,1(38):14

　　[18]　郭运翠等.2006.甘麦大枣汤在妇科病中的应用.陕西中医,7(27):871

　　[19]　朱莲.2006.甘麦大枣汤新用.家庭中医药,6:61

　　[20]　郭芸,赵兰青.2002.甘麦大枣汤治疗卵巢功能障碍的体会.光明中医,2(17):60

　　[21]　田蕾.2003.甘麦大枣汤治疗经闭2例.实用中医药杂志,5(19):258

　　[22]　李欣.2001.邵长荣巧用甘麦大枣汤治心咳.辽宁中医杂志,12(28):724

　　[23]　刘德麟,杨威.1995.从单胺类递质看甘麦大枣汤治疗妇人脏躁证的机制.中国中医基础医学杂志,2(1):55

　　[24]　宋霄宏,吕圭源.1990.甘麦大枣汤升白细胞作用的实验观察.浙江中医学院学报,5(14):27

　　[25]　张学礼,金国琴,戴薇薇.2006.甘麦大枣汤加味对抑郁症大鼠海马cAMP-蛋白激酶A途径的影响.上海中医药大学学报,4(20):73

　　[26]　张学礼,金国琴,邱宏.2003.加味甘麦大枣汤对抑郁症模型大鼠行为学及单氨类神

经递质的影响.中药药理与临床,3(19):5

[27] 吕圭源,宋霄宏,柴钦民.1992.复方甘麦大枣汤的药理研究.浙江中医学院学报,6(16):46

[28] 张琦等.2006.百地甘枣汤对抑郁模型大鼠脑内神经递质的影响.成都中医药大学学报,2(29):21

89. 温经汤

【经典概述】

温经汤出自《金匮要略·妇人杂病脉证并治第二十二》,由吴茱萸、当归、川芎、芍药、人参、桂枝、阿胶、生姜、丹皮、甘草、半夏、麦冬组成。此方具有温经散寒,养血祛瘀之功用,主治虚寒夹瘀的崩漏之疾。方中吴茱萸、桂枝温经散寒,暖血生新;当归、阿胶、芍药养血育阴,川芎、丹皮和血祛瘀;半夏、麦冬降逆润燥,人参、甘草益气扶正;生姜通阳。本方为历代医家常用,尤其多用于治疗妇科疾病。如《脉经》载用温经汤治妇人经断,小腹寒,手掌反逆;《备急千金要方》《太平和剂局方》均运用本方治崩中下血,或月经过多以及过期不来;《杨氏家藏方》以本方去阿胶加五加皮、熟干地黄、乌药、红花、没药,治冲任脉虚,风寒客搏,气结凝滞,每经候将来,脐腹先作撮痛,或小腹急痛,攻注腰脚疼重;《产宝诸方》用以治女人曾经小产成带,三十六病,腹胀唇口干,日晚发热,小腹急痛,手足烦热,大肠不调,时泄利,经脉不匀,久不怀孕;《张氏医通》谓温经汤并治经阻不通,咳嗽便血等。近年来随着中医药的发展,本方的应用研究有了进一步的拓展。

【临床应用】

1. 痛经　痛经属中医学"经行腹痛"范畴。原发性痛经辨证虽有气滞、血瘀、寒凝、湿热、肾虚、气血虚等不同,但临床所见以寒凝血瘀多见,故治疗以温经活血止痛为大法。用温经汤以温经散寒,活血化瘀,理气止痛。① 高氏[1]共选病例80例,采用加味温经汤为基本方;重视经后期的调理,以乌鸡白凤丸温补肝肾,益气养血;归芍调经疏肝健脾,使"肾气充盛,冲任流通",1个月经周期为1个疗程,连续使用3个疗程。治疗结果:80例患者经治疗后,痊愈45例,好转33例,无效2例。总有效率97.5%。同时高氏指出原发性痛经中医认为病性乃肾虚为本,寒凝血瘀为标,治宜经前经期温经散寒,祛瘀止痛以治标,经后针对肾虚气滞以治本。而西医学认为痛经与月经时子宫内膜释放诱发子宫痉挛性收缩导致组织缺血的前列腺素有关。现代药理学研究认为白芍具有镇痛、镇静、解痉,松弛平滑肌等作用,甘草含有的类黄酮成分是平滑肌收缩的抑制剂,二药合用可抑制子宫收缩。吴茱萸、蒲黄、延胡索、当归均有明显的镇痛作用。当归、川芎、延胡索、赤芍、蒲黄还能扩张血管,增加血流量,改善子宫平滑肌的营养和缺氧状态,使痛经得到缓解。本方法治疗痛经标本兼治,与现代医学治疗痛经使用阿司匹林、芬必得(布洛芬)、消炎痛(吲哚美辛)等相比,有副反应少,疗效巩固,不易复发的优点,值得推广使用。② 黄氏[2]认为寒性痛经应用温经汤温经散寒,驱除寒邪,使气血和畅,经水按时而下腹痛自止。疗效高低与病程长短(但病程短的已婚妇女由于患有其他妇科病比病程长的未婚患者疗效差),病邪单复(已婚患者感邪复杂较难治愈),气血充耗与否有关(已婚者气血不足,正虚邪侵较难康复,未婚者正盛邪实较易治愈)。依据“同病异治”采用此方,但方中阿胶因性较滋腻,碍脾胃,阻血运,故慎用。白芍镇痛镇静,治疗痉挛性痛经效果良好。加疏肝理气,行气止痛之香附、川楝以“木郁达之”缓解痉挛。治疗时应提前3～5日服药。偏于虚寒的宜平时调补。③ 从女性盆腔血流图可看出,血瘀型痛经的盆腔血循环量减少血管阻力增强,两侧血流量供应不等,应用活血通经的中药治疗后,盆腔血流量值和波幅值显著上升,盆腔血循环增多,血管阻力降低,两侧血流量不平衡得到调整,临床症状也明显改善。故张氏等[3]认为寒凝血瘀型痛经只要不伴有其他器质性病变,用中药温经汤加减效果确切。因诸药经辨证合理应用,温经通脉,养血祛瘀,则瘀血去,新血生,虚热消,月经调而自愈。④ 继发型痛经其成因归纳起来,有阳气虚弱,阴血亏损,寒邪内盛,气滞血瘀,痰湿盛等证,石氏[4]应用温经汤辨证加减,标本兼顾,总有效率达到93.3%。

2. 崩漏　功能性子宫出血为妇科常见病,表现为月经出血量多,经期延长或不规则出血,由多种原因引起,多见于青春期或更年期妇女,中医学统称为“崩漏”,与肝、脾、肾及冲任二脉功能失调密切相关。其中,尤以冲任虚寒、瘀血阻滞多见。崩漏的治疗,有“初用止血,以塞其流,中用清热凉血以澄其源,末用补血以复其旧”的三大法则。① 陈氏[6]指出,脾肺肾三脏是先后而已,最终必是三脏同病,累及冲任,而寒热瘀又是致病的诱因,因此在治疗上必须同时兼顾,这就是提高疗效的关键所在。三法不宜截然分开,温经汤熔诸法于一炉,具有止血不留瘀,温补不滞邪的特点,故取效甚快。预后应调理肝脾肾,以巩固疗效,使冲任调和。② 杨氏等[5]采用经方温经汤加减治疗崩漏患者36例,治愈18例,好转12例,无效6例,总有效率为83.3%。认为此方温中有行,温中有止,温中有养,温中有清,诸药合用,正切合崩漏的病因病机。但临证时不能完全拘泥于少腹里急、面色白、脉沉细等诸症齐备,应注重辨证论治。以不变应完变。方可游刃有余。③ 吴氏[9]报道,根据现代药理分析,当归、吴茱萸能兴奋子宫肌肉;白芍、桂枝能改善子宫肌肉血液循环,丹皮能改善子宫内膜血液循环;川芎能改善末梢血液循环;麦冬祛痰利尿(因痰瘀同源)。又上述药物均有抗菌和抑菌作用。党参有增加白、红细胞及血红蛋白功能,并能增强腹腔巨噬细胞的吞噬作用;甘草能增强白细胞对金黄色葡萄球菌吞噬作用,又能抑制纤维组织增生、促进纤维组织吸收;参草均能增进机体免疫功能。故该方对气血阴阳俱虚、生殖器官发育欠佳、生理或病理因素导致卵巢功能减退引起崩漏和痛经者,用之效若桴鼓。

3. 月经不调 ① 姜氏[10]认为妇女月经不调者多因正气不足、产后虚寒、劳逸失常而致。再加当地气候炎热干燥,平素饮食多寒凉,多感受寒凉之邪,故大多数妇女月经不调临症见虚实寒热错杂,将温经汤作为治疗当地月经不调的常用方。对于妇女少腹虚寒、久不受胎亦可用之。也可用于药物流产后阴道流血不止(因其受孕之机体正气不足,流产后耗伤气血)、残留绒毛及蜕膜碎、瘀血阻滞胞宫等病证。温经散寒与养血祛瘀并用,临证时只要辨证属寒凝瘀滞者,不论是月经先期、后期、先后无定期、量多、量少或崩漏不止,均可大胆使用本方随证加减,往往取得较好的疗效。② 郭氏[12]有温经汤治疗虚寒血瘀型月经不调 236 例,总有效率94.07%明显高于对照组(应用乌鸡白凤丸)81.00%,在提高血红蛋白,红细胞值,降低血黏度方面,明显优于对照组。温经汤取吴茱萸入肝,肉桂入肾,生姜通散,川芎、芍药、丹皮活血祛瘀,当归、阿胶补血,党参、甘草补气,虚得补,寒得祛,瘀得通,故奏效甚捷。更年期天癸竭,地道不通,月事应止,但亦有下血数十日不止者,高氏[13]认为由于冲任虚寒兼有瘀血所致。温经汤温养气血,消瘀祛邪,调摄冲任,温而不燥,补而不滞,降而能和,故治之效果满意。

4. 经期诸症 ① 患者下焦虚寒,瘀阻冲任,新血不生,每届经期,阴血下注冲任,虚火循经上扰,遂致咽喉灼痛、口舌生疮诸症。翟氏等[11]从仲景"火逆上气,咽喉不利,麦门冬汤主之","少阴病,咽痛者,半夏散及汤主之",及清代陈修园用麦门冬汤降冲气上逆治倒经中,受到启迪,用温经汤(含麦门冬汤和半夏散及汤)温经散寒、活血化瘀以治本,养血润燥以治标,标本兼顾,而收佳效。② 月经期哮喘由于月经前期阴充阳长,肾阳由甚转衰,经期阳气至重,重阳转阴。即《证治准绳》说:"真元耗损,喘生于肾气之上奔"故此时诱发哮喘,久病必瘀,肾气虚损,瘀阻脉络是经期哮喘的主要病机,陆氏[14]选用温经汤温养冲任,活血通络,加补肾纳气药治疗本病甚合病机。又温阳补肾药可降低哮喘患者气道的高反应性,国外实验证明,温经汤能在垂体水平刺激促进性腺激素的合成与释放。故其因可见一斑。

5. 不孕症 不孕症分原发和继发两种,形成有体内和体外两种因素。原发型不孕一般由于冲任虚寒,瘀血阻滞,以及虚寒为本,实热为标。① 范氏[15]等采用温经汤以养血祛瘀,温经通脉,经前加泽兰,温肾调冲行血,除旧布新,经后温经汤、八珍汤、寿胎丸合方化裁,以温肾调冲,益气生血,助阴经转化为阳气,阳气内动,卵巢按时排卵。对于肾阳虚和瘀血型不孕,怀孕率分别为 91.7%和80%。但与本身的肾气盛衰亦有关。故年龄在 35 岁以下,婚龄在 10 年以下者治愈率较相应者好。② 宋氏[16]认为月经不调所致不孕症,多为脾肾两虚,经寒气血不通所致,用温经汤虚得温而补,瘀血得温而散,起到散寒活血,化瘀调经之效。并以月经期投药治疗月经病不孕症为最佳。治疗 292 例,治愈 258 例,总有效率 88%。③ 对于肾虚不孕者,梁氏[17]采用温经汤温经散寒,养血祛瘀,依中西医两套理论,全面查体,辨证,辨病,据标本,缓急,虚实施治。34 例患者经 2～8 个月治疗,均治愈。④ 胞宫虚寒不孕正如傅青主所言:"重阴之渊,不长鱼龙,今胞宫虚寒,何能受孕?"范氏[18]认为胞宫虚寒,血脉运行失常,胞宫藏泻功能异常故不孕应用温经汤以改善血液循环,温经通脉,并加减扶正祛邪之药治疗 36 例不孕患者,总有效率 91.6%。

6. 雷诺病 雷诺病属肢端动脉痉挛性疾病,究其原因,现代医学尚不完全清楚,故亦无特殊治疗方法。梁氏[19]认为阳虚寒凝,四肢末端气血虚滞,脉道失于灌注温养是雷诺病发病的基本病机。以温经汤加减,诸药合用,经脉温,寒邪散,瘀滞消,气血通畅,四肢末端能得其正常灌注温养,诸症自除。治疗患者 23 例,其中治愈 7 例,好转 12 例,无效 4 例,总有效率 82.61%。并治疗时注意患者情绪而决定应用疏肝解郁与否。疗效更佳。

7. 糖尿病周围神经病变 糖尿病周围神经病变发生率高达 90% 以上,西医治疗副反应较大,临床无法推广。中医认为其属于"消渴""血痹"范畴,病机为阴虚燥热,热灼津液,血黏成瘀,瘀血阻络,而肢体麻木,疼痛难忍。久则瘀血加重,血瘀又影响气血流通,故二者互为因果,病情加重,温经汤可通过益气,活血,温经而使气旺血行,祛瘀不伤正,张氏[20]应用之治疗 30 例糖尿病周围神经病变患者,并与服用西药的 30 例进行对照,治疗 2 个月,发现前者总有效率 76.67%,后者 30.03%,两者治疗结果比较差异性显著。现代医药学认为,黄芪可降低血糖,细辛止痛,桂枝改善微循环,桂皮醛又有强烈的镇痛作用,葛根黄酮减少山梨醇的蓄积,降低血糖,改善神经细胞,水蛭素抗凝扩血管,降低血黏度。可改善神经功能。

8. 荨麻疹 荨麻疹中医称"风团"、"瘾疹"。是皮肤科常见病、多发病。女性荨麻疹,多因风寒之邪搏于血分,日久瘀阻不行所致。妇女以血为主,辨证自当以血证为主。本着"治风先治血,血行风自灭"的原则,强调行血养血。温经汤恰好具备这一基本功用。随证加虫类药以搜风剔邪,增强疗效。王氏[21]等从 1991～1997 年用温经汤治疗此类女性患者 80 例总有效率达到 98%。

9. 胃脘痛 虚寒性胃脘痛,一般首选黄芪建中汤,魏氏等[22]治疗此病时,体味到"腑会中脘"又为任脉之穴,冲脉为"十二经脉之海"濡养之二经脉气血,任脉为"阴脉之海"总领调节脾胃之气,脾胃为气血生化之源,可滋润冲任,故脾胃与冲任在生理病理上均有关联。故用温经汤从温通冲任来调补脾胃而致效。临床观察优于黄芪建中汤。

10. 心悸 谢氏[23]对于血虚寒凝,脉络瘀阻之胁痛,及心失所养之心悸,应用益阴补血,养心安神,温经化瘀等法,疗效佳。气血亏虚,寒凝阴伤之眩晕,取温经汤补血养心,祛寒化浊通络而令五脏安和,清窍通利而眩晕自愈。阴损及阳,血虚瘀阻,寒凝水泛之水肿,辨证不独阳虚阴盛,用温经汤法较真武汤效佳。并改用归脾丸巩固。

11. 慢性咽炎　一妇女患慢性咽炎,邹氏等[24]依中医辨证属寒凝血瘀,冲任失调。治以温经散寒,引火归原。拟温经汤服 2 个月,诸症即消,改用安坤赞育丸、妇科得生丹以善其后。其他如身热症等遵循"异病同治"原则,亦用之而效著。

12. 其他　① 梁氏[25]认为睾丸炎,冠心病,血管神经性头痛亦同此理而可辨证应用温经汤。② 彭氏[27]治疗十二指肠溃疡属中气不足,肝胃虚寒,可予温经汤暖肝温胃健脾散寒,重用白芍柔肝止痛,加活血化瘀止血之"儿茶"等药,而"通则不痛"。③ 产后腹痛,血栓闭塞性脉管炎,带状疱疹后遗神经痛,产后风湿性关节炎辨证施治,李氏[27]亦用温经汤而疗效显著。

【现代研究】

随着国外对温经汤的研究增加,其临床应用亦不断扩展,如在日本,张氏[28]对于月经不调所致的不孕症,通过单用温经汤的临床研究,与 clomid 合用的临床研究,及动物试验研究,而改用以前的激素疗法进行对比发现采用温经汤,疗效好,亦无卵巢肿大等副反应。研究其机制为:通过作用下丘脑使 LH - RL 的活性增强,作用于垂体,减少 PRL 促进 LH 和 FSH 的分泌,诱发排卵,即对垂体,下丘脑-垂体有直接作用,亦可直接作用于卵巢改善卵巢功能而达到治愈不孕的效果。

本方吴茱萸、当归重用,现代药理研究证实,吴茱萸所含吴茱萸次碱分解物芸香碱,有较强的子宫收缩作用;当归对于宫具有双向调节作用,以吴茱萸配当归重用,取其温煦冲任之功能,冲任功能正常又是调理月经的重要环节。

日本学者三宅氏等[29]采用以间脑-脑垂体连续环流法的动物试验,研究温经汤对促性腺激素分泌的影响,试验证明,温经汤可作用于间脑,促进 LH - RH 的分泌,并进而促使脑垂体激素的分泌,以及卵巢性激素的分泌亢进,加速性成熟。试验还发现方中丹皮具有促 LH 分泌作用,故温经汤可望用于治疗临床上因间脑功能不全的无排卵症。但温经汤对于卵巢的作用尚不清楚,还有待今后研究。

总之,正如刘氏[30]所言,温经汤重在"温"字,温通血脉以散寒凝,着眼"补"字,补养气血以固本;不忘"通"字,佐以祛瘀,瘀祛新生,在组方用药上,以温为主,温中寓养,寒热并用,气血双补,肝脾同调,后世以此创用了同方异名,各有侧重的其他温经汤,如加生化汤、艾煎丸等。

(叶进)

【参考文献】

[1]　高晓俐. 2004. 加味温经汤治疗原发性痛经 80 例. 陕西中医,25(11): 5—6

[2] 黄晓君.1996.温经汤治疗寒性痛经36例分析.贵州医药,21(1)：61—62

[3] 张莉莉,张艳伟.2005.温经汤加减治疗寒凝血瘀型痛经56例.河南中医,25(2)：17

[4] 石才.1995.温经汤加减治疗继发性不孕症30例.江苏中医药,16(4)：159：15—16

[5] 杨利侠,梁岩,陈雯.2003.温经汤加减治疗崩漏36例.四川中医,21(12)：53

[6] 陈新家.2004.温经汤治疗功能性子宫出血56例.陕西中医,25(5)：28—29

[7] 王英梅,左山,赵延龙.2004.宋晨霞加味温经汤治疗功能性子宫出血57例.中医药信息,12(4)：30

[8] 陈佩明.2004.温经汤治疗药物流产后阴道出血时间延长42例.实用中医药杂志,20(7)：17

[9] 吴昌生,谌曦.1996.大温经汤治疗崩漏与痛经.中西医结合实用临床急救,12：32—33

[10] 姜雅晴.2001.温经汤治疗月经不调辨治体会.四川中医,19(12)：22—23

[11] 翟瑞庆,周平.1996.温经汤验案1则.新中医,28(11)：13

[12] 郭士全.1997.温经汤治疗虚寒血瘀型月经不调236例疗效观察.国医论坛,12(6)：15—16

[13] 高毅.1996.温经汤与更年期月经不调.山西中医,12(2)：34—35

[14] 陆智义.2000.温经汤化裁治疗月经期哮喘.吉林中医药,20(6)：30

[15] 范林,王长滚.1998.温经汤治疗不孕症50例.河南中医药学刊,13(1)：44

[16] 宋明英.1996.温经汤加减治疗不孕症292例.陕西中医,17(6)：12

[17] 梁崇俊,卫西梦.1994.温经汤治疗肾虚不孕34例.四川中医,12(2)：41

[18] 范长青,范美霞.2000.温经汤治疗胞宫虚寒不孕36例.实用中医药杂志,16(5)：16—17

[19] 梁开发.2004.温经汤加减治疗雷诺氏综合征23例.四川中医,22(6)：55

[20] 张云秀.2000.益气活血温经汤治疗糖尿病周围神经病变.中国中医药信息杂志,(4)：62—63

[21] 王彩清,魏晓林.1998.温经汤治疗女性荨麻疹80例临床观察.包头医学院学报,12(2)：59—60

[22] 魏家亭,贺子岑.2001.温经汤治疗虚寒性胃脘痛.湖北中医杂志,23(11)：27

[23] 谢沛荣.1994.温经汤新用.新中医,26(6)：57

[24] 邹志东,李翔.1998.温经汤临床应用举隅.北京中医,17(3)：48

[25] 梁开发.1997.温经汤新用.新中医,29(9)：57—58

[26] 彭瞰.1997.温经汤临床新用.四川中医,15(6)：53

[27] 李龙骧.1999.温经汤临床新用.长春中医学院学报,15(3)：40

[28] 张婷婷.1998.温经汤治疗不孕症在日本的研究及应用.实用中医药杂志,14(2)：28—29

[29] 三宅侃等.1986.用间脑-垂体连续环流法研究温经汤LH分泌机构.国外医学·中医中药分册,(2)：23

[30] 刘菊妍.1998.《金匮要略》温经汤的组方特点及对后世的影响.国医论坛,13(4)：3—4

90. 大黄甘遂汤

【经典概述】

大黄甘遂汤出自《金匮要略·妇人杂病脉证并治第二十二》,治疗妇人少腹满如敦状,小便微难而不渴之症,此为妇人水血俱结血室,方中大黄攻瘀破血,甘遂功逐血水,阿胶滋阴养血,防二药过猛,共奏破瘀逐水之功。《金匮悬解》云:"阿胶清风而润木,大黄、甘遂下瘀血而行积水也。"《金匮要略心典》曰:"产后得此,乃是水血并结,而病属下焦也,故以大黄下血,甘遂逐水,加阿胶者,所以去瘀浊而兼安养也。"

【临床应用】

1. 附睾淤积症 附睾淤积症是男性节育术的常见并发症之一。凡手术不当、术后房事过频,尤其对潜在炎症的输精管结扎等皆可影响附睾吸收功能,使附睾分泌过多导致淤积。大黄甘遂汤中酒大黄化血瘀,甘遂攻水蓄,二药合用,破血水之互结。阿胶养血润燥,缓主药之竣,且不伤正。凡单纯型附睾淤积症,用无不效;炎症型附睾淤积症或其兼证,只要佐使得当,亦有较好疗效。王氏等[1]用大黄甘遂汤加味治疗附睾淤积症 17 例,均为结扎术后 3～6 个月以上,阴囊局部明显胀痛,隐痛,沉重不适,附睾肿大,压痛,张力增高。基本方用:大黄(酒洗)10～15 g,甘遂末(冲服)3～5 g,阿胶(烊化)15～18 g 等加减每日 2 剂,内服、熏洗各 1 剂。痊愈 15例;好转 2 例。

2. 癃闭 癃闭是以小便量少,点滴而出,甚则闭塞不通为主症的一种疾患。病情轻者涓滴不利为癃,重者点滴皆无称为闭。癃闭有虚实之分,实证多因湿热、气结、瘀血阻碍气化运行;虚证多因中气、肾阳亏虚而气化不行。大黄甘遂汤用于实证。黄氏[2]等总结一病例,王某,男,60 岁,小便点滴而下,时通时阻,少腹胀满疼痛,大便干燥如羊屎,数天 1 行,舌暗少苔有瘀斑,脉沉涩。辨为枯血败精,瘀阻水道。治宜化瘀逐水,投大黄甘遂汤加牛膝:大黄炭 10 g,醋甘遂 5 g,阿胶(烊化)15 g,川牛膝 10 g。服药 1 剂,解黑色大便 2 次,但小便仍短,继以原方减量:大黄炭 5 g,醋甘遂 3 g,阿胶(烊化)10 g。服药 2 剂,患者已能自行解小便,少腹胀满缓解,后以肾气丸善后调理而愈[2]。

3. **鼓胀** 鼓胀系指肝病日久,肝脾肾功能失调,气滞、血瘀、水停于腹中所导致的以腹胀大如鼓,皮色苍黄,脉络暴露为主要临床表现的一种病证。现代临床多与肝病相关,如肝硬化腹水等,瘀水互结者,大黄甘遂汤正宜。如程某,女,50岁,腹胀、腹水半年余,曾在某医院诊断为:门脉性肝硬化腹水。现腹胀大,皮色苍黄,右胁下刺痛,纳呆体倦,小便短少,大便燥结,近日增剧。查腹部膨隆(腹围108公分)脉络暴露,舌紫黯,苔微黄腻,脉沉弦而缓。辨为气滞血瘀,湿阻水道。方用:制大黄10 g,甘遂3 g,阿胶珠10 g,空腹以温黄酒冲下。药后泻下稀便黏冻状恶物。7剂后,腹胀减,食量增,又进30剂,尿量增加,腹水渐消(腹围80公分),尚觉神疲乏力,以益气血、调肝脾之法调理善后,直至腹水尽消,精神转佳,半年后随访未复发[2]。

4. **狂证** 狂证是精神失常的病证。患者以青、壮年较多。临床特点多有狂言狂走,多怒而暴、躁妄打骂。如成某,女,40岁。因颅底骨裂昏迷不醒而入院,入院第5天出现喧扰不宁,躁妄打骂,动而多怒,虽用大剂量镇静剂亦无效。观患者面色晦滞,狂乱无知,大便数天未解,小便短涩黄赤,少腹硬满,舌红苔黄,舌下脉络瘀阻,脉弦数。此系血瘀凝滞,下焦通路受阻,火邪上逼心神所致,急需逐瘀泄热。投大黄甘遂汤加栀子:酒大黄15 g,制甘遂3 g,阿胶(兑服)10 g,山栀10 g。服药1剂,泻下黑色秽臭大便1次,狂躁大减,原方减量继用。酒大黄10 g,阿胶(兑服)10 g,山栀子(制)10 g,甘遂3 g,服药2剂,二便通畅,少腹硬满消除,神志恢复正常[2]。

【现代研究】

防治肝纤维化 马氏[3]等通过观察研究大黄甘遂汤对四氯化碳(CCl₄)导致的小鼠肝纤维化的防治作用及机制,认为大黄甘遂汤对CCl₄导致的小鼠肝纤维化有明显的防治作用,其机制可能是抑制了贮脂细胞的激活和转化,减少了成纤维细胞的生成。大黄甘遂汤在治疗小鼠实验性肝纤维化方面确有一定疗效,初步判定其防治作用可能抑制了贮脂细胞的激活和转化。

(姚佳音)

【参考文献】

[1] 王广见,王淑瑞.1993.大黄甘遂汤加味治疗附睾淤积症.四川中医,(10):38

[2] 黄道富,肖美珍.1991.大黄甘遂汤的临床应用.吉林中医药,(1):35

[3] 马晓峰,刘恩顺,高岚.2004.大黄甘遂汤对小鼠实验性肝纤维化的防治作用研究.中医药学刊,22(1):170—171